“十四五”时期国家重点出版物出版专项规划项目

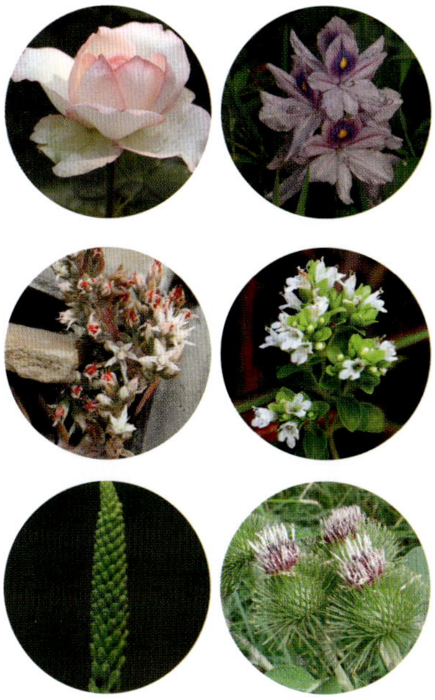

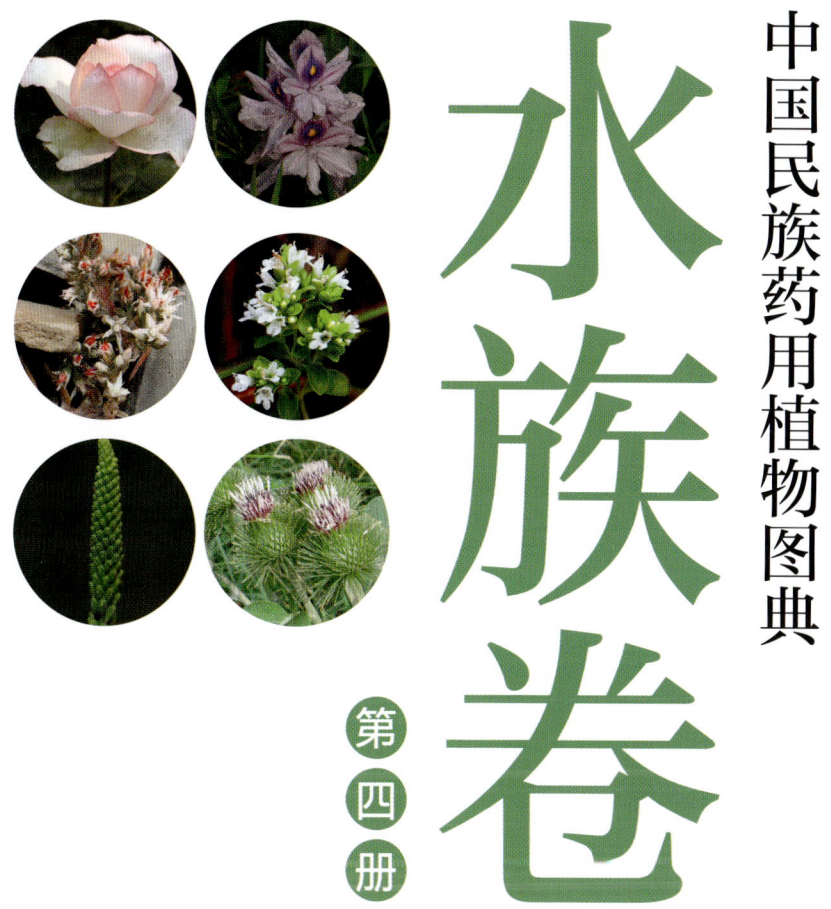

中国民族药用植物图典

水族卷

第四册

总 主 编： 肖培根　诸国本

主　　编： 司有奇

副 主 编： 司岚清　司勤国

编　　委： 姜　雷　司高飞　马永春　司勤元　杨光海　杜　蓉　袁树华

图片摄影： 周重建　谢　宇　裴　华　邬坤乾　袁井泉　孙骏威　谢　言　钟炯平　司有奇　夏云海

CTS K 湖南科学技术出版社 · 长沙

国家一级出版社　全国百佳图书出版单位

“十四五”时期国家重点出版物出版专项规划项目

《中国民族药用植物图典》丛书编委会

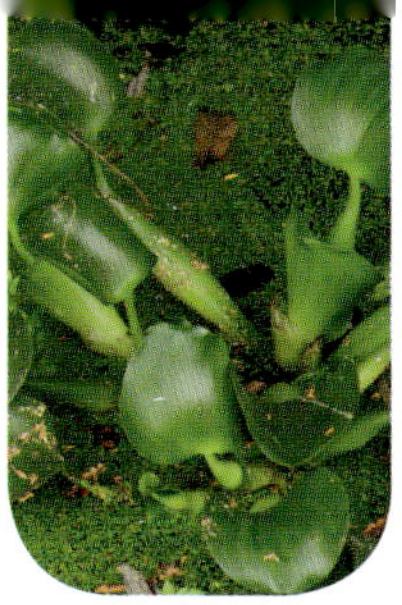

目录

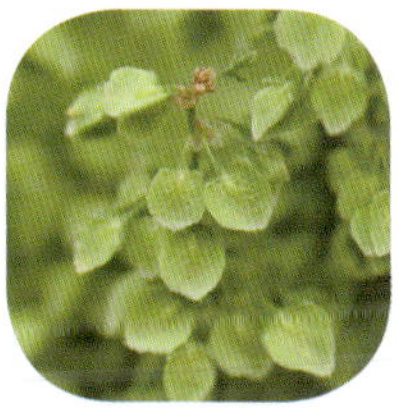
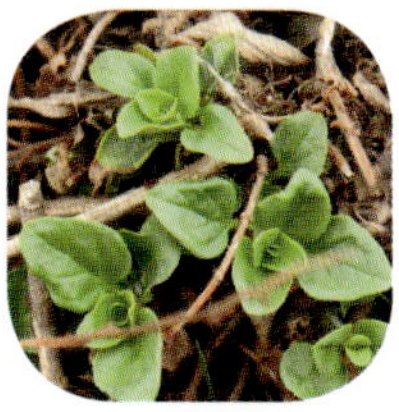
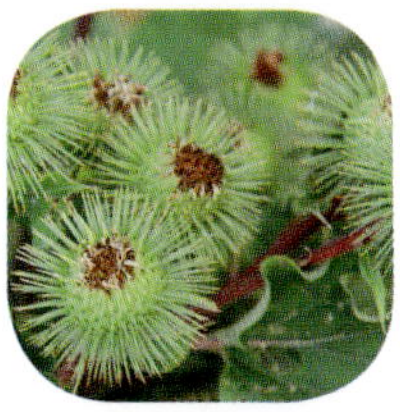
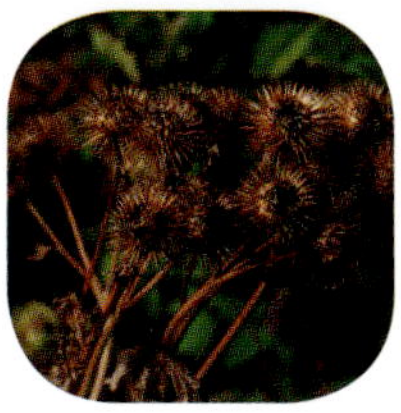

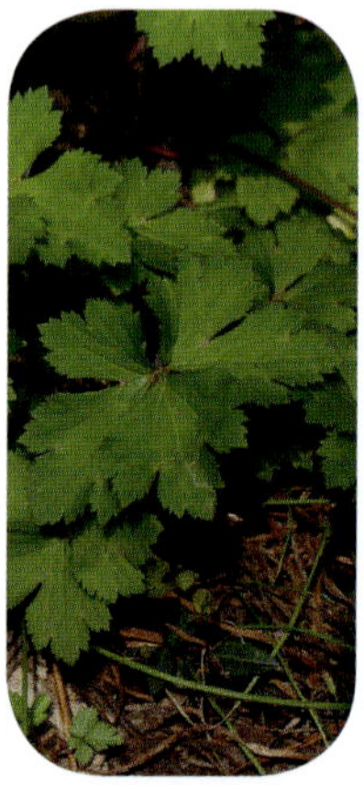

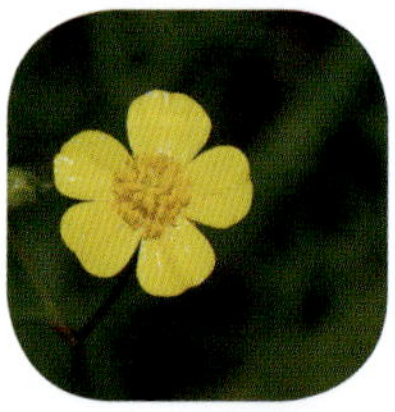

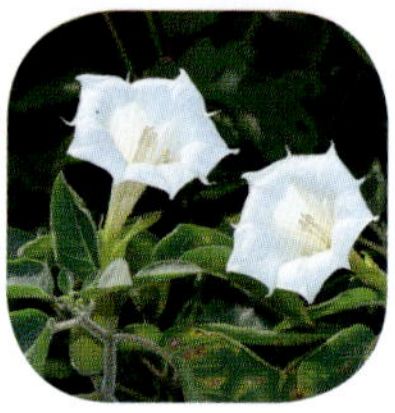

中国民族药用植物图典（第一辑）

水族卷（第四册）

中国民族药用植物图典·苗族卷
中国民族药用植物图典·壮族卷
中国民族药用植物图典·藏族卷
中国民族药用植物图典·蒙古族卷
中国民族药用植物图典·水族卷
中国民族药用植物图典·维吾尔族卷

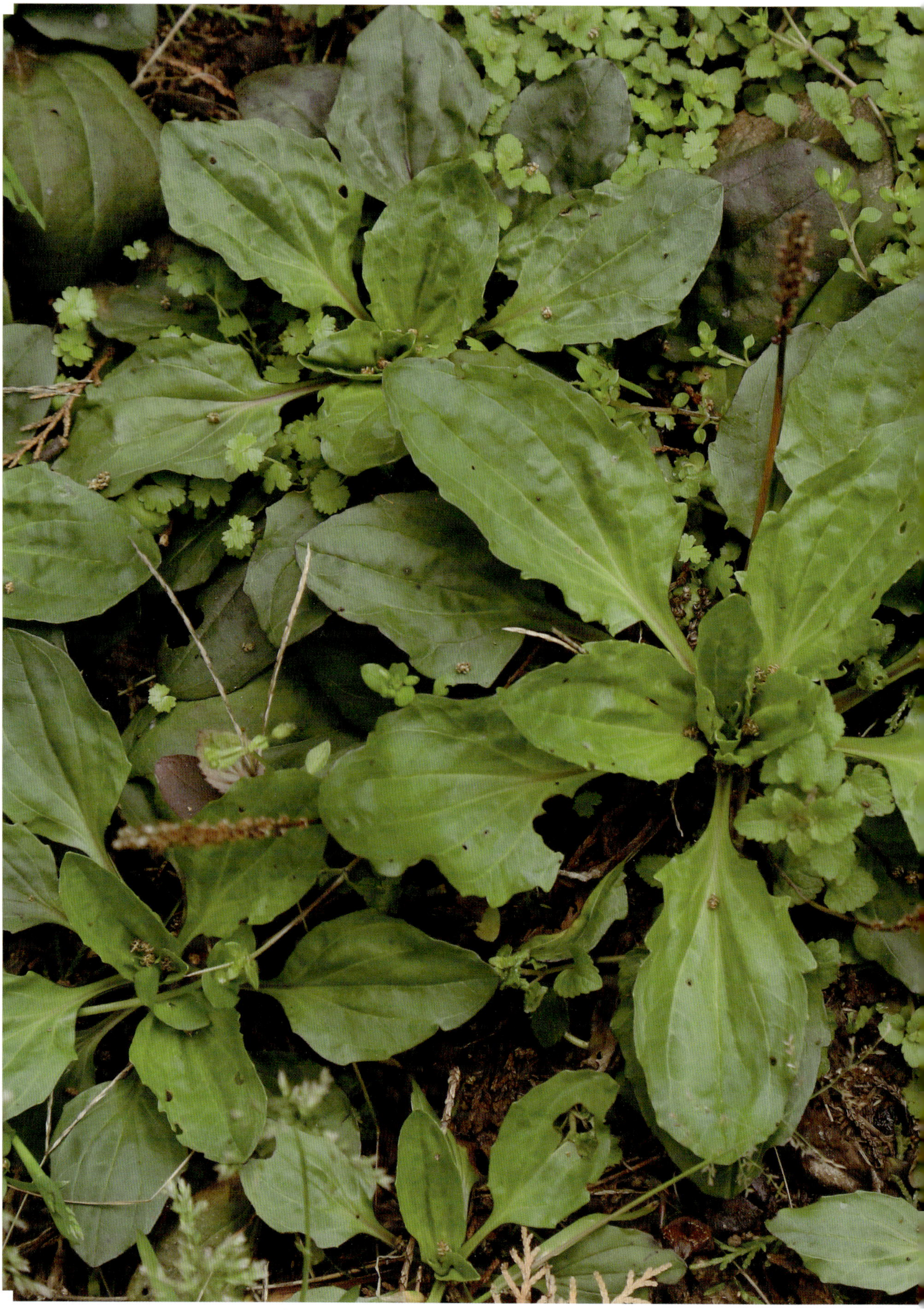

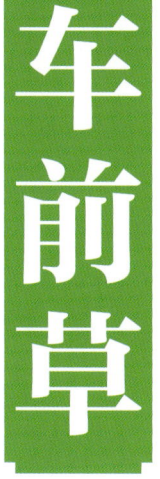

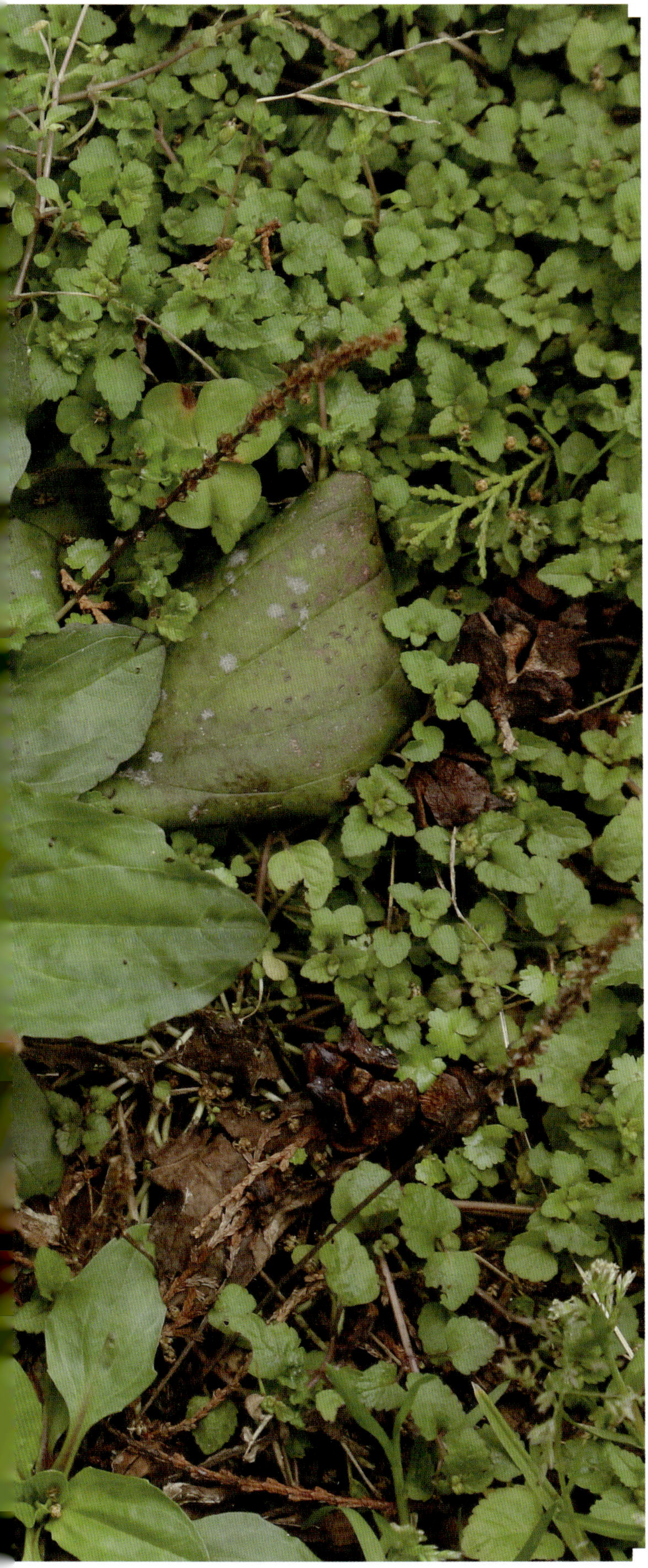

车前草

【水药名】骂麻怕。

【别　名】车前、蛤妈兜、白贯草、牛舌草、芣苢。

【来　源】本品为车前科植物车前 *Plantago asiatica* L. 的全草。

【性味归经】味甘，性寒。归肝、肾、肺、小肠经。

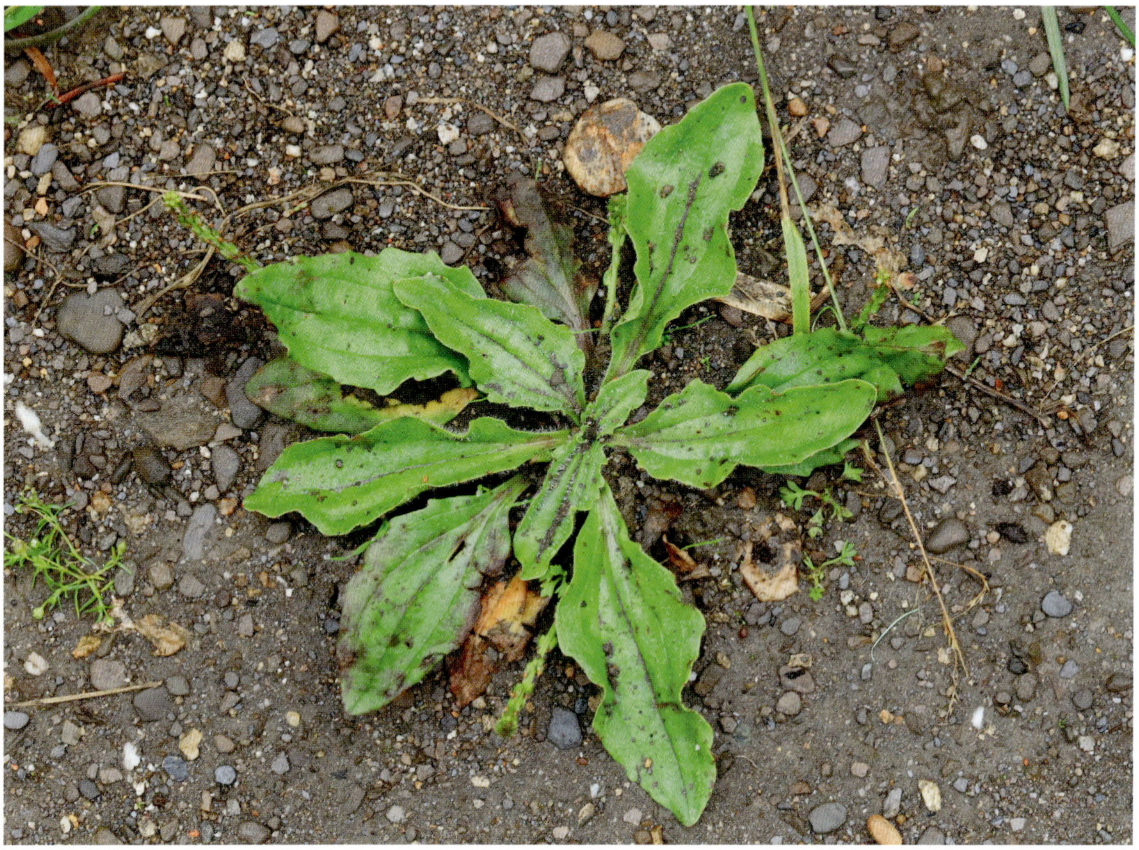

车前

识别特征

多年生草本，连花茎可高达 50 cm，具须根，具长柄，几与叶片等长或长于叶片，基部扩大；叶片卵形或椭圆形，长 4 ~ 12 cm，宽 2 ~ 7 cm，先端尖或钝，基部狭窄成长柄，全缘或呈不规则的波状浅齿，通常有 5 ~ 7 条弧形脉。花茎数个，高 12 ~ 50 cm，具棱角，有疏毛，穗状花序为花茎的 2/5 ~ 1/2；花淡绿色每花有宿存苞片 1 枚，三角形；花萼 4，基部稍全生，椭圆形或卵圆形，宿存；花冠小，膜质，花冠管卵形，先端 4 裂片三角形，向外反卷；雄蕊 4，着生于花冠管近基部，与花冠裂片互生，花药长圆形，先端有三角形突出物，花丝线形；雌蕊 1；子房上位，卵圆形，2 室（假 4 室），花柱 1，线形有毛。蒴果卵状圆锥形，成熟后约在下方 2/5 外周裂，下方 2/5 宿存。种子 4 ~ 8 颗或 9 颗，近椭圆形，黑褐色。花期 6—9 月，果期 10 月。

生境分布

生长于山野、路边、田埂及河边。分布于全国各地。

采收加工

播种第 2 年秋季采收，挖起全株，洗净泥沙，晒干或鲜用。

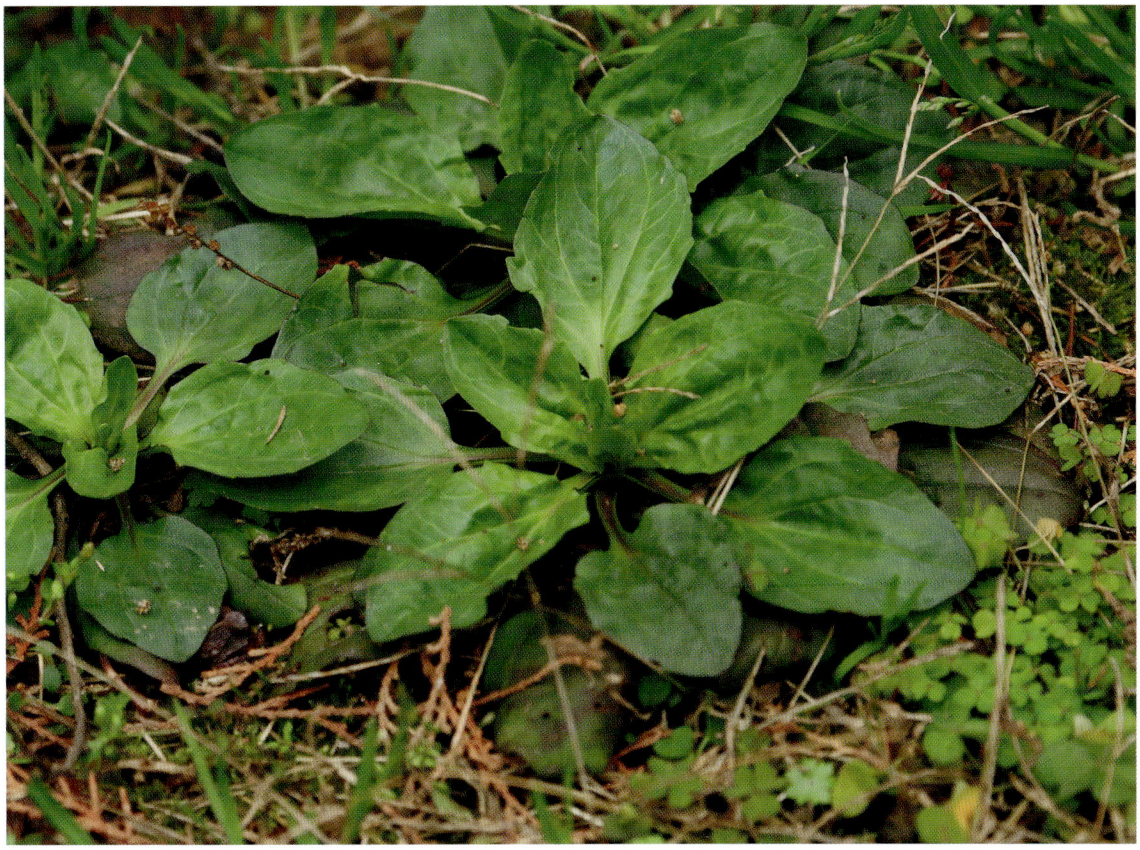

车前

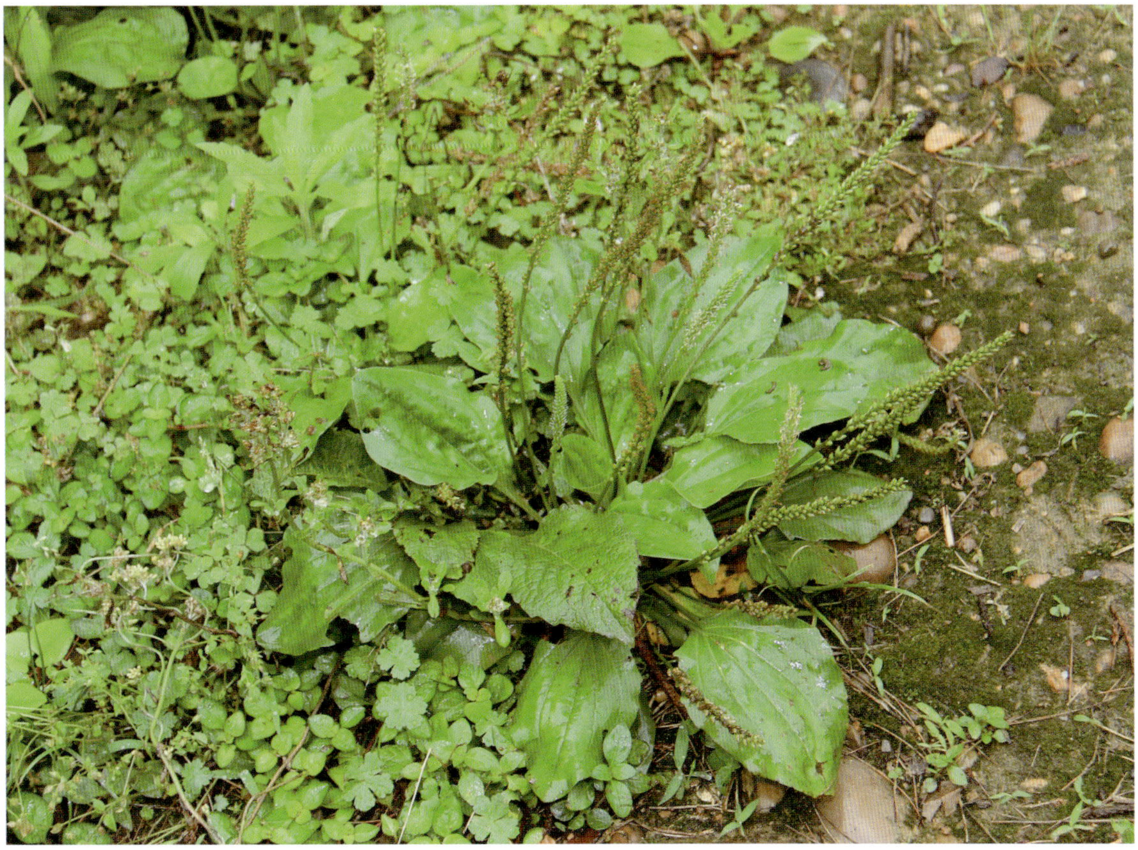

车前

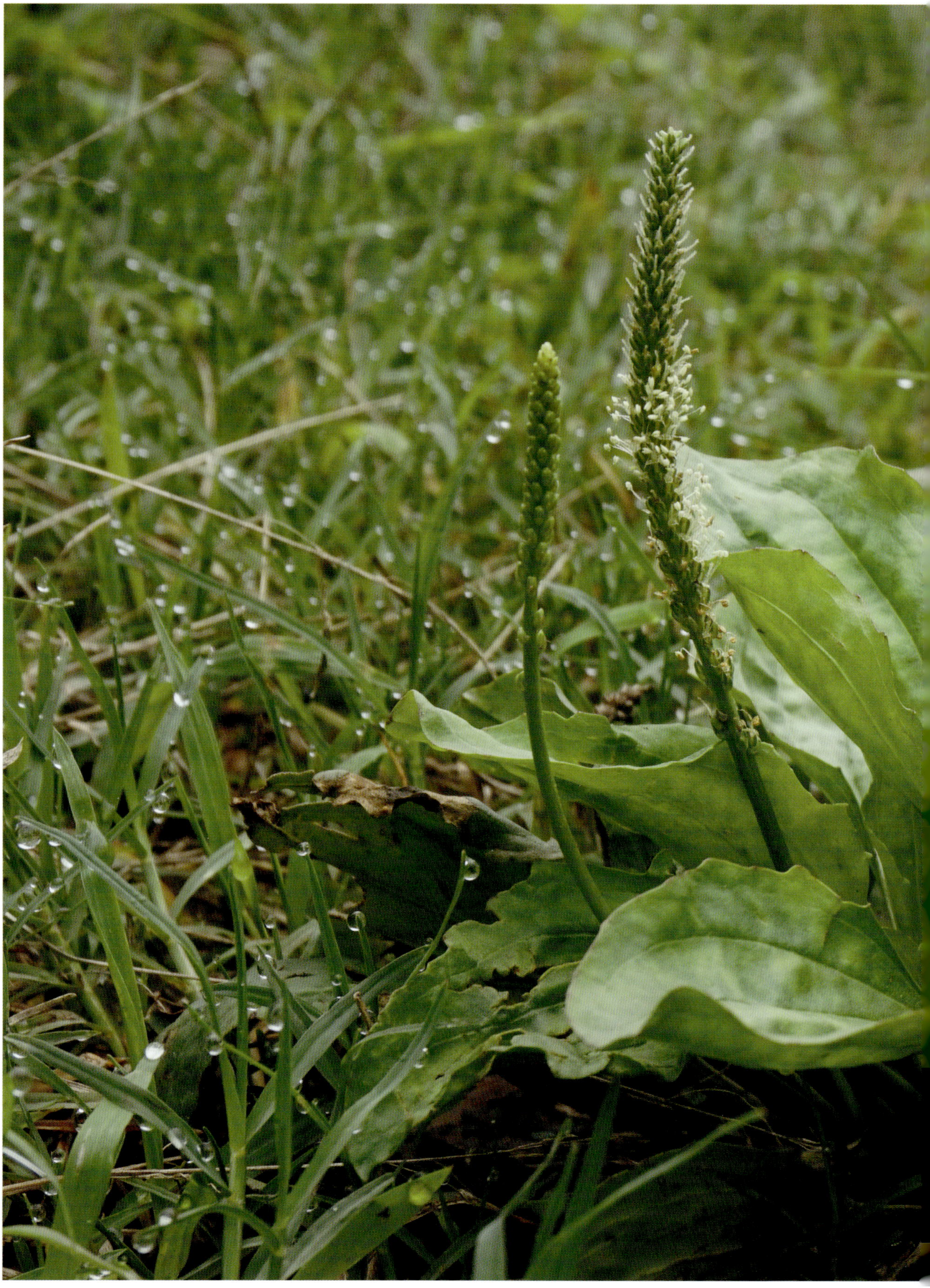

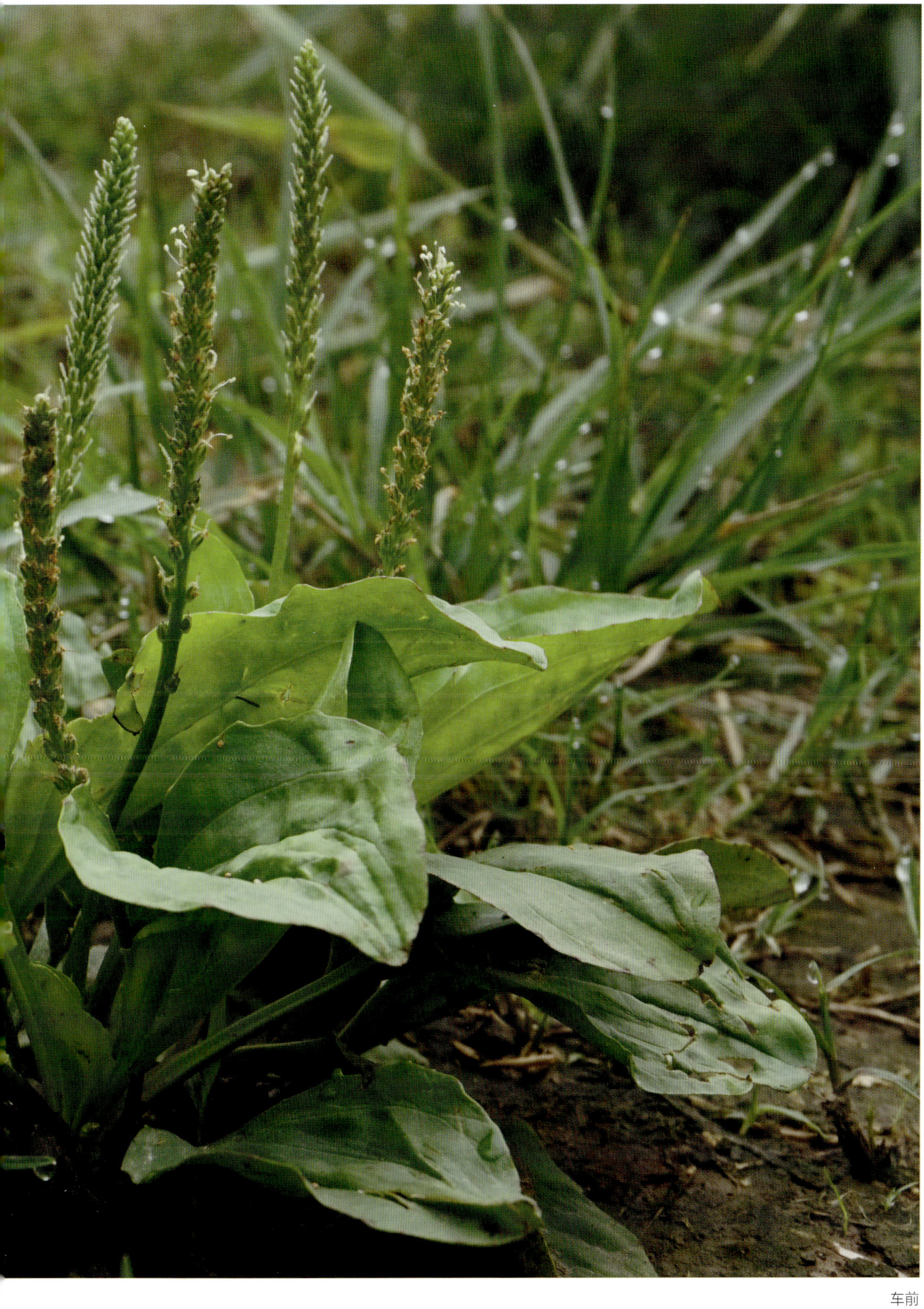

车前

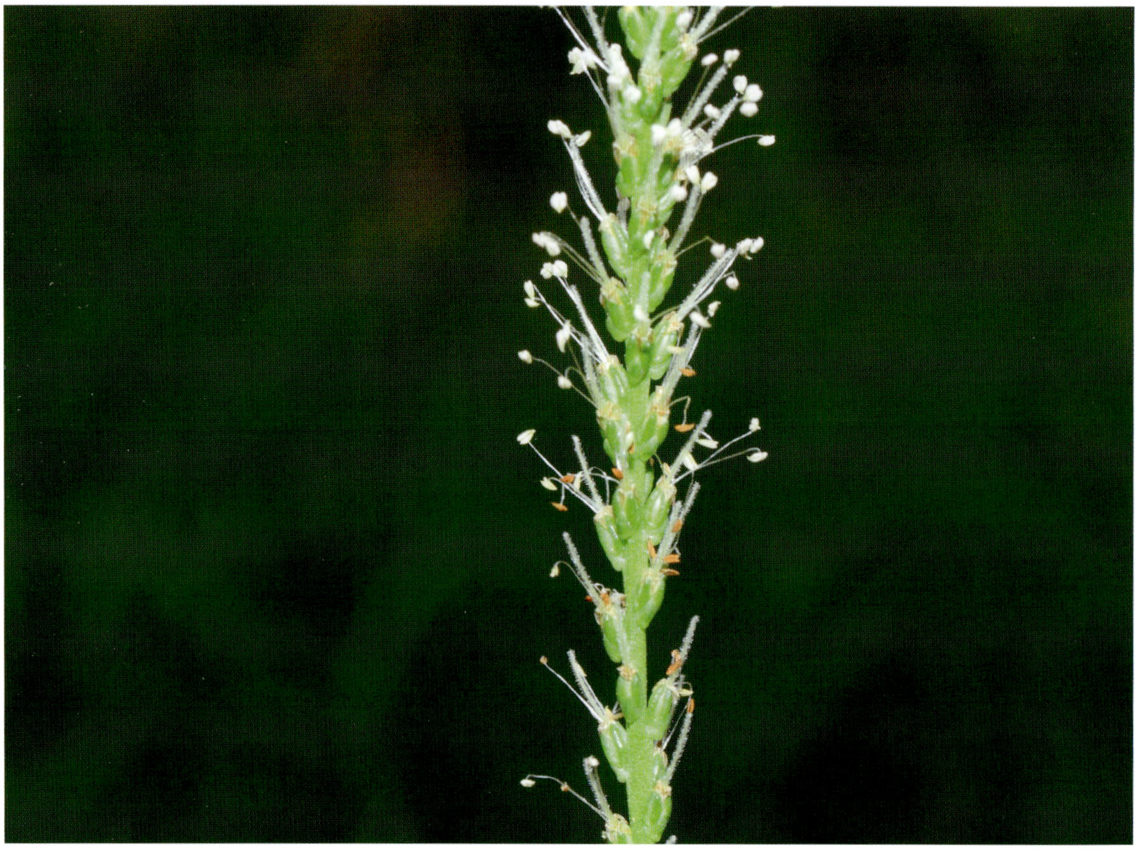

车前

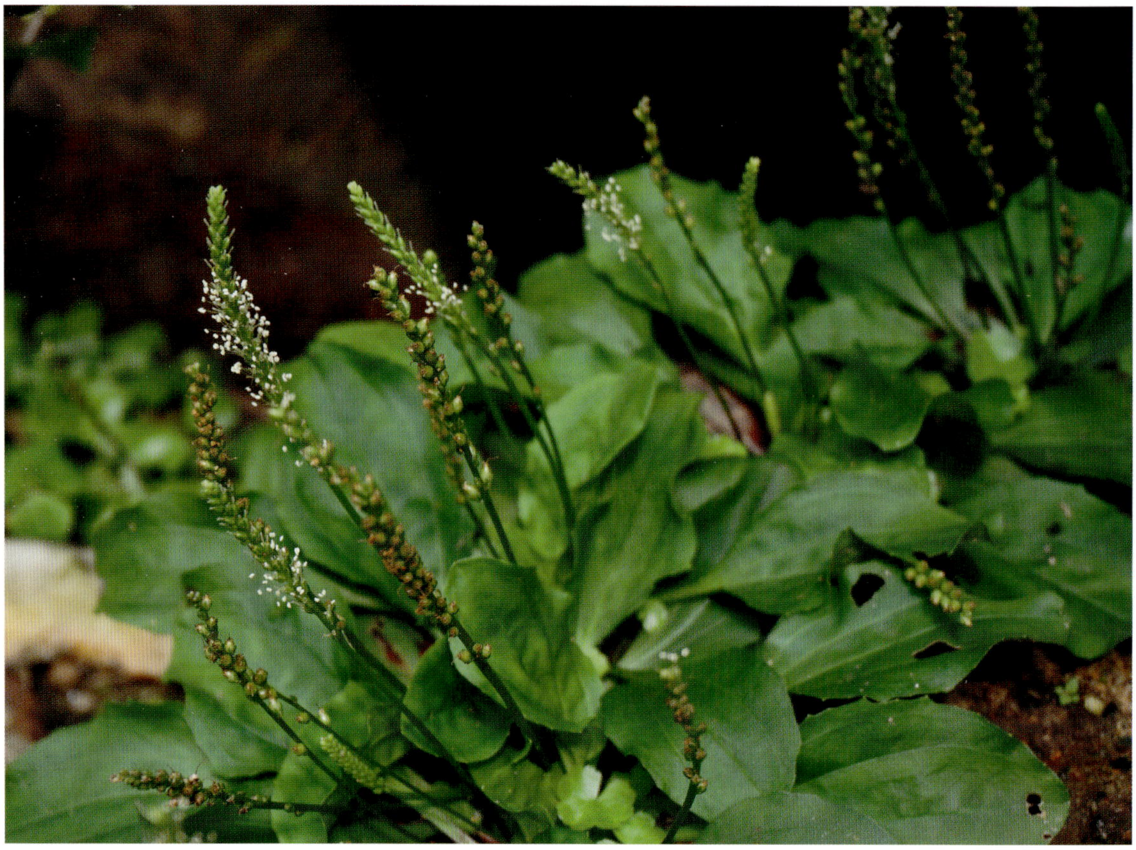

车前

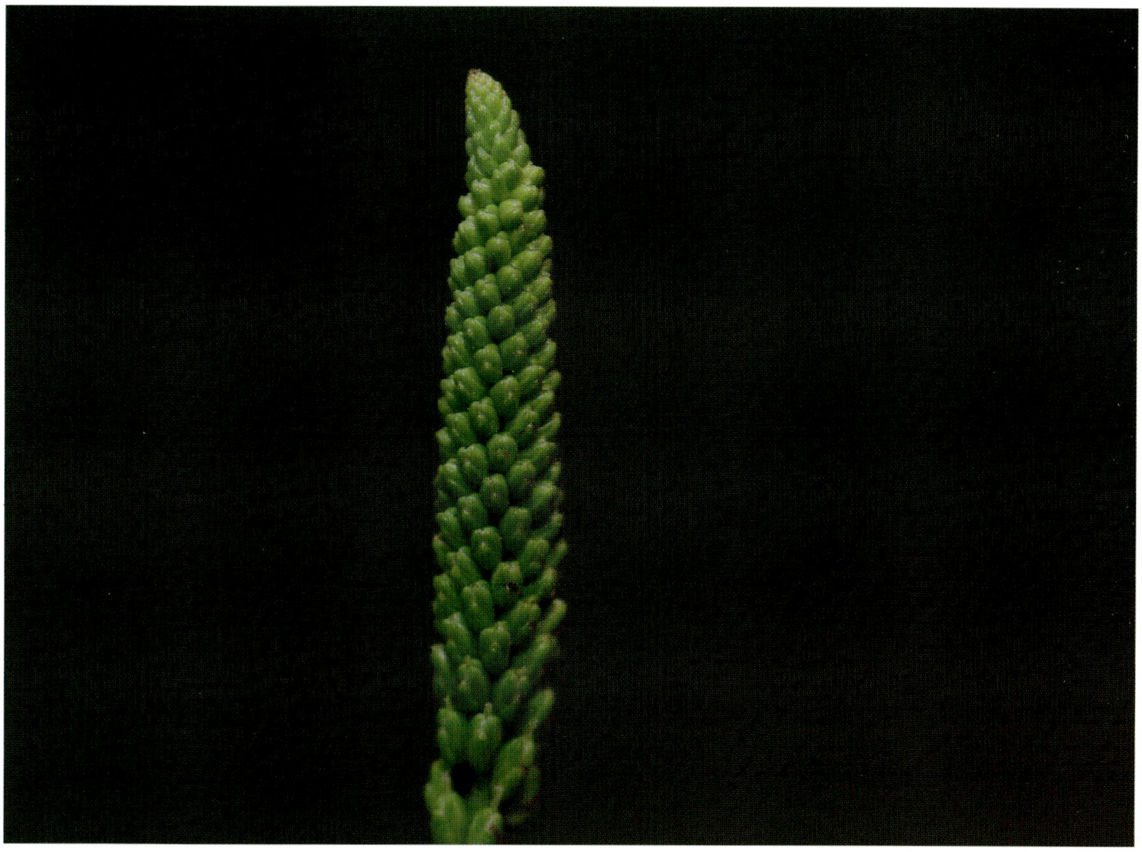

车前

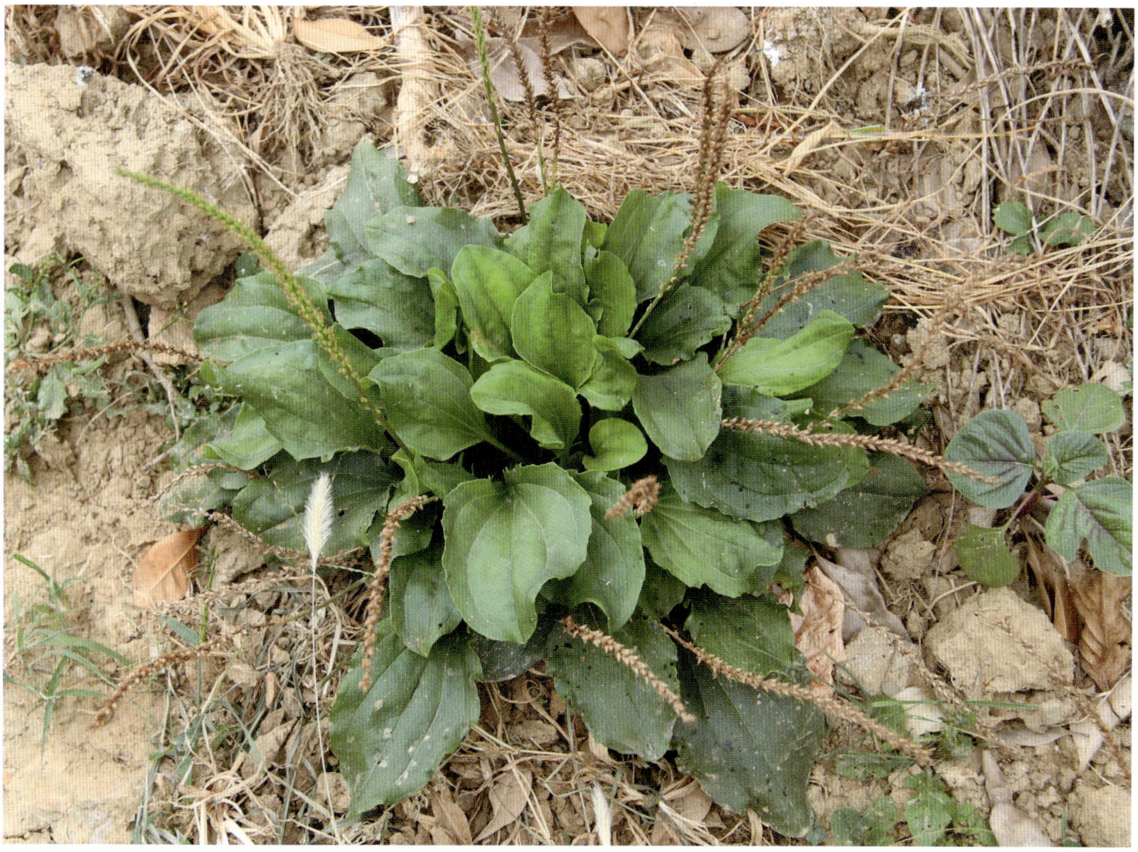

车前

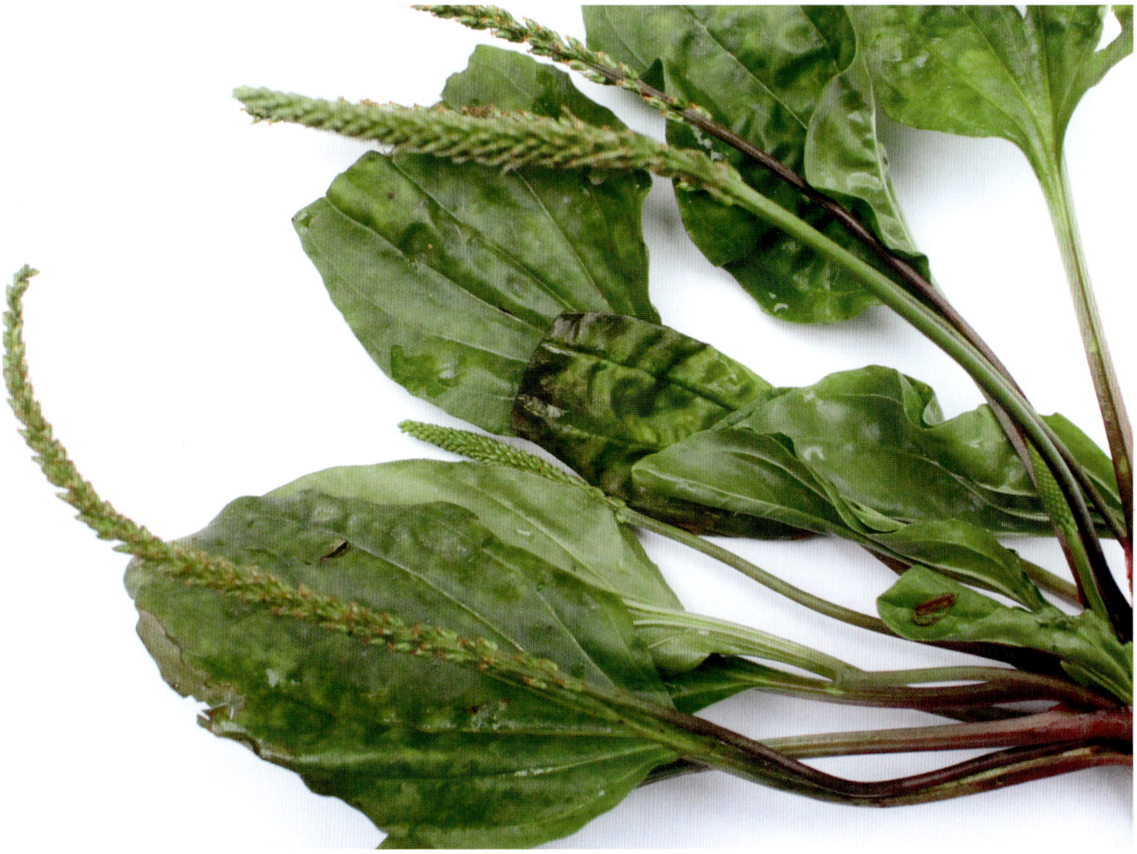

车前草

药材鉴别

本品须根丛生，叶在基部密生，具长柄；叶片皱缩，展平后为卵形或宽卵形，长 4 ~ 12 cm，宽 2 ~ 5 cm，先端钝或短尖，基部宽楔形，边缘近全缘，波状或有疏钝齿，具明显基出脉 7 条，表面灰绿色或污绿色。穗状花序数条，花在花茎上排列疏离，长 5 ~ 15 cm。蒴果椭圆形，周裂，萼宿存。气微香，味微苦。

功效主治

利水，清热，明目，祛痰。主治小便不通，淋浊，带下，尿血、黄疸，水肿，热痢，泄泻，鼻衄，目赤肿痛，咳嗽。

用法用量

内服：10 ~ 30 g，煎汤；或研末，入丸、散服；或捣汁饮。外用：捣敷。

民族药方

1．急性肾小球肾炎 车前草30 g，锦灯笼、地星宿、马兰、灯心草、臭常山各15 g，金丝草、黄柏各10 g。水煎服。

2．支气管炎，哮喘 车前草、地星宿各30 g，胡颓花10 g，牛肉200 g。同炖服。

3．火眼 车前草15 g，青鱼胆草、生石膏各10 g。水煎服。

4．尿血 车前草、地骨皮、墨旱莲各15 g。同炖服。

5．白带 车前草15 g。捣烂，用糯米淘米水兑服。

6．高血压 车前草、鱼腥草各50 g。水煎服。

使用注意

若虚滑精气不固者禁用。

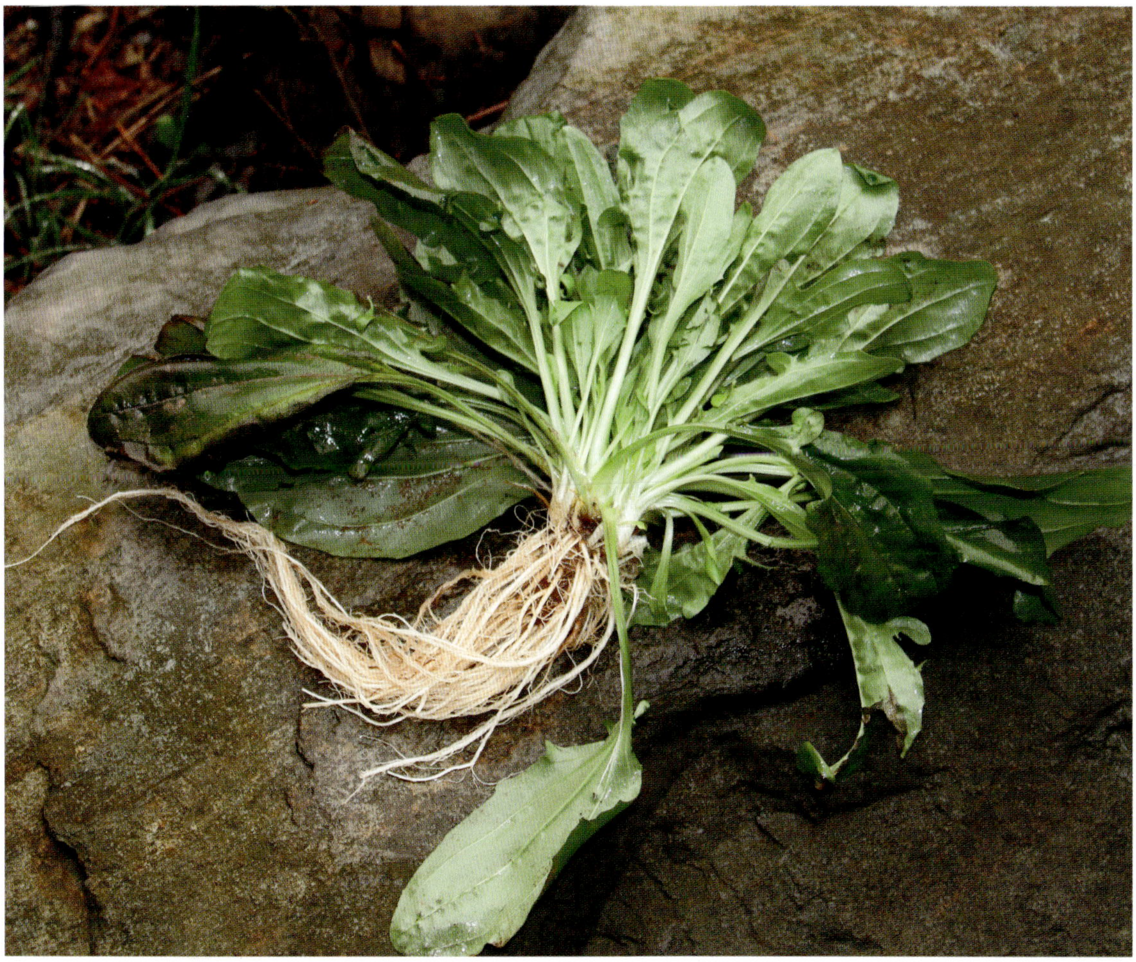

车前草药材

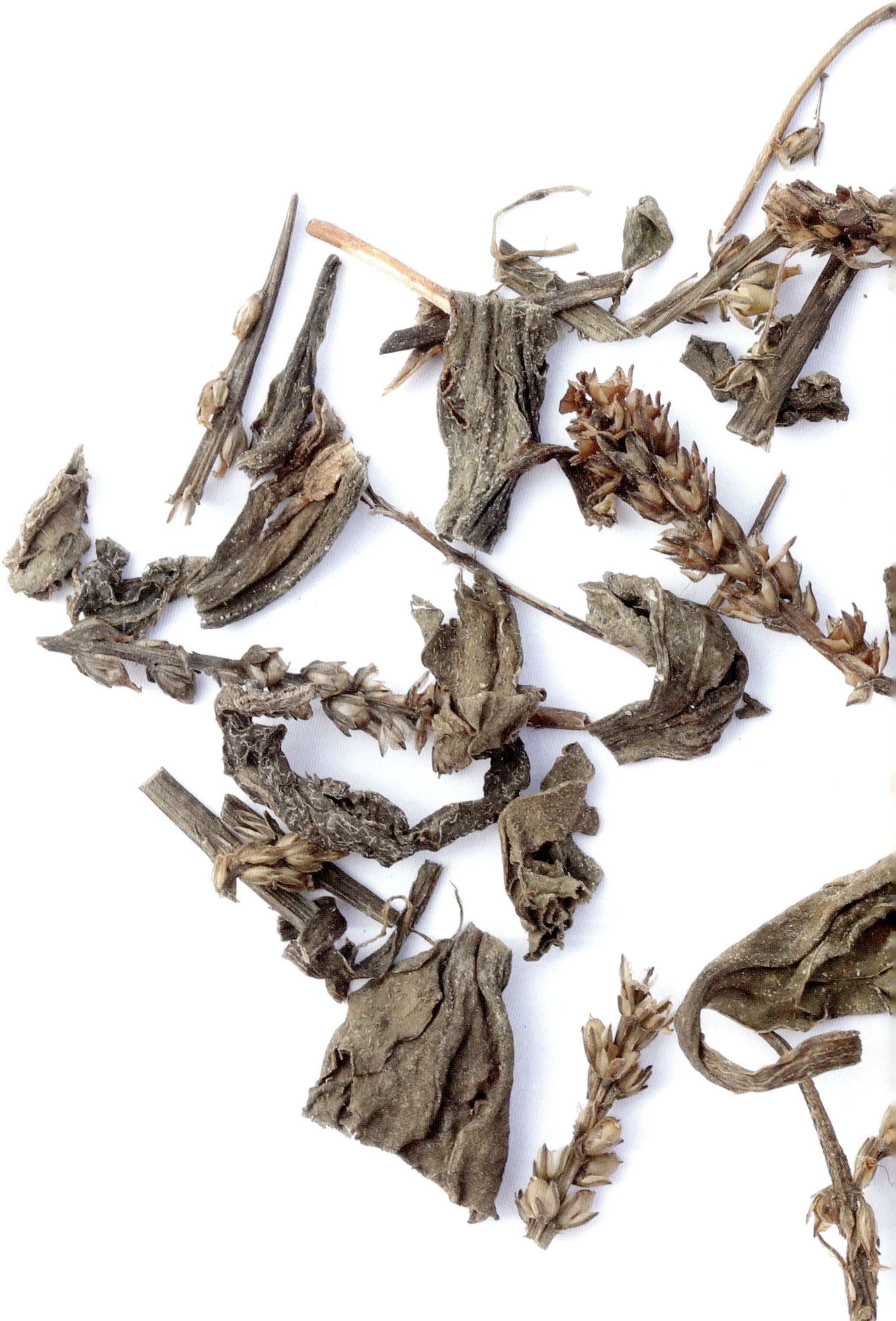

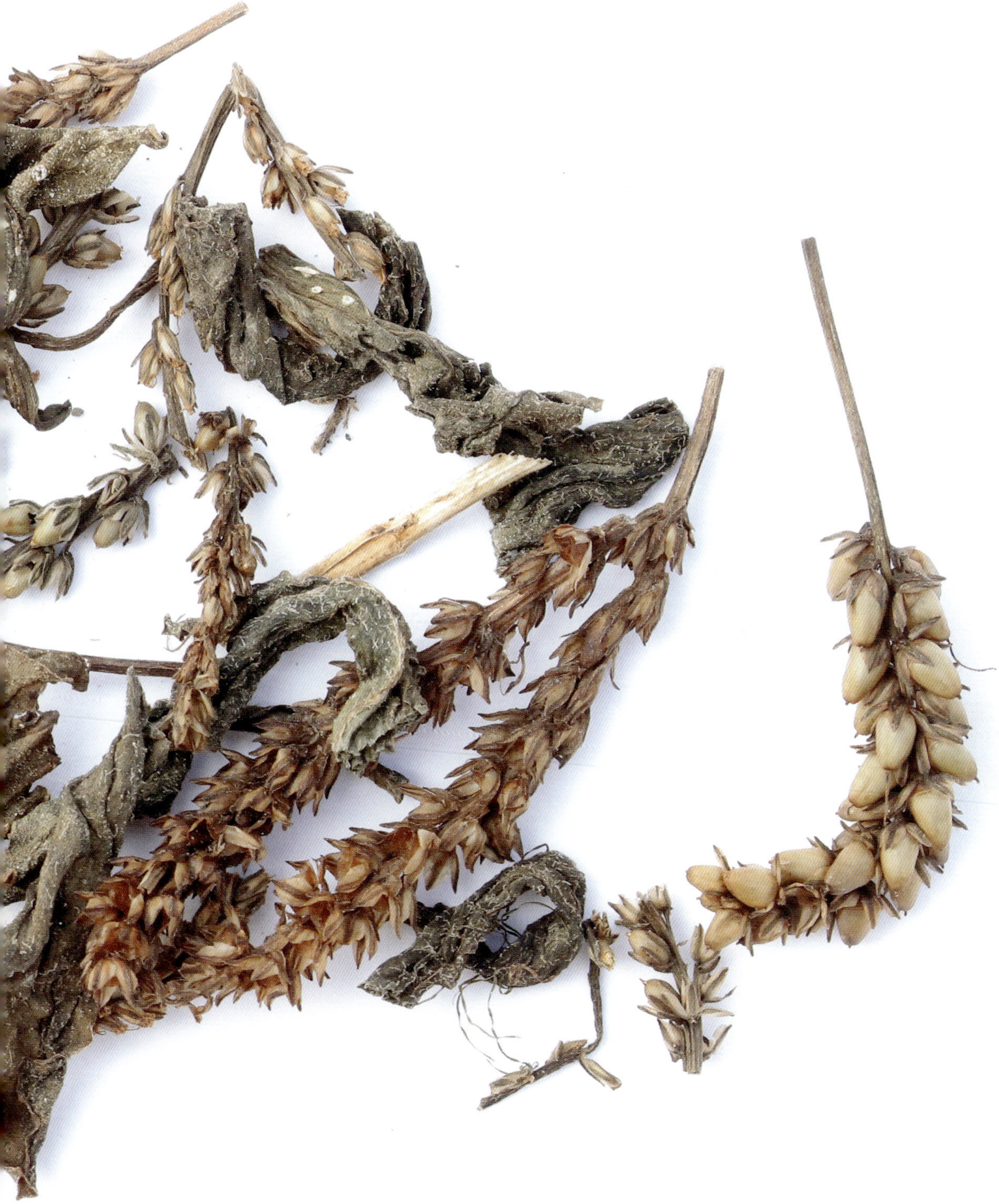

车前草饮片

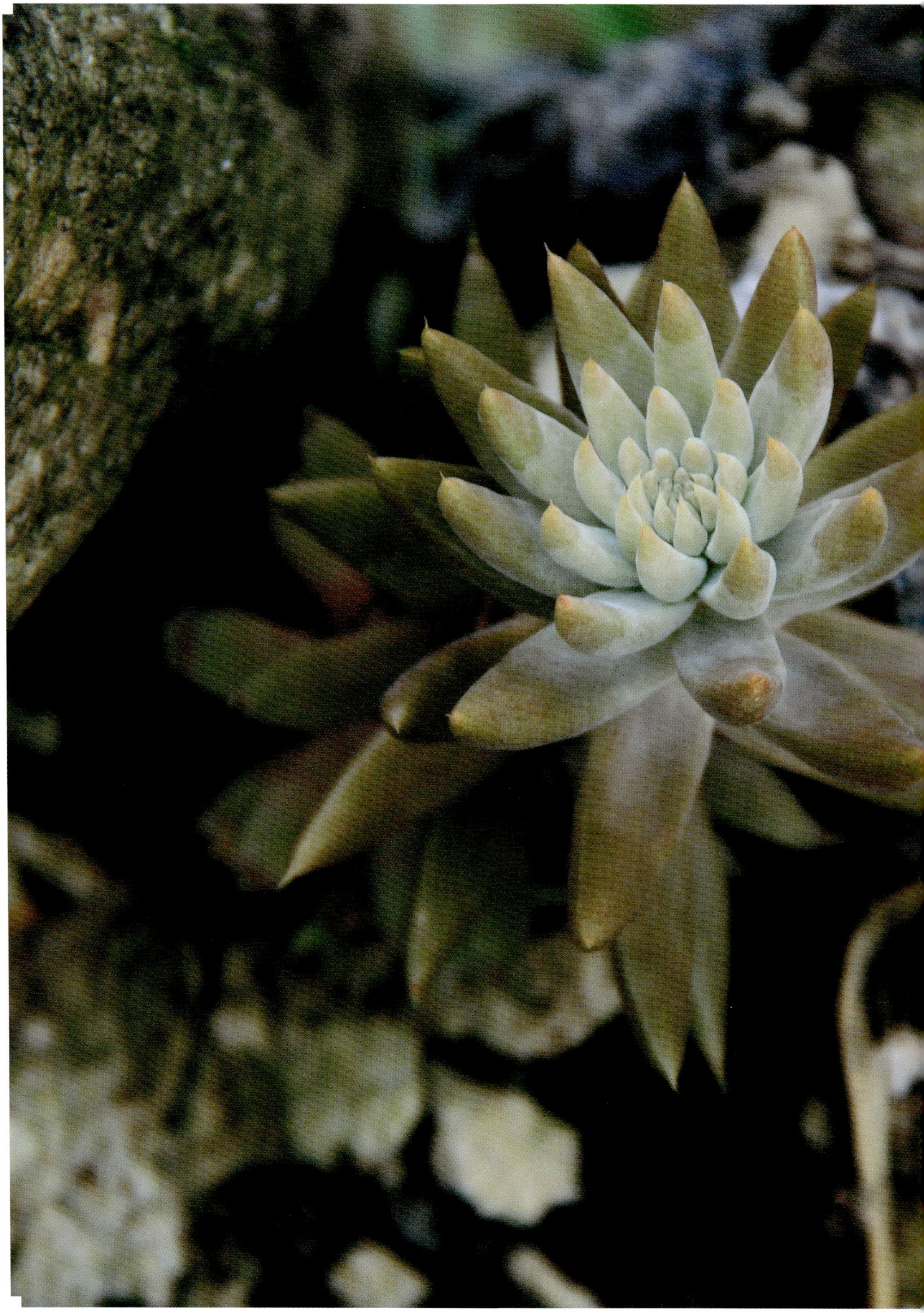

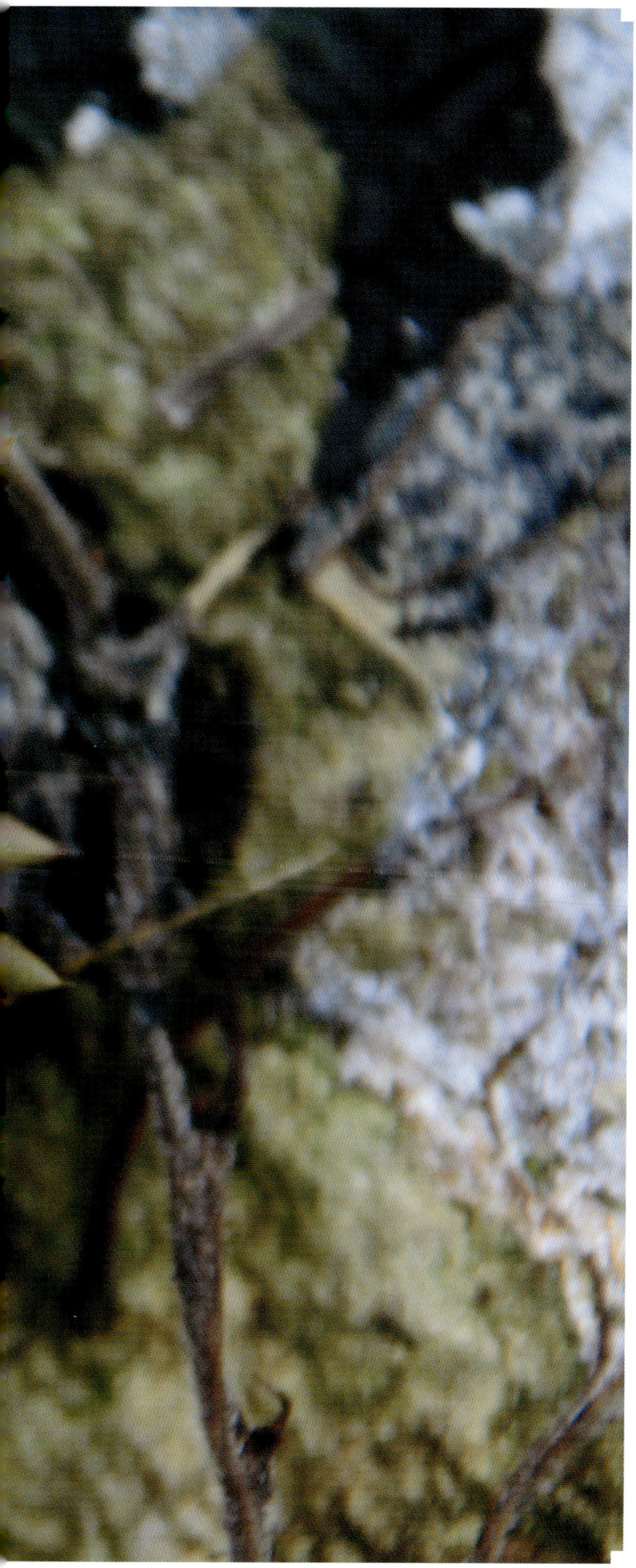

瓦松

【水药名】骂补夏。

【别　名】昨叶何草、屋上无根草、向天草、瓦花、石莲花、瓦莲、流苏瓦松。

【来　源】本品为景天科植物瓦松 *Orostachys fimbriata* (Turcz.) Berg. 的地上部分。

【性味归经】味酸、苦，性凉。归肝、肺、脾经。

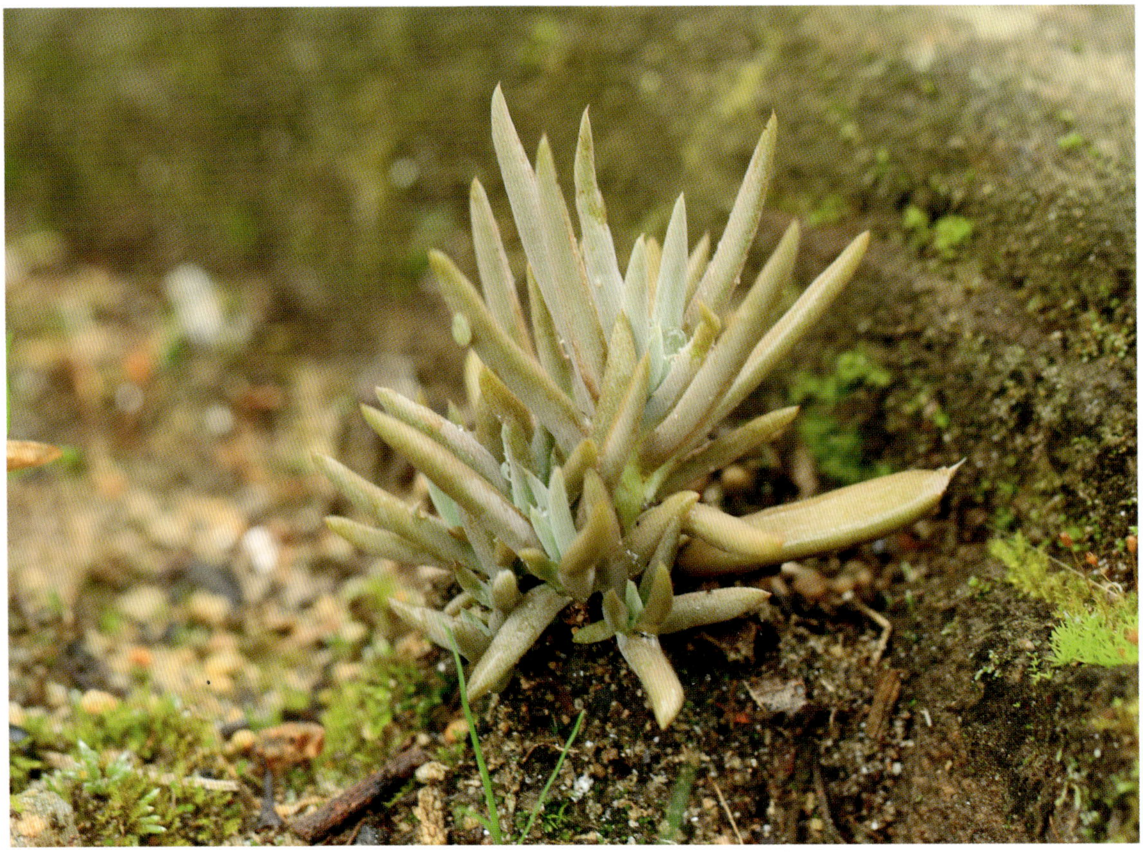

瓦松

识别特征

多年生肉质草本，高 10 ~ 40 cm。茎略斜伸，全体粉绿色。基部叶呈紧密的莲座状，线形至倒披针形，绿色带紫，或具白粉，边缘呈流苏状的软骨片和一针状尖刺。茎上叶线形至倒卵形，长尖。花梗分枝，侧生长于茎上，密被线形或为长倒披针形苞叶，花成顶生肥大穗状的圆锥花序，幼嫩植株上则排列疏散，呈伞房状圆锥花序；花萼与花瓣通常均为 5 片，罕为 4 片；萼片卵圆形或长圆形，基部稍合生；花瓣淡红色，膜质，长卵状披针形或长椭圆形。蓇葖果。花期 7—9 月，果期 8—10 月。

生境分布

生长于屋顶、墙头及石上。分布于全国大部分地区。

采收加工

夏、秋二季采收，用开水泡后晒干或鲜用。

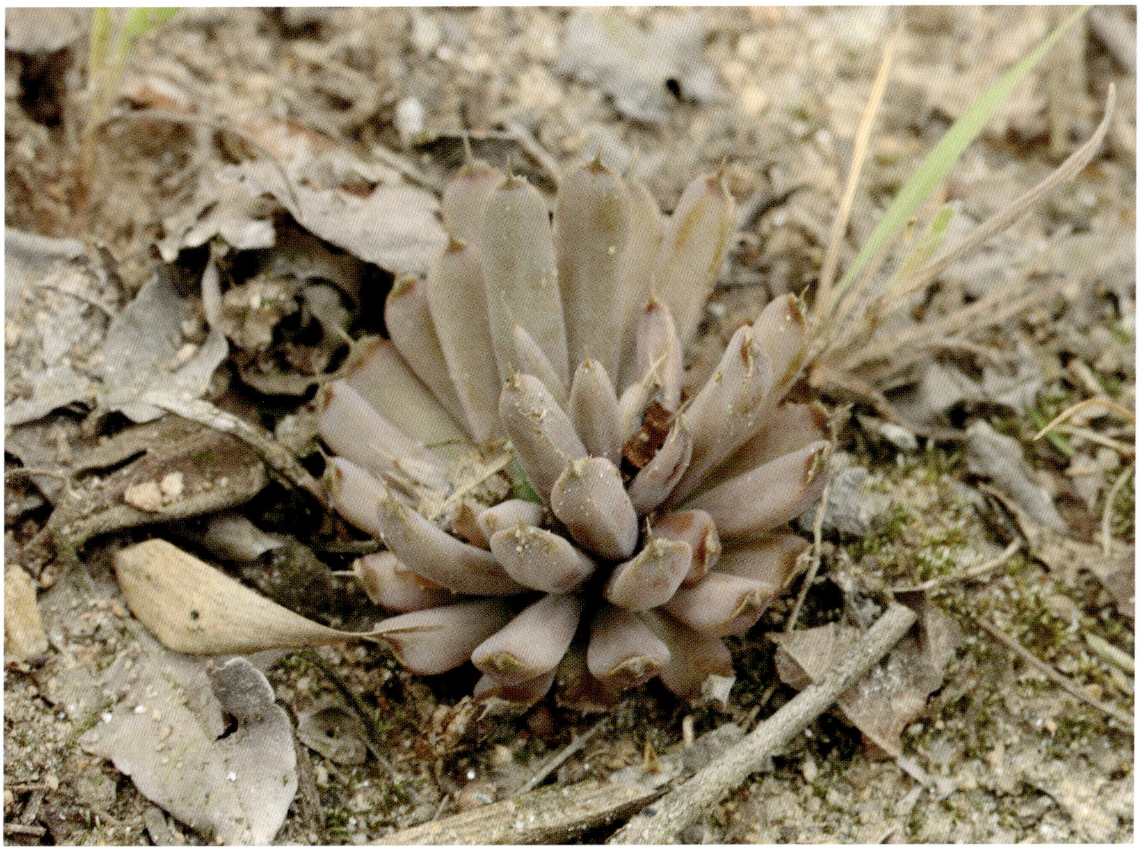

瓦松

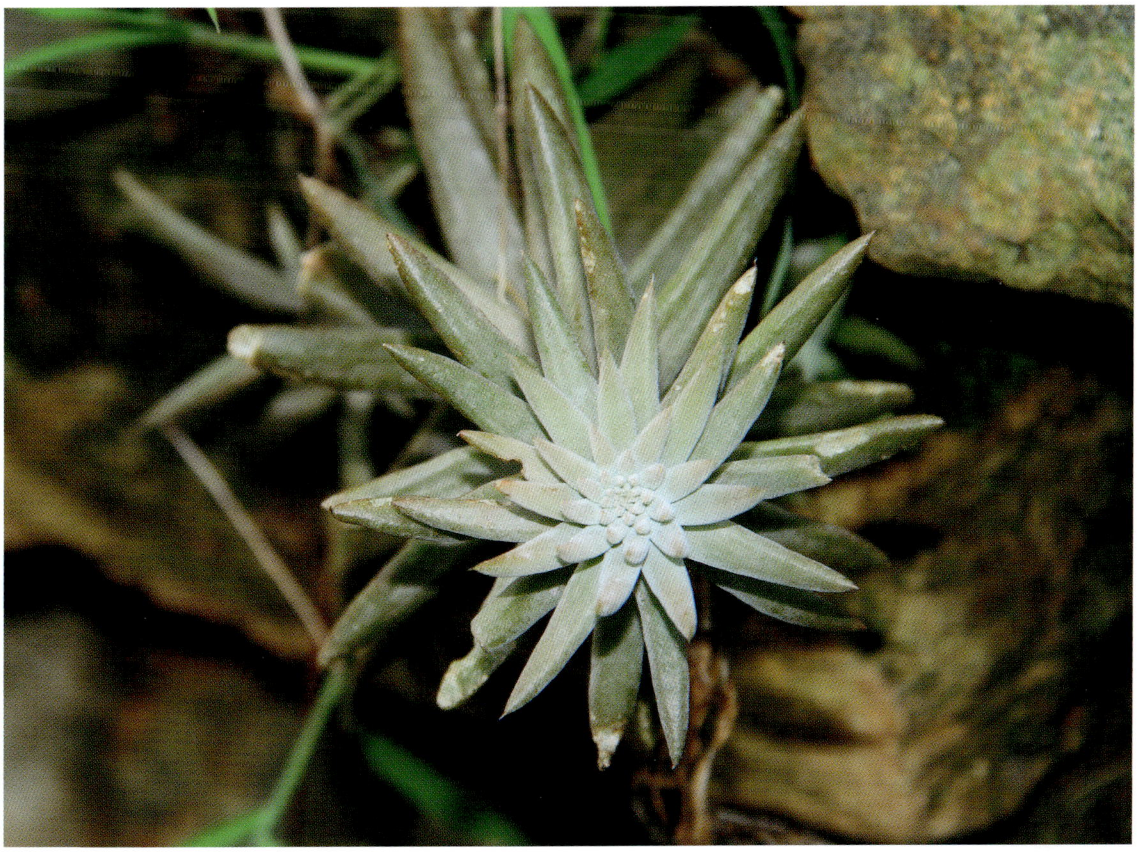

瓦松

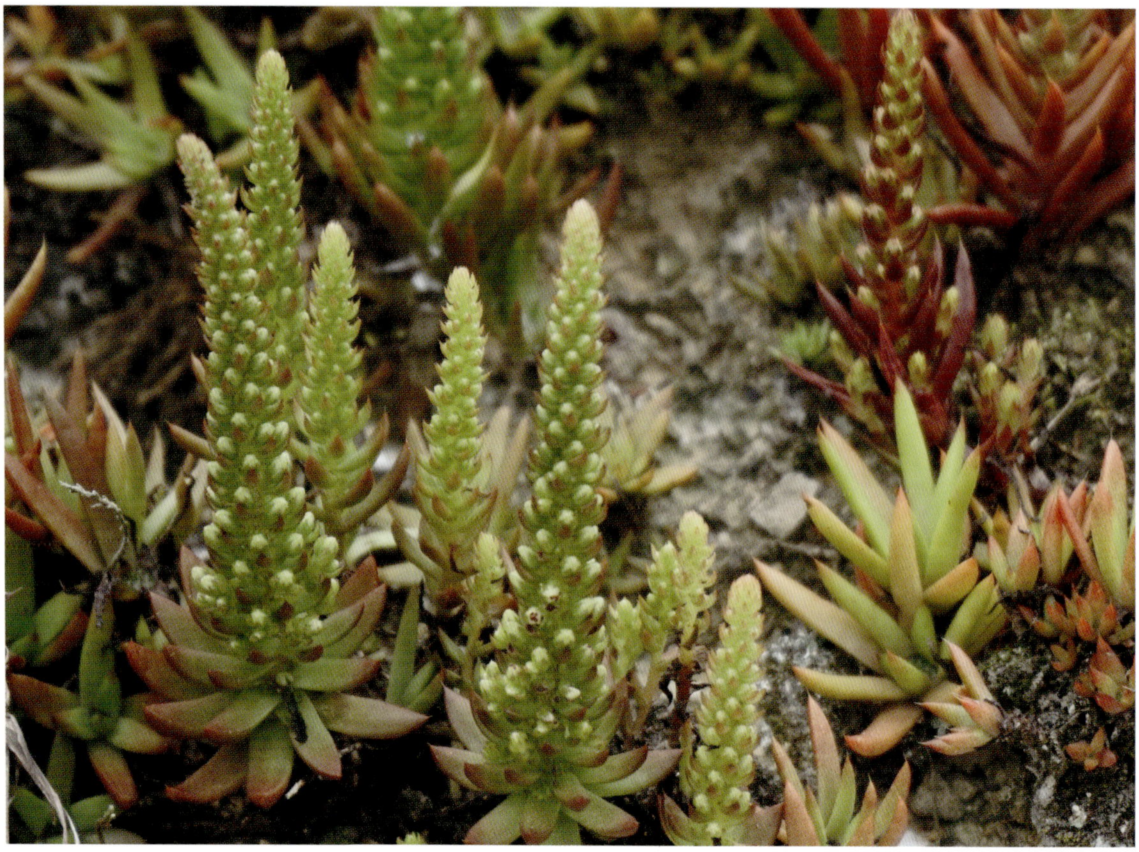

瓦松

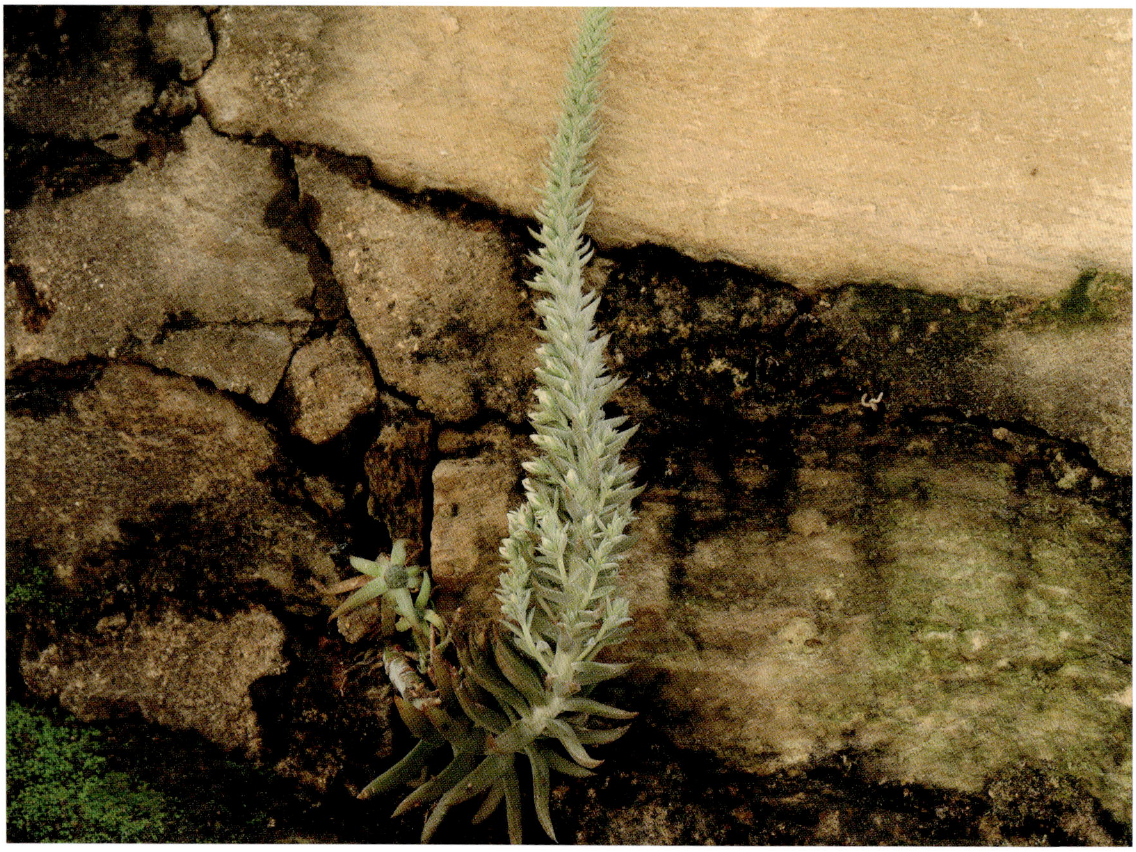

瓦松

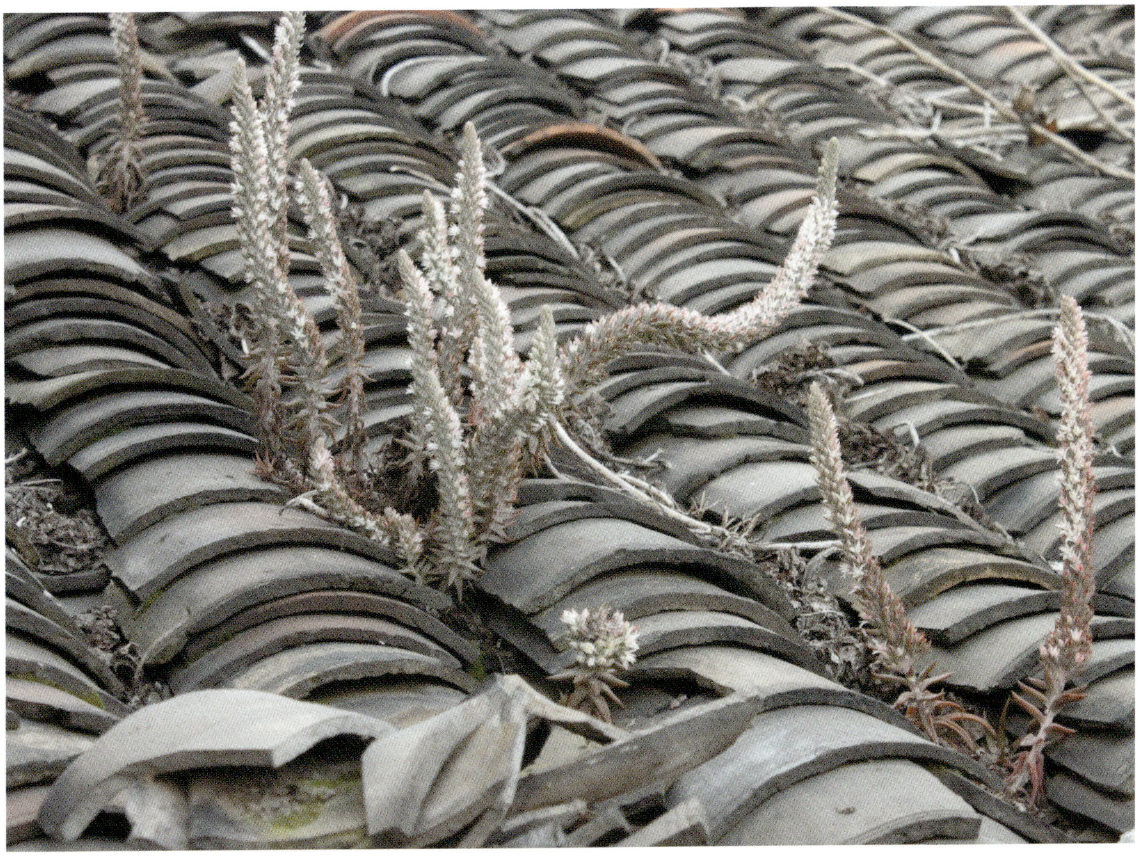

瓦松

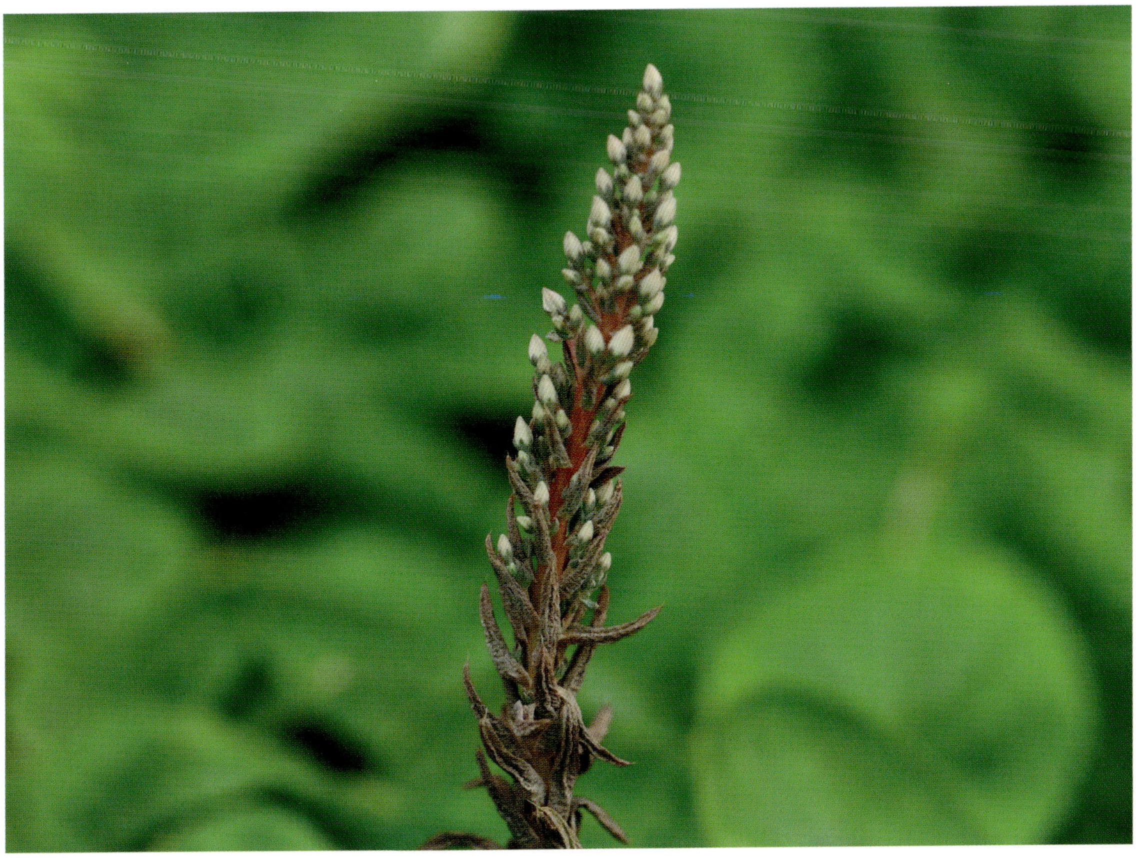

瓦松

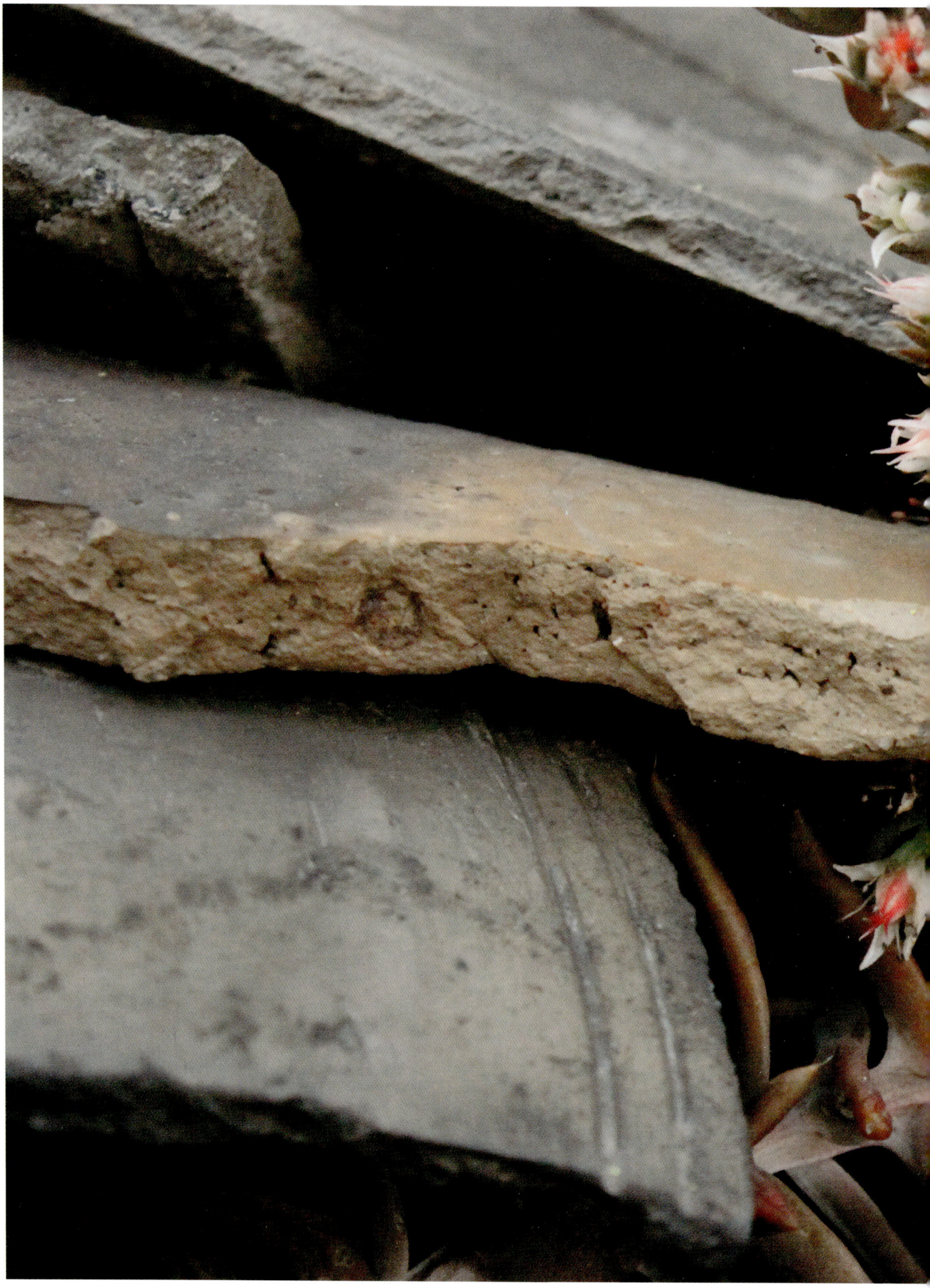

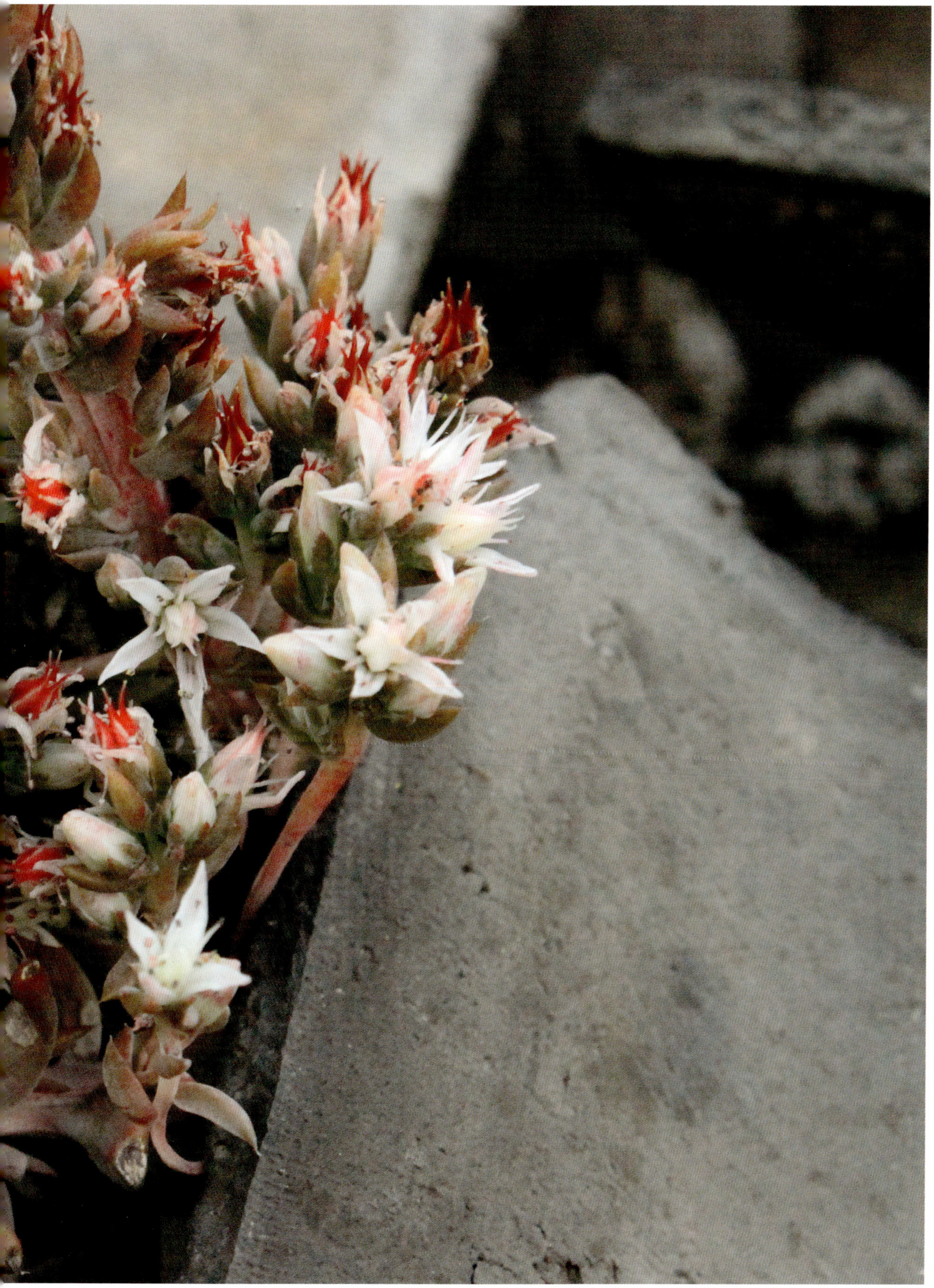

瓦松

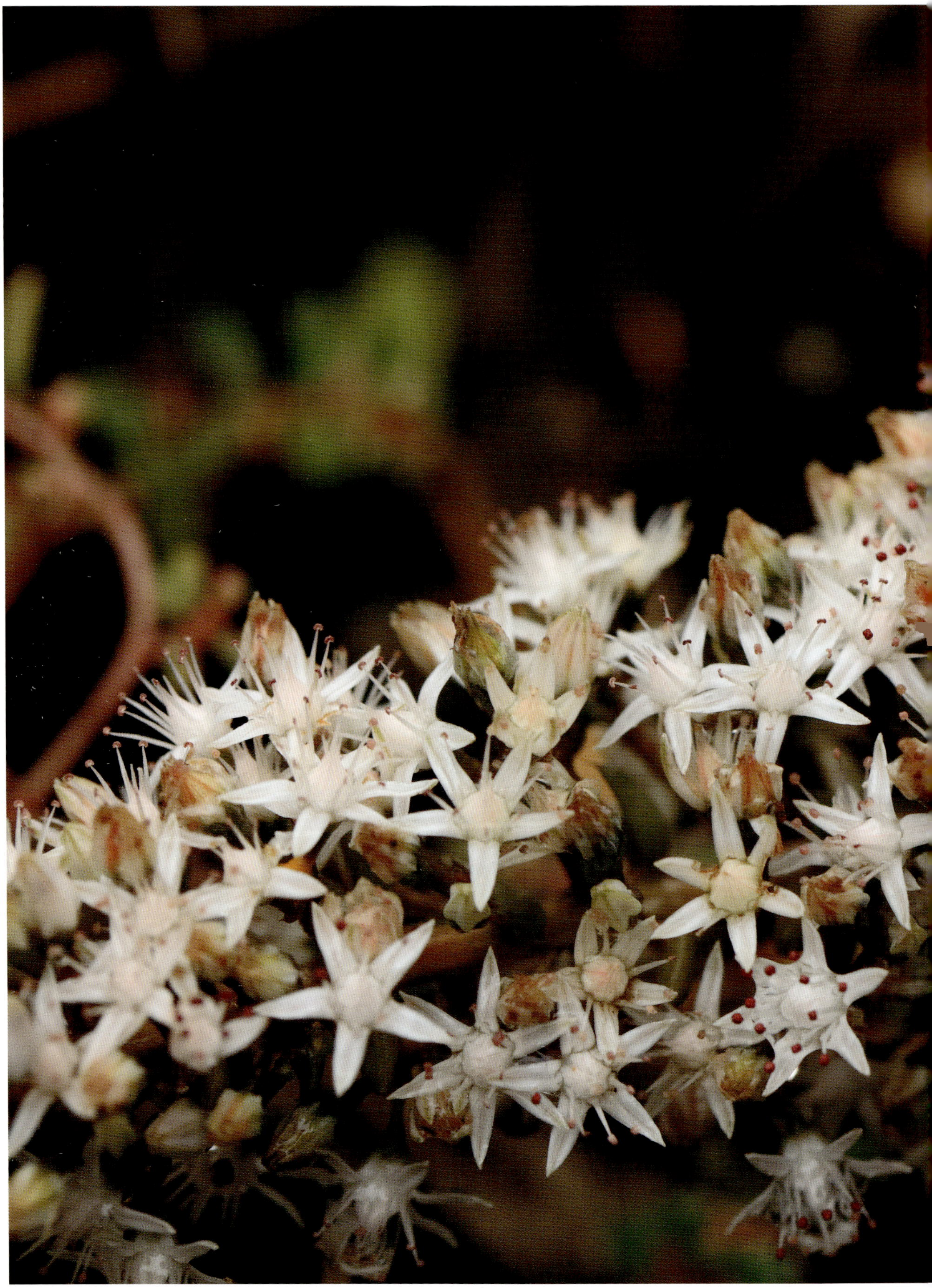

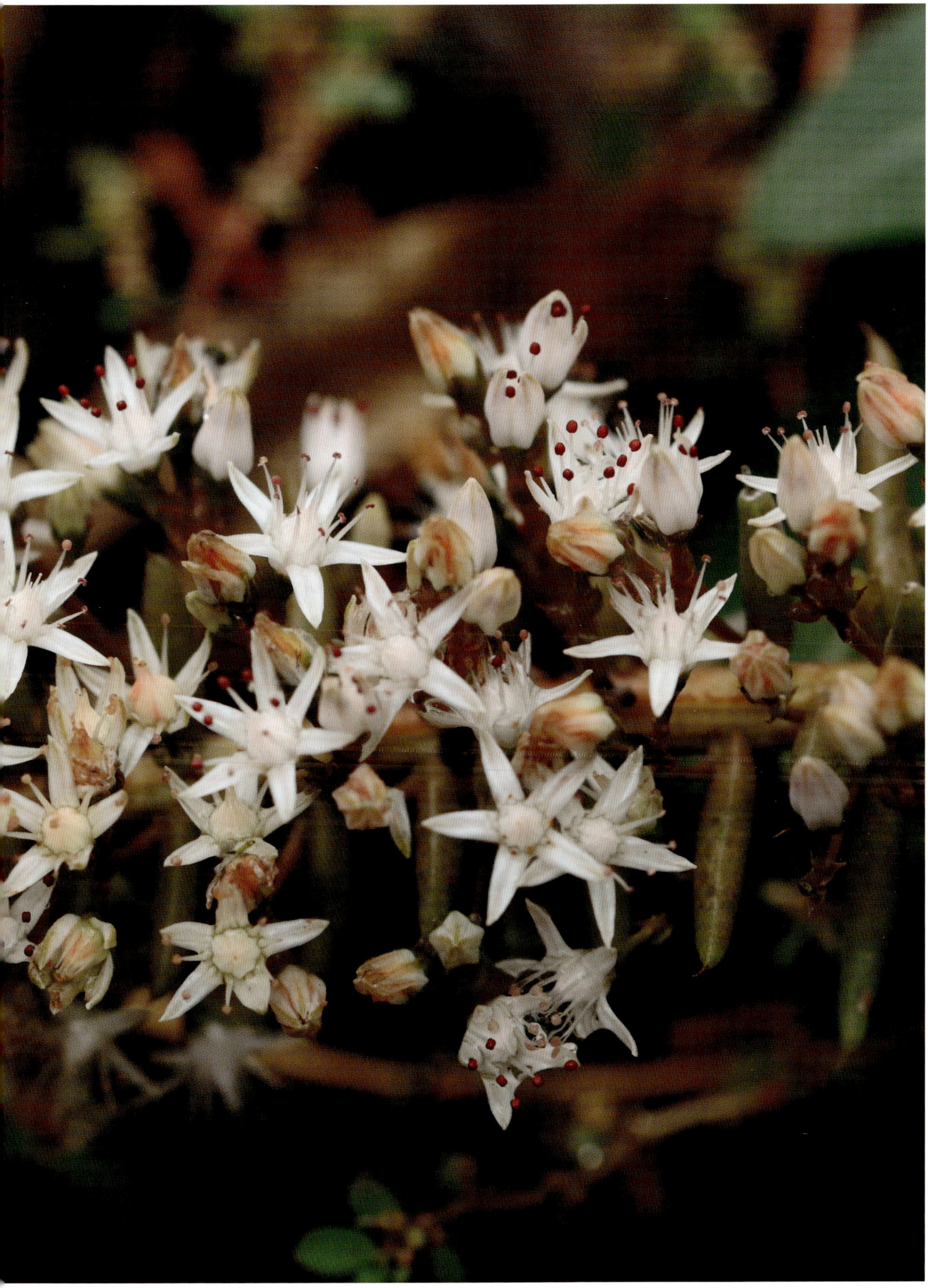

瓦松

药材鉴别

本品为干燥的全草，茎呈黄褐色或暗棕褐色，长 12 ~ 20 cm，上有多数叶脱落后的瘢痕，交互连接成菱形花纹。叶灰绿色或黄褐色，皱缩卷曲，多已脱落，长 12 ~ 15 mm，宽约 3 mm，茎上部叶间带有小花，呈红褐色，小花柄长短不一。质轻脆，易碎。气微，味酸。以花穗带红色、老者为佳。

功效主治

清热解毒，止血，利湿，消肿。主治吐血，鼻衄，血痢，肝炎，疟疾，热淋，痔疮，湿疹，痈毒，疔疮，汤火灼伤。

药理作用

麻醉狗及兔给以静脉注射瓦松流浸膏，血压先升后降，但很快恢复。对呼吸有轻度兴奋，对离体蟾蜍心脏可使收缩加强，心率减少。离体蟾蜍下肢血管灌流则可使之收缩，对离体兔肠有明显兴奋作用。对人工发热之家兔皮下注射流浸膏有明显解热作用。

用法用量

内服：15 ~ 30 g；鲜品捣汁服；或入丸剂。外用：捣敷、煎水洗或烧存性研末调敷。

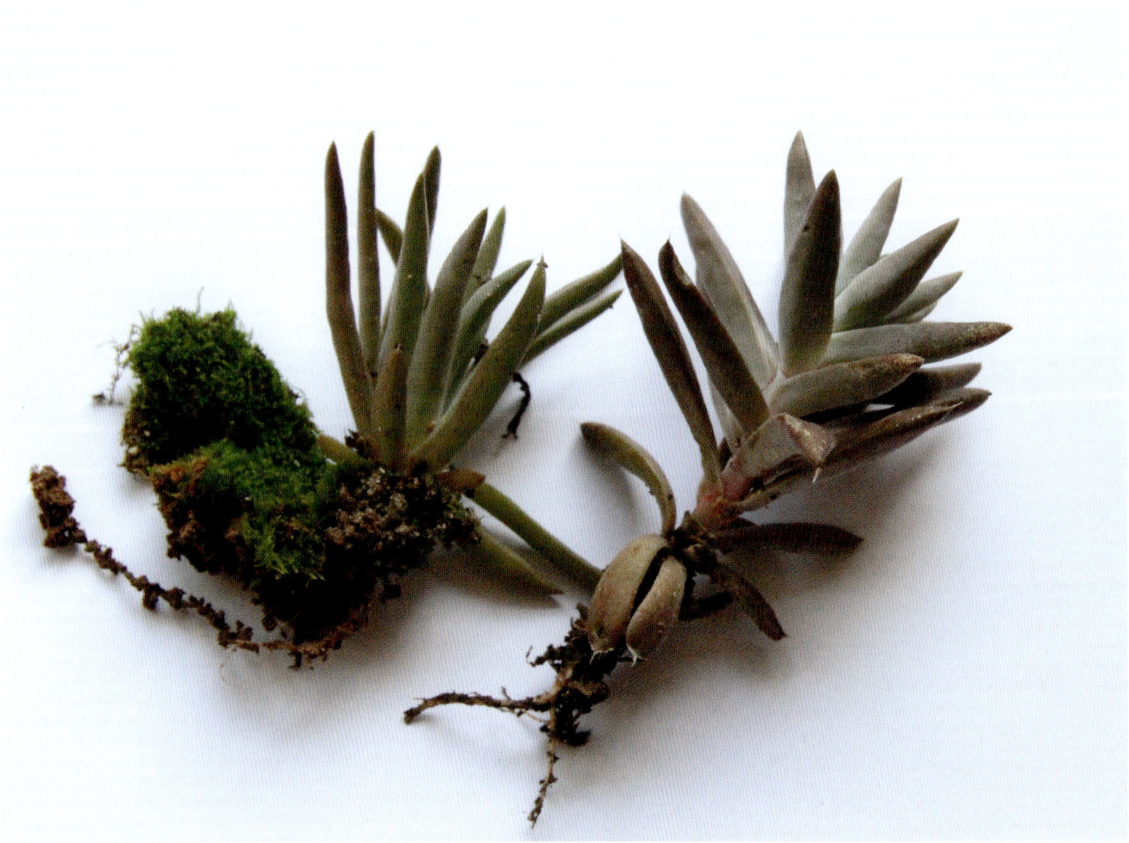

瓦松

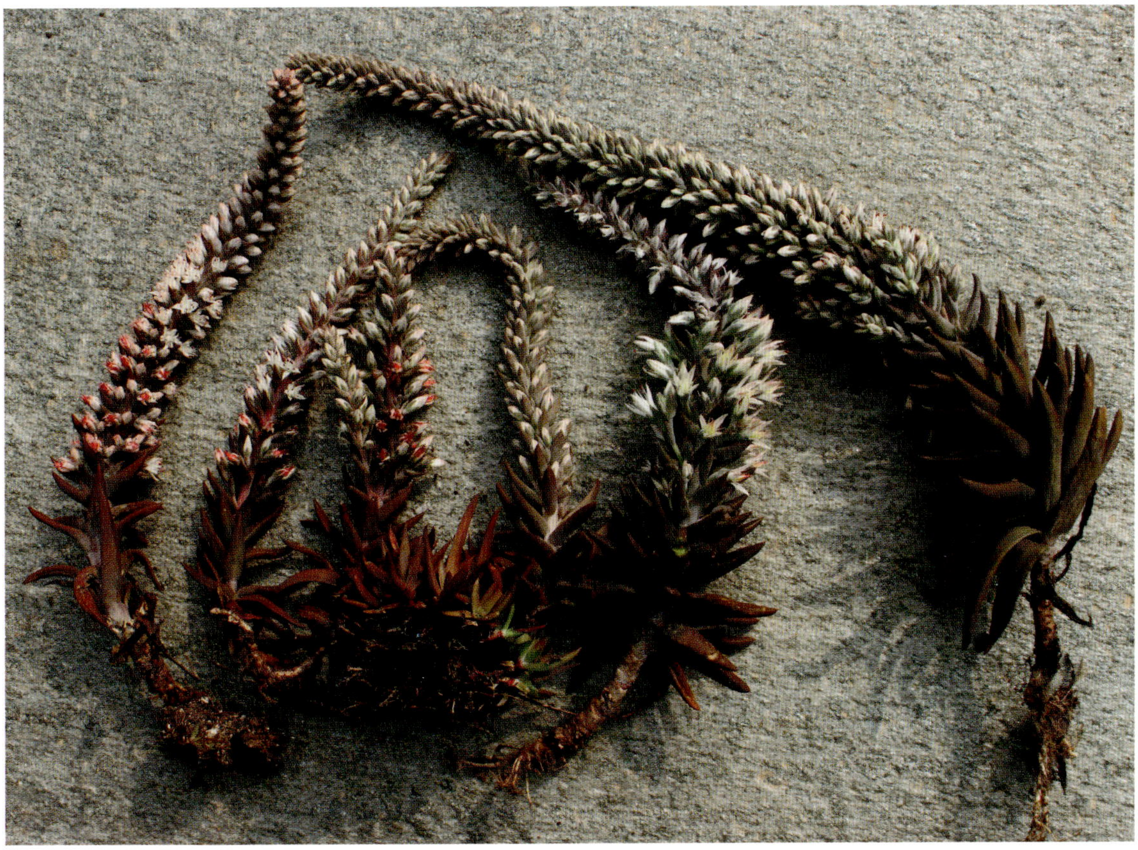

瓦松

民族药方

1．鼻衄，吐血 鲜瓦松 1000 g。捣烂，绞汁，加砂糖 15 g，拌匀，倾入瓷盘内，晒干成块，每服 1.5 ~ 3 g，温水送服，每日 2 次。

2．急性无黄疸型传染性肝炎 瓦松 60 g，麦芽 30 g，垂柳枝 15 g。水煎服。

3．火淋，白浊 瓦松适量。熬水兑白糖服。

4．痔疮 ①瓦松、猪大肠头各适量。同炖服。②鲜瓦松适量。煎水熏洗患处。

5．湿疹 瓦松（晒干）适量。烧灰研末，合茶油调抹，止痛止痒。

6．灸疮，恶疮久不敛 瓦松（阴干）适量。研为末，先以槐枝、葱白汤洗，后掺之。

7．疮疡疔疖 瓦松适量。加食盐少许，共捣烂，遍敷患部，每日 2 次。

8．唇裂生疮 瓦松、生姜各适量。入盐少许捣涂。

9．汤火灼伤 瓦松、生柏叶各适量。同捣敷，干者为末。

10．肺炎 鲜瓦松适量。每次 120 ~ 180 g，用冷开水洗净，擂烂绞汁，稍加热内服，每日 2 次。

使用注意

脾胃虚寒者忌用。

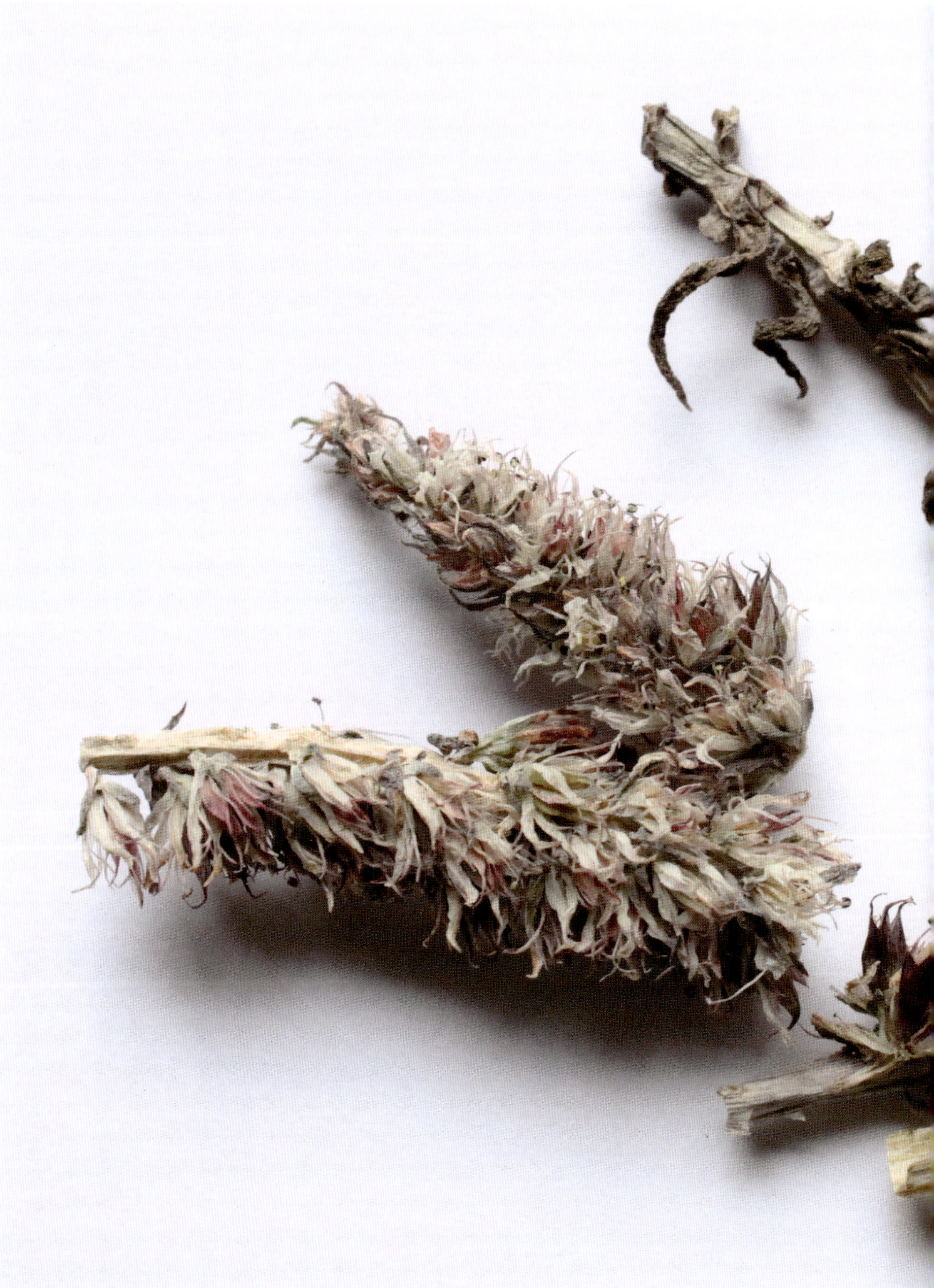

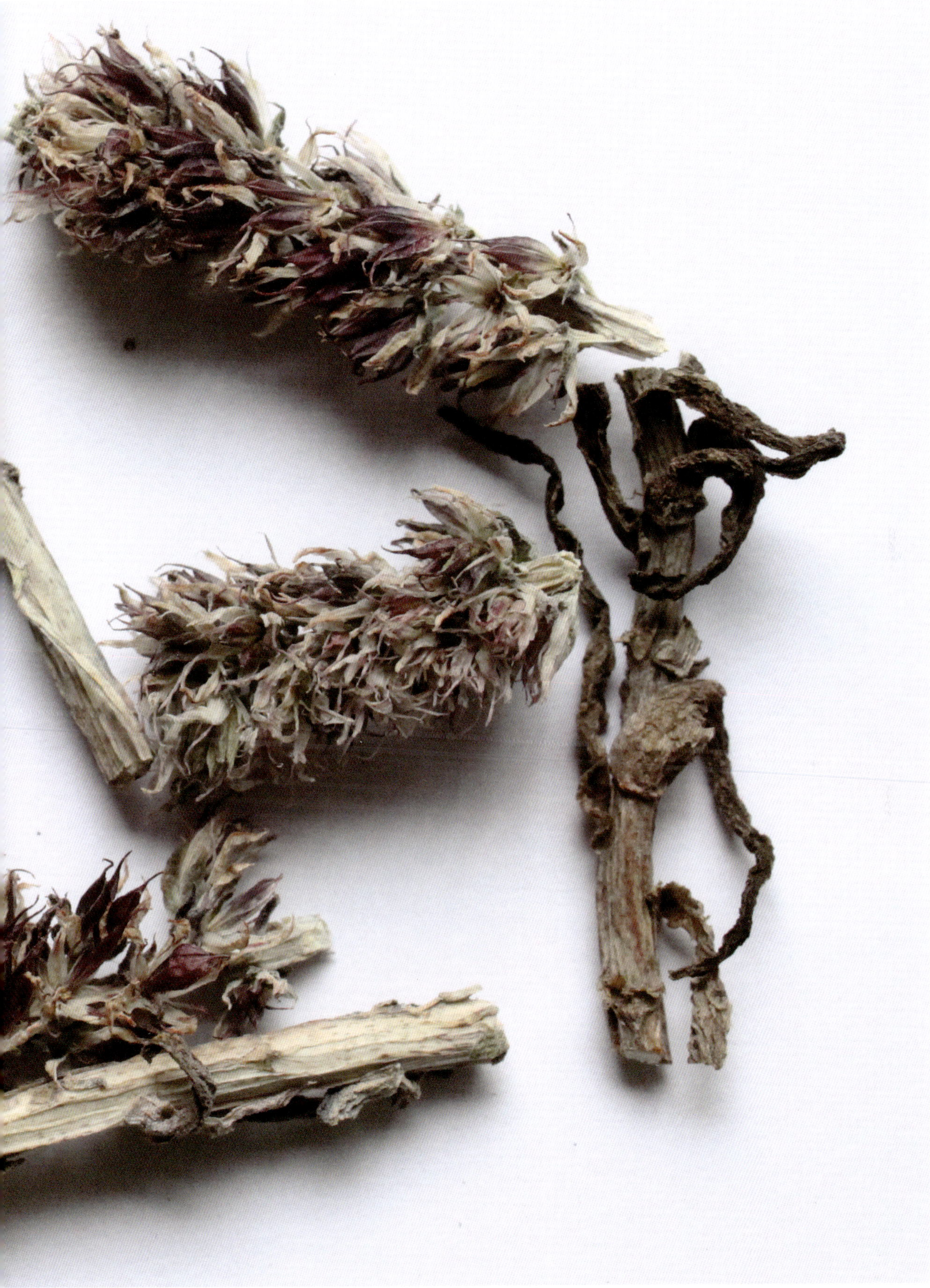

瓦松饮片

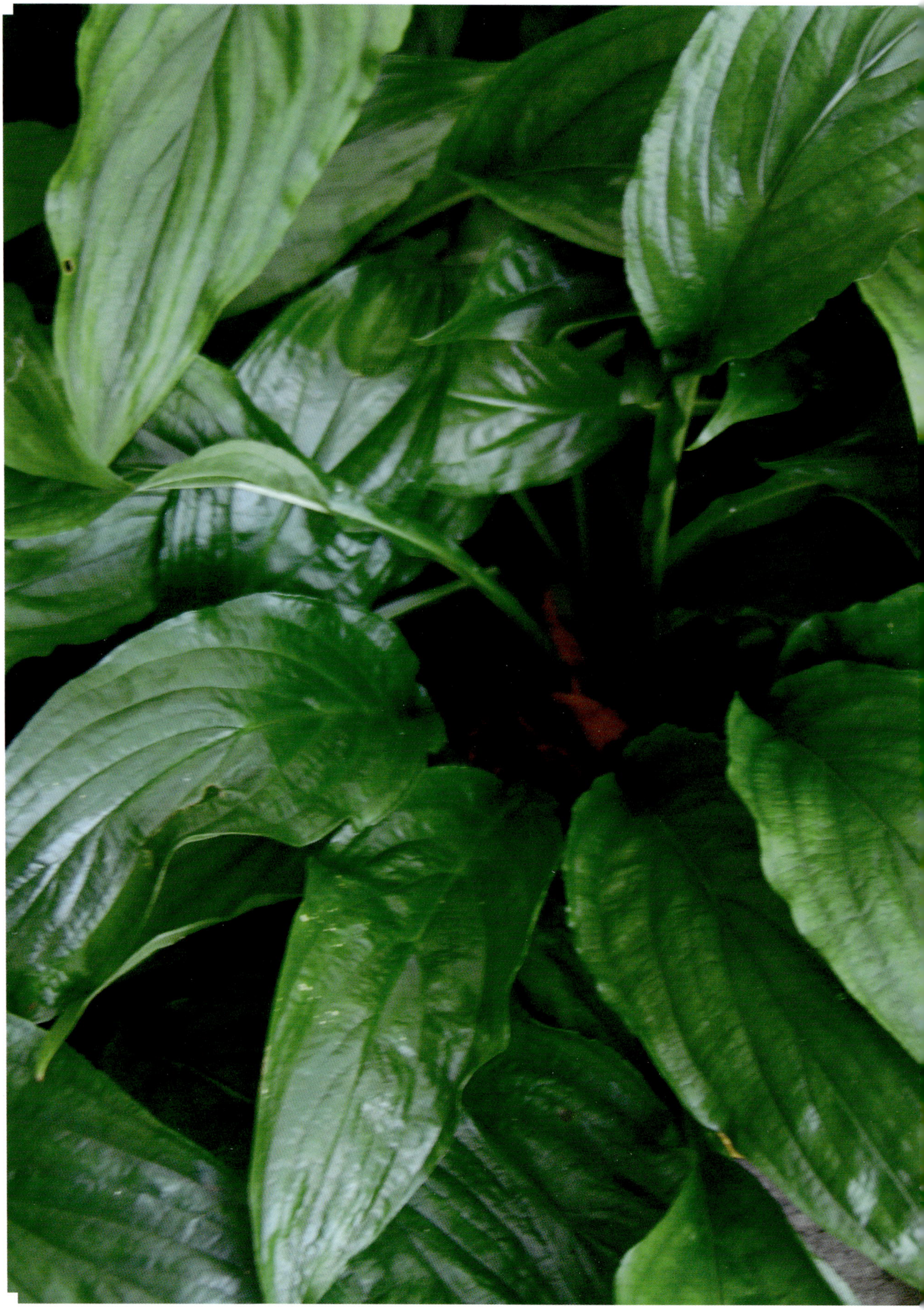

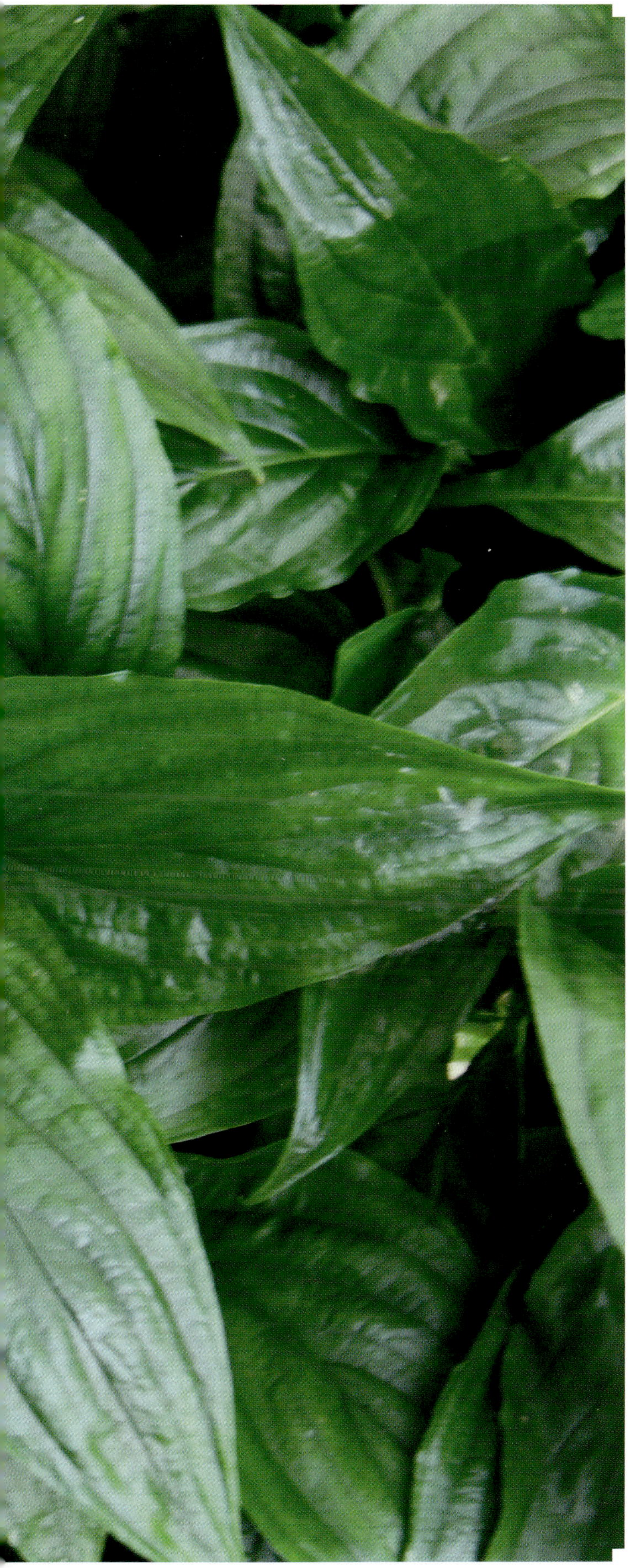

水三七

【水药名】 骂解娜。

【别　名】 水田七、水鸡头、箭根薯、裂果薯。

【来　源】 本品为箭根薯科植物蒟蒻薯 *Tacca plantaginea* (Hance) Prenth. 的块茎。

【性味归经】 味甘、苦，性凉。归胃、脾、肝经。

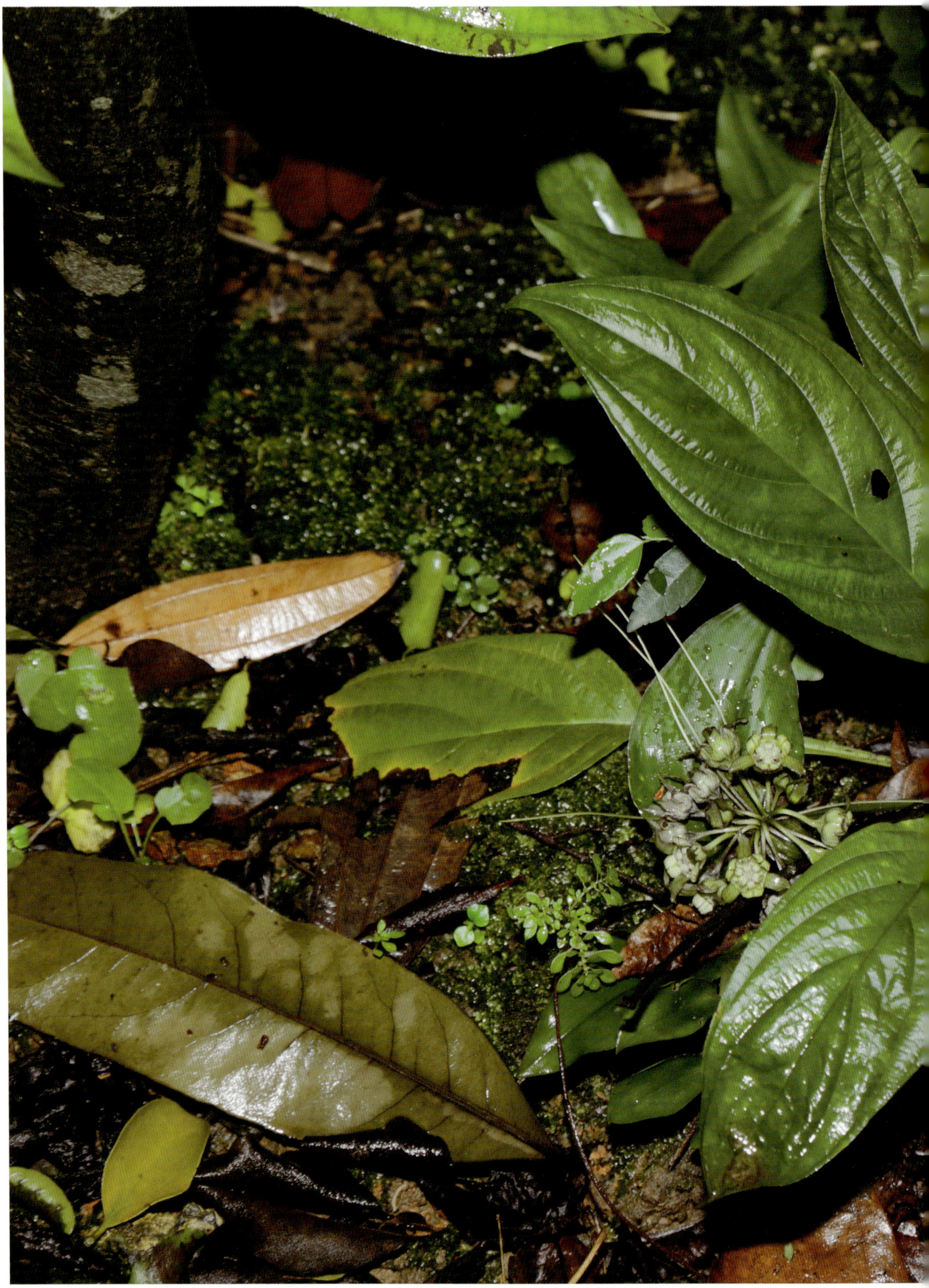

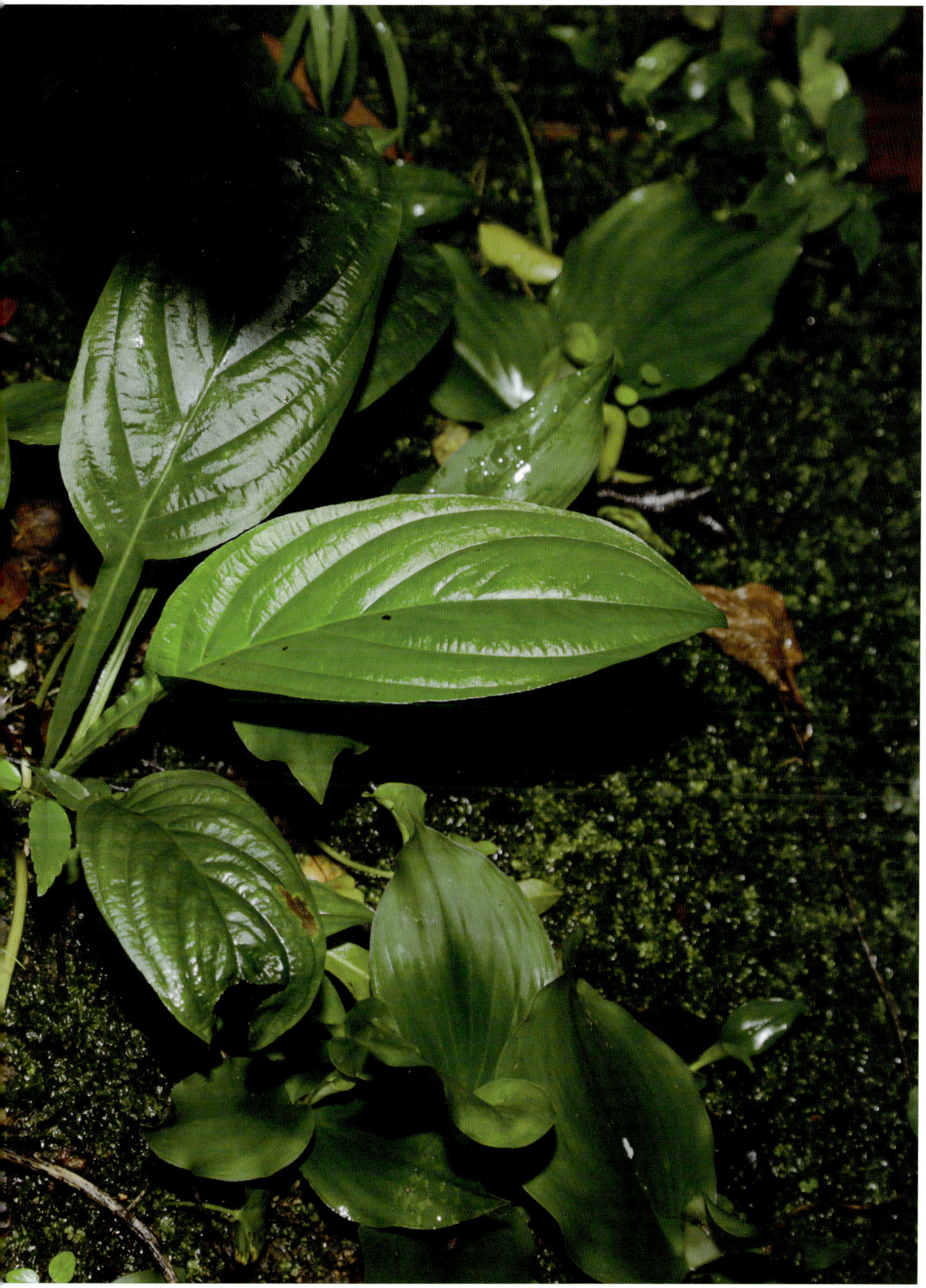

蒟蒻薯

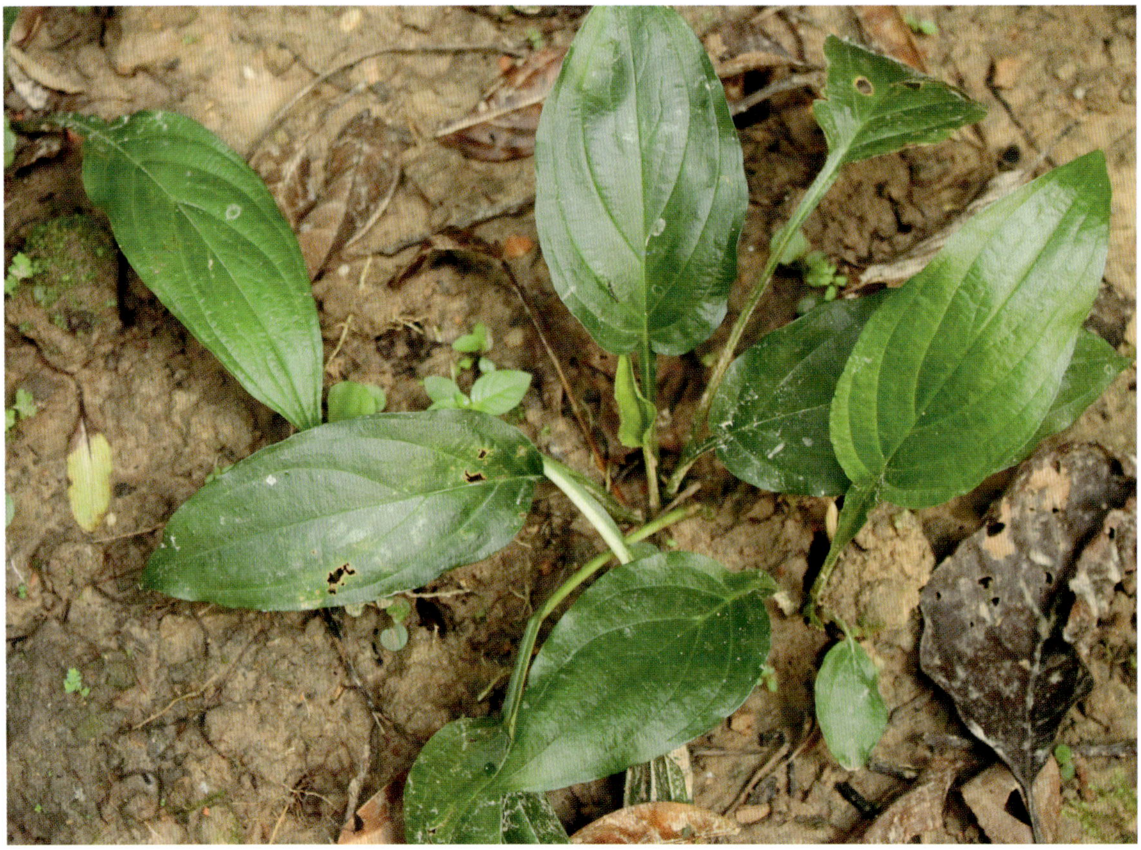

蒟蒻薯

识别特征

多年生草本，块茎粗而弯曲。叶根生，无毛，椭圆状披针形，长 10 ~ 15 cm，宽 3 ~ 6 cm，先端渐尖，基部下延，全缘；具长柄。花茎由叶丛抽出，顶生伞形花序，花10余朵。蒴果，种子多数，呈椭圆形，弯曲，表面有纵棱。花期5—6月，果期7—8月。

生境分布

生长于溪边、田边等潮湿地。分布于湖南、广东、广西、贵州、云南等省区。

采收加工

春、夏二季采挖，洗净，鲜用或切片晒干。

药材鉴别

本品呈球形或长圆形，有时略带连珠状，长 2 ~ 4 cm，直径 1.5 cm。先端下陷，叶着生处常倒曲，有残存的膜质叶基，表面浅灰棕色，有粗皱纹，须根痕多数。质稍硬，折断面较平，颗粒性，横切面暗褐黄色，微有虹样光泽，散布有点状纤维管束，内皮层环明显。

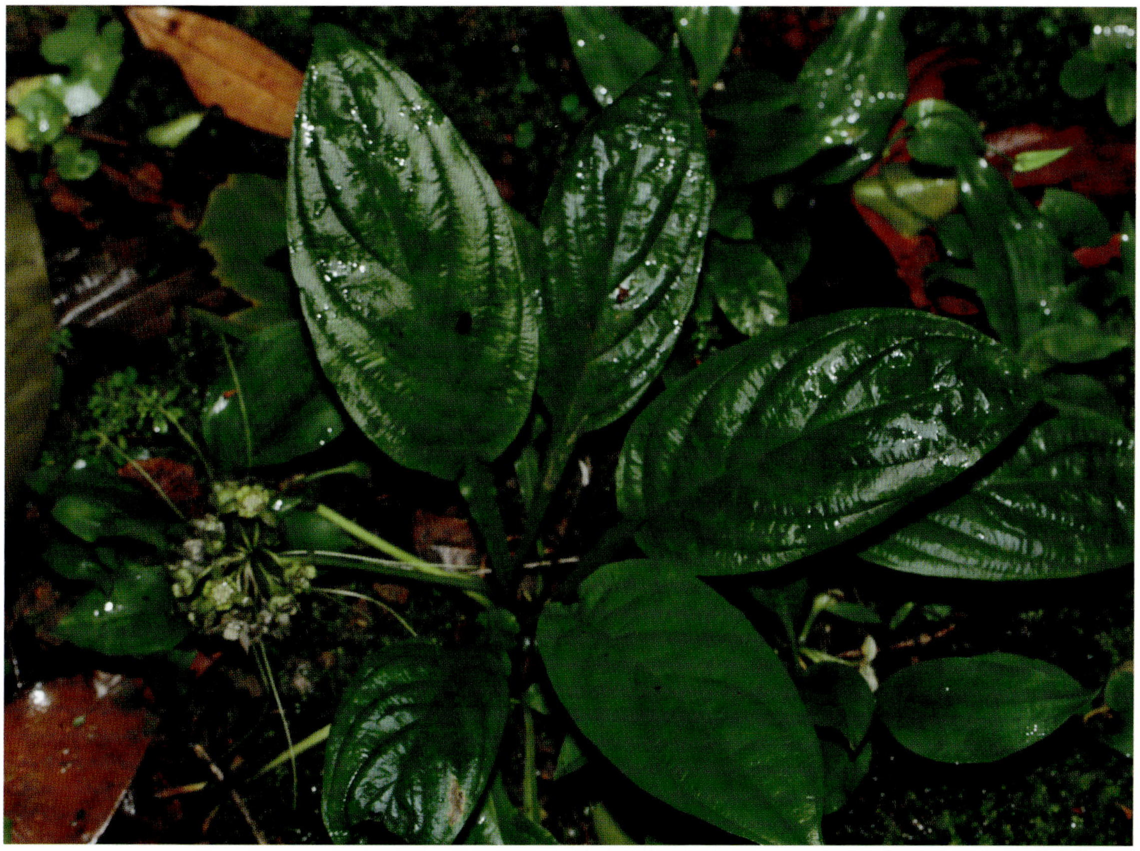

蒟蒻薯

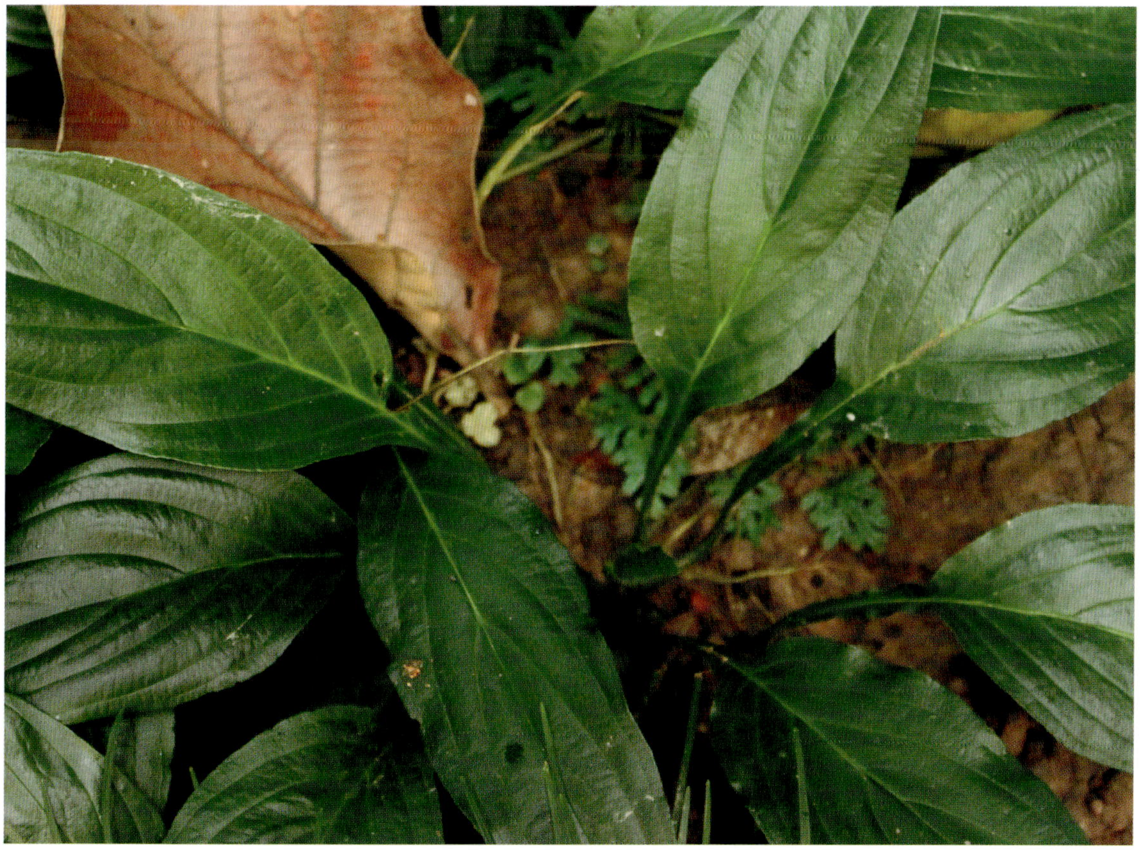

蒟蒻薯

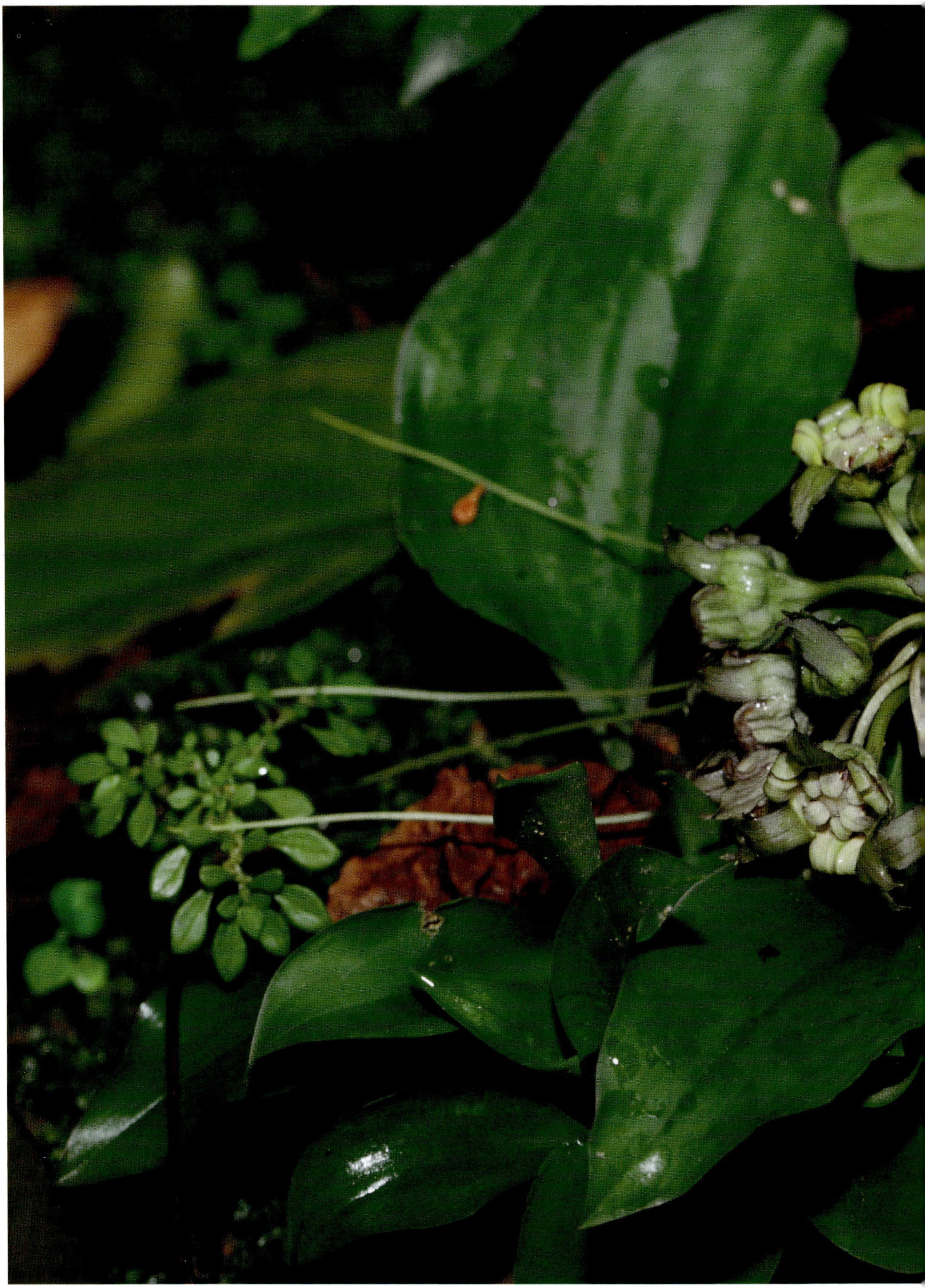

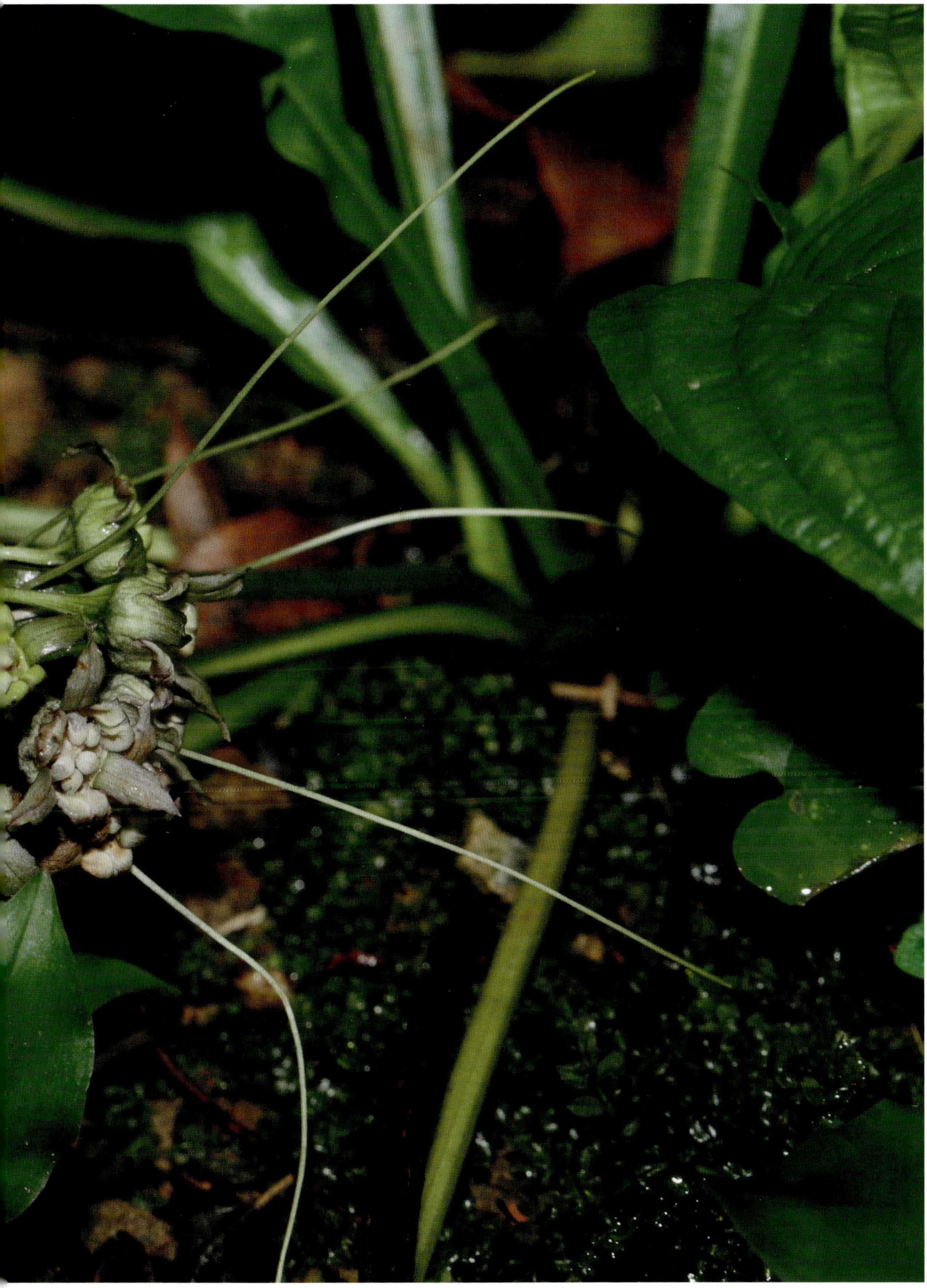

蒟蒻薯

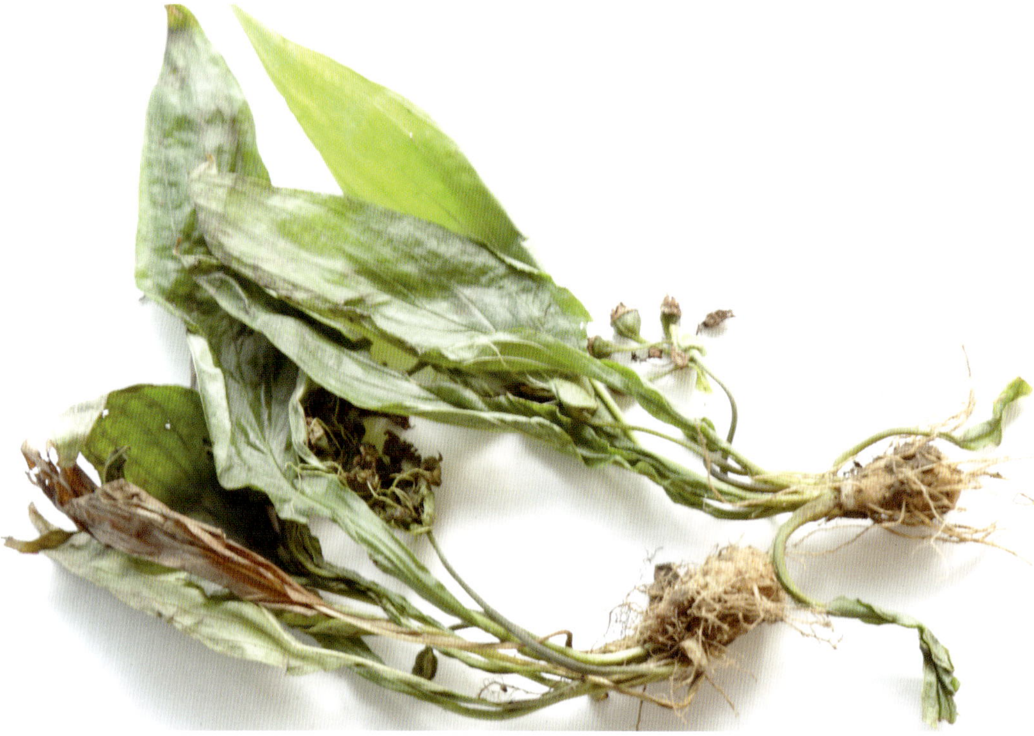

蒟蒻薯

功效主治

凉血，散瘀，消炎止痛。主治消化道溃疡，肠炎，肺结核，百日咳，跌打损伤，刀伤出血，咽痛，牙痛，痈肿。

用法用量

内服：10 ~ 15 g，煎汤；或研末，入丸、散服。外用：捣敷或研末调敷。

民族药方

1. **急性胃肠炎**　水三七 15 g，母草 10 g。水煎服。
2. **急性胆囊炎**　水三七、地苦胆各等份。晒干研末，每服 3 ~ 6 g，水冲服。
3. **溃疡病**　水三七、胡椒根（或胡椒）、淀粉、海螵蛸、地榆、石菖蒲各等份。水煎服。
4. **臌胀**　水三七、车前子各 15 ~ 25 g。水煎服。
5. **初期肺结核**　水三七 2.5 ~ 5 g。蒸冰糖服，每日 1 ~ 2 次。
6. **百日咳**　水三七 15 ~ 25 g。煎水加蜂糖或冰糖冲服，每日 3 次，连服数日。
7. **刀伤出血及伤口溃烂**　水三七适量。磨水外搽，每日 2 次。
8. **巴骨癀**　水三七适量，捣烂，加酒少许和匀外敷，每日 1 次。

使用注意

内服不可过量，孕妇禁服。

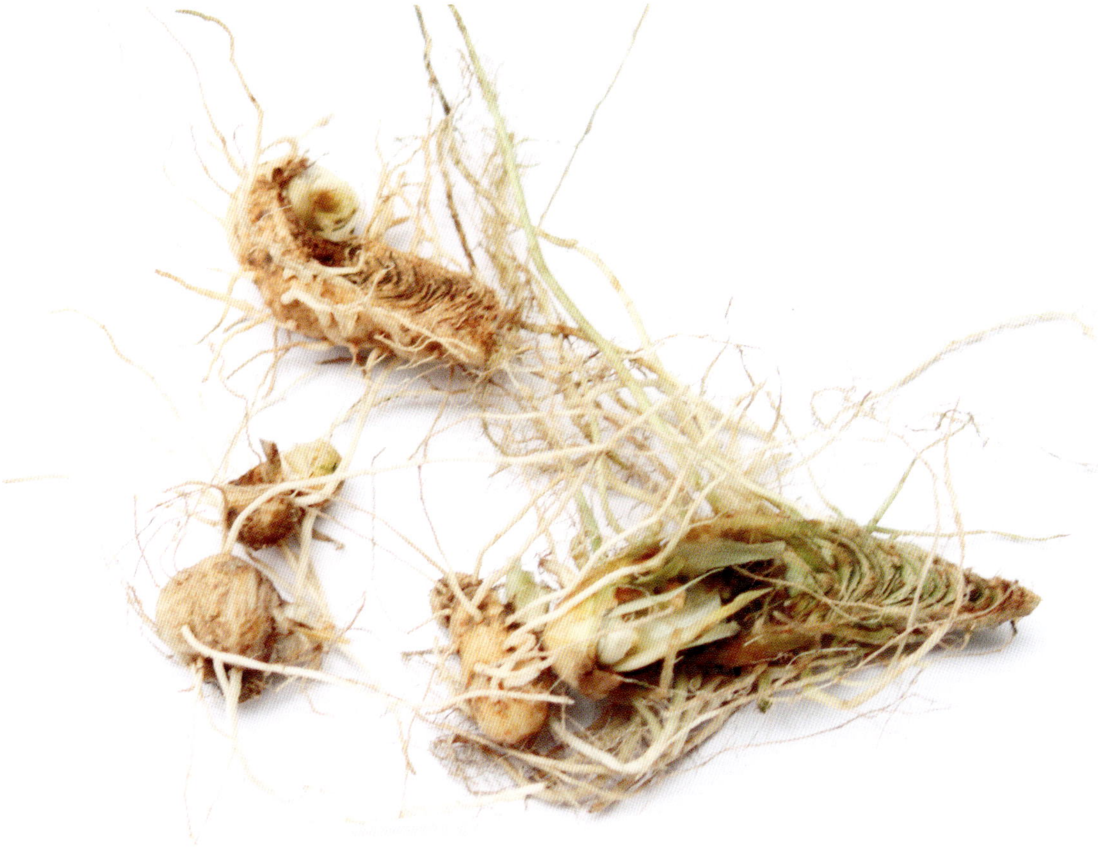

水三七

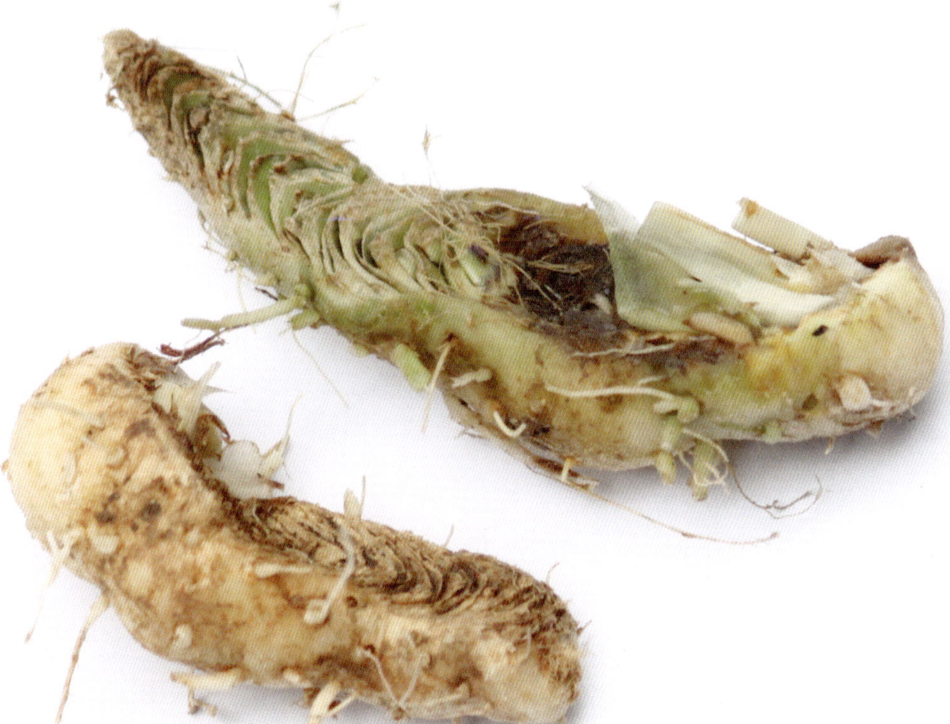

水三七药材

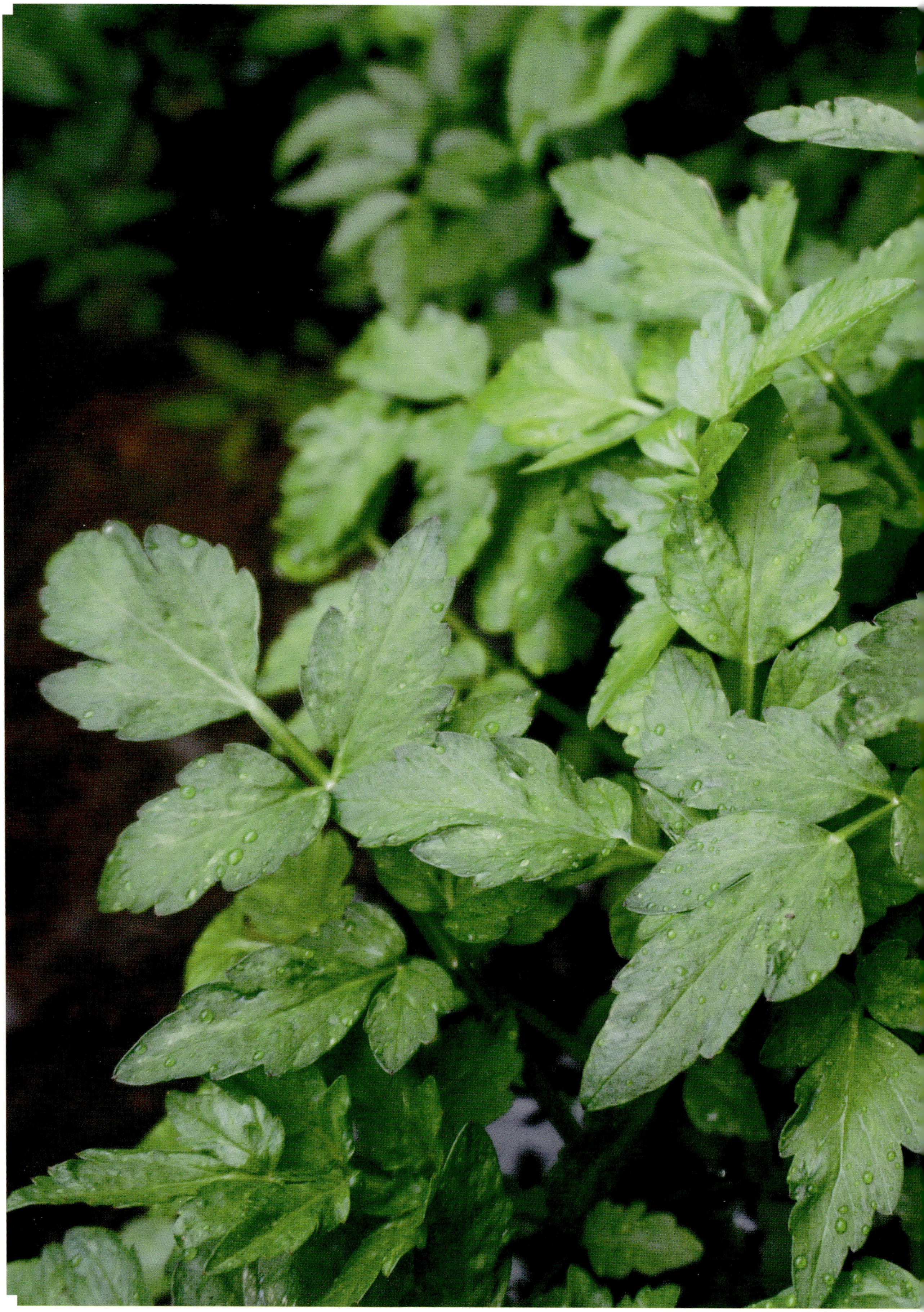

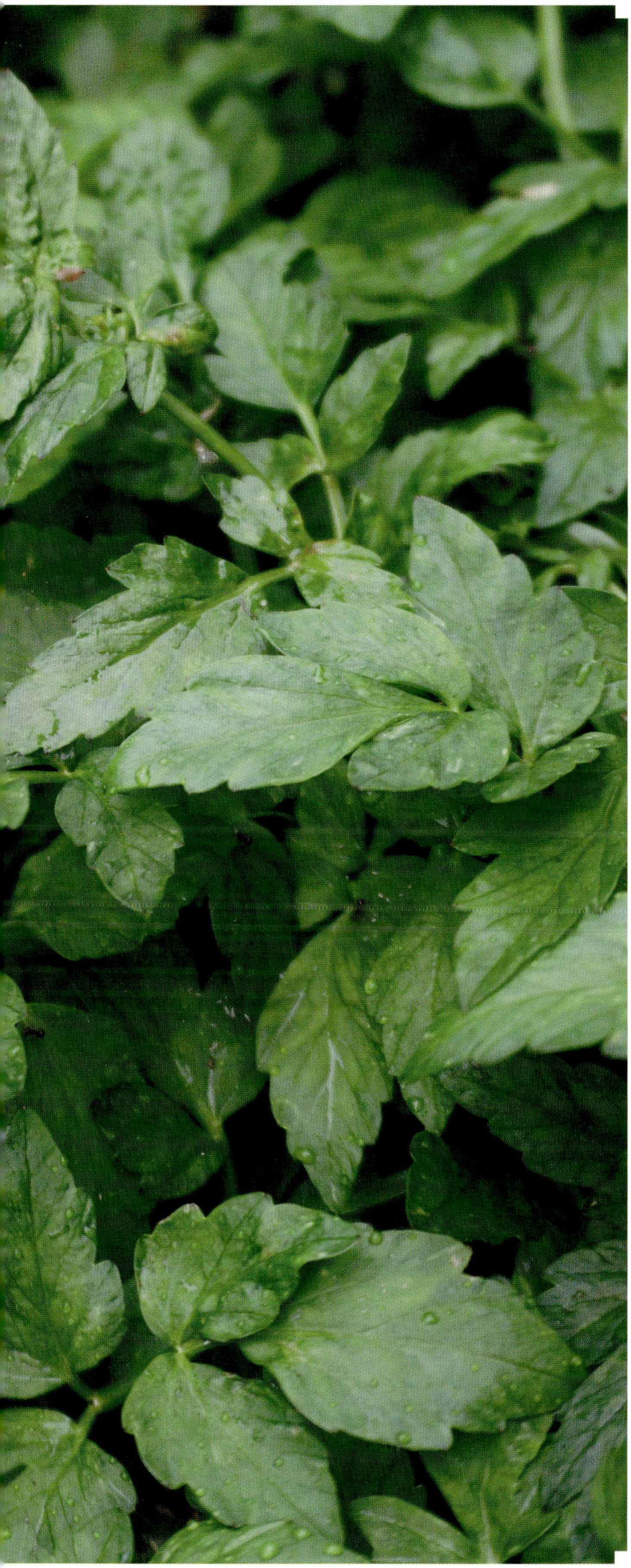

水芹

【水药名】骂梗嘎。

【别　名】水芹菜、野芹菜、河芹、帕电俄。

【来　源】本品为伞形科植物水芹 *Oenanthe javanica* (Blume) DC. 的全草。

【性味归经】味甘、微辛，性凉。归肺、胃经。

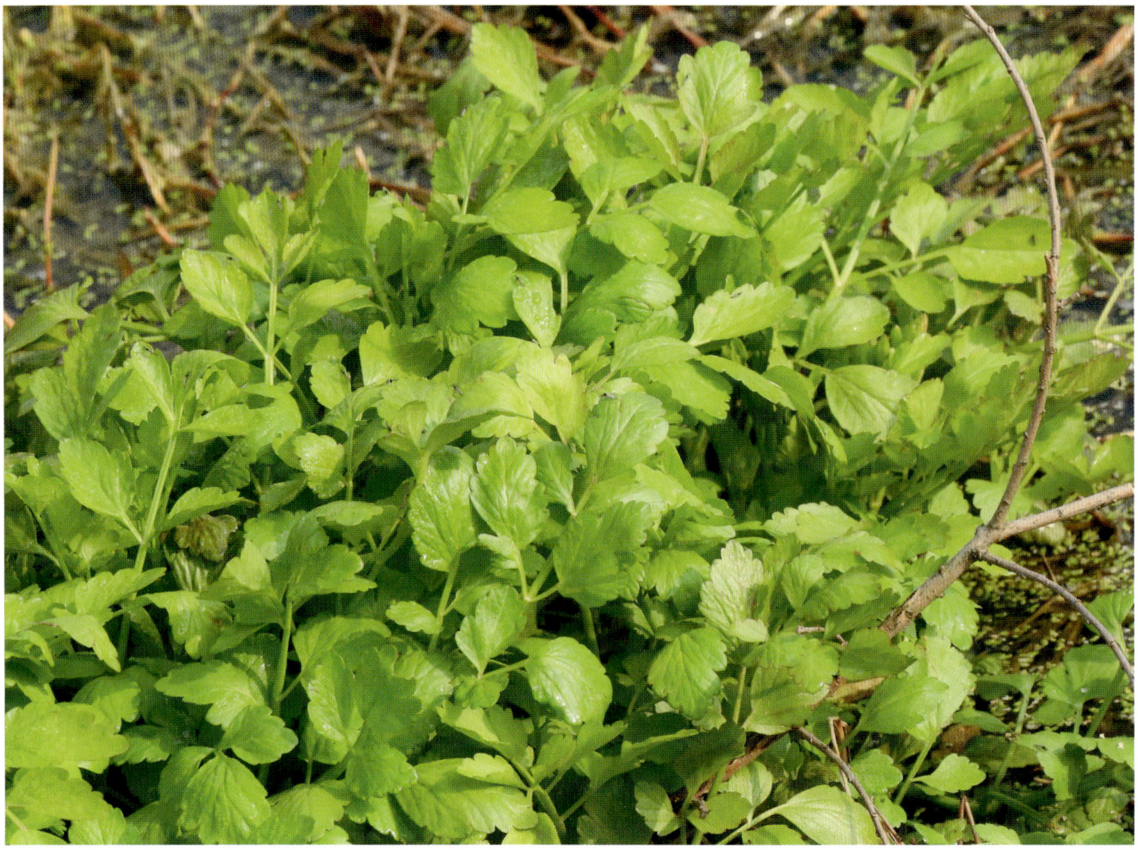

水芹

识别特征

多年生草本，高 15 ~ 80 cm，无毛，茎基部匍匐，节上生须，上部直立，中空，圆柱形，具纵棱。基生叶丛生，叶柄长 7 ~ 15 cm，基部呈鞘状，叶片一至二回羽状分裂，最终裂片卵形或菱状披针形，边缘有不整齐锯齿，茎叶相同较小。夏季开白色小花，复伞形花序顶生，和叶对生，由 6 ~ 20 小伞形花序组成。双悬果椭圆形近圆锥形，果棱显著凸起。

生境分布

生长于低湿地方及水沟处。分布于河南、江苏、浙江、安徽、江西、湖北、湖南、四川、贵州、广东、广西、台湾等省区。

采收加工

9—10 月采割地上部分，洗净，鲜用或晒干。

药材鉴别

本品多皱缩成团，茎细而弯曲。匍匐茎节处有须状根。叶皱缩，展平后，基生叶三角形或三角状卵形，一至二回羽状分裂，最终裂片卵形至菱状披针形，长 2 ~ 5 cm，宽 1 ~ 2 cm，边缘不整齐尖齿或圆锯齿，叶柄长 7 ~ 15 cm，质脆易碎。气微香，味微辛、苦。

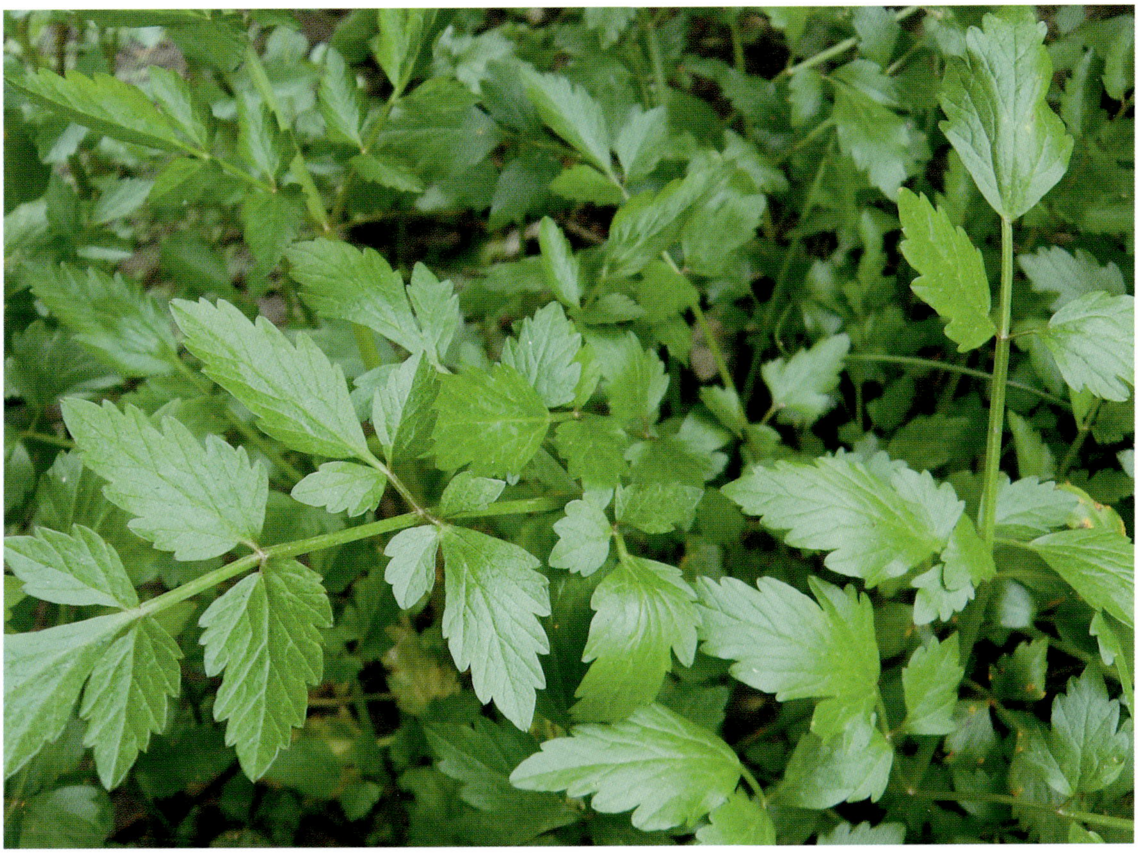

水芹

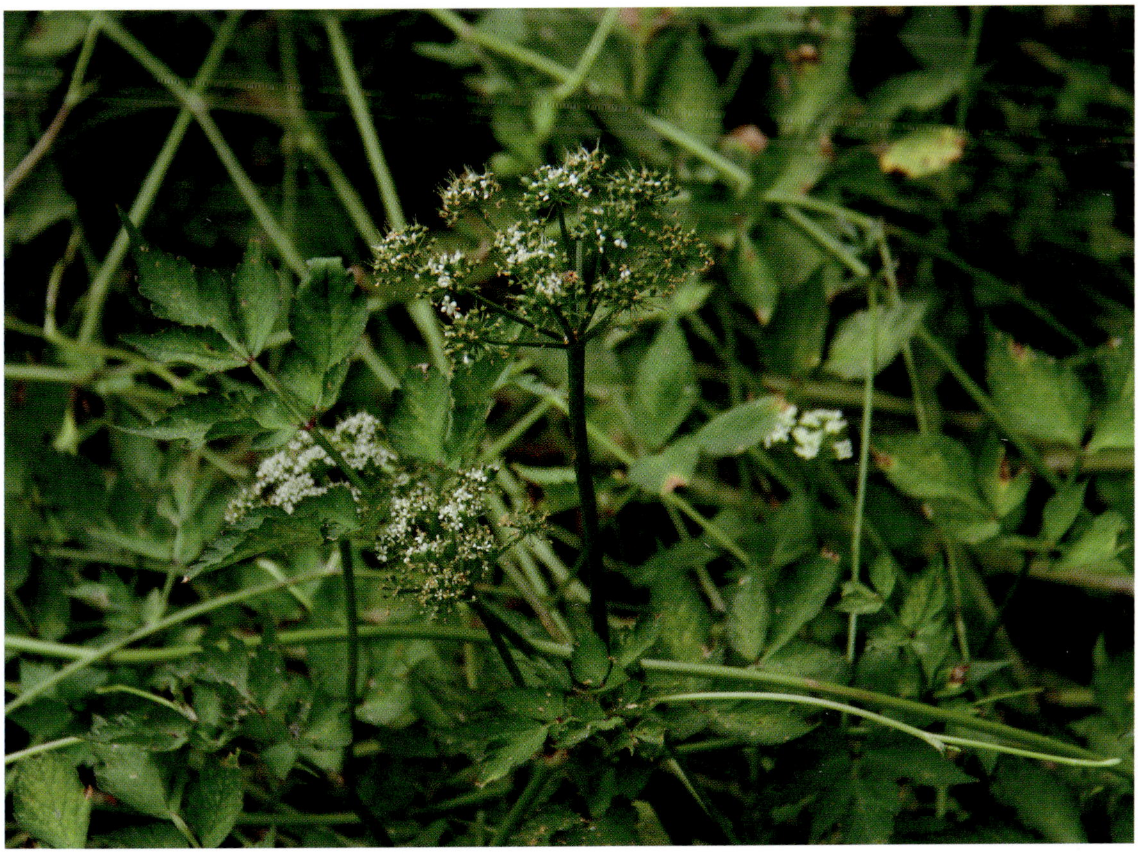

水芹

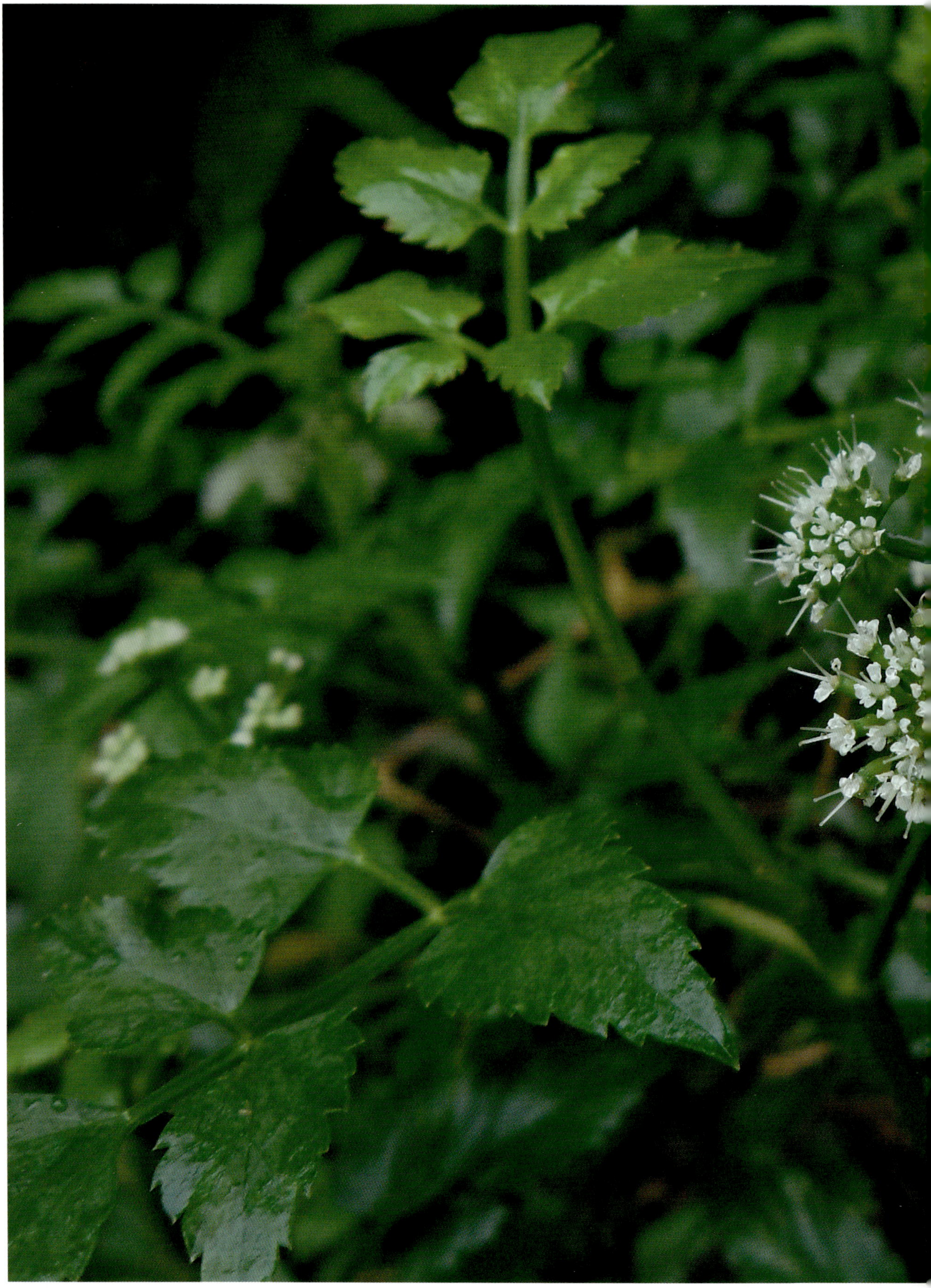

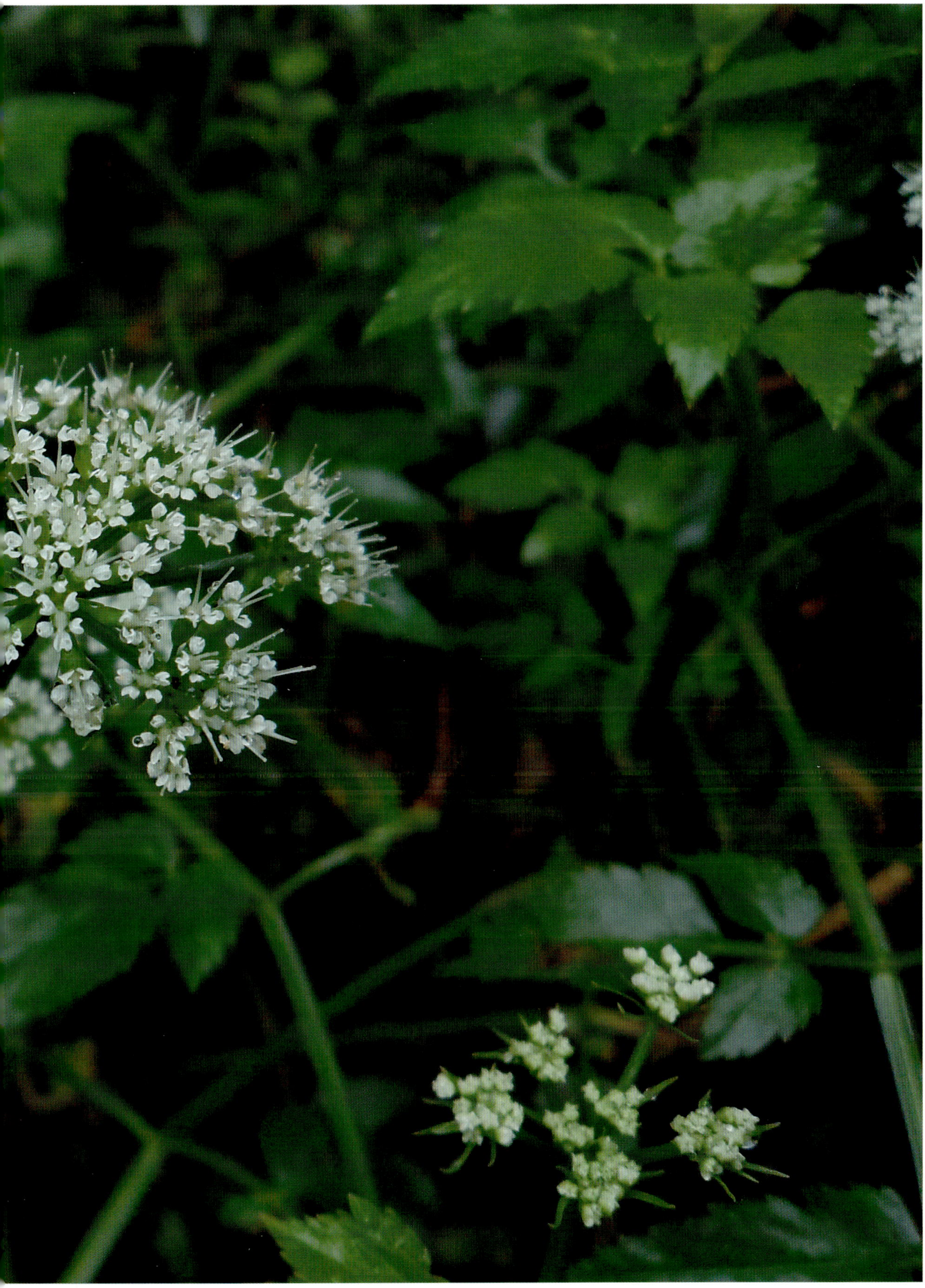

水芹

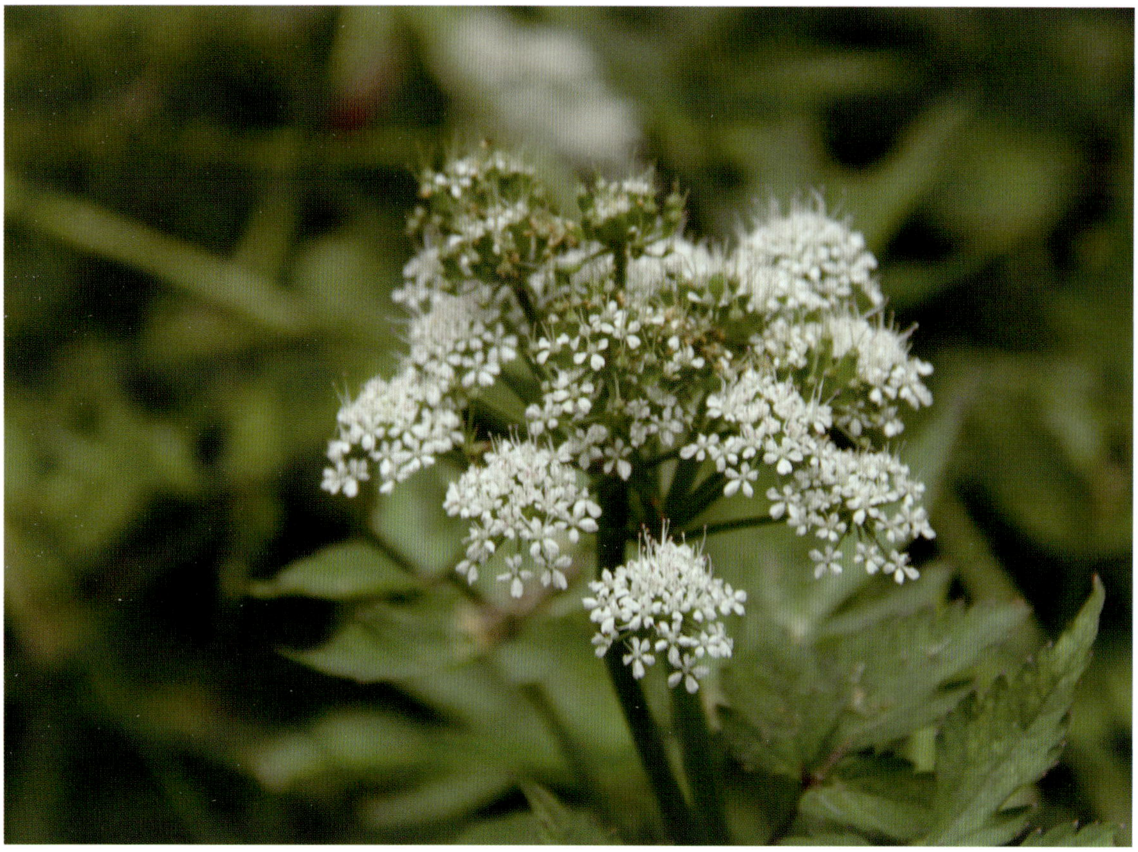

水芹

功效主治

清热利湿，止血，降血压。主治感冒发热，呕吐腹泻，尿路感染，高血压。

用法用量

内服：10 ~ 30 g，煎汤。

民族药方

1．小儿发热，月余不凉　水芹、大麦芽、车前子各 10 g。水煎服。

2．小便淋痛　水芹根适量。捣汁，井水和服。

3．妇女白带　水芹 15 g，景天 10 g。水煎服。

使用注意

脾胃虚弱，中气寒乏者禁用。

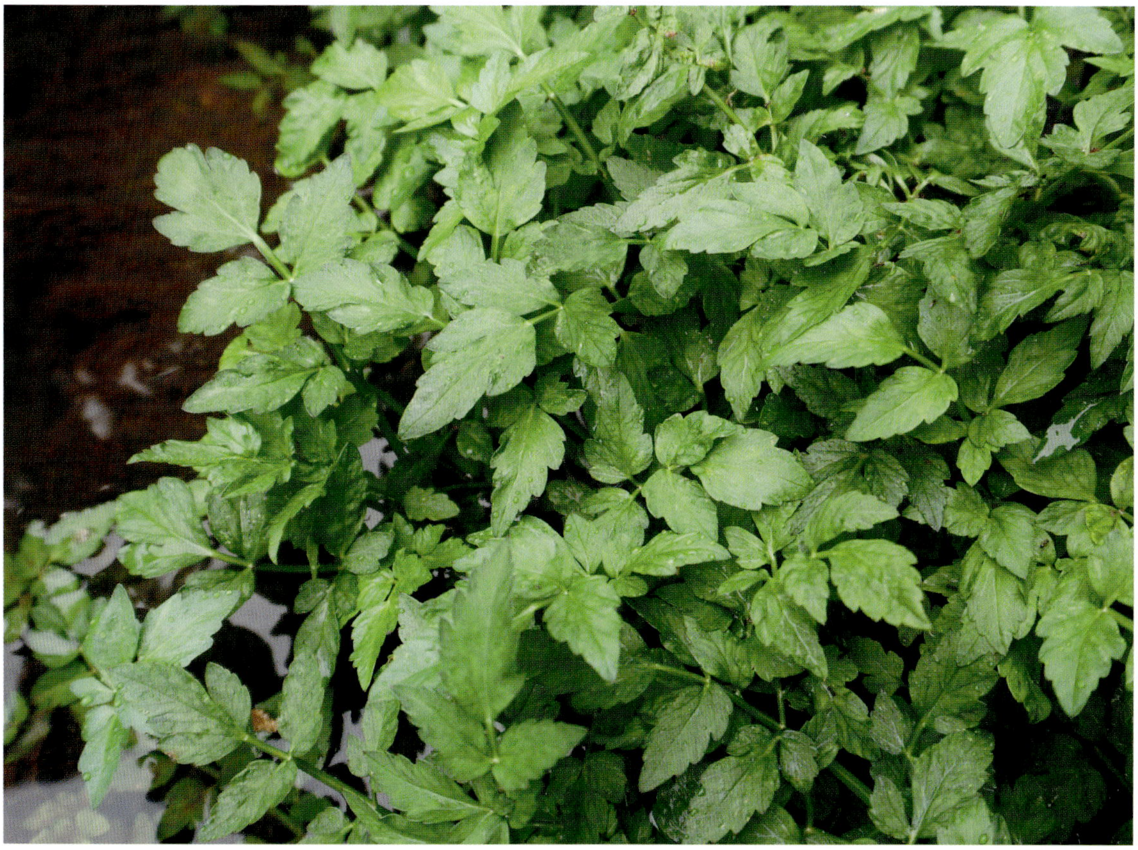

水芹

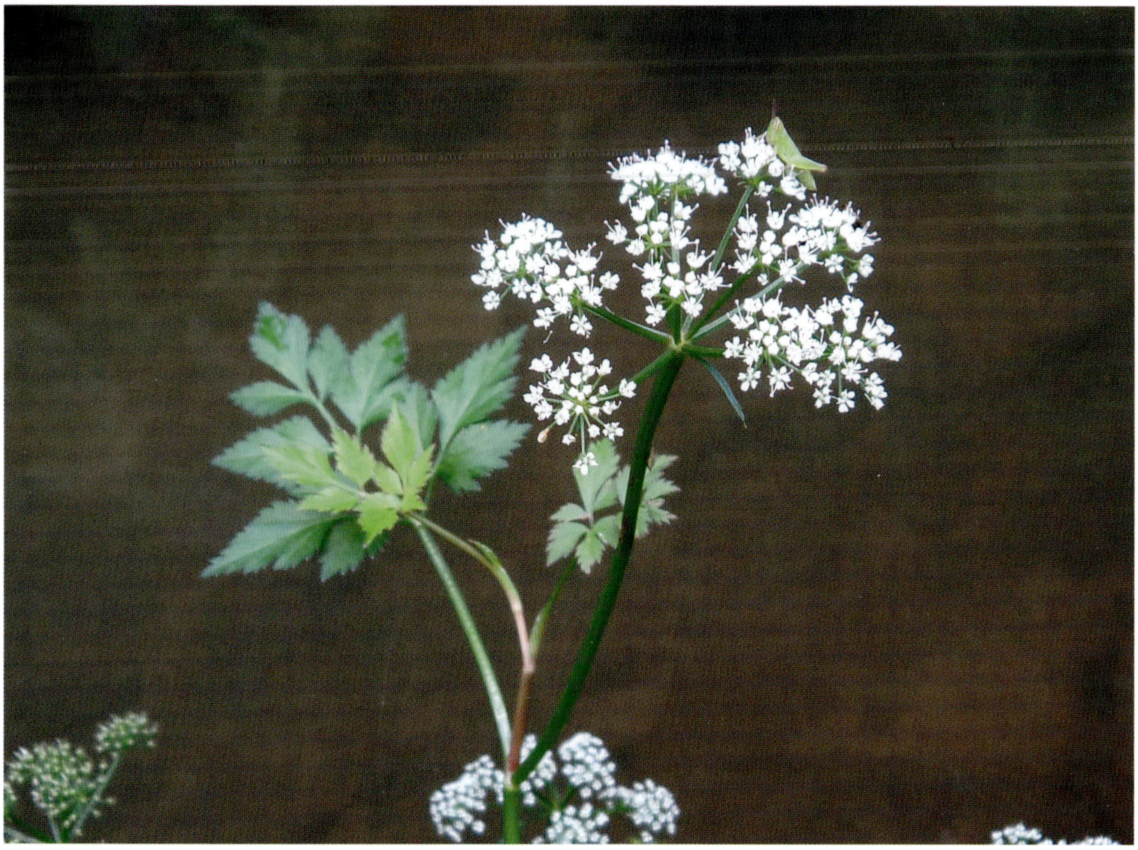

水芹

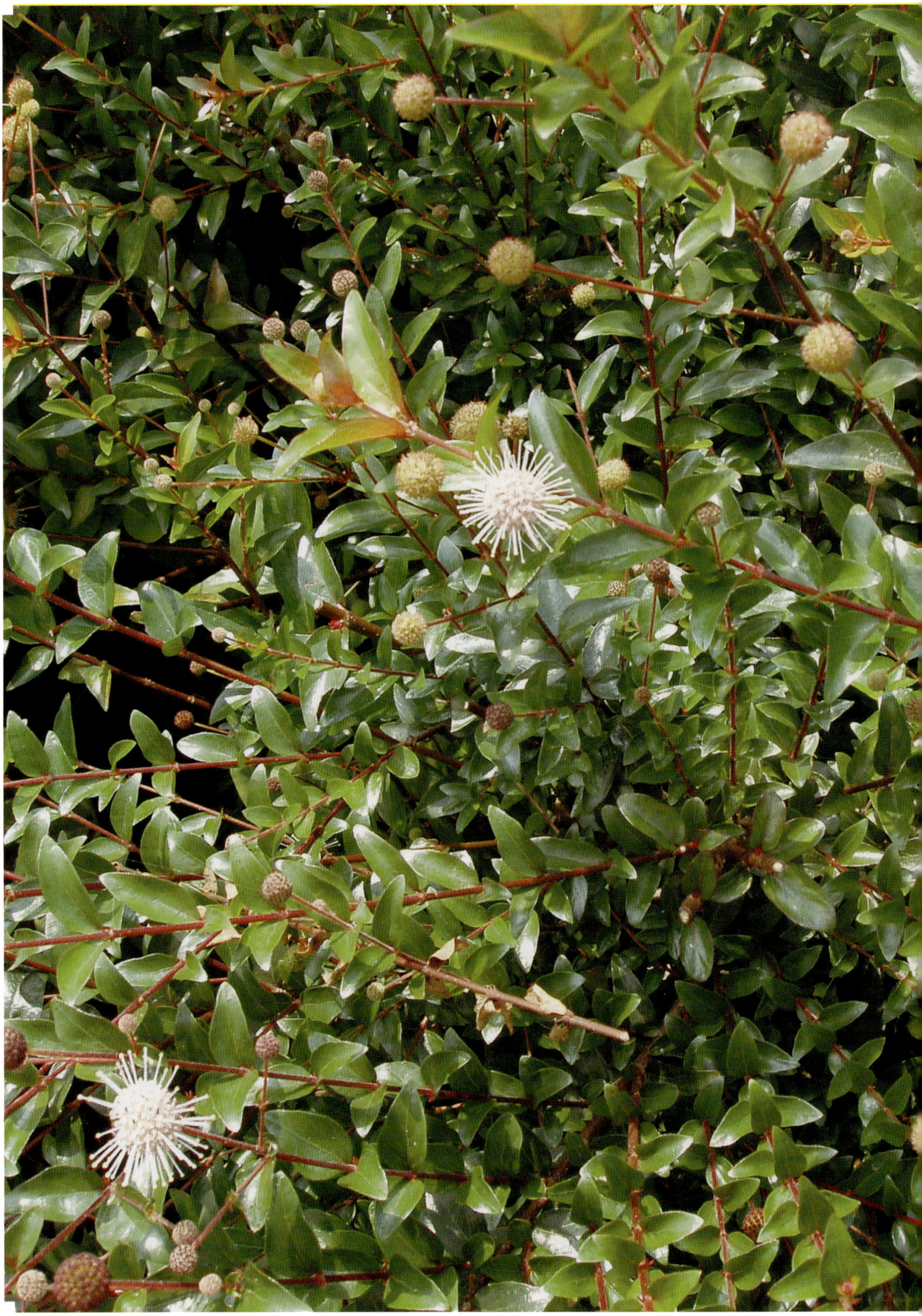

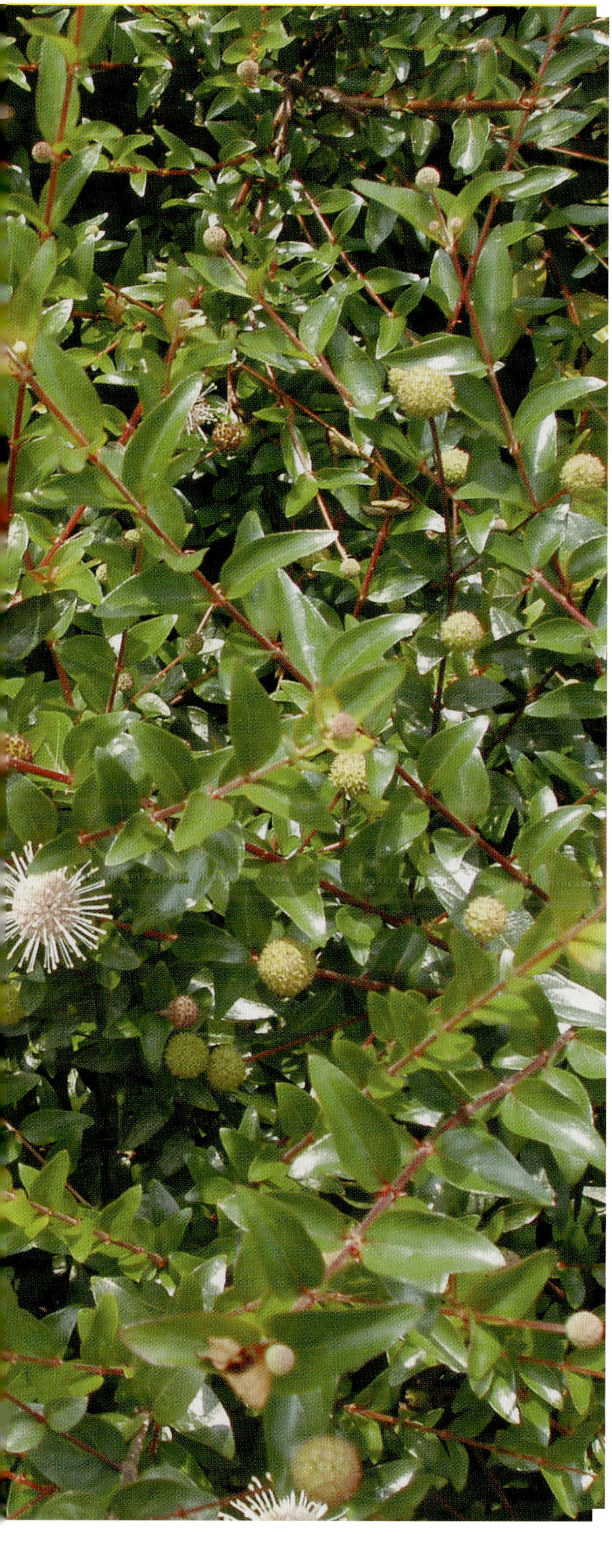

水杨梅

【水药名】骂奴偷。

【别　名】南布正、蓝布正、头晕药、地椒、路边黄。

【来　源】本品为蔷薇科植物日本水杨梅 *Geum japonicum* Thunb. 的全草和根。

【性味归经】味微辛，性温。归肺、大肠经。

识别特征

多年生草本，全株密被白色柔毛。年老的根丛中常有短而大的根茎，须根多。根生叶具长柄，叶片羽状裂，裂片卵状圆形或心形，先端钝，多3裂，基部心形至广楔形，边缘有圆锯齿。茎生叶卵形至广卵形，浅3裂或深3裂花1至数朵，生长于枝端，黄色。瘦果，散生淡黄色粗毛，具长而先端钩曲的宿存花柱。花期4—6月，果期9—11月。

生境分布

生长于山地、路旁或水沟边。分布于江苏、浙江、安徽、湖北、湖南、四川、贵州等省。

采收加工

春、秋二季采茎叶，鲜用或晒干。8—11月果实未成熟时采摘花果序，拣除杂质，鲜用或晒干。

药材鉴别

本品茎呈圆柱形，有分枝。表面灰褐色，有细纵皱纹及灰黄色类圆形皮孔。质硬不易折断，断面皮部成片状，木部呈纤维状，黄白色。气微味微苦。果序由众多小蒴果密集成头状，呈圆球形，直径3 ~ 10 mm，棕黄色，粗糙触手，搓揉后小蒴果很易脱落露出果序轴。小蒴果倒圆锥开，长3 ~ 4 mm，淡黄色，先端有5裂的宿萼，内有4 ~ 8枚种子。种子棕色，外被毛，长椭圆形，两端并有狭窄的薄翅。气微，味略苦涩。

功效主治

疏肝理气，健脾开胃，补虚益肾。主治头晕目眩，四肢无力，遗精阳痿，表虚感冒，咳嗽吐血，虚寒腹痛，月经不调。

用法用量

内服：9 ~ 15 g，煎汤。外用：捣敷患处。

民族药方

1．头晕，头痛，目眩　水杨梅根（切细）15 g，绿壳鸭蛋1个。调匀，蒸熟服。

2．高血压　水杨梅、鬼针草各15 g，大枣7个，甘草10 g。水煎服。

3．妇女小腹痛　水杨梅9 g。水煎服。

4．月经不调　水杨梅、当归各12 g，仙鹤草、泽兰各9 g，月季花7朵，酒500 mL。同浸泡，早、晚各服10 mL。

5．疔疮　水杨梅适量。捣烂敷患处。

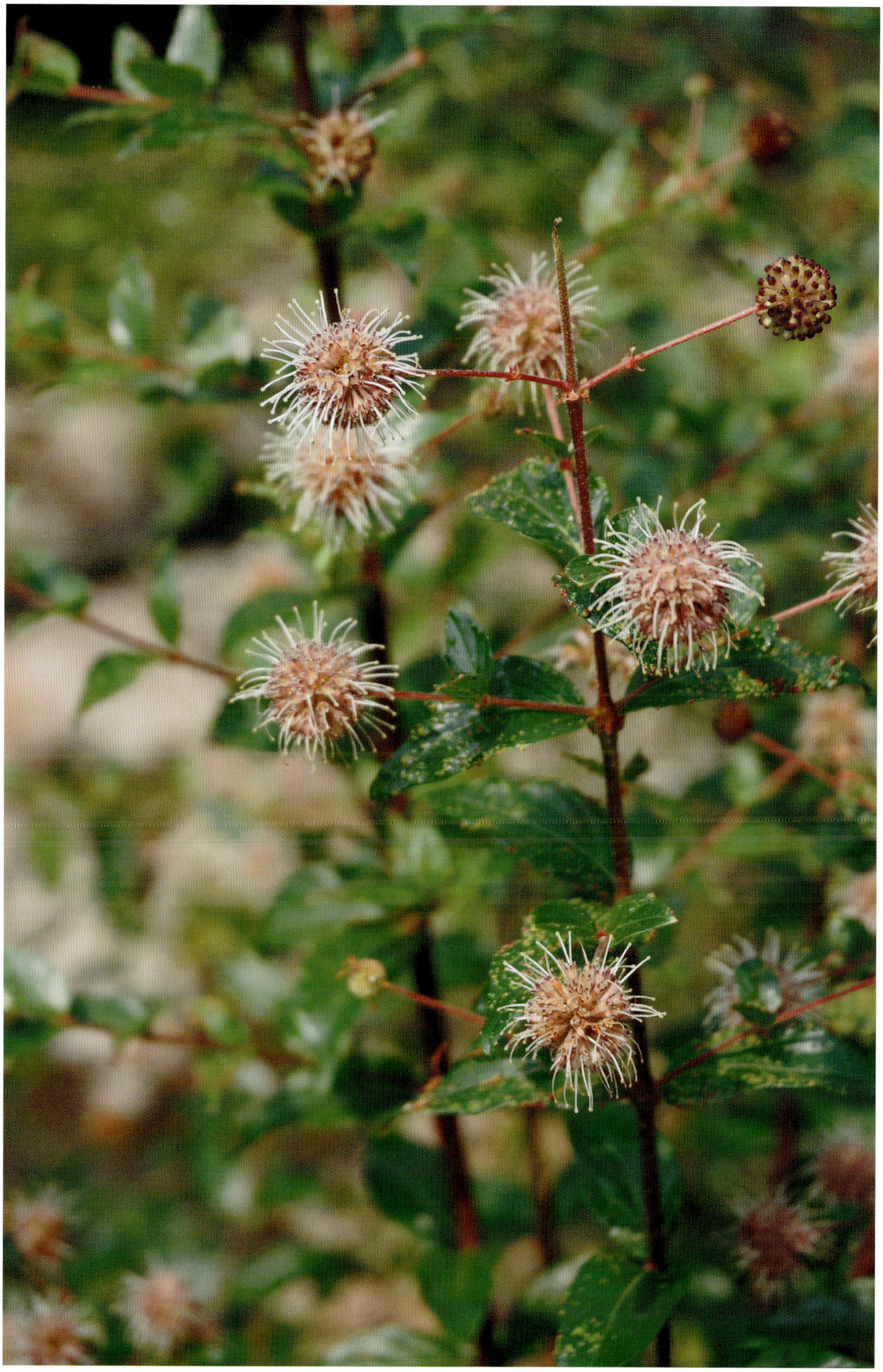

水杨梅

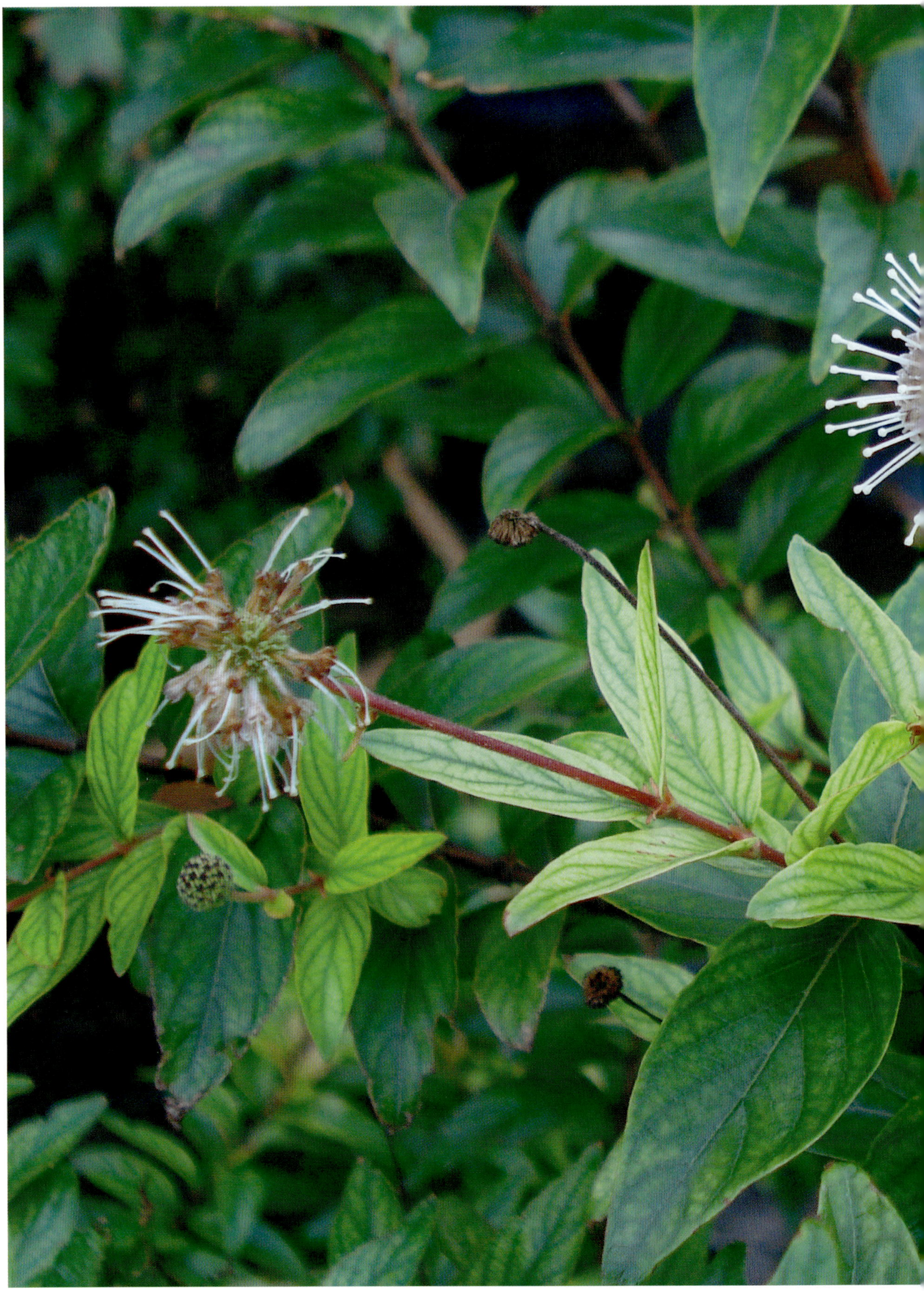

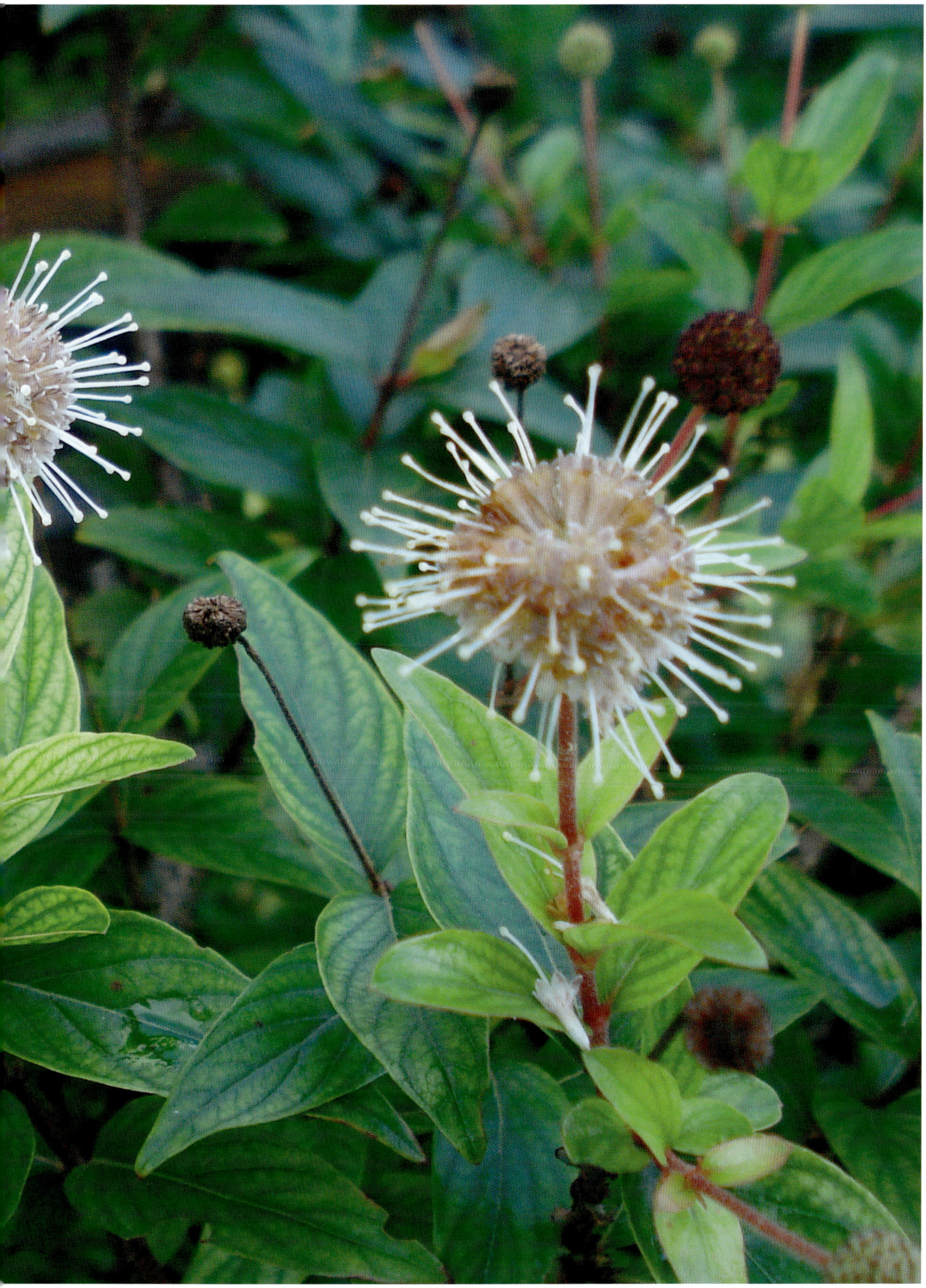

水杨梅

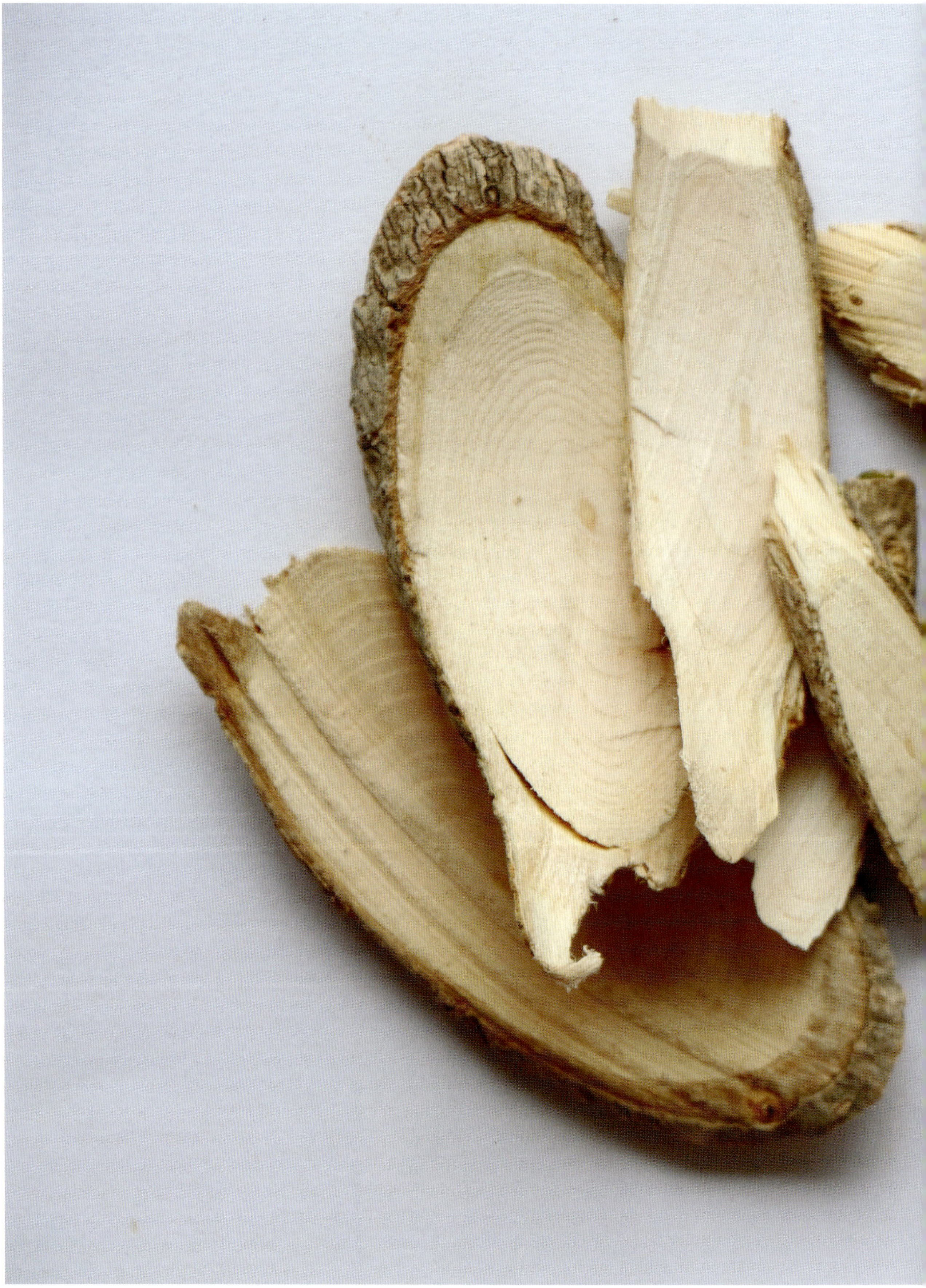

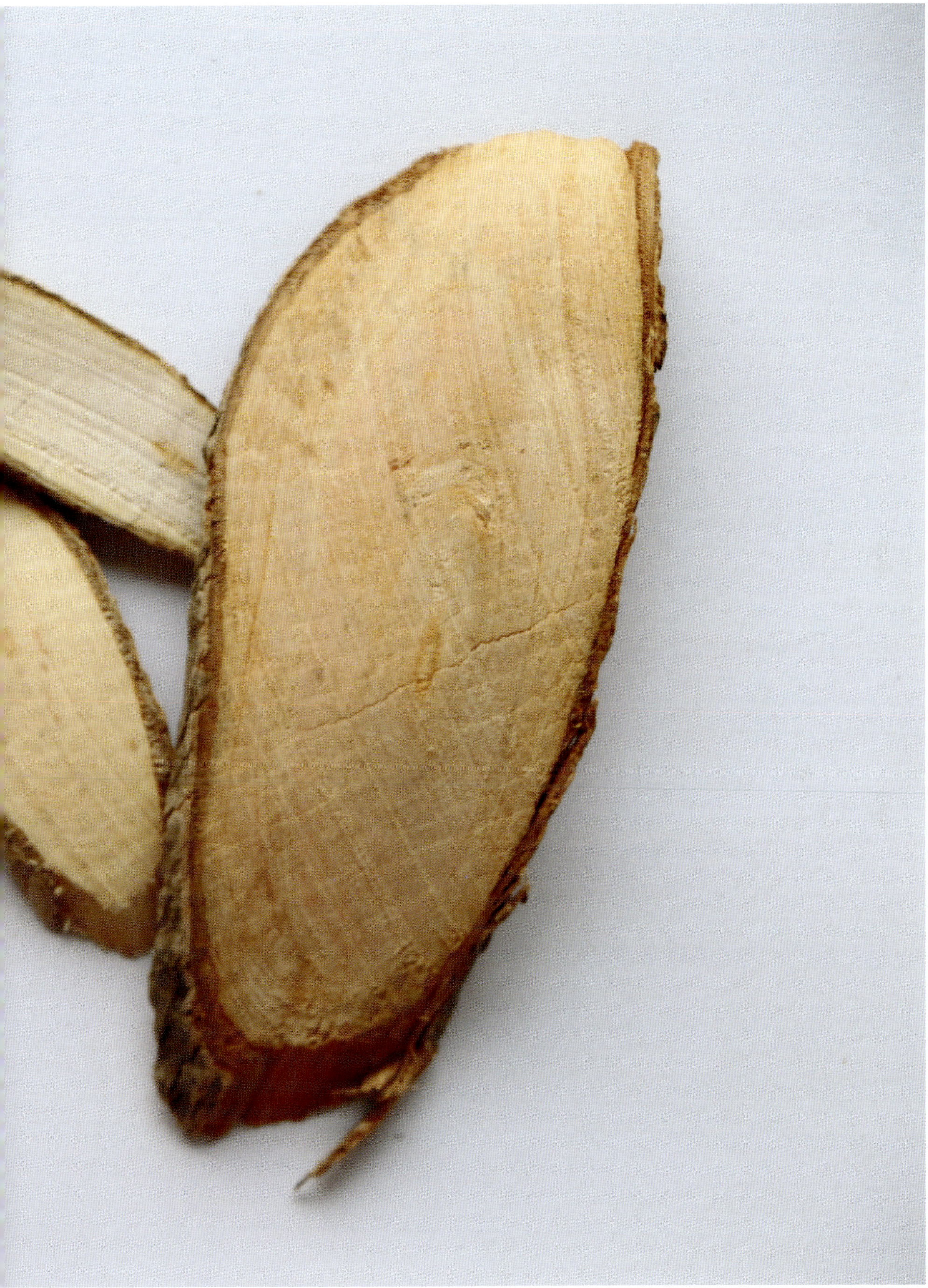

水杨梅饮片

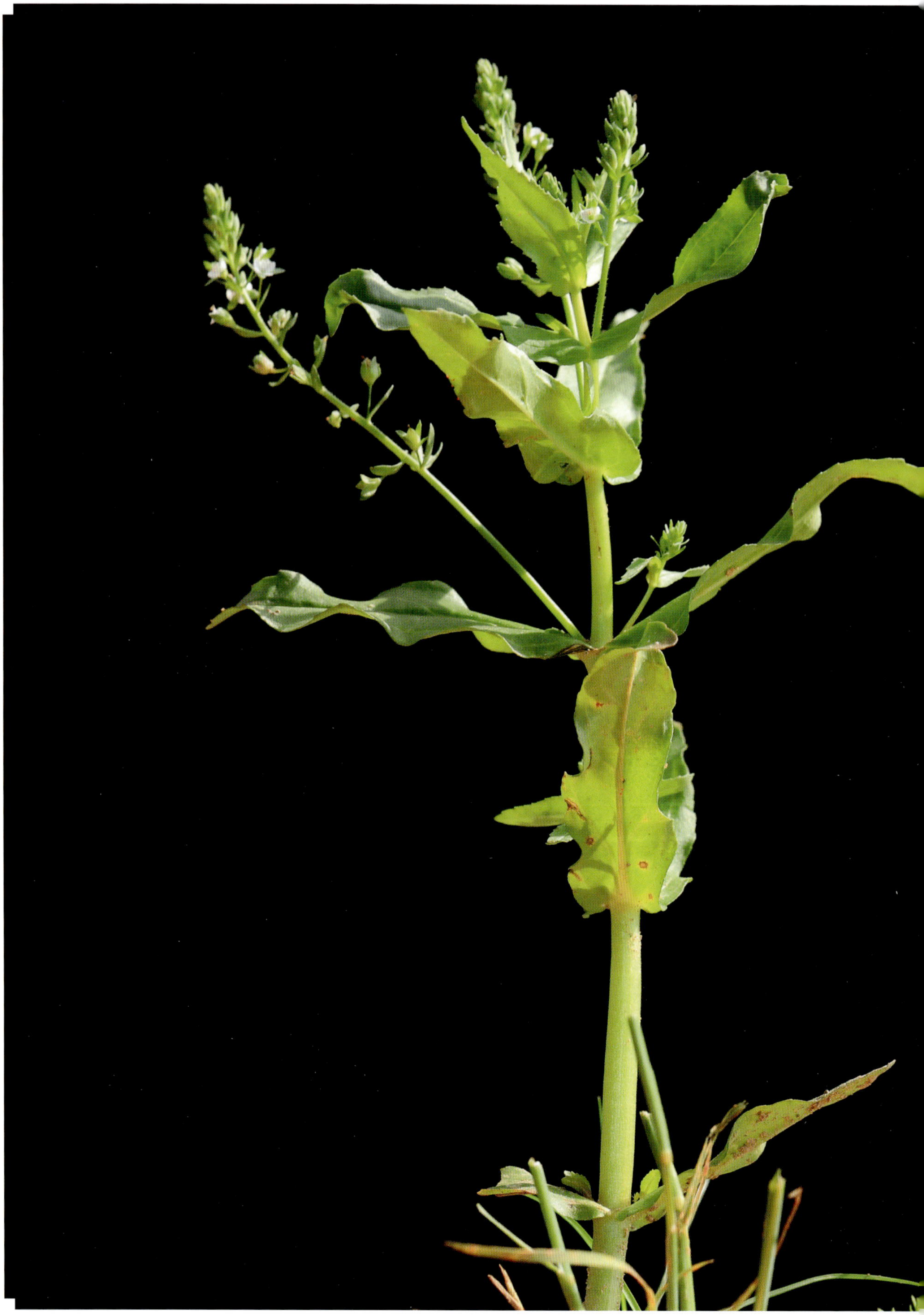

水苦荬

【水药名】骂隔铃。

【别　名】水仙桃、水莴苣、大仙桃草、水仙桃草、仙人对座草、水对叶莲。

【来　源】本品为玄参科植物水苦荬 *Veronica anagalis aquatica* L. 的全草。根、果实或带有虫瘿的果实亦供药用。

【性味归经】味苦，性凉。归肺、肝、肾经。

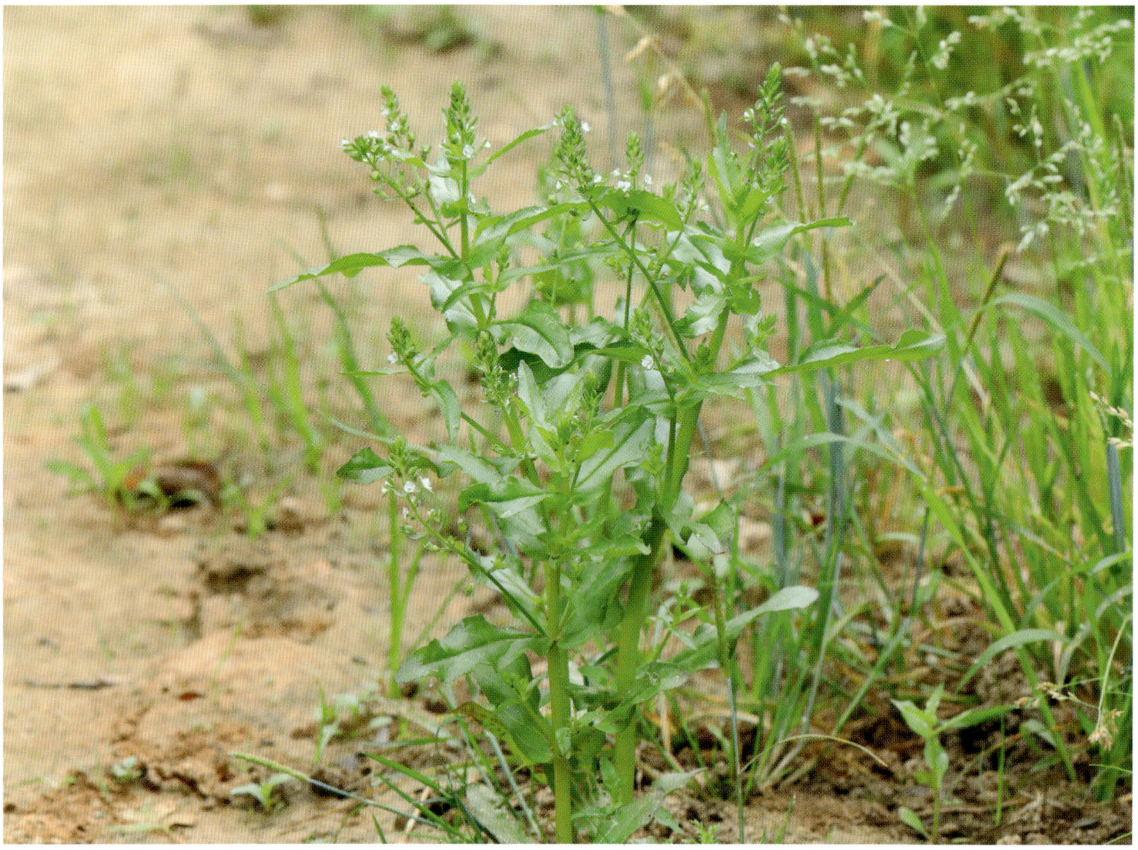

水苦荬

识别特征

一年或二年生草本，全体无毛，或于花柄及苞片上稍有细小腺状毛。茎直立，富肉质，中空，有时基部略倾斜。叶对生，长圆状披针形或长圆状卵圆形，先端圆钝或尖锐，全缘或具波状齿，基部呈耳郭状微抱茎上，无柄。总状花序腋生，苞片椭圆形，细小，互生；花有柄；花萼 4 裂；花冠淡紫色或白色，具淡紫色的线条。蒴果近圆形，先端微凹，常有小虫寄生，寄生后果尖常膨大成圆球形，果实内藏多数细小种子，长圆形，扁平。花期 4—6 月。

生境分布

生长于水田或溪边。分布于河北、江苏、安徽、浙江、四川、贵州 、广东等省。

采收加工

夏季果实中红虫未逸出前采收有虫瘿的全草，洗净，切碎，鲜用或晒干。

药材鉴别

干品多皱缩，全体无毛，或于花柄及苞片上稍有细小腺状伏毛。茎富肉质、中空。

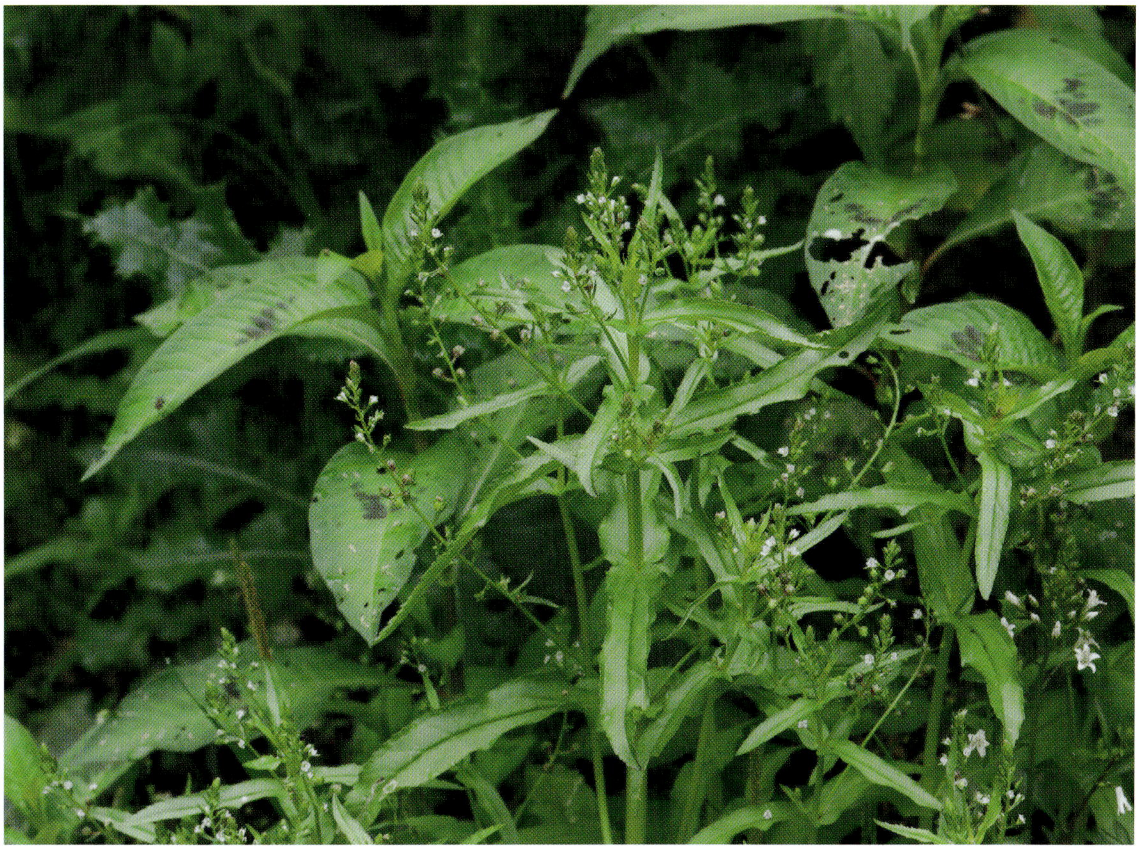

水苦荬

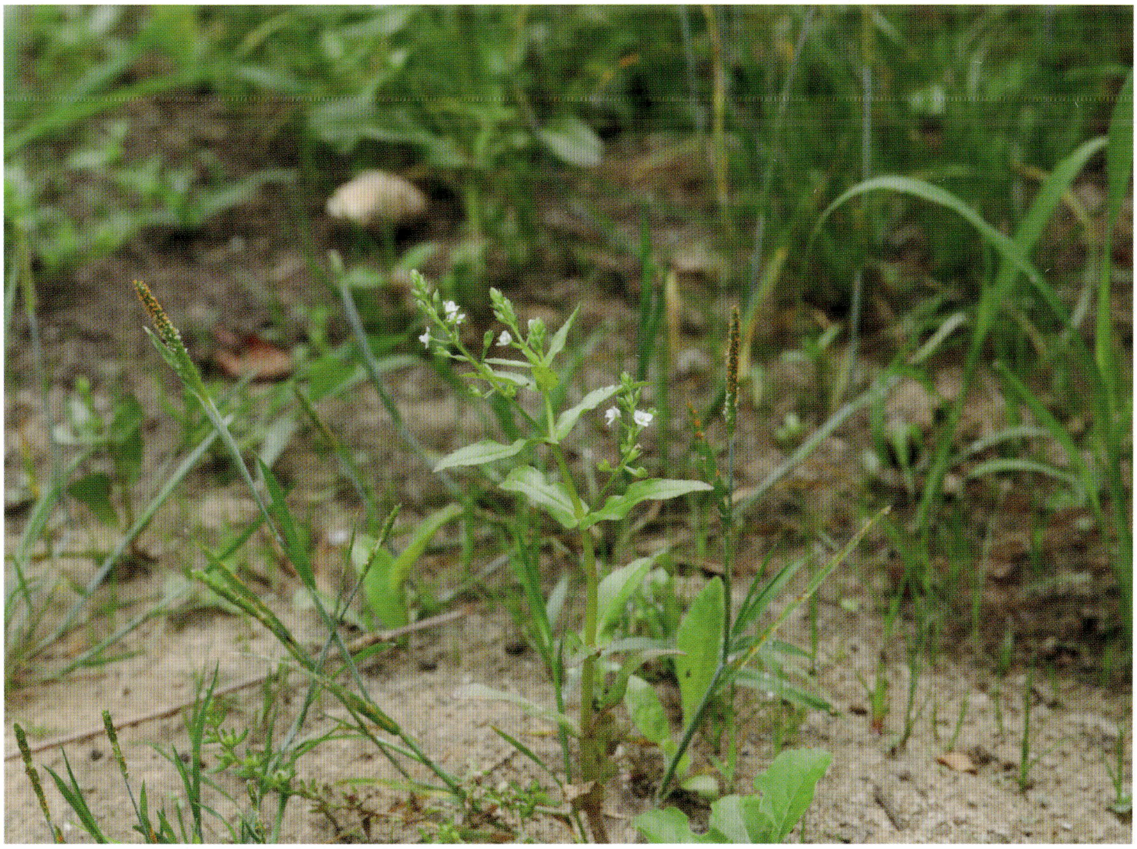

水苦荬

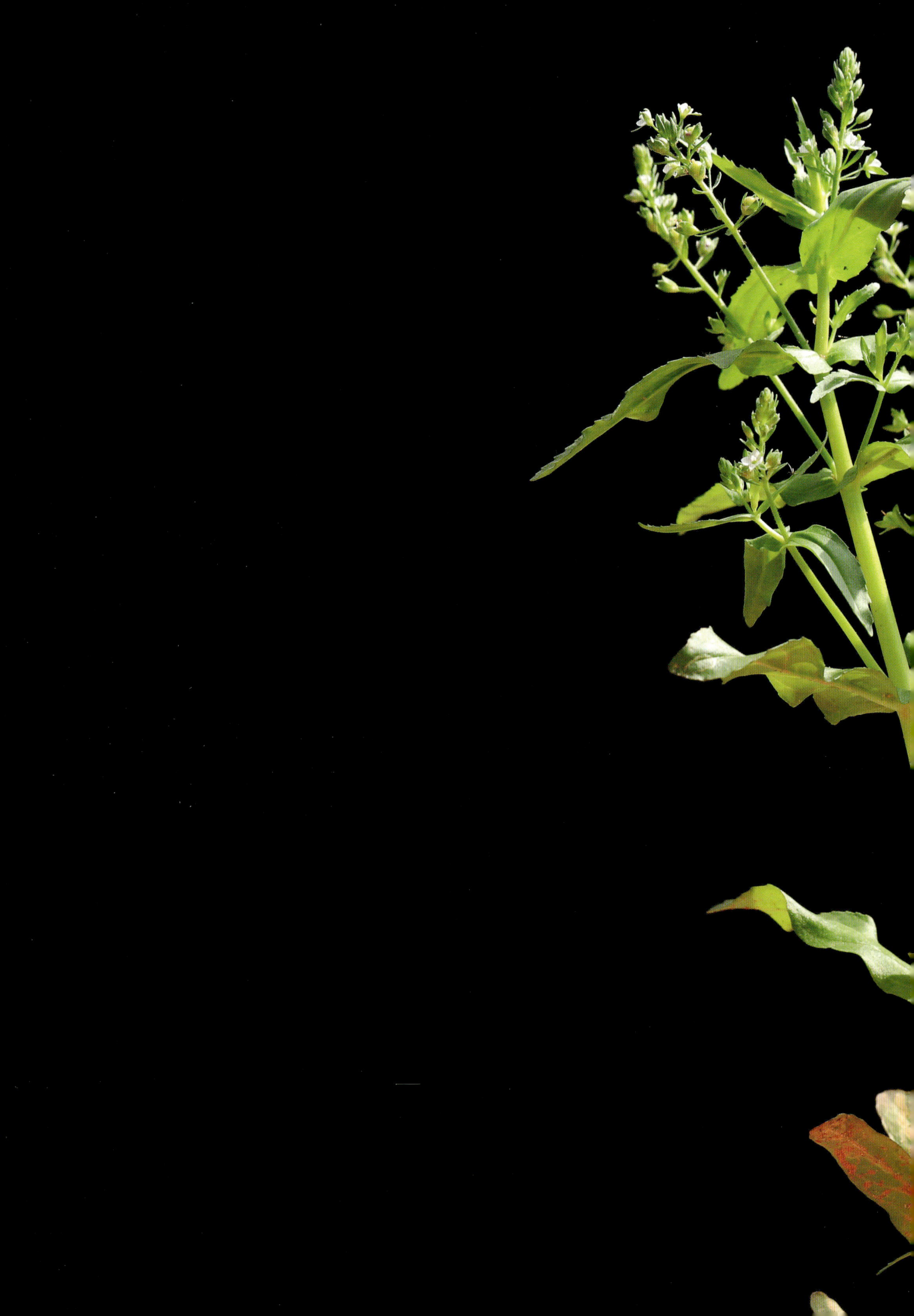

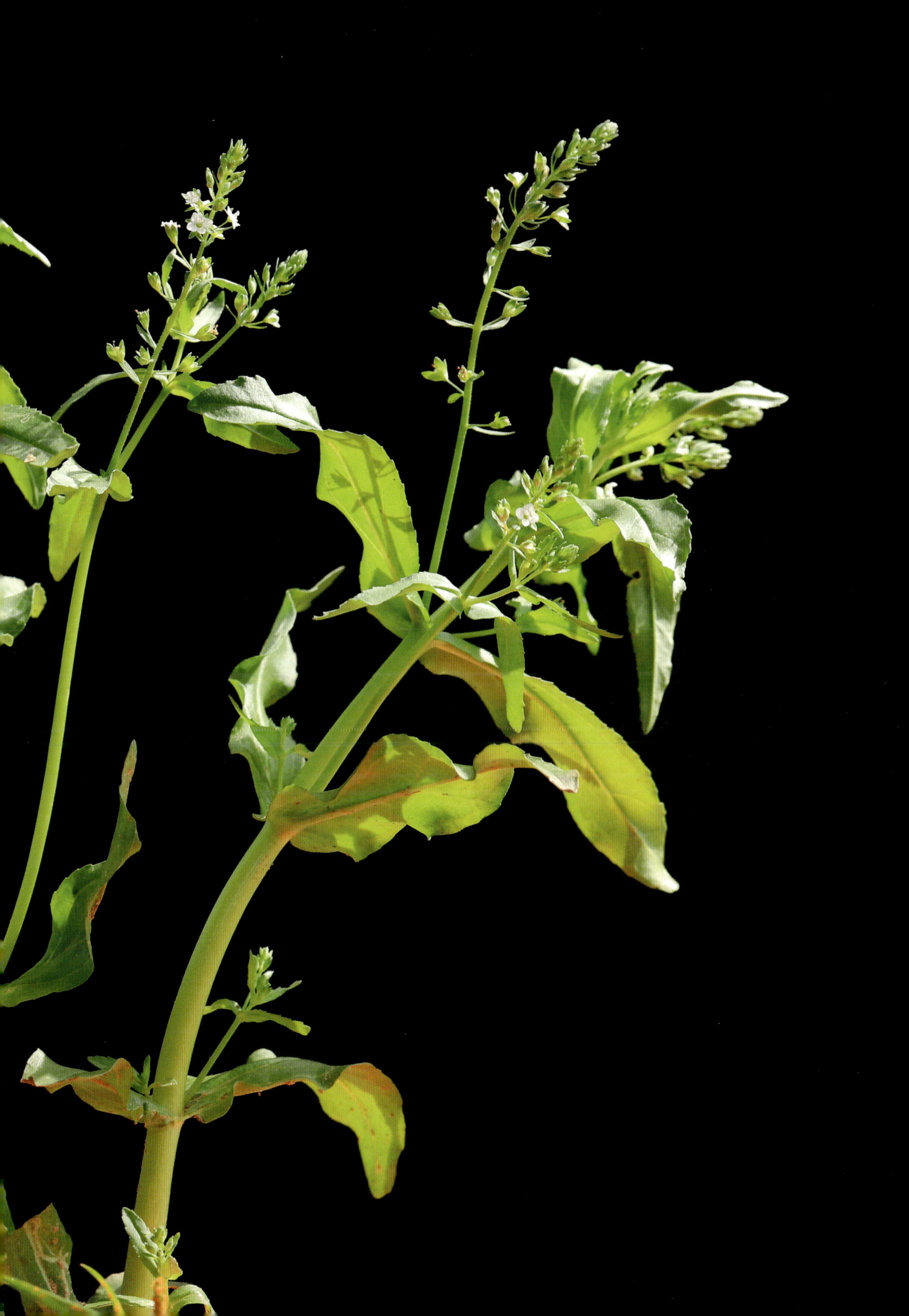

功效主治

清热利湿，止血化瘀。主治感冒，喉痛，劳伤咯血，痢疾，血淋，月经不调，疝气，疔疮，跌打损伤。

用法用量

内服：10 ~ 15 g，煎汤；或研末冲服。外用：捣敷或研末吹喉。

民族药方

1．闭经 水苦荬、巴旦木根各 30 g。泡酒温服。

2．小儿疝气（睡后能自行收去者） 水苦荬 15 g，双肾草、八月瓜根、小茴香根各 5 g。煎水，煮醪糟服。

3．跌打损伤，劳伤咳嗽，腰痛，下部出汗 水苦荬适量。磨粉，酒服，每次 3 ~ 6 g。

4．咯血，吐血 水苦荬 30 g，藕节（炒炭）20 g，仙鹤草 15 g。水煎服。

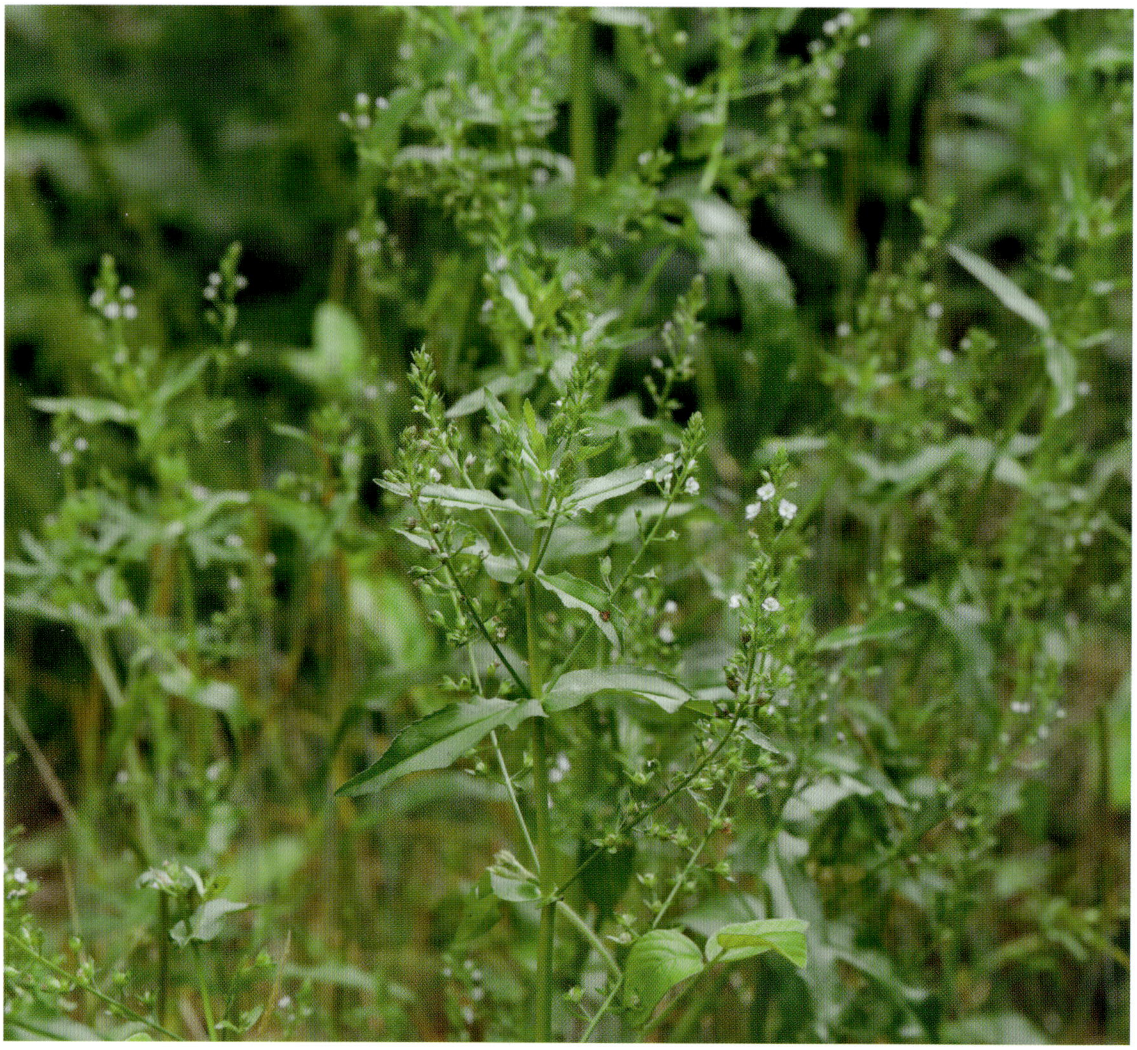

水苦荬

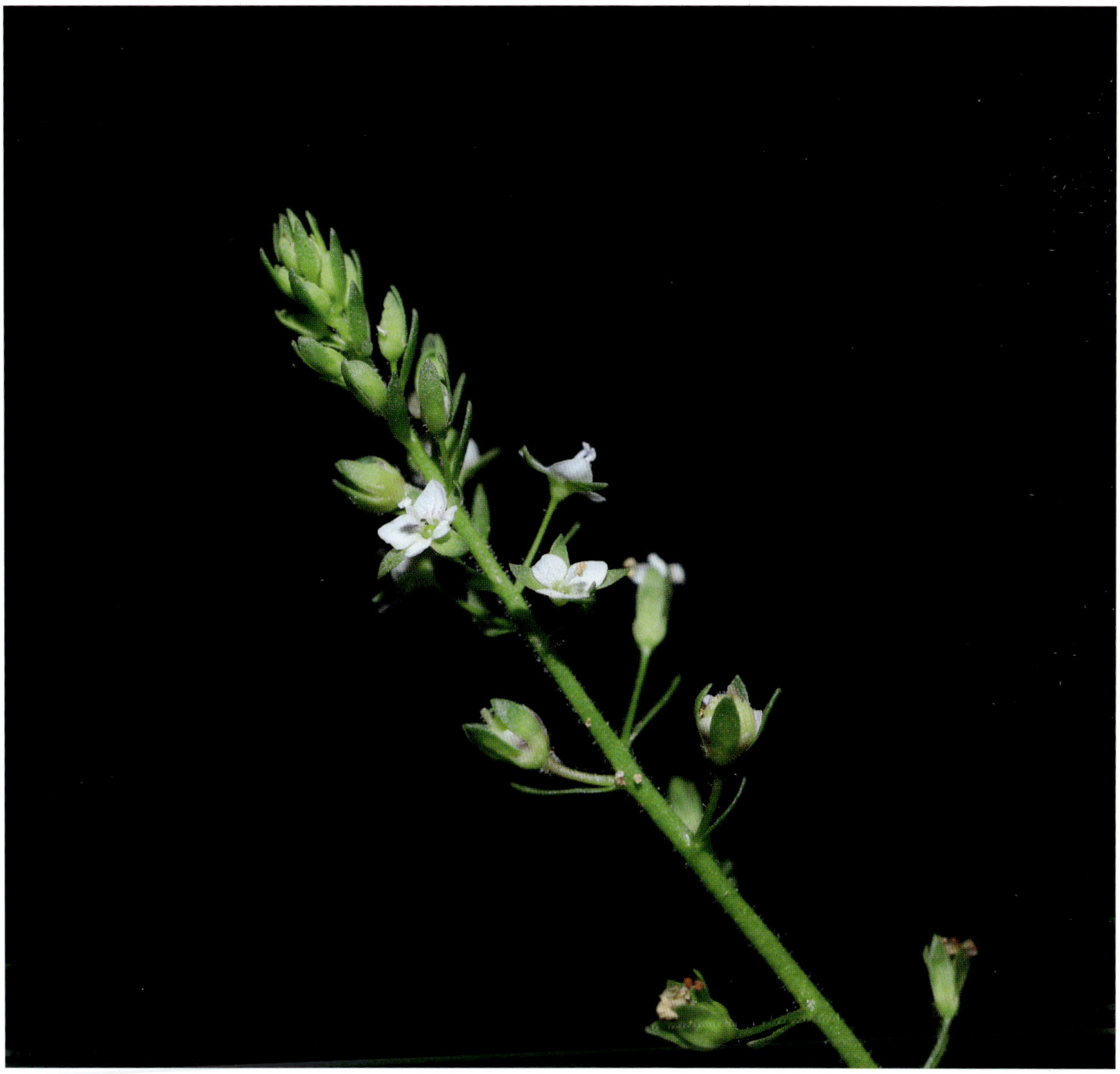

水苦荬

5．跌打损伤，劳伤咳嗽，腰痛，劳伤筋骨酸痛 水苦荬 60 g。烘干，研细末，每服 6 g，米酒送服，连服 3 ~ 5 日。

6．外伤出血 水苦荬适量。烘干研细末，干撒或冷开水调敷伤处。

7．痛经 水苦荬、艾叶各 15 g，鲜益母草 40 g，香附 9 g。水煎服，经前 5 日服，每日 1 剂，月经已来若不腹痛则停药。

8．痈疽肿毒 水苦荬 30 g，鲜犁头草 40 g。将水苦荬烘干研末，与犁头草共捣烂，敷患处。

9．扁桃体炎 水苦荬全草适量。阴干研末，每用少许，吹入患处。

使用注意

孕妇禁用。

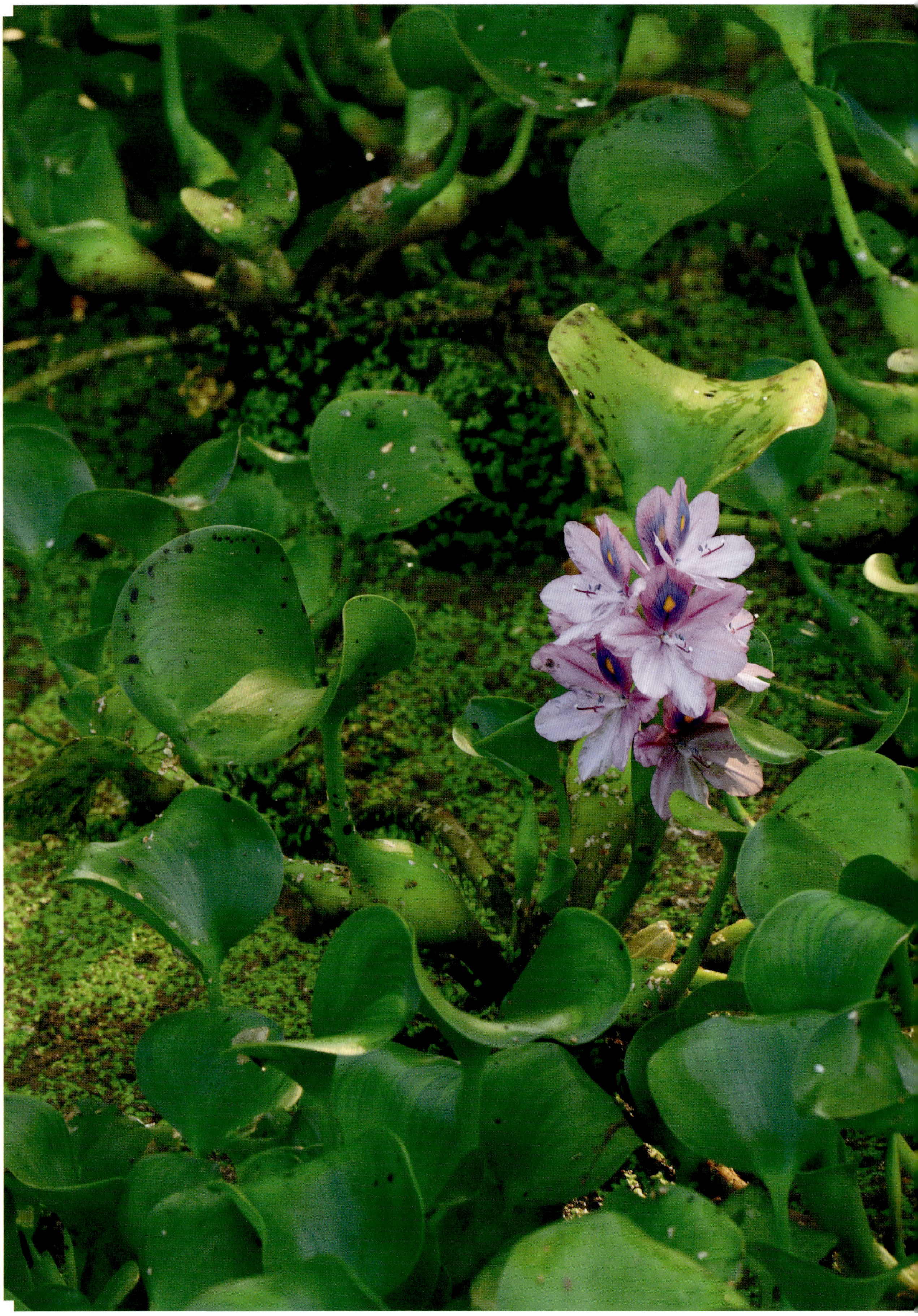

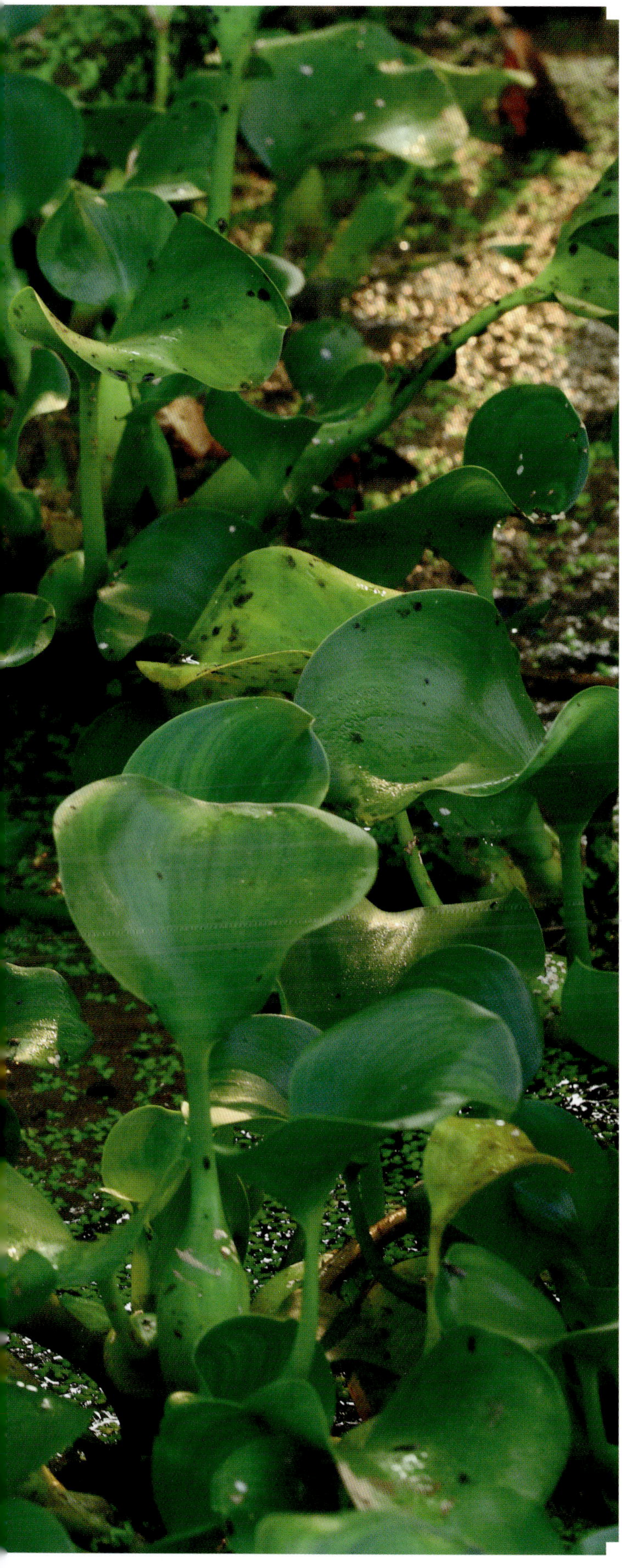

水葫芦

【水 药 名】骂摆。
【别　　名】大水萍、凤眼莲、水浮莲、洋水仙、水鸭子。
【来　　源】本品为雨久花科植物凤眼蓝 *Eichhornia crassipes*(Mart.) Solms 的全草或根。
【性味归经】味甘，性凉。归肺、小肠、膀胱经。

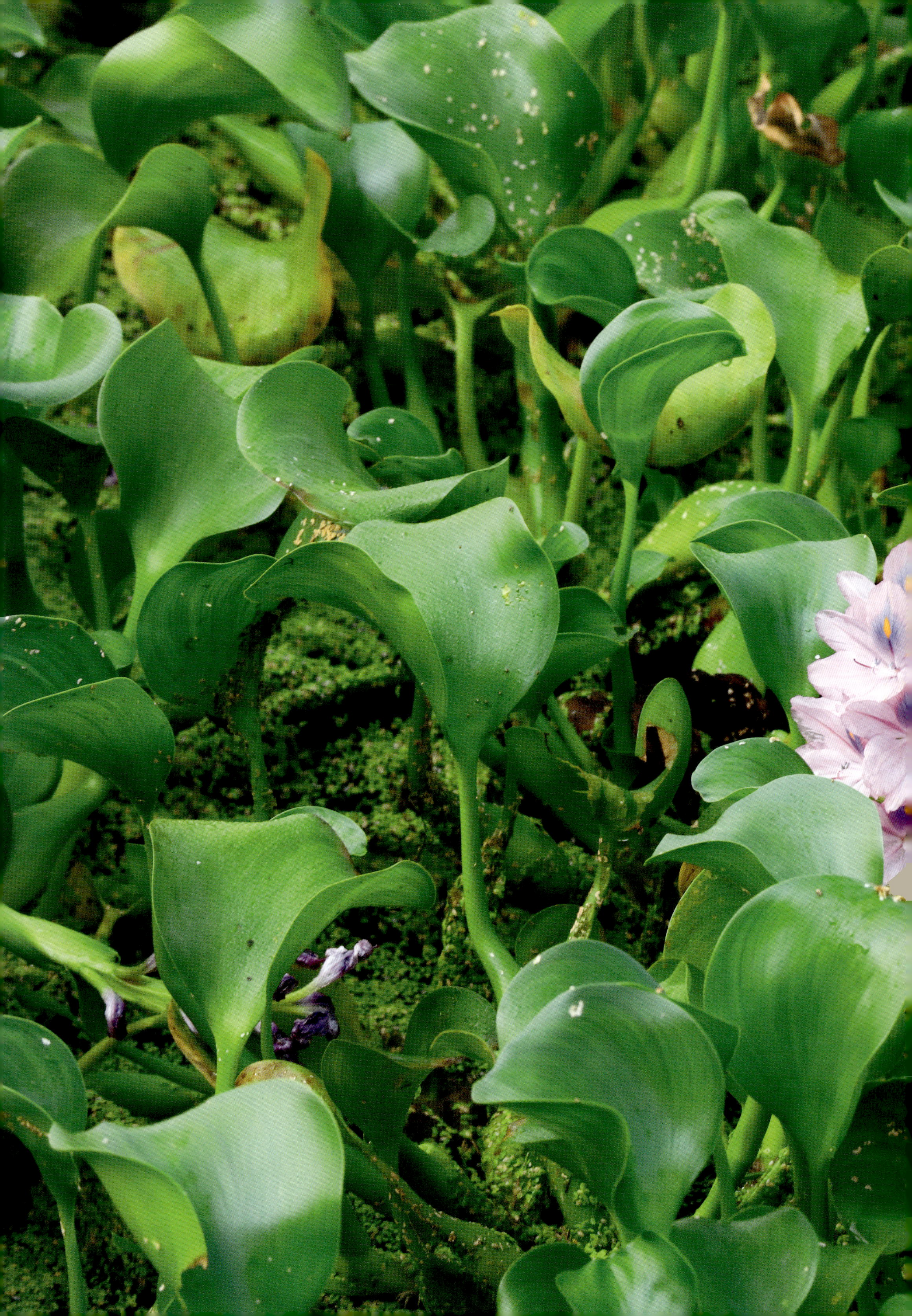

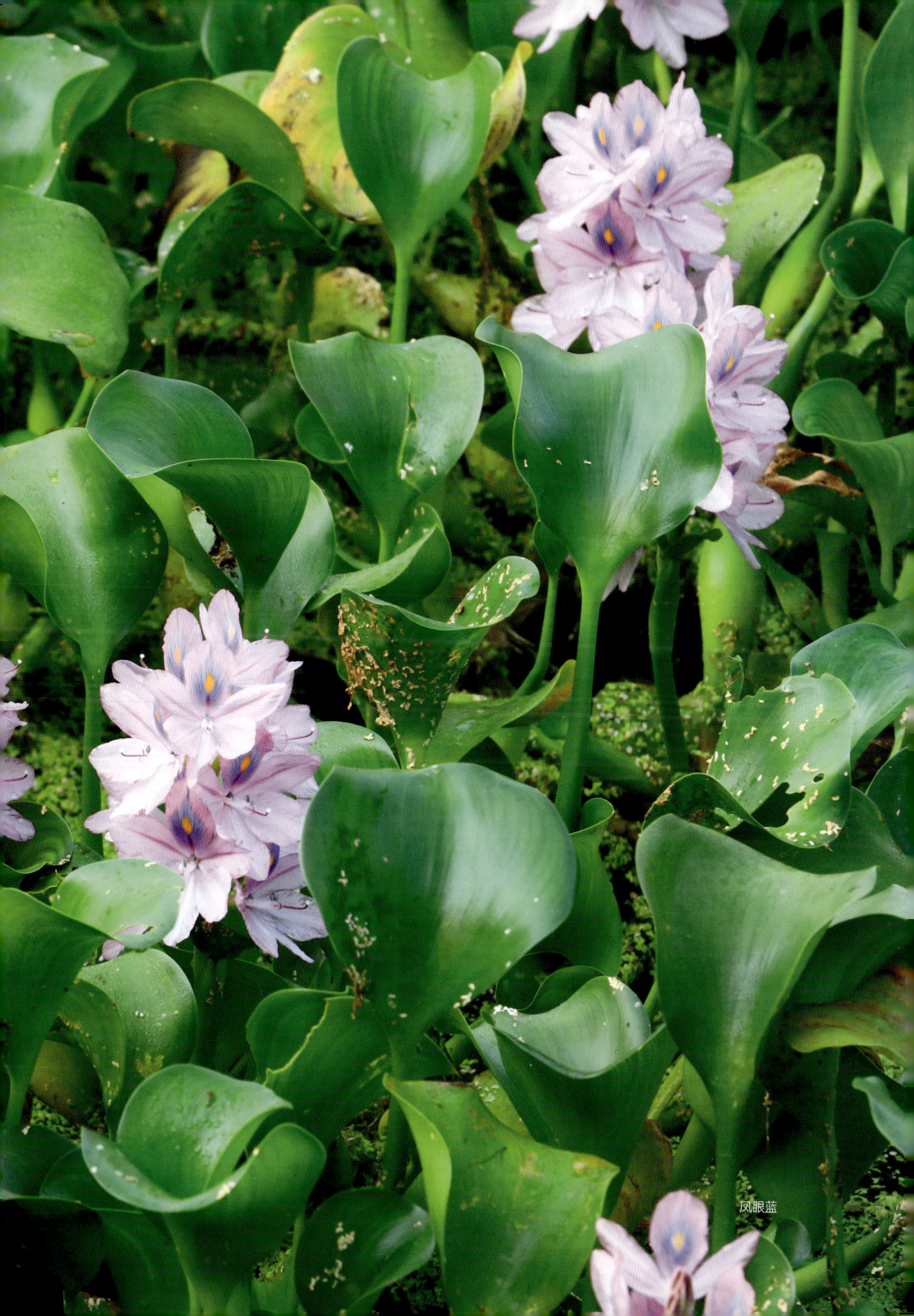
凤眼蓝

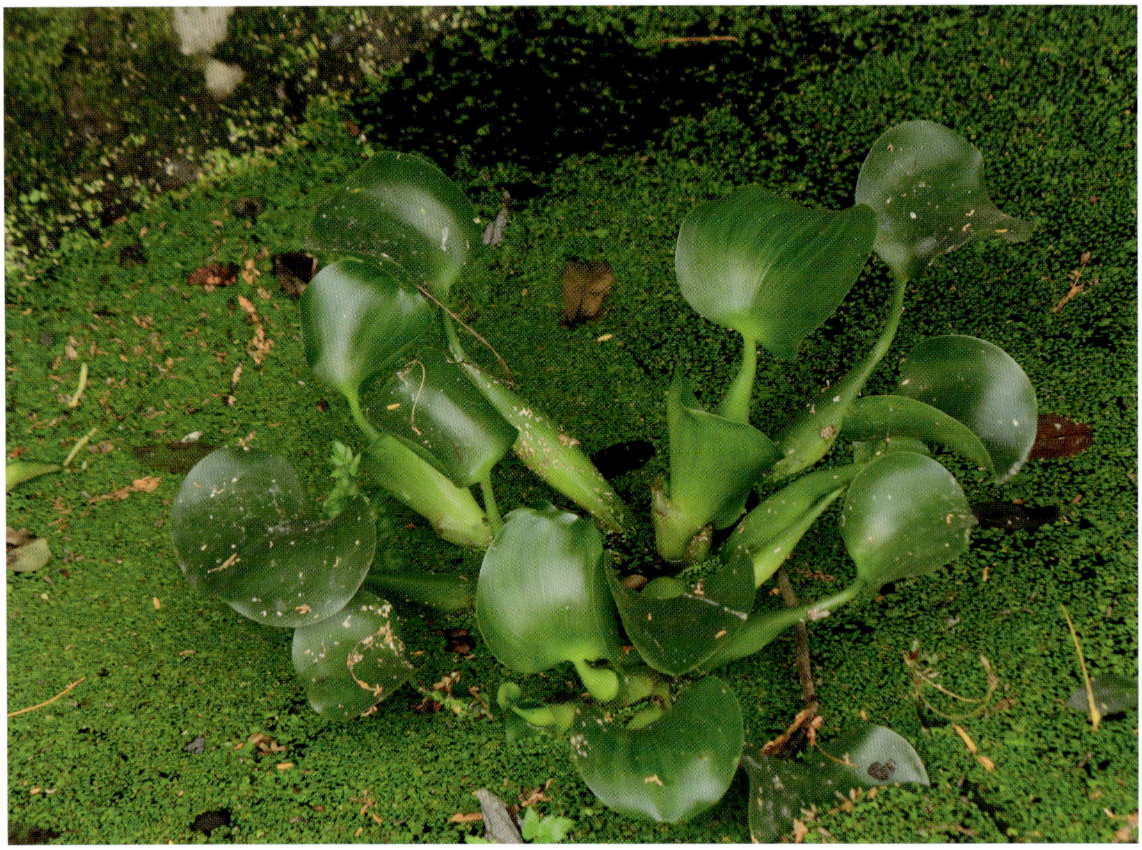

凤眼蓝

识别特征

浮水植物或生长于泥沼中。叶直立，卵形或圆形，大小不等，长 7 ~ 12 cm，宽 6 ~ 10 cm；叶柄长或短，中部以下肿胀，基部有鞘状苞片，全缘。花茎单生，中部有鞘状苞片；穗状花序有花 6 ~ 12 朵；花被长约 5 cm，青紫色，管弯曲，外面近基部有腺毛，裂片 6，上面 1 枚较大，蓝色而有黄色斑点；雄蕊 3 长 2 短；子房无柄，花柱线形。蒴果包藏于凋萎的花被管内。种子多数，卵形，有棱。花期夏、秋二季。

生境分布

生长于水塘中。全国各地有分布。

采收加工

春、夏二季采集，洗净，晒干或鲜用。

药材鉴别

本品块茎呈长椭圆形或圆形，有的已压扁，表面灰棕色，半透明，未去皮的棕黄色，环节明显，有不规则沟纹及皱纹，并有须根痕。

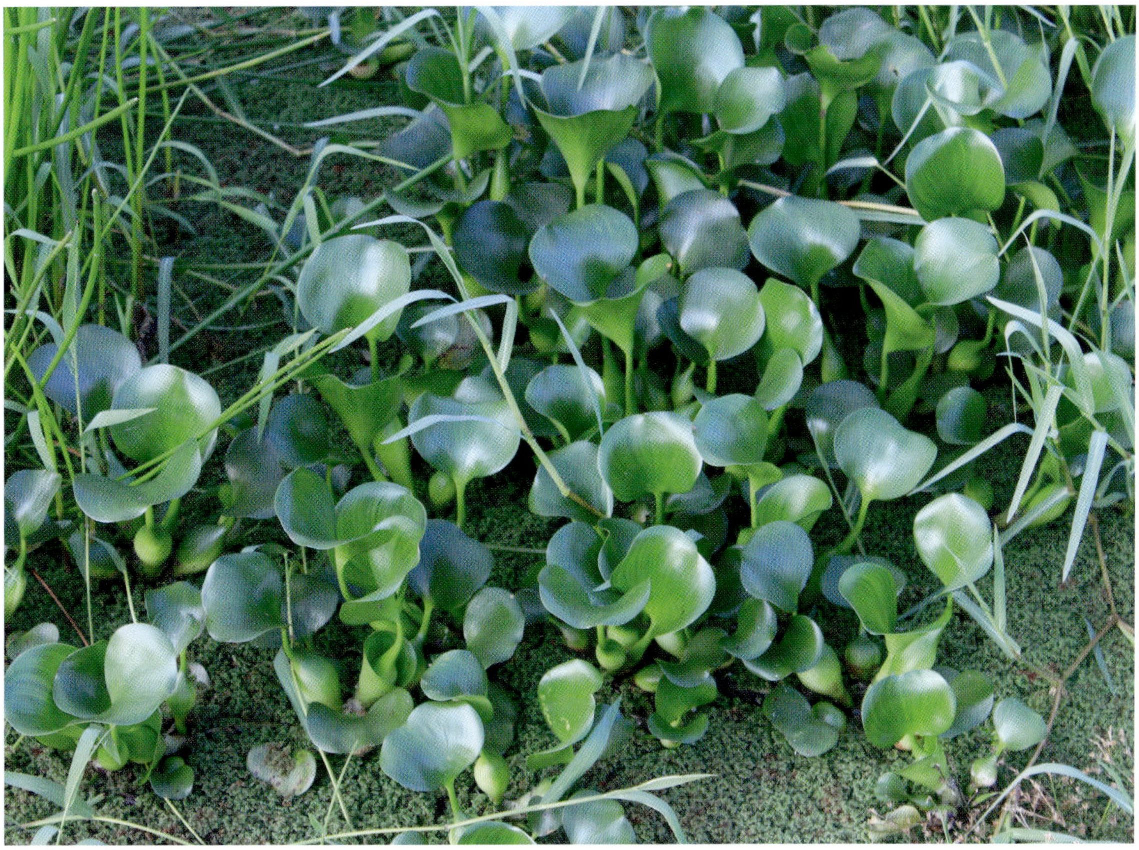

凤眼蓝

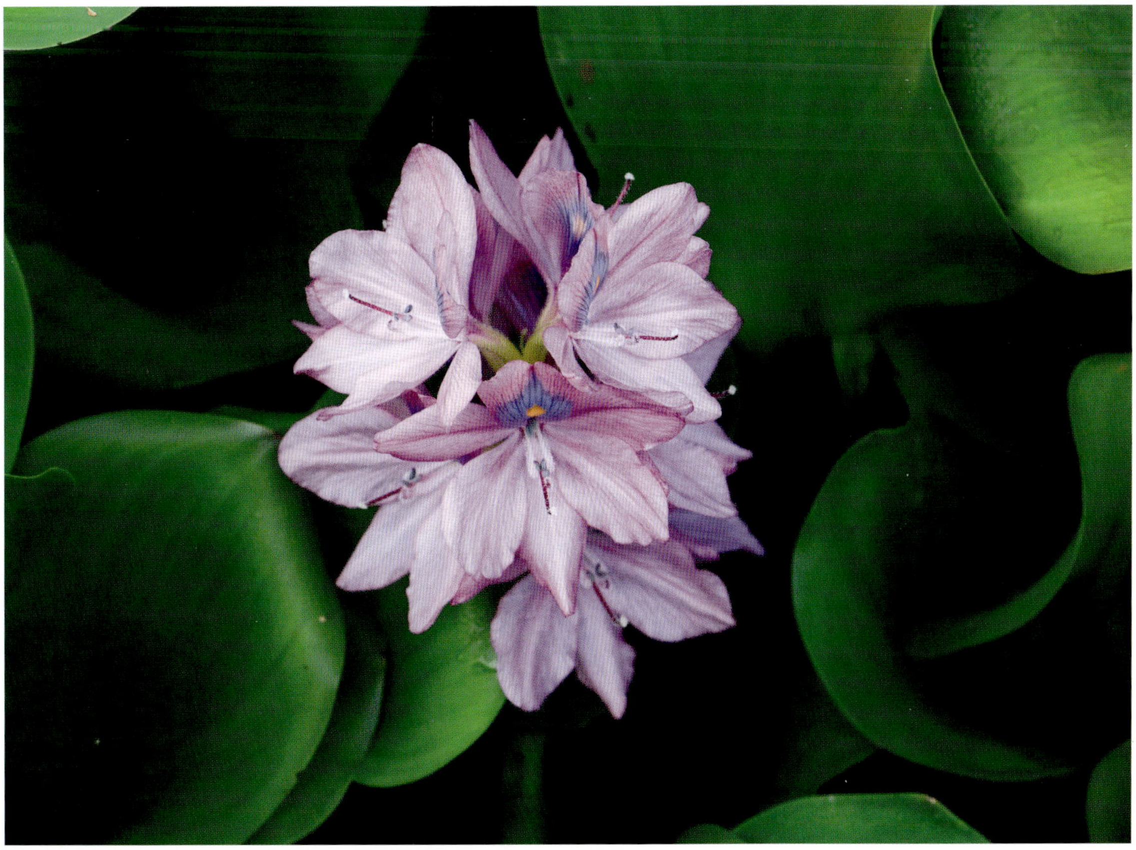

凤眼蓝

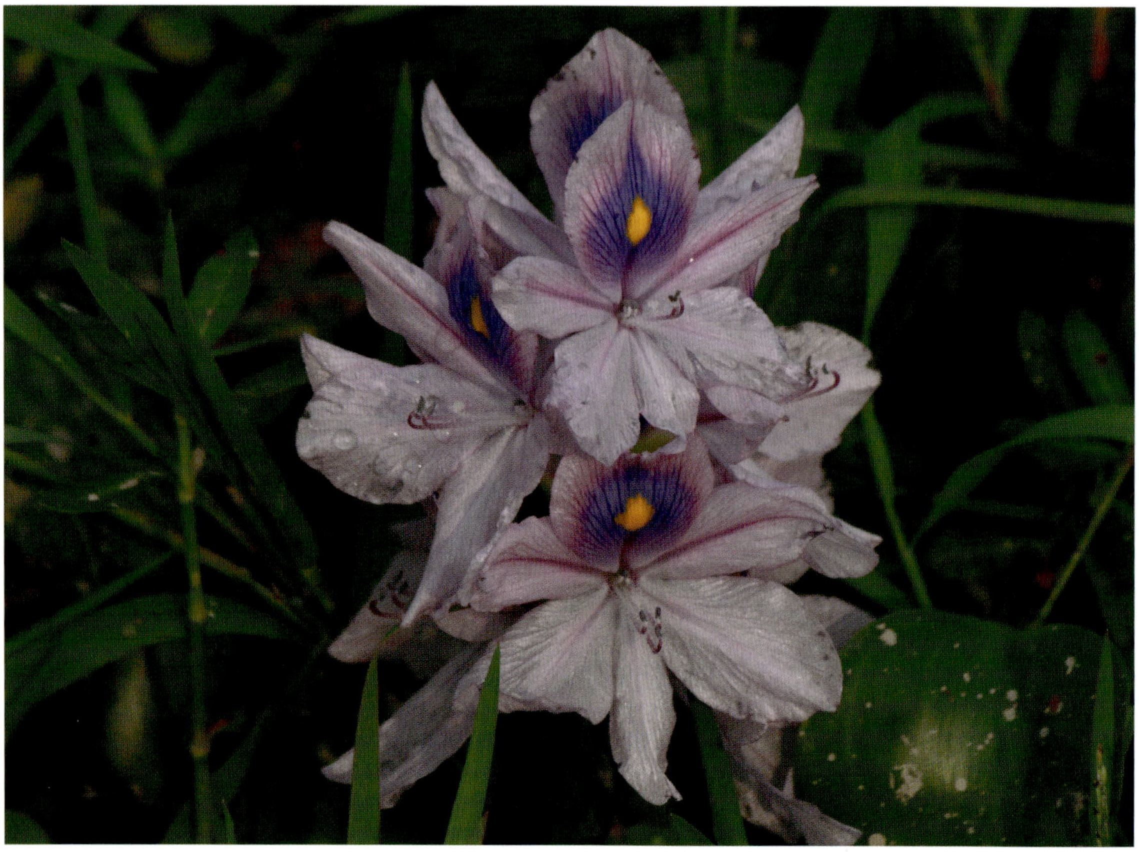

凤眼蓝

功效主治

清热解毒，祛风消肿。主治尿路结石，小便淋涩赤痛，感冒发热，疮痈肿毒。

用法用量

内服：10 ~ 20 g，煎汤；或研末，作丸、散服。外用：捣敷。

民族药方

1．胸积水，上身水肿、浮肿　鲜水葫芦 250 g。捣，绞汁 60 g，顿服，每日 3 次；或水葫芦、三白草、车前草各 30 g。水煎服。

2．肝硬化腹水　水葫芦 60g，虫笋 30g。水煎服。

3．癫痫　水葫芦 60g，猪小肚 1 个。加水炖服。

4．痛经　水葫芦、卫矛根各 15g。煨水服。

5．疮疖红肿　水葫芦鲜全草适量，食盐少许。捣烂外敷。

6．产后血气痛　水葫芦根 15 g。水煎服。

使用注意

孕妇慎服。

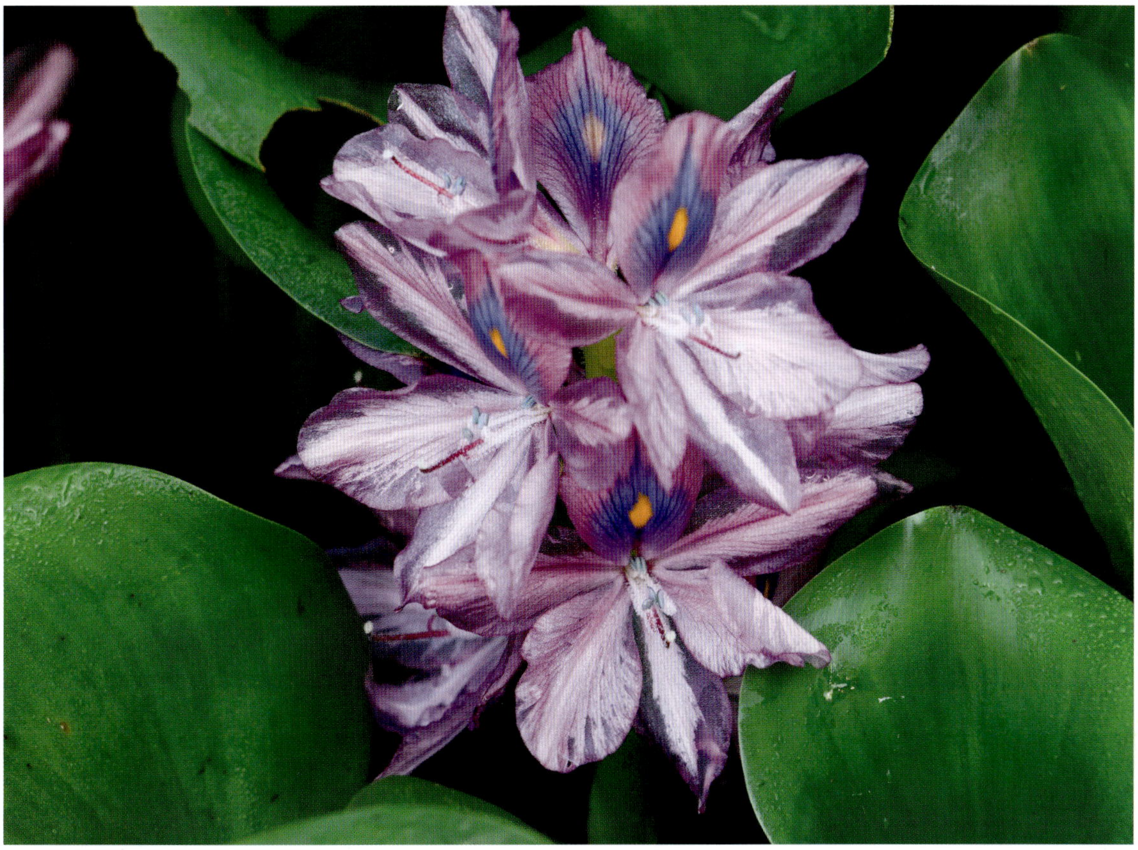

凤眼蓝

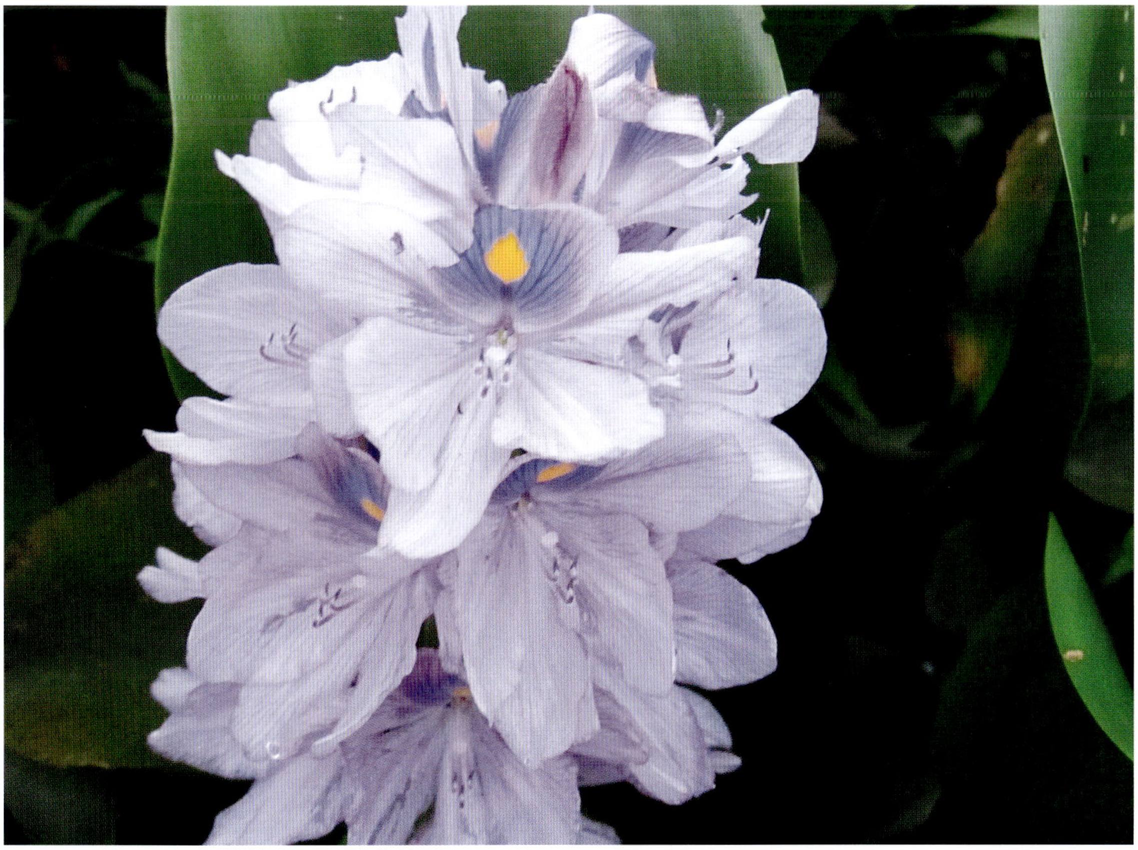

凤眼蓝

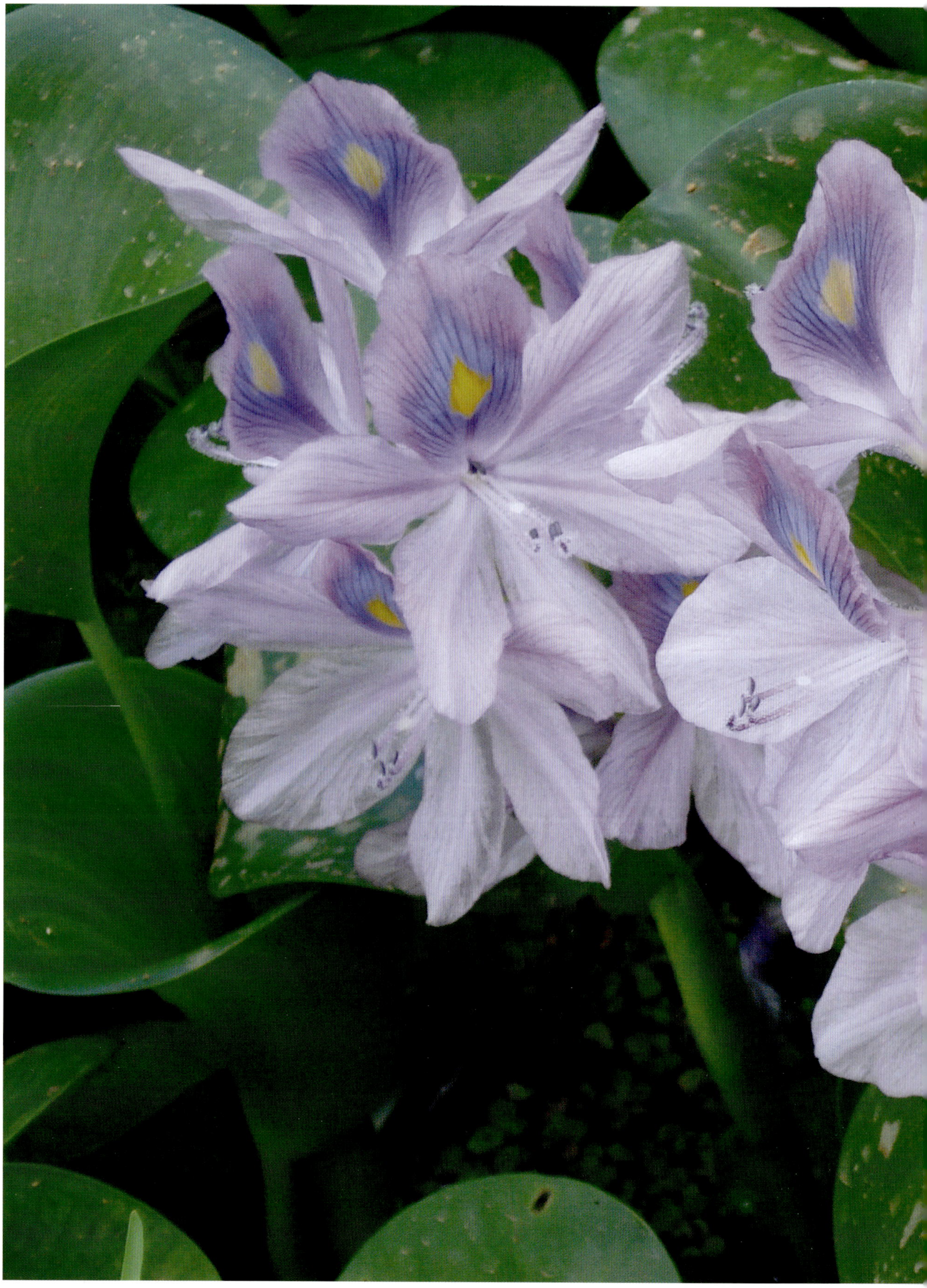

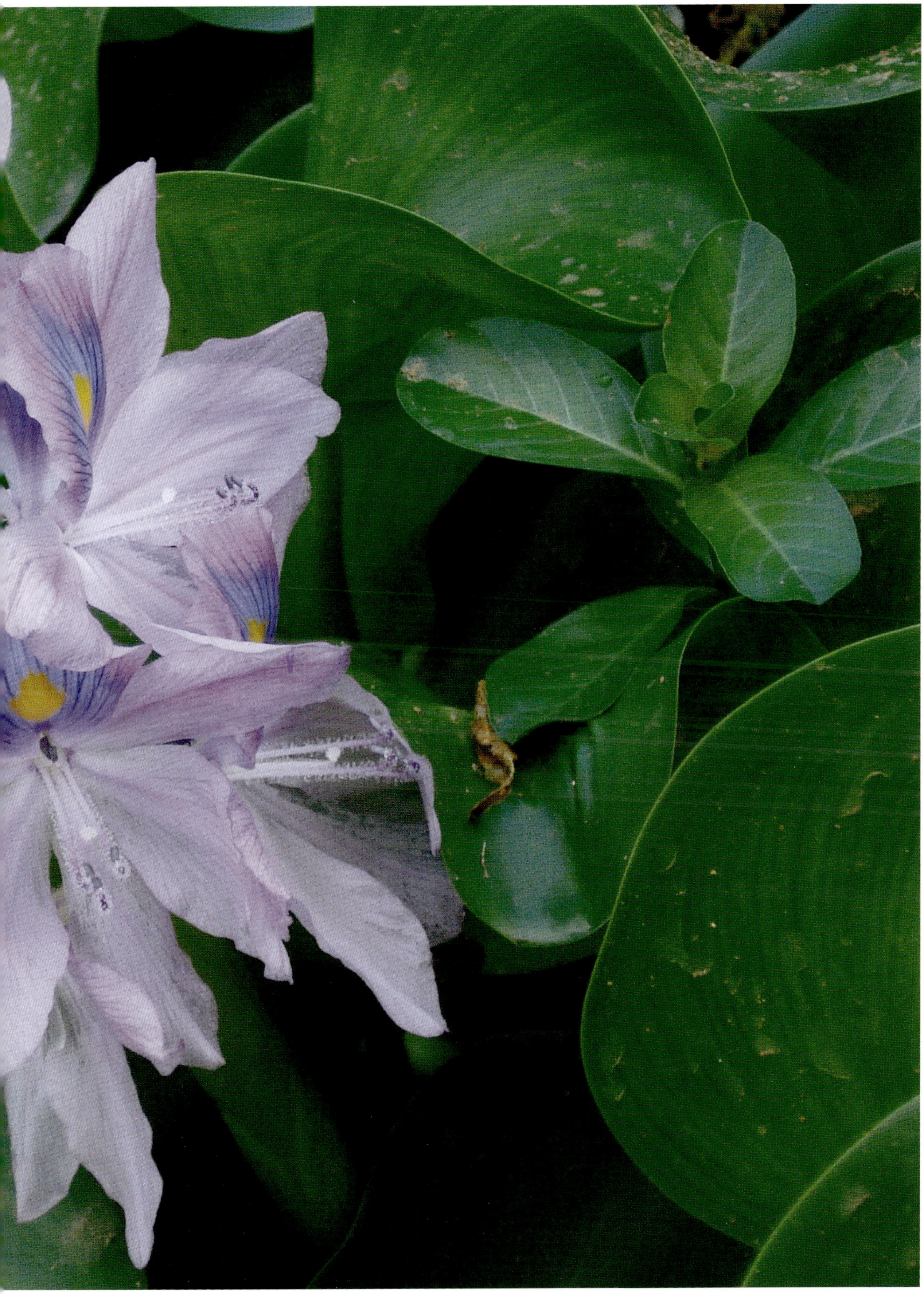

凤眼蓝

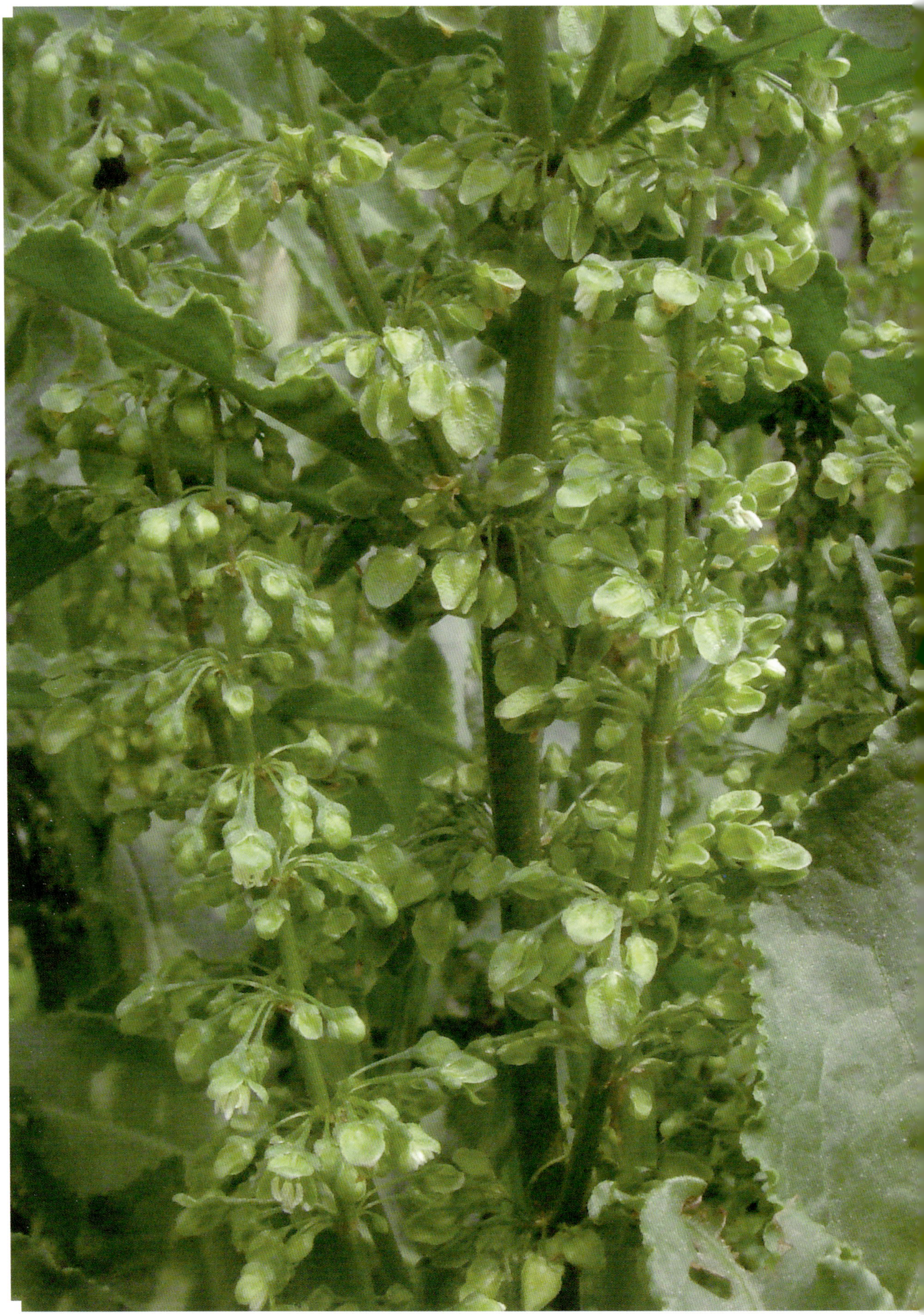

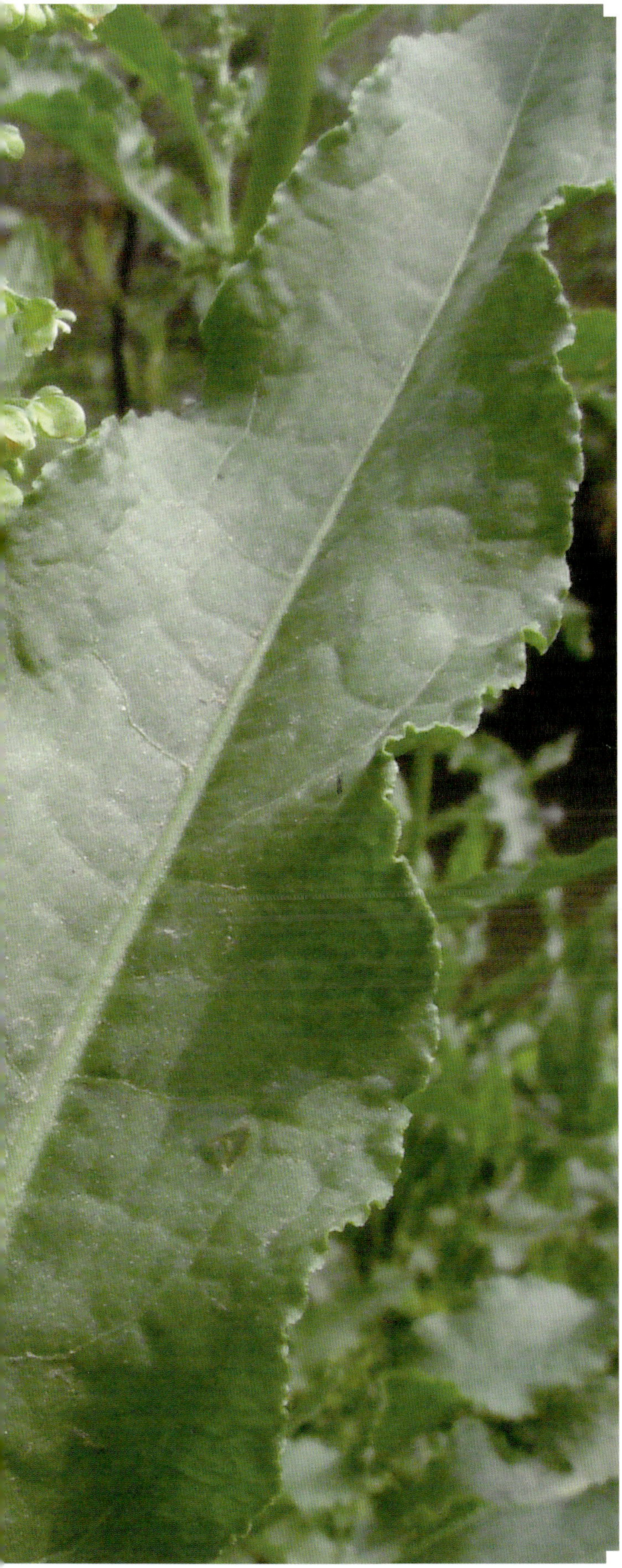

牛耳大黄

【水药名】骂定或（发）。

【别　名】土大黄、羊蹄草、牛舌片、羊蹄根。

【来　源】本品为蓼科植物皱叶酸模 *Rumex crispus* L. 的根。

【性味归经】味苦，性寒。归心、肝、大肠经。

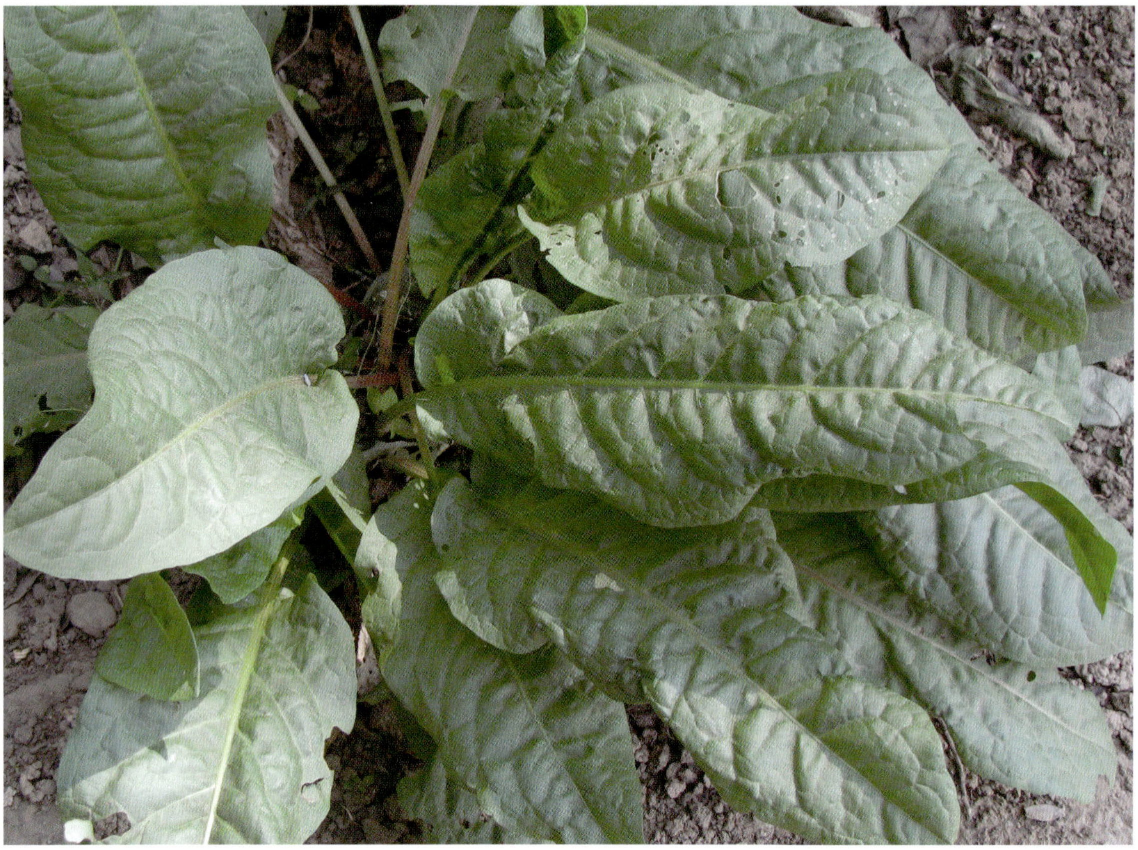

皱叶酸模

识别特征

多年生草本。根肥厚，黄色，有酸味。茎直立，具浅槽。叶披针形或长圆状披针形，先端短渐尖，基部渐狭，边缘有波状皱褶，两面无毛。花多数，聚生长于叶腋，或形成短的总状花序，合成一狭长的圆锥花序。瘦果三棱形，褐色有光泽。

生境分布

生长于沟边湿地，河岸及水甸子旁。分布于广西、台湾、福建、四川、贵州、青海、甘肃、陕西、山西、山东、河北、辽宁、吉林、黑龙江、内蒙古等省区。

采收加工

4—5 月采其根，洗净，晒干或鲜用。

药材鉴别

本品呈类圆柱形，弯曲，长 20 ~ 35 cm，粗 2 ~ 4 cm，表皮黄色，根茎顶端有茎基残痕和须根，中下部表皮有横向皮孔样瘢痕。质硬，易折断，断面淡黄色。气微，味苦、涩。

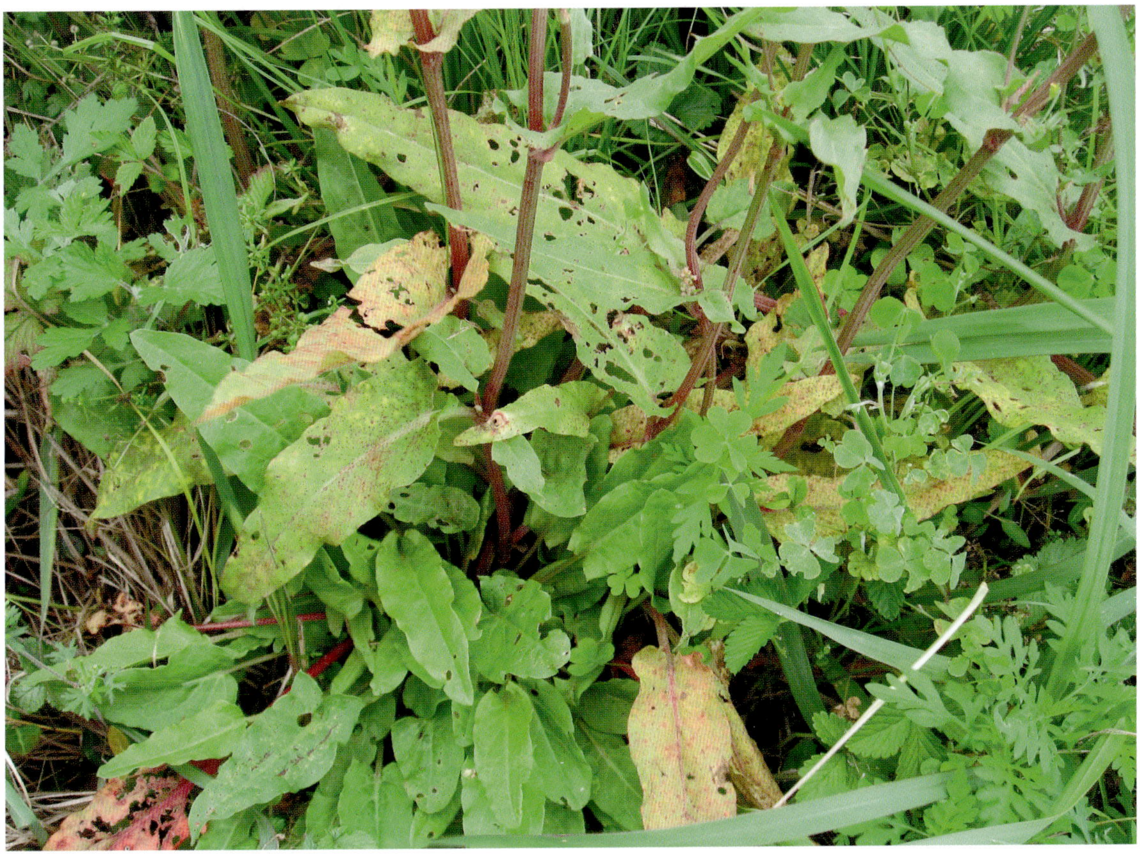

皱叶酸模

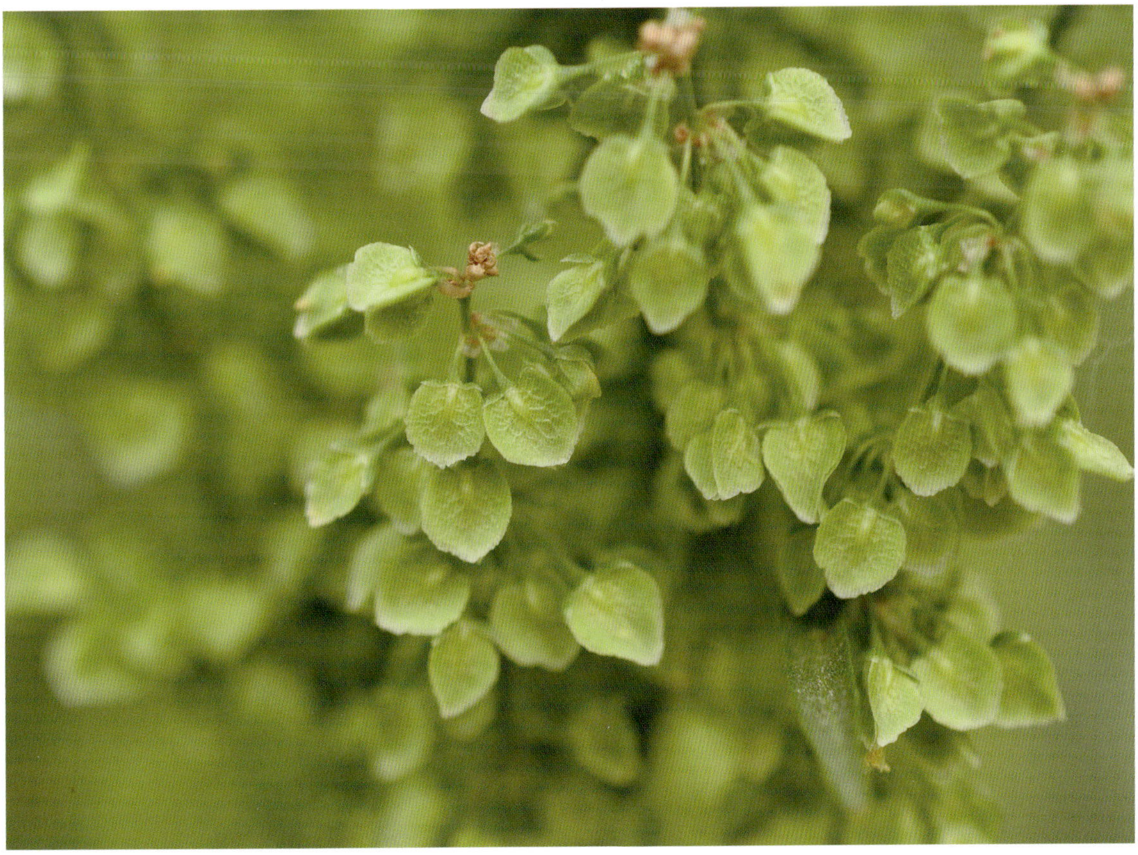

皱叶酸模

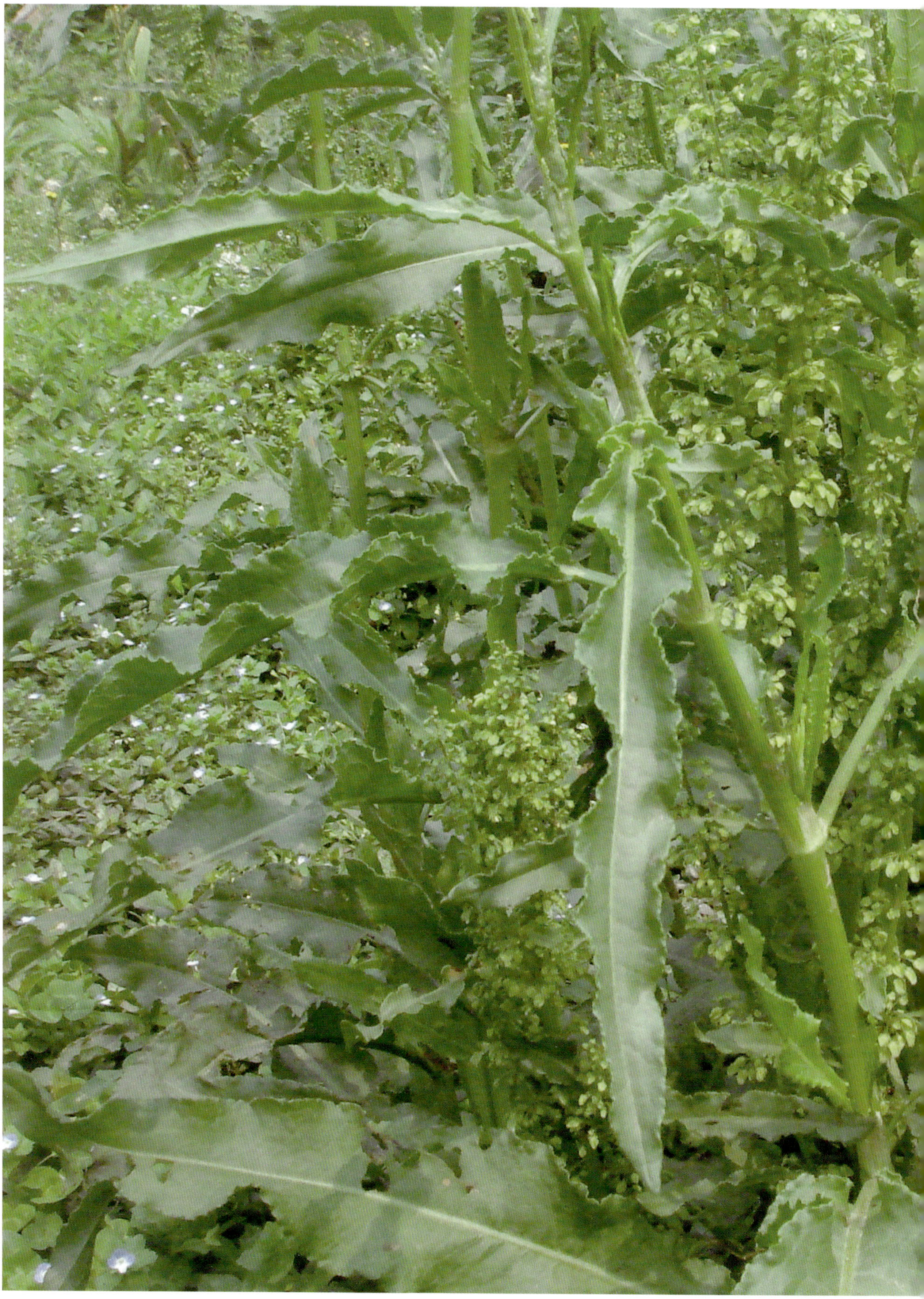

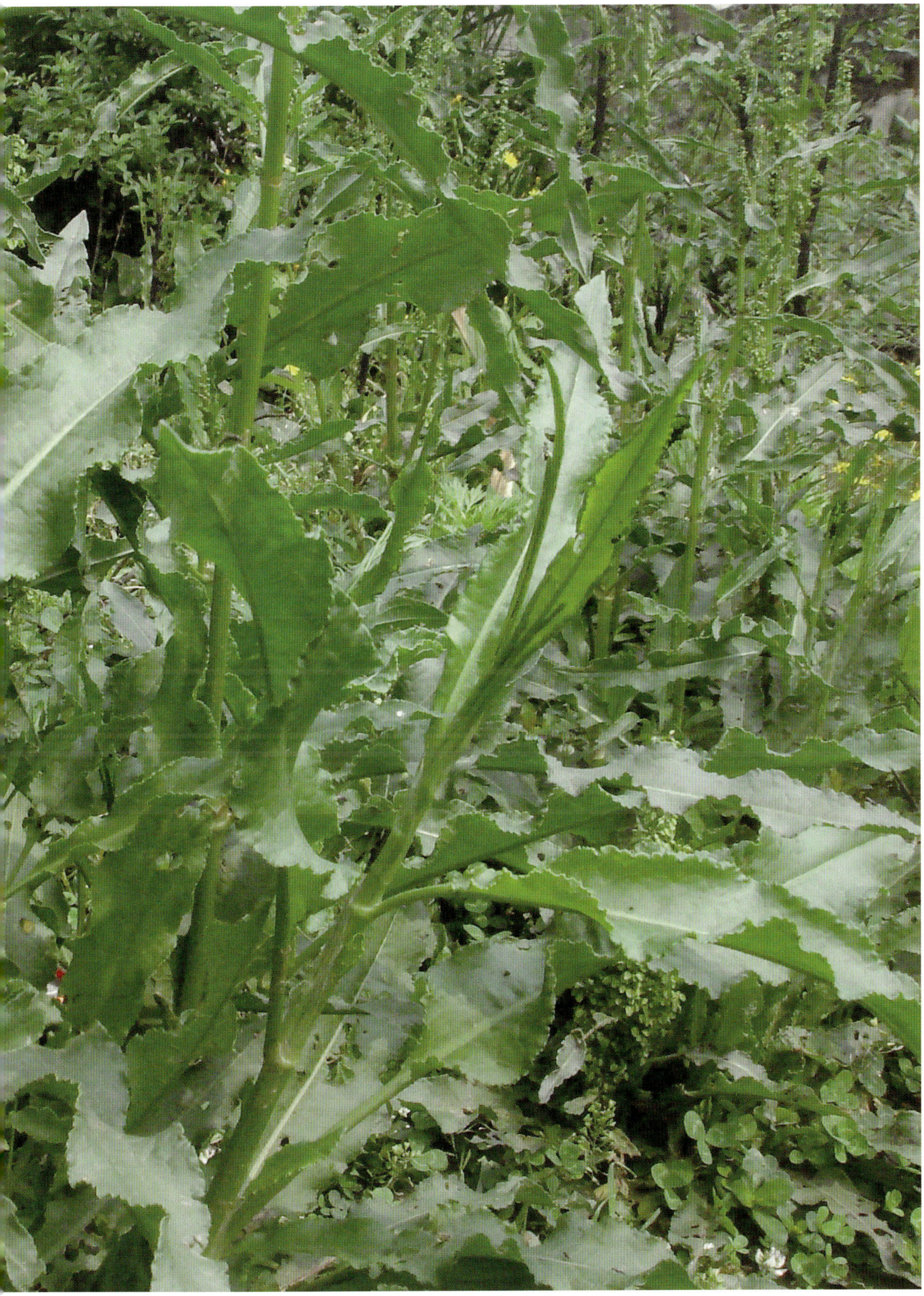

皱叶酸模

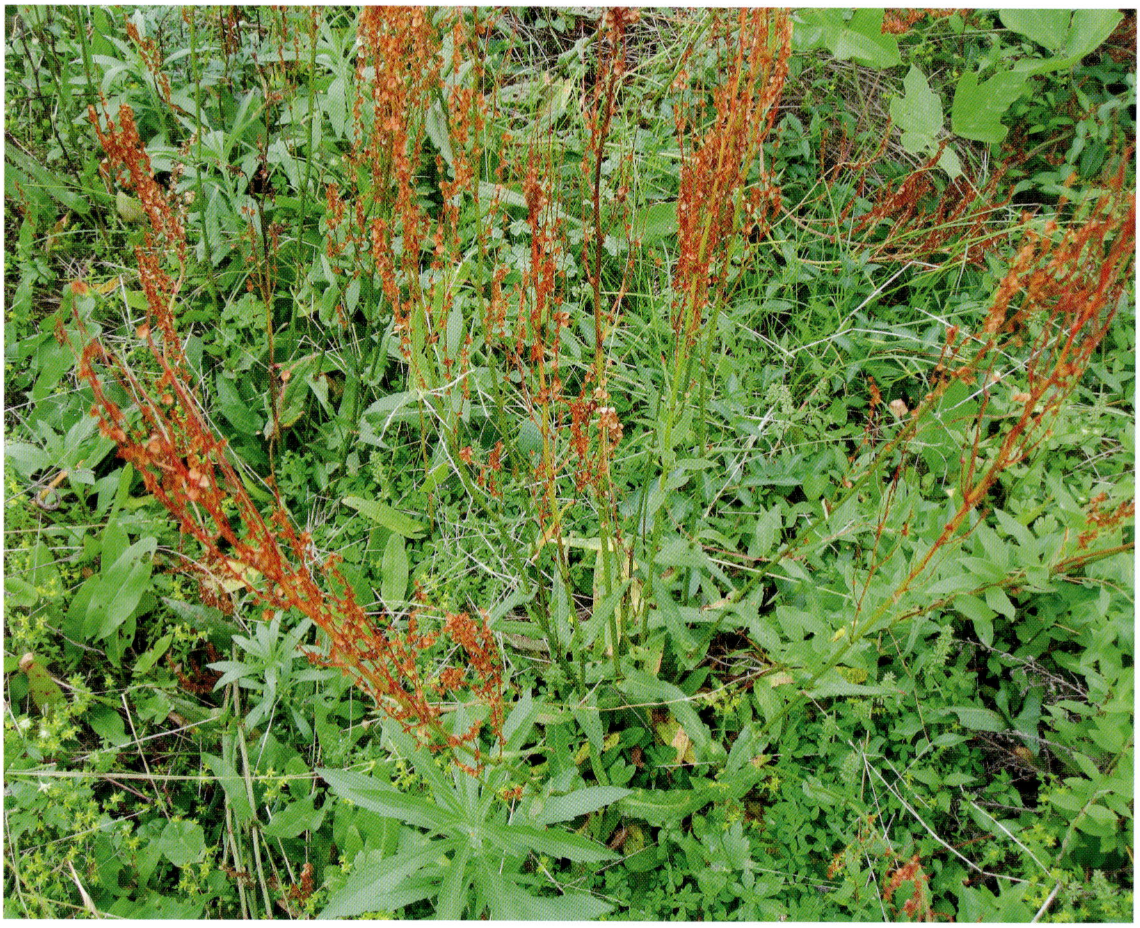

皱叶酸模

功效主治

清热凉血，化痰止咳，通便杀虫。主治急性肝炎，黄疸；吐血，血崩，大便燥结，疥癣，秃疮，疔，疖。

用法用量

内服：15 ~ 30 g，煎汤。外用：捣敷，磨汁涂或煎水洗。

民族药方

1. **肝腹水，黄疸** 牛耳大黄 15 g，乌桕根皮 30 g。水煎服。
2. **干性癣和湿性癣** 牛耳大黄根汁、米醋各 30 g，枯矾末 5.5 g。调匀蘸擦患部。
3. **疥疮** 牛耳大黄 200 g，老君须 100 g，猪筒子骨适量。同炖服。
4. **血小板减少性紫癜** 牛耳大黄 25 g。水煎分 2 次服，每日 1 剂。

5．崩漏，胃溃疡出血，血小板减少症 牛耳大黄 15 g。水煎服；或土大黄、海螺蛸各适量。研为细末，每次冲服 5 g。

6．痢疾 牛耳大黄 25 g。水煎服。

7．血小板减少症 牛耳大黄适量。研粗粉，水煎服，每次 5 g，每日 3 次。

8．高热、慢性肝炎，乳痈 牛耳大黄、兔耳草、獐牙菜、紫苞风毛菊、毛蕊草各等份。同研细，每次 2 ~ 3 g，每日 3 次。

9．虫蛇咬伤、疮疖痈肿，皮肤病 牛耳大黄、毛茛、山莨菪各适量。同研细，调醋或青稞酒，外敷或涂抹。

使用注意

脾虚泄泻者忌用。

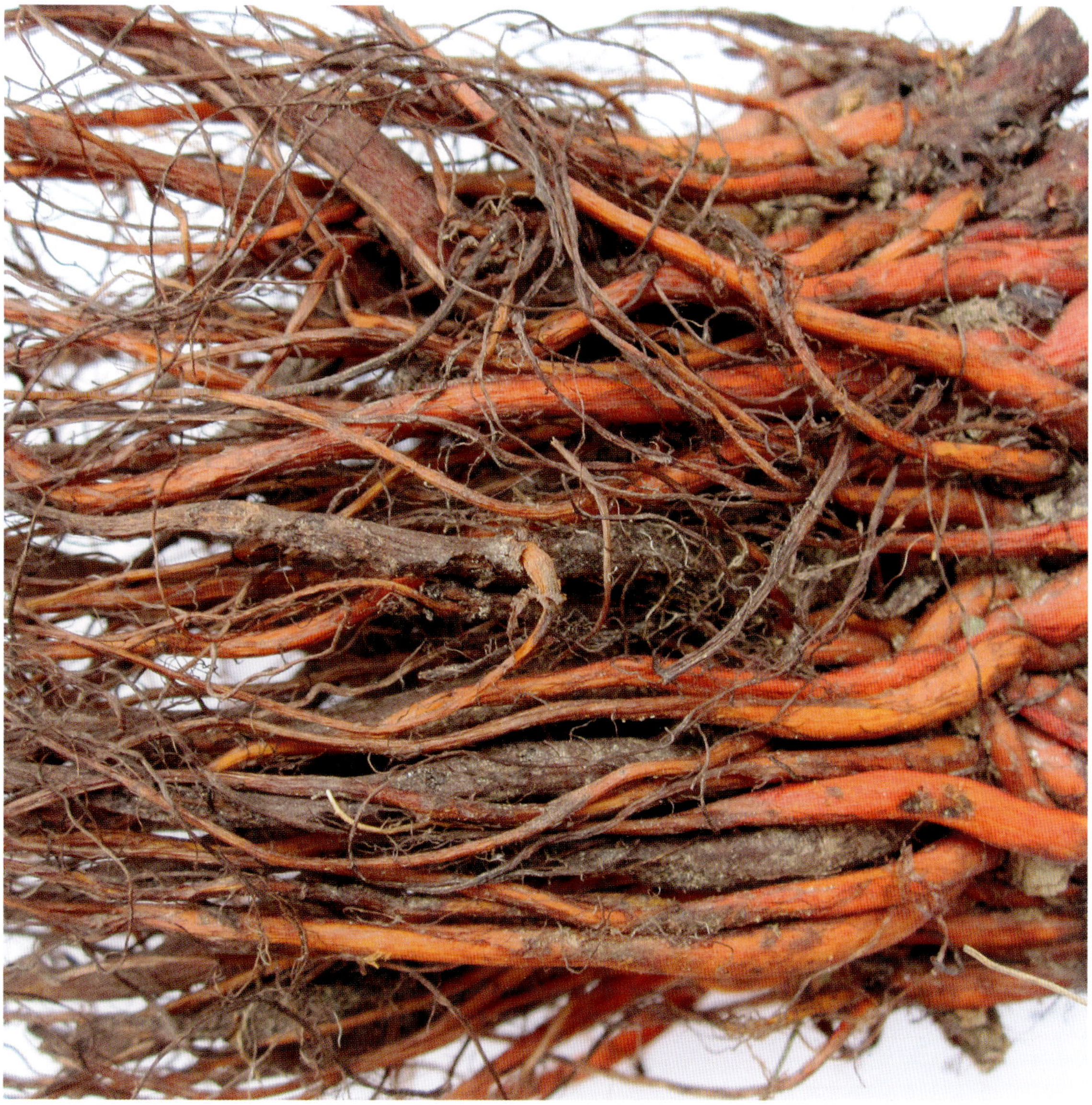

牛耳大黄药材

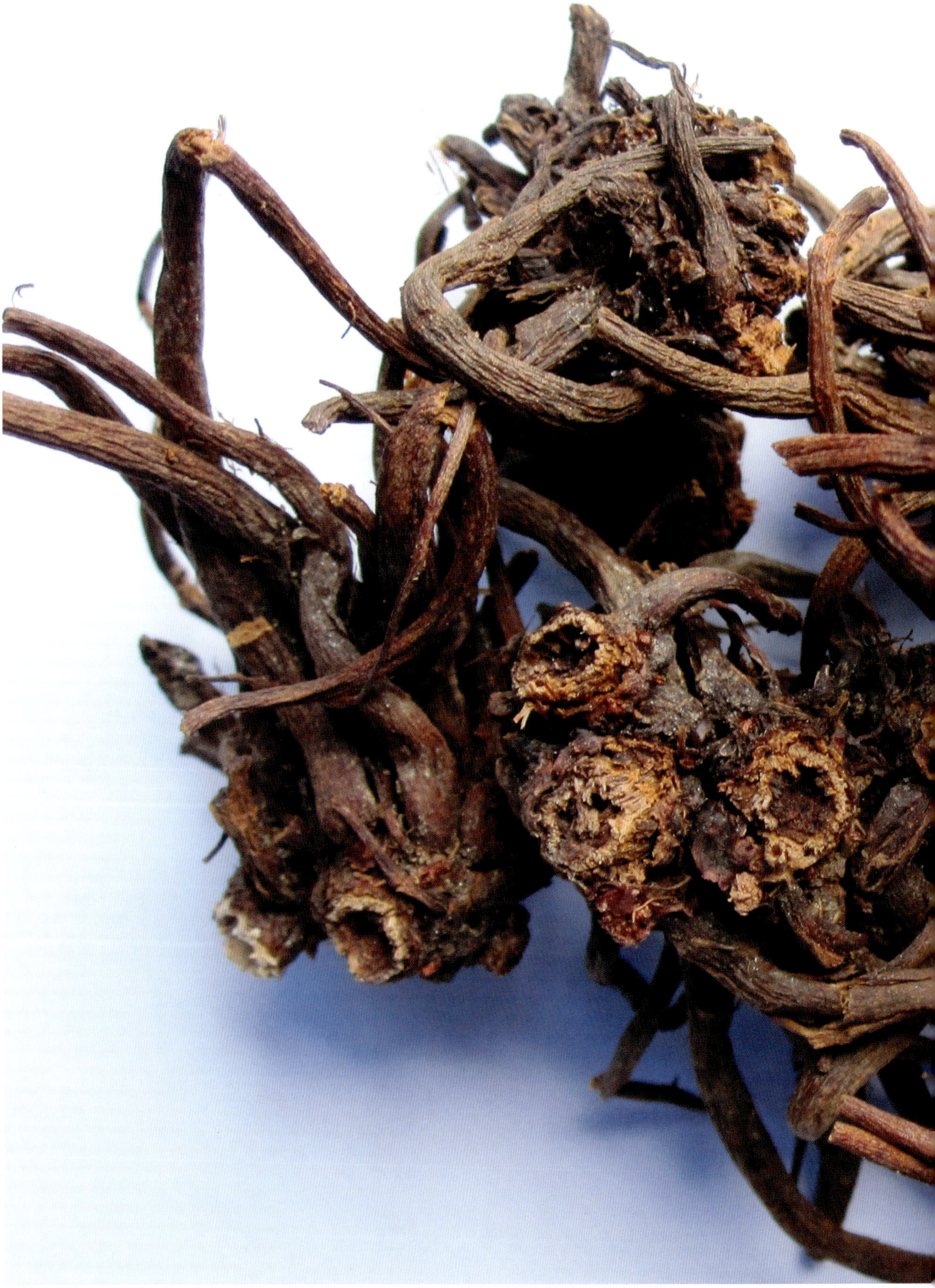

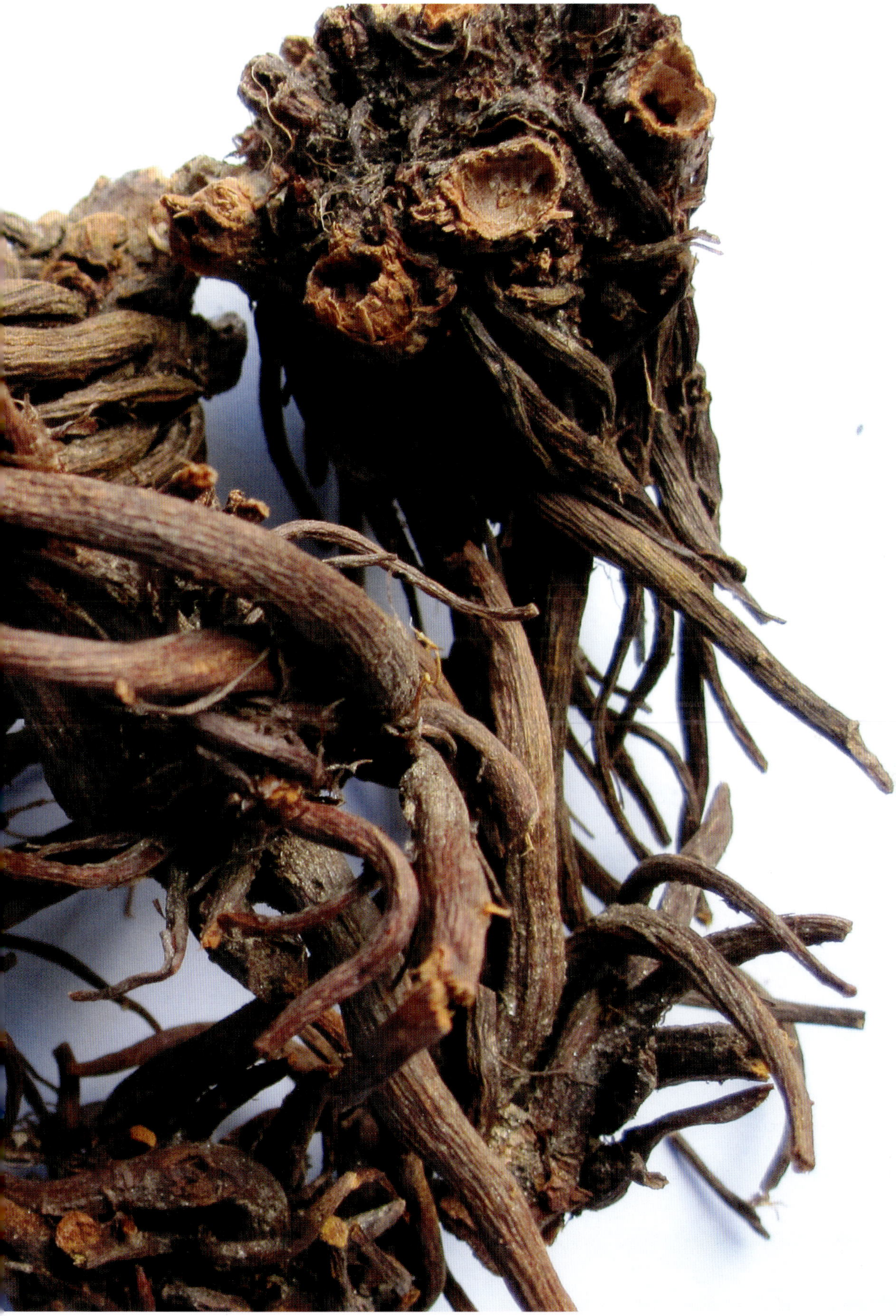

牛耳大黄饮片

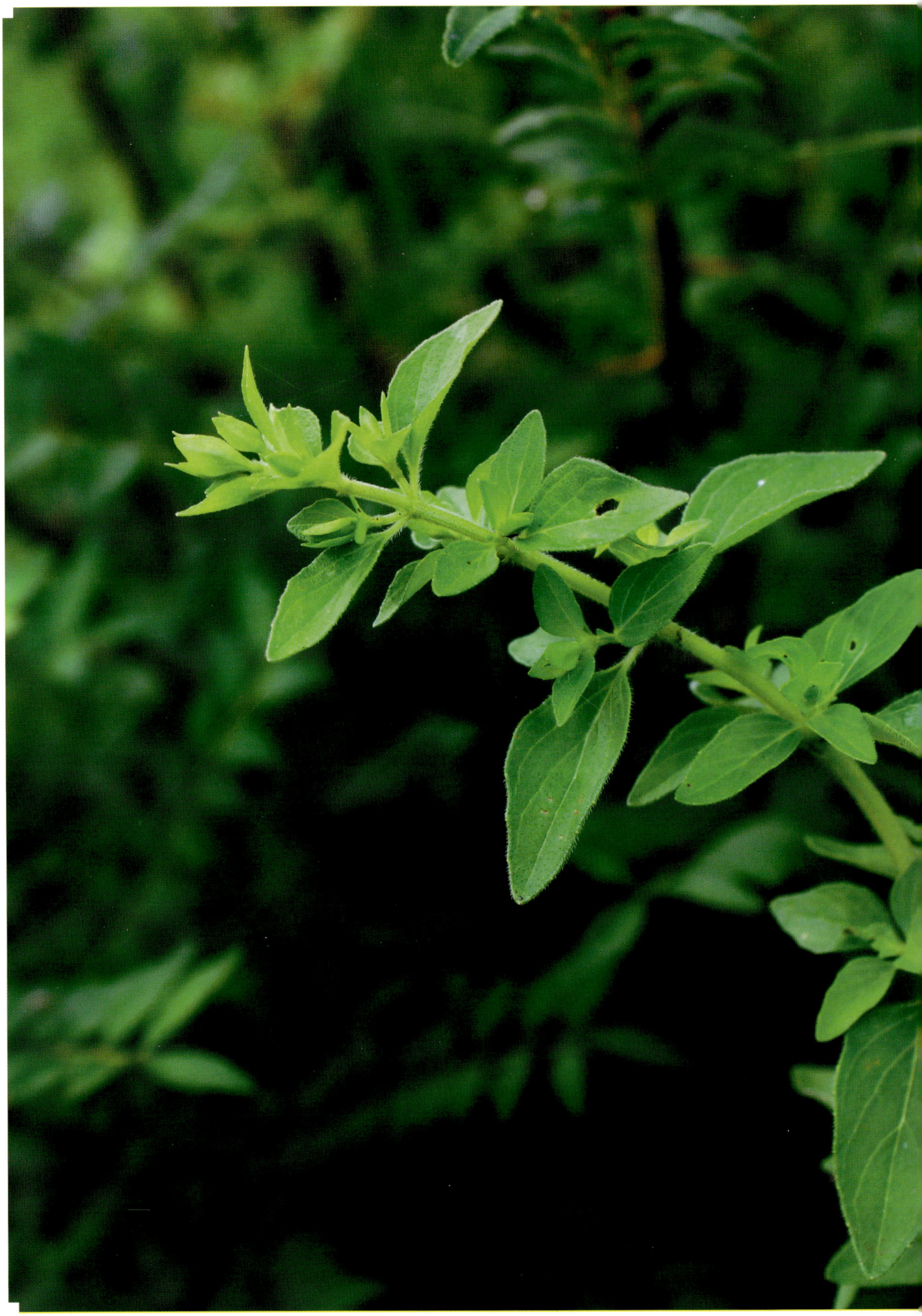

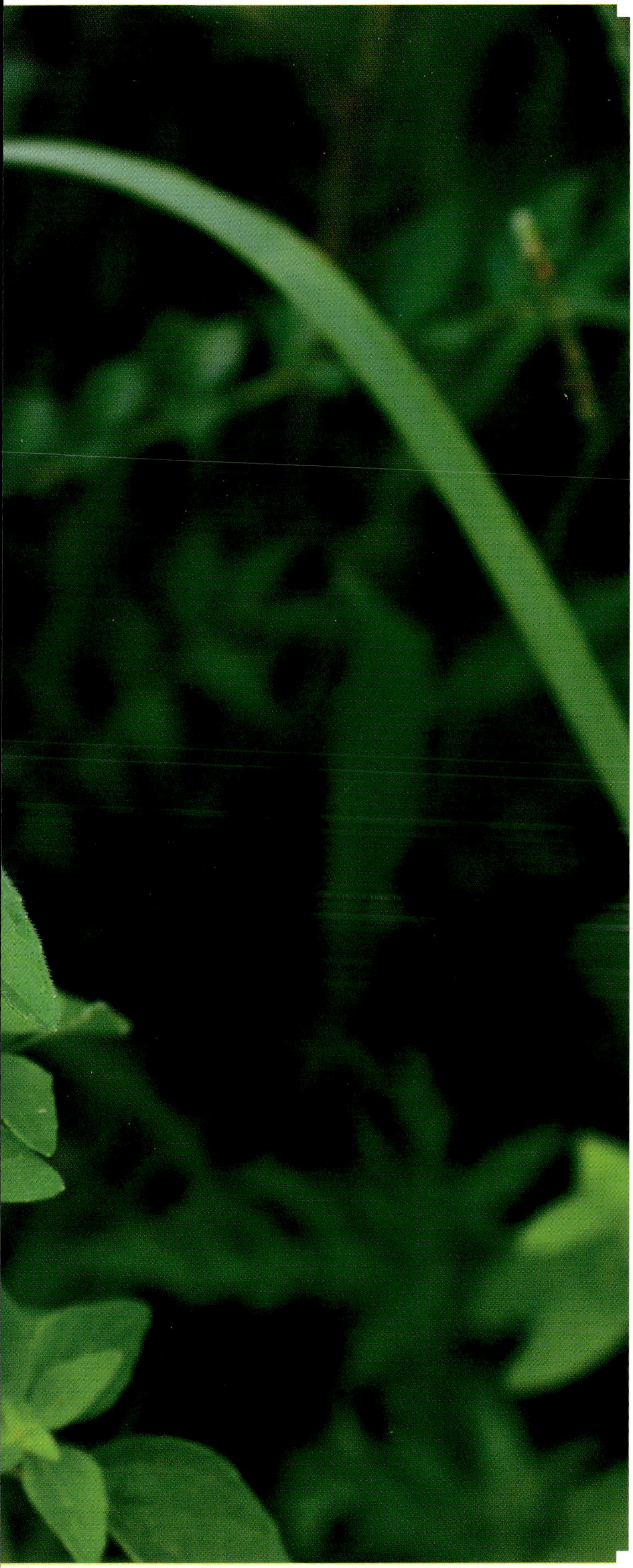

牛至

【水药名】 骂都孔。

【别　名】 五香草、香草、满山香、兰香草、琦香、小甜草。

【来　源】 本品为唇形科植物牛至 *Origanum vulgare* L. 的全草。

【性味归经】 味辛，性温。归肺、胃、肝经。

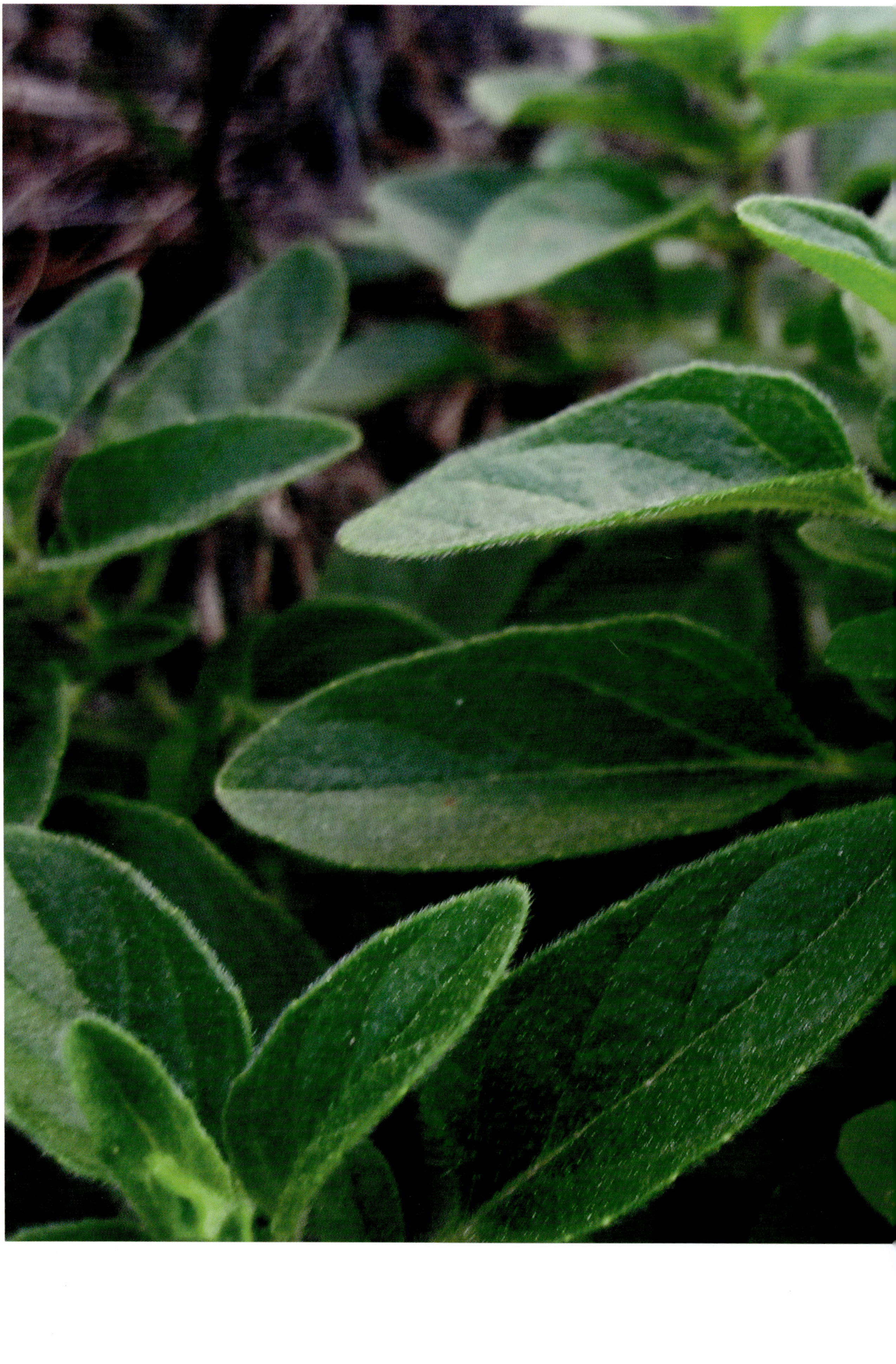

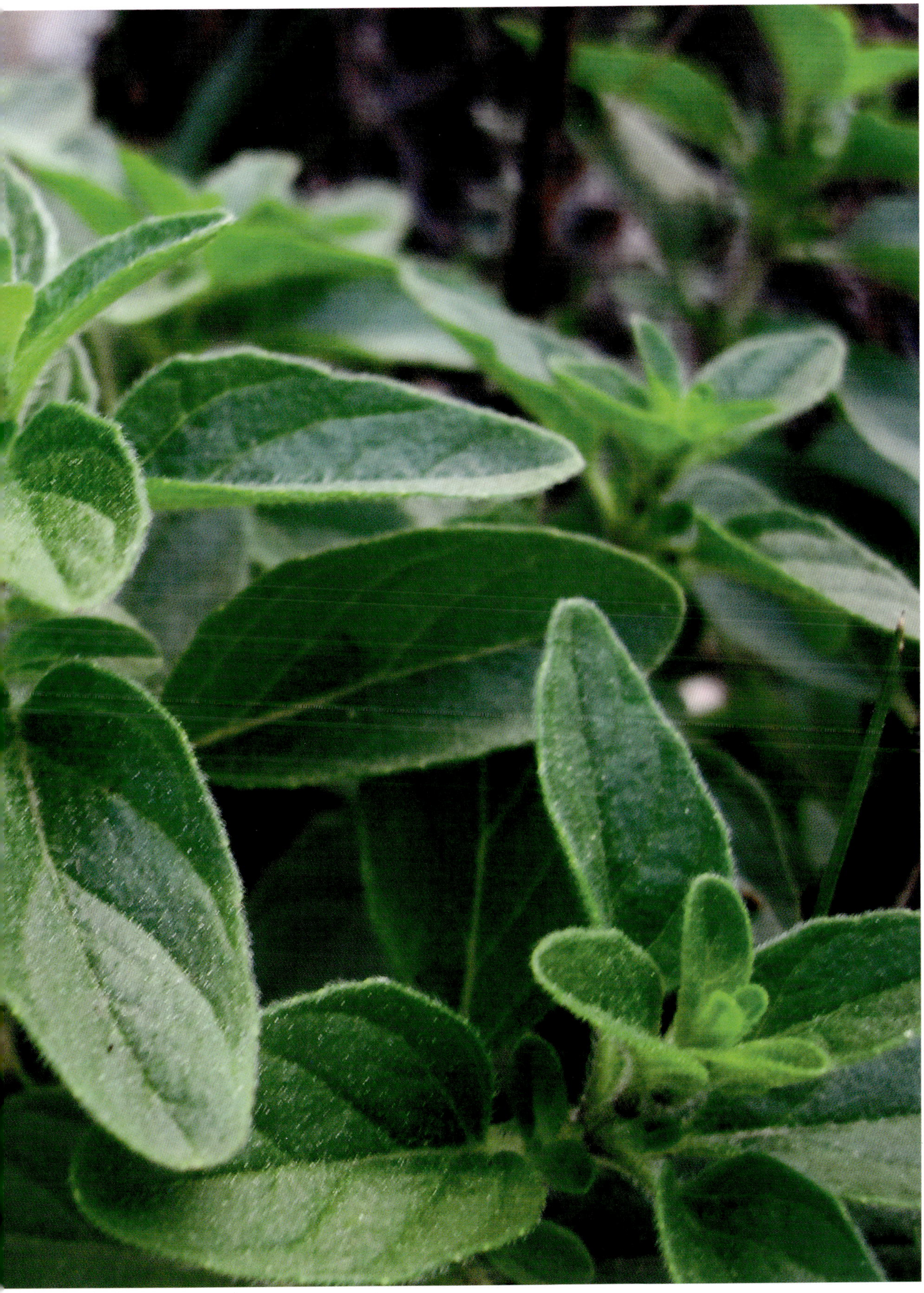

牛至

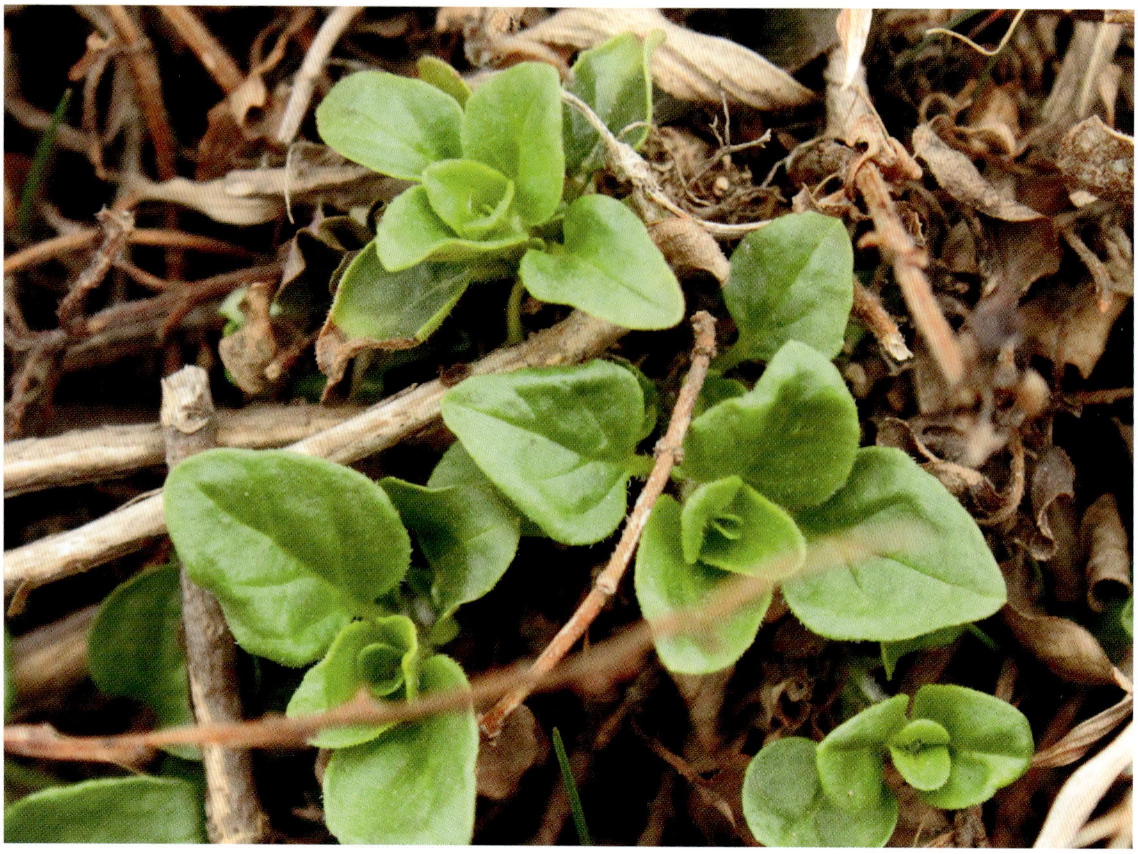

牛至

识别特征

多年生草本，高 20 ~ 60 cm，芳香。茎直立，四棱形，多分枝，基部木质，上部有毛。叶对生，有短柄，叶片宽卵圆形，长 10 ~ 30 mm，宽 6 ~ 15 mm，先端钝，全缘，两面有腺点和细毛。5—6 月开花，花密集成顶生的伞房状聚伞圆锥花序，花两性，较小的为雌花，花冠二唇形，紫白色。小坚果褐色，包围于宿萼内。

生境分布

生长于向阳岩石草坡及林边。分布于云南、四川、贵州、陕西、甘肃、新疆、江苏、安徽、浙江、江西、福建、台湾、河南、湖北、湖南、广东、西藏等省区。

采收加工

7—8 月开花前割起地上部分，或将全草连根拔起，抖净泥沙，鲜用或扎把晒干。

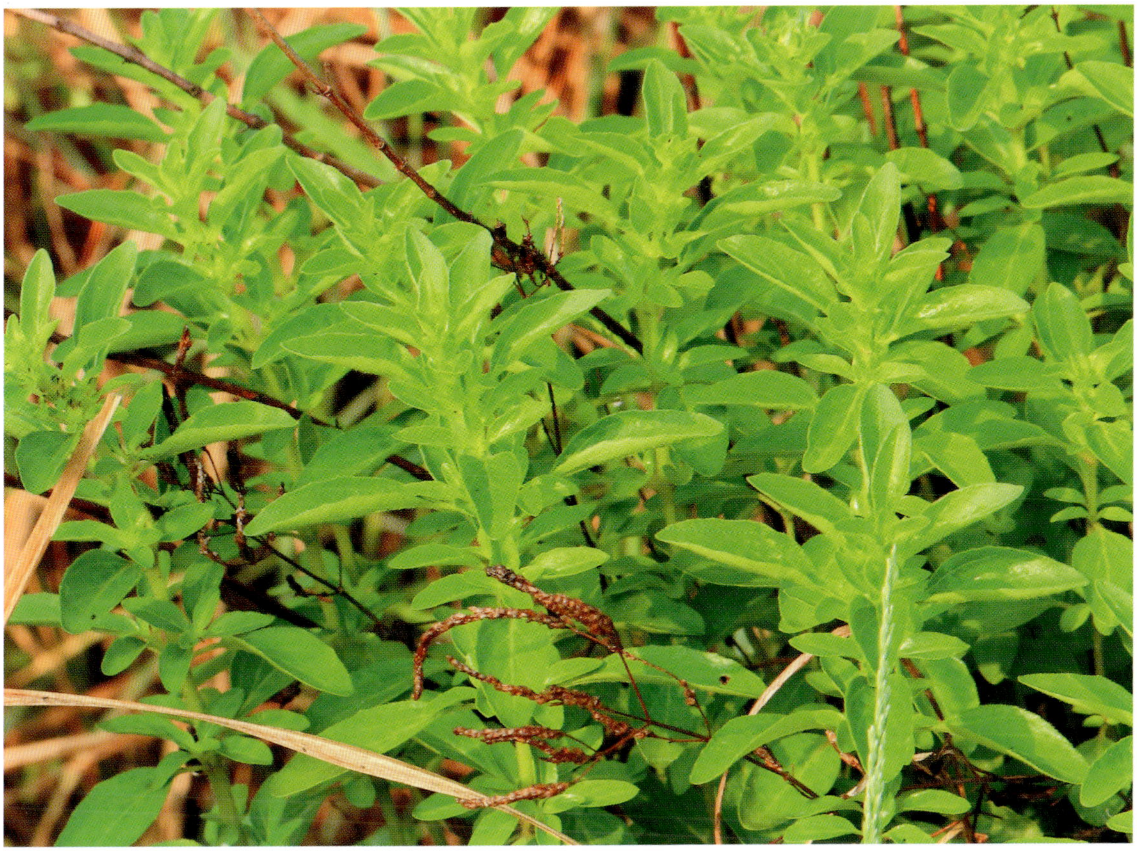

牛至

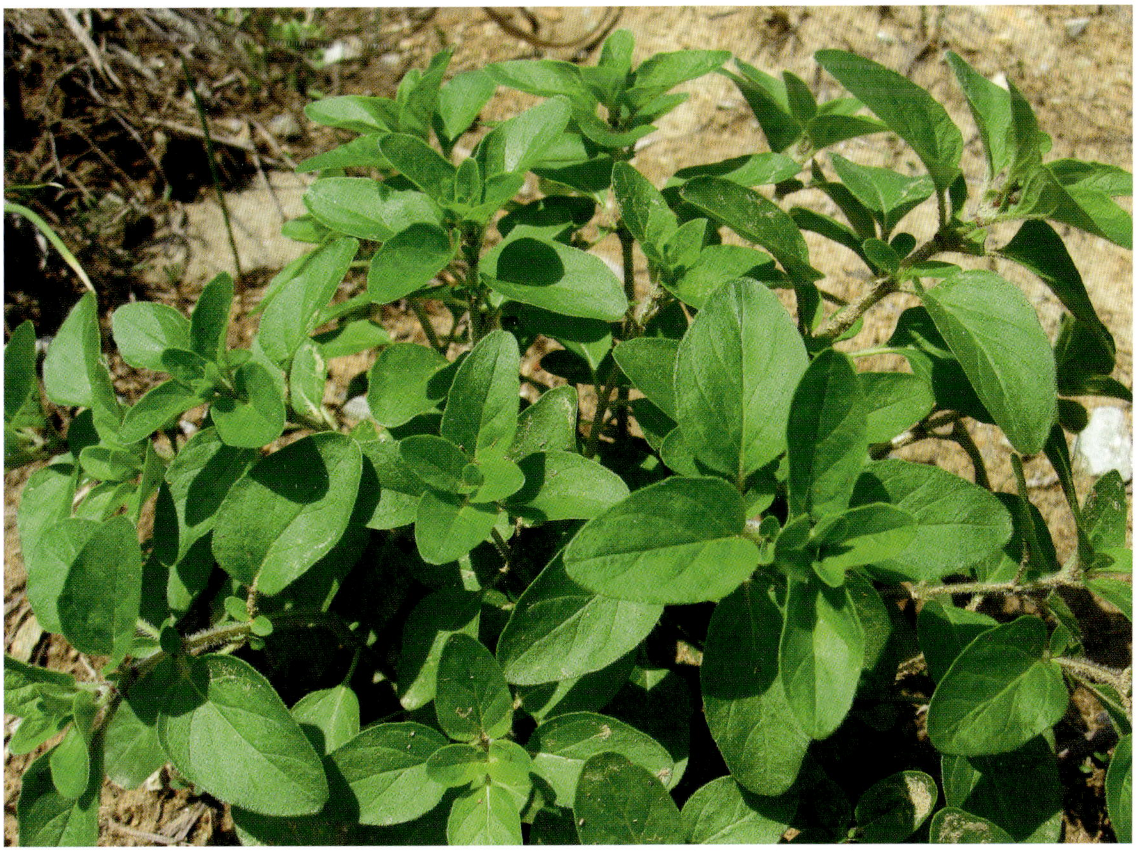

牛至

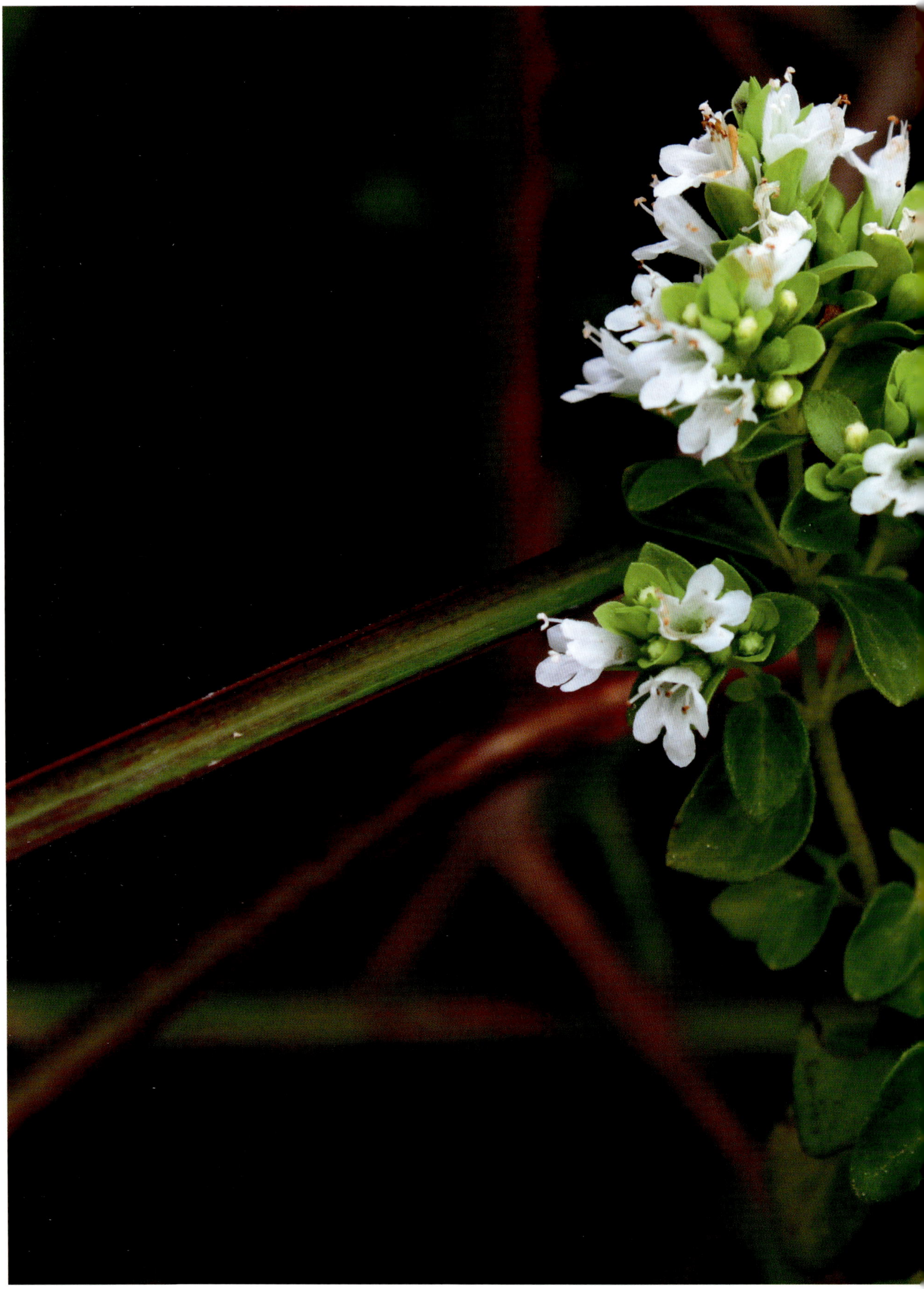

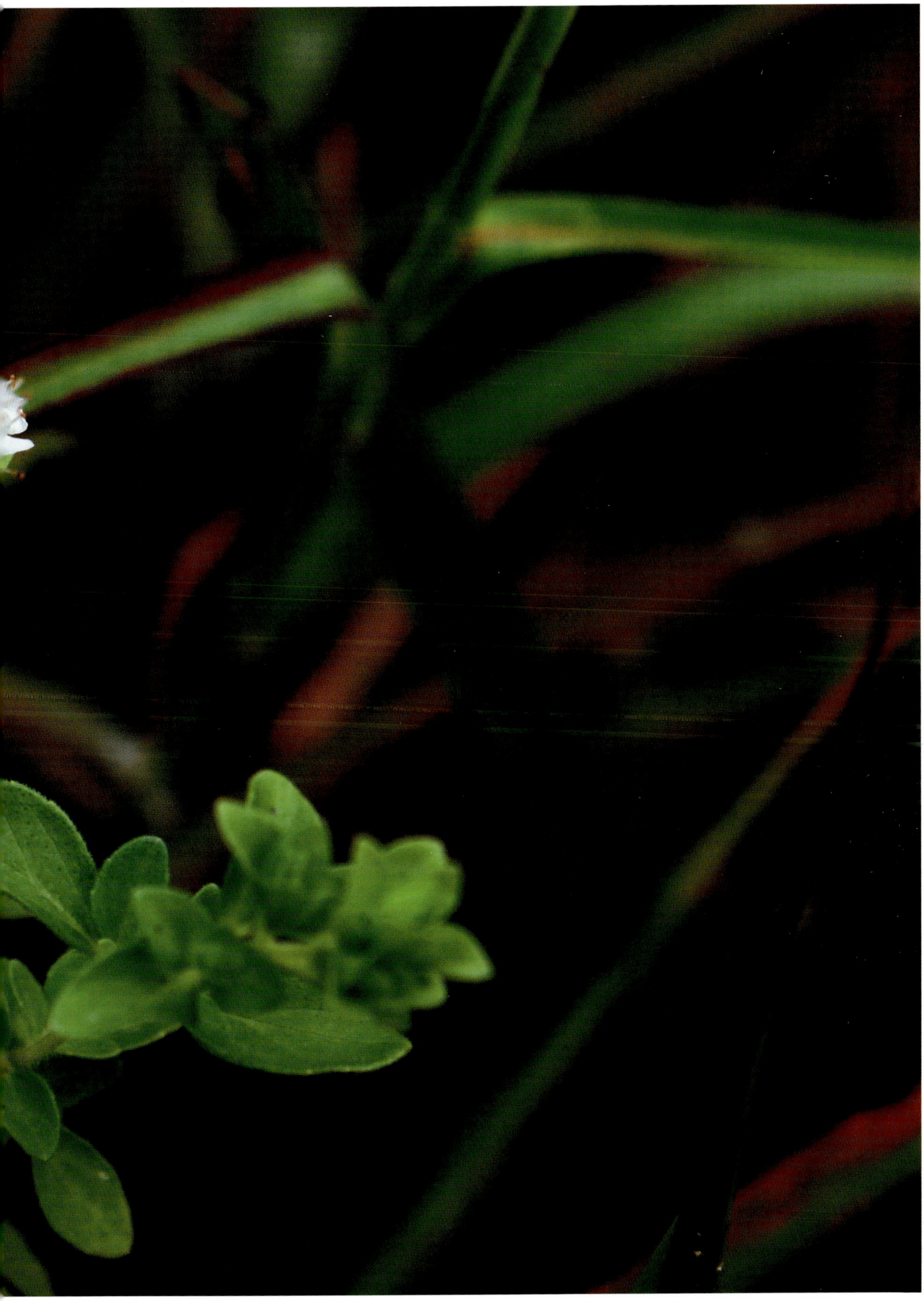

牛至

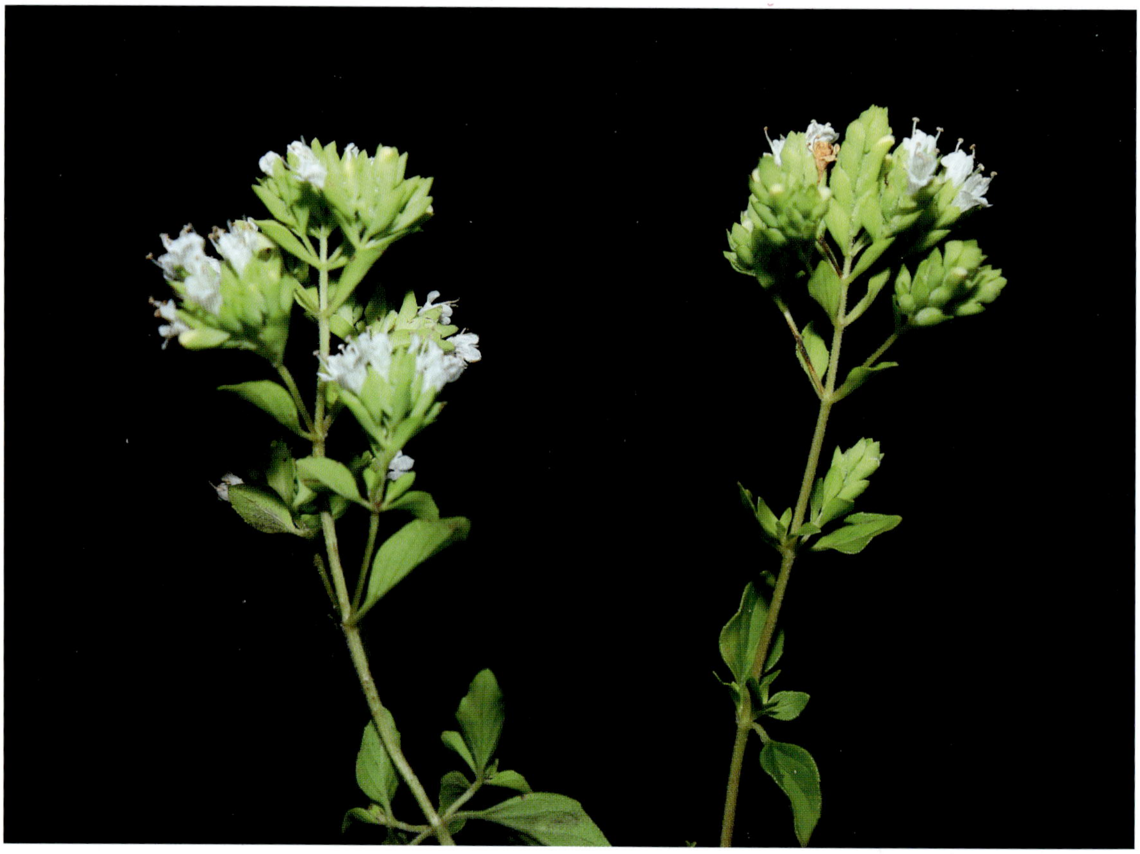

牛至

药材鉴别

全草长 23 ~ 50 cm。根较细小，略弯曲，直径 2 ~ 4 mm，表面灰棕色；质略韧，断面黄白色。茎呈方柱形，紫棕色至淡棕色，密被细毛，节明显，节间长 2 ~ 5 cm。叶对生，多皱褐或脱落，暗绿色或黄绿色，完整者展开后叶卵形或宽卵形，长 1.5 ~ 3 cm，宽 0.7 ~ 1.7 cm，先端钝，基部圆形，全缘两面均有棕黑色腺点及细毛。聚伞花序顶生；苞片倒长卵形，黄绿色或黄褐色，有的先端带紫色；花萼钟状，先端 5 裂，边缘密生白色细柔毛。小坚果扁卵形，红棕色。气微香，味微苦。以叶多、气香浓者为佳。

功效主治

发汗解表，消暑化湿。主治中暑，湿热感冒，湿温，急性胃肠炎，腹痛。

用法用量

内服：10 ~ 15 g，煎汤；或研末，入丸、散。

民族药方

1. 暑湿感冒 牛至、薄荷、香薷各15 g，黄荆子、荆芥、菊花、羌活、黄芩各10 g，辛夷5 g。水煎服。

2. 湿温，汗出不扬，困倦乏力 牛至、苍术、藿香、黄荆子各15 g，羌活、紫苏梗、黄芩各10 g，桂枝5 g。水煎服。

3. 伤风发热、呕吐 牛至9 g，紫苏、枇杷叶各6 g，灯心草3 g。水煎服，每日3次。

4. 解热 牛至适量。泡茶喝。

5. 白带 牛至、硫黄各9 g。水煎服。

6. 皮肤湿热瘙痒 牛至（鲜草）250 g。煎水洗。

7. 多发性脓肿 牛至、南蛇藤各30 g。水、酒各半，炖豆腐服。

使用注意

表虚汗多者禁服。

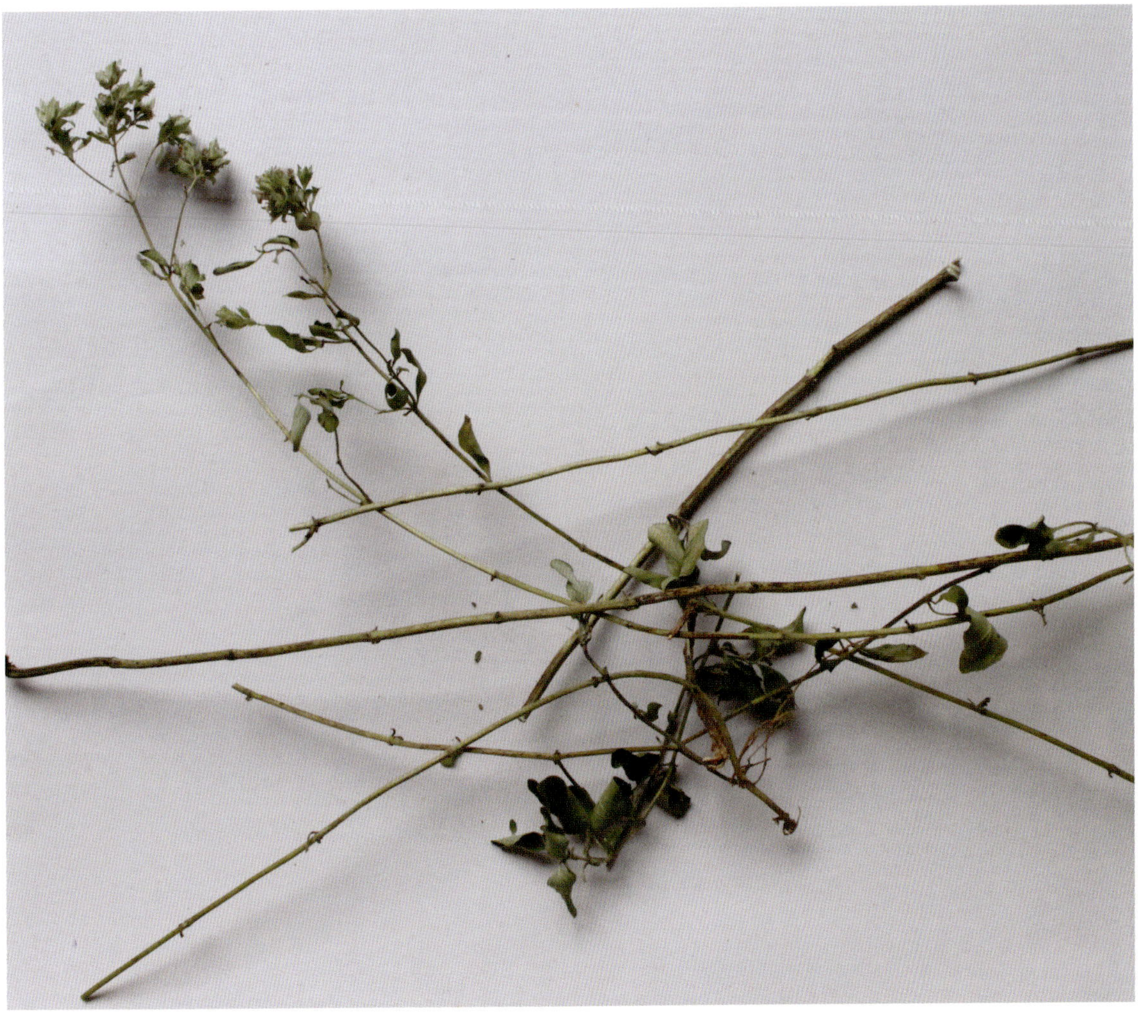

牛至药材

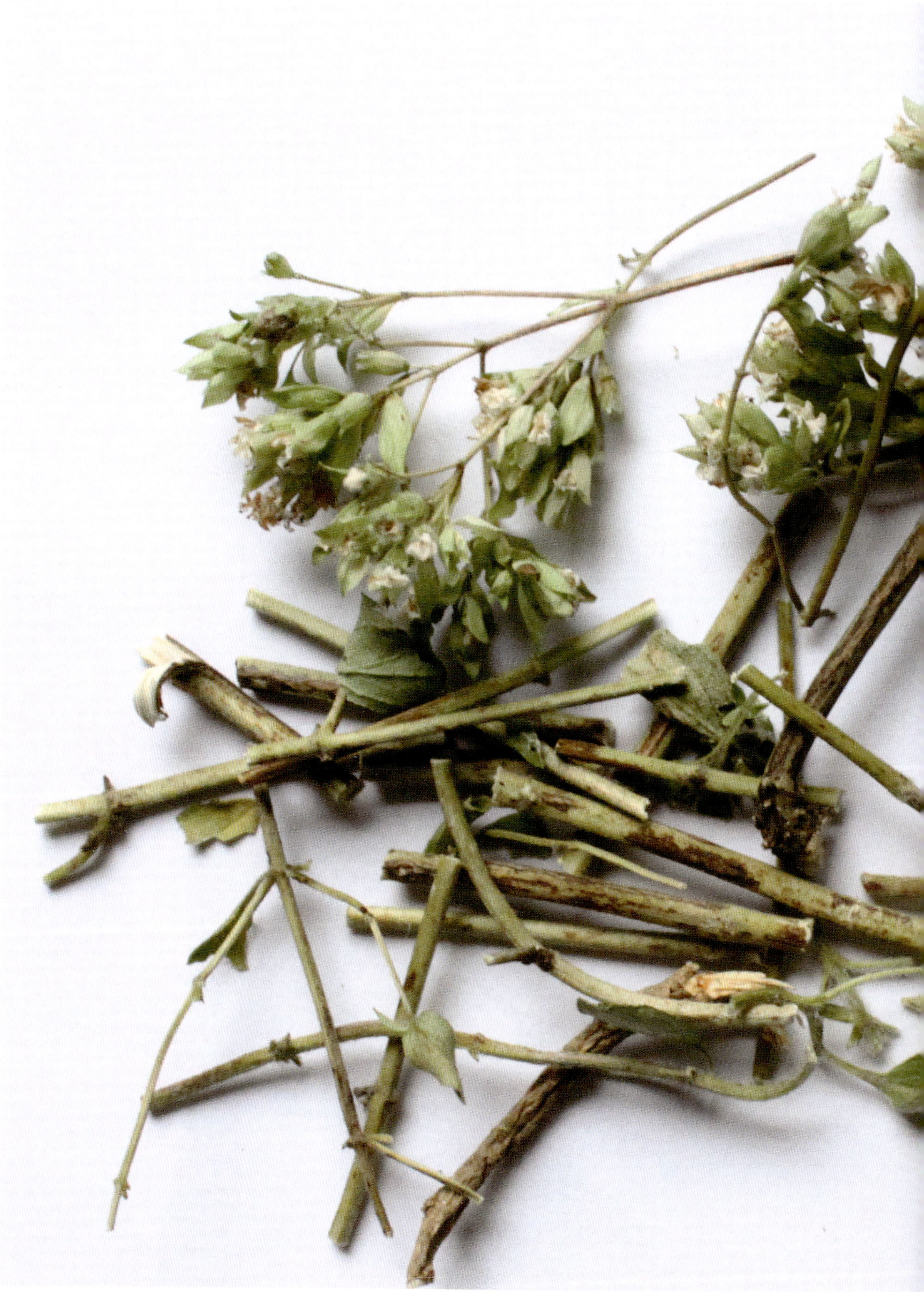

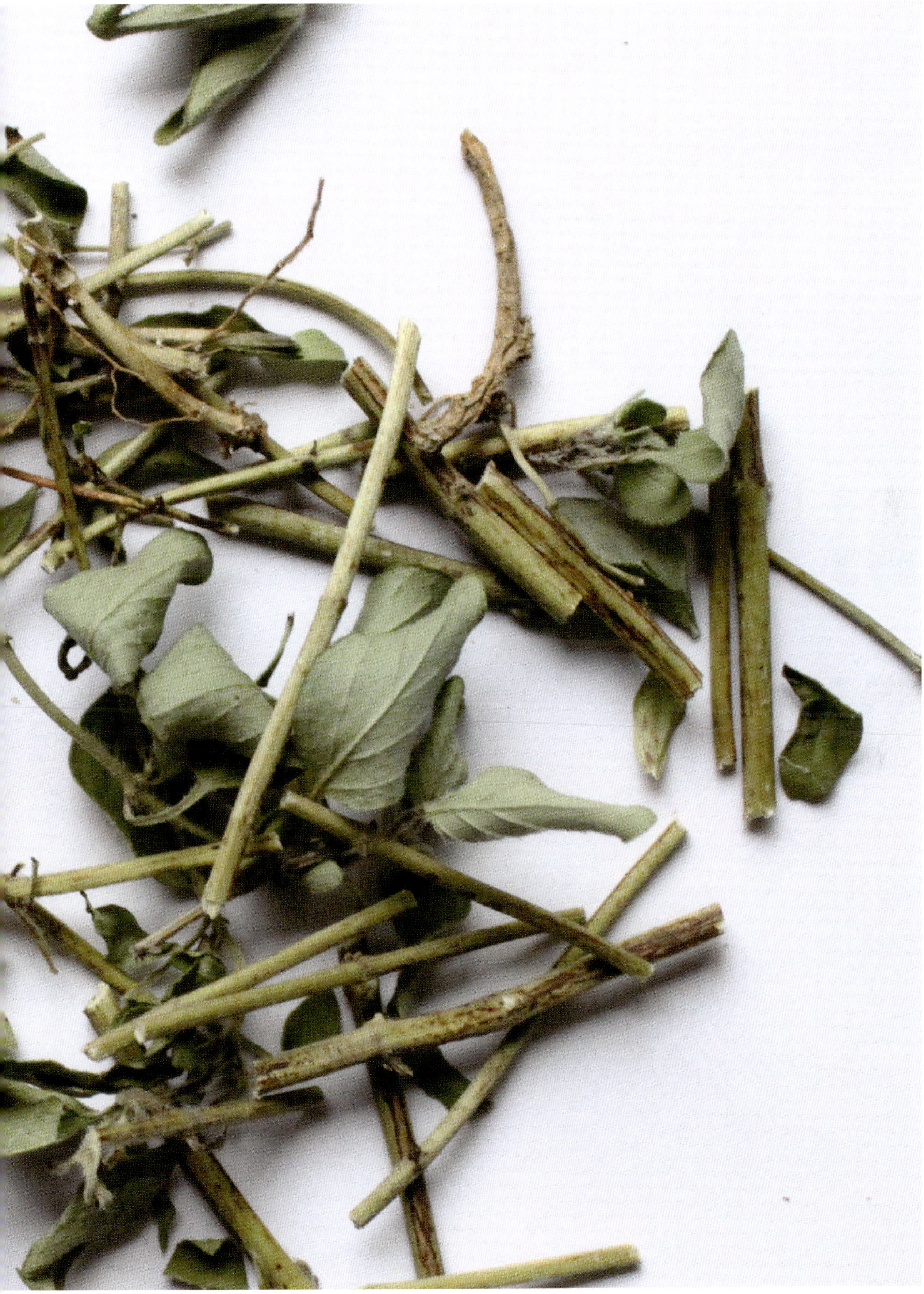

牛至饮片

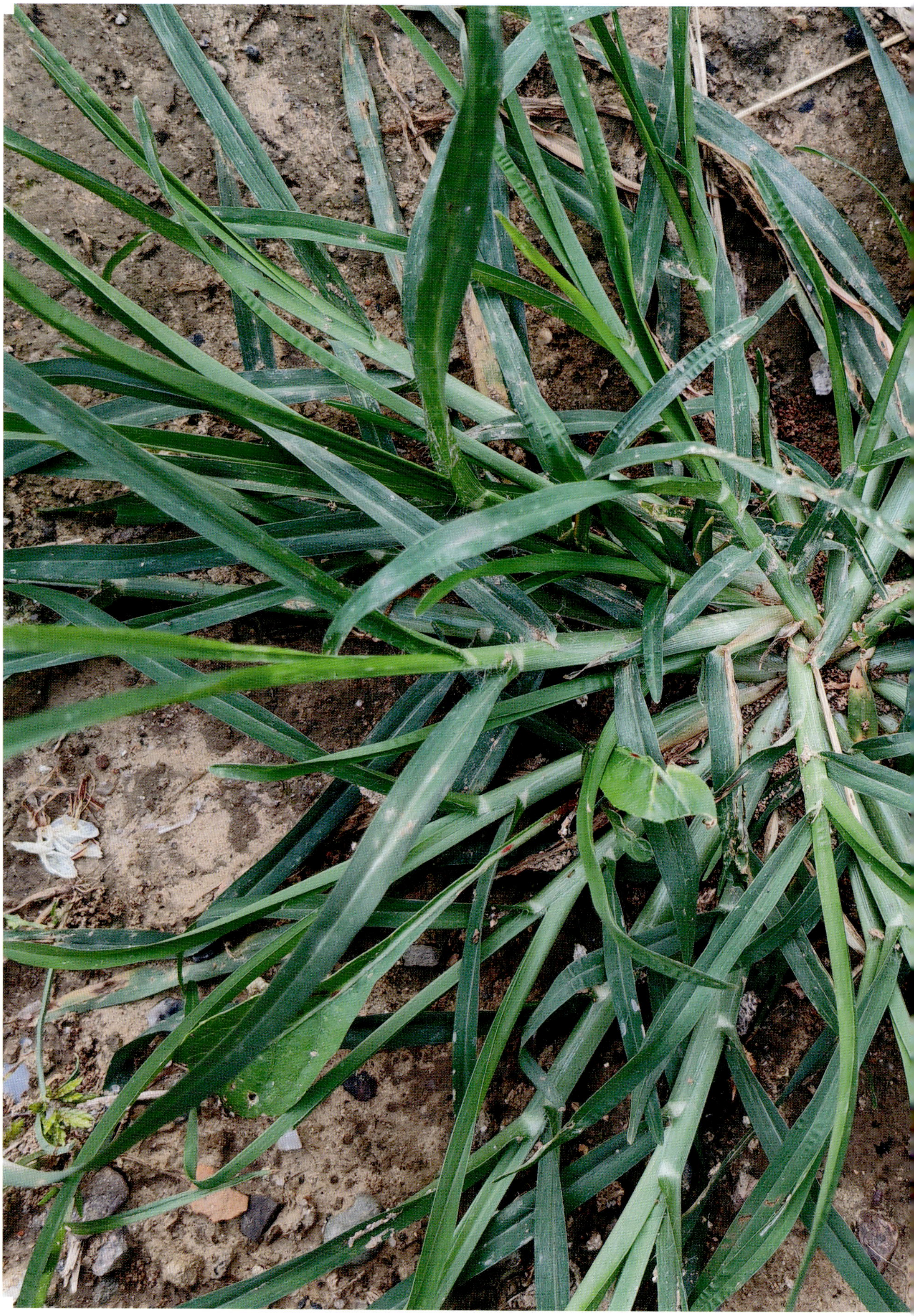

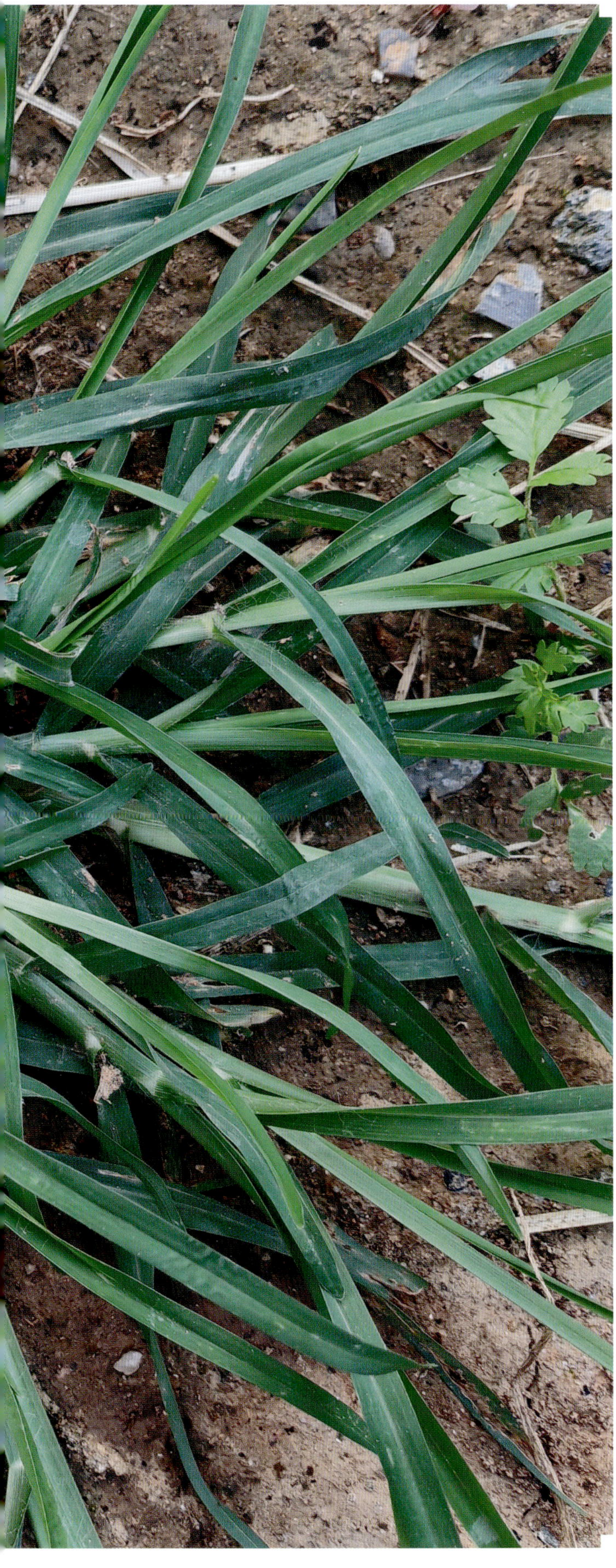

牛筋草

【水药名】香熬放。

【别　名】千金草、打鸡草、蟋蟀草、扁草。

【来　源】本品为禾本科植物牛筋草 *Eleusine indica* (L.) Gaertn. 的全草。

【性味归经】味甘，性凉。归肝、肺、胃经。

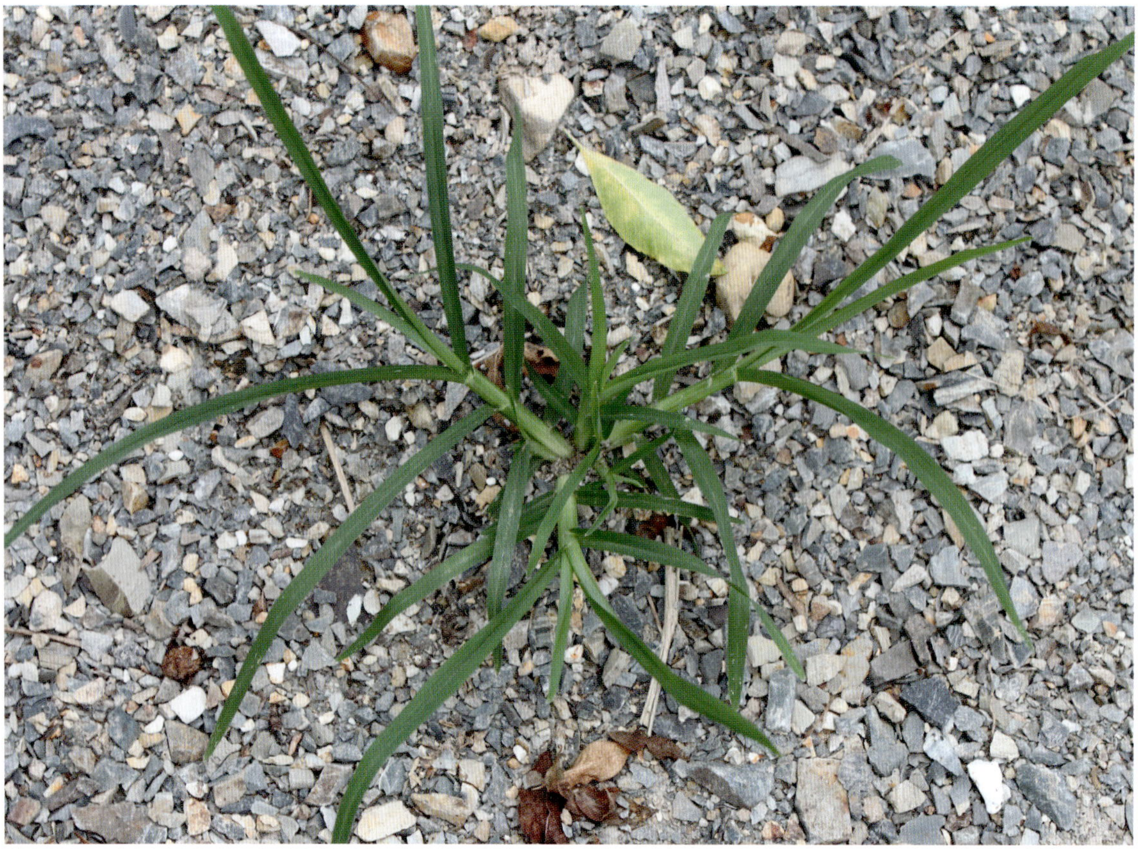

牛筋草

识别特征

一年生草本。须根细而密。秆丛生，直立或基部膝曲。叶片扁平或卷折，无毛或表面具疣柔毛。穗状花序，常为数个呈指状排列于茎顶端。种子距圆形，近三角形，有明显的波状皱纹。花、果期 6—10 月。

生境分布

习见于旷野荒芜的地方。全国各地有分布。

采收加工

8—9 月采挖，去或不去茎叶，洗净，鲜用或晒干。

药材鉴别

本品根呈须状，黄棕色，直径 0.5 ~ 1 mm。茎呈扁圆柱形，淡灰绿色，有纵棱，节明显，节间长 4 ~ 8 mm，直径 1 ~ 4 mm。叶线形，长达 15 cm，叶脉平行条状。穗状花序数个呈指状排列于茎顶端常为 3 个，气微，味淡。

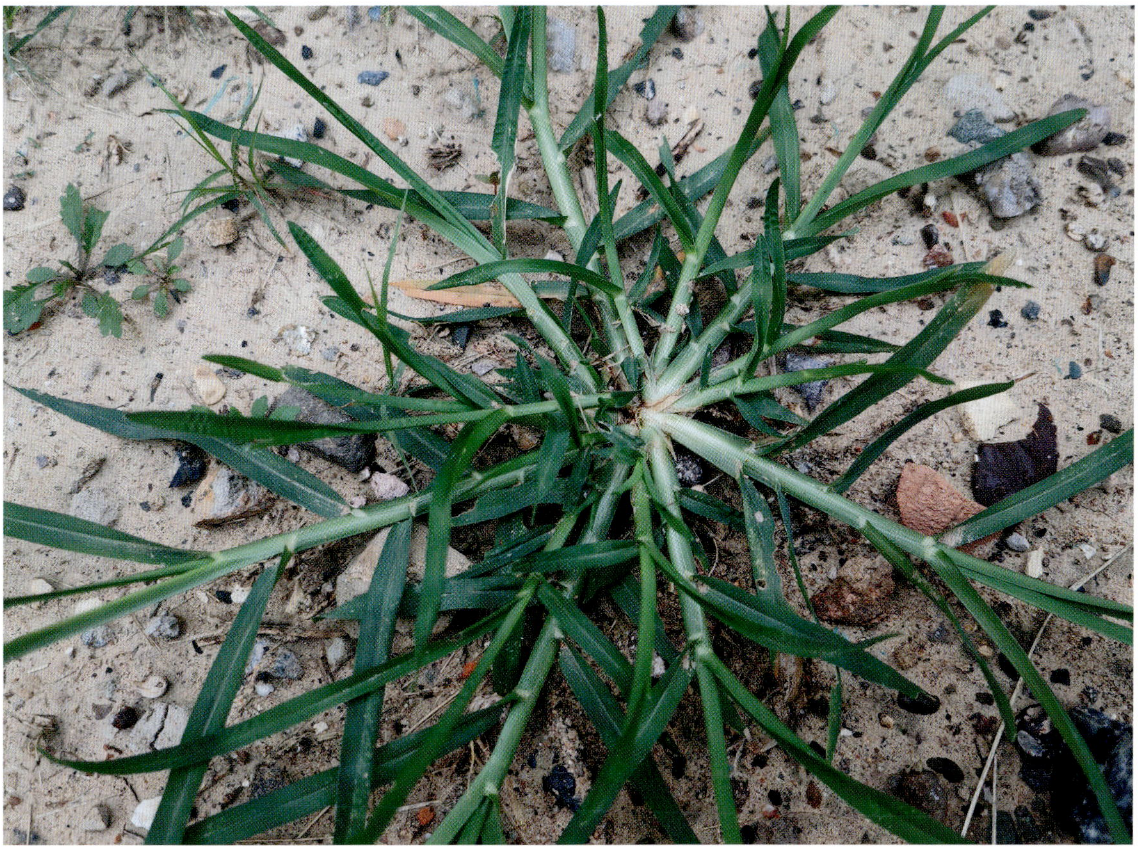

牛筋草

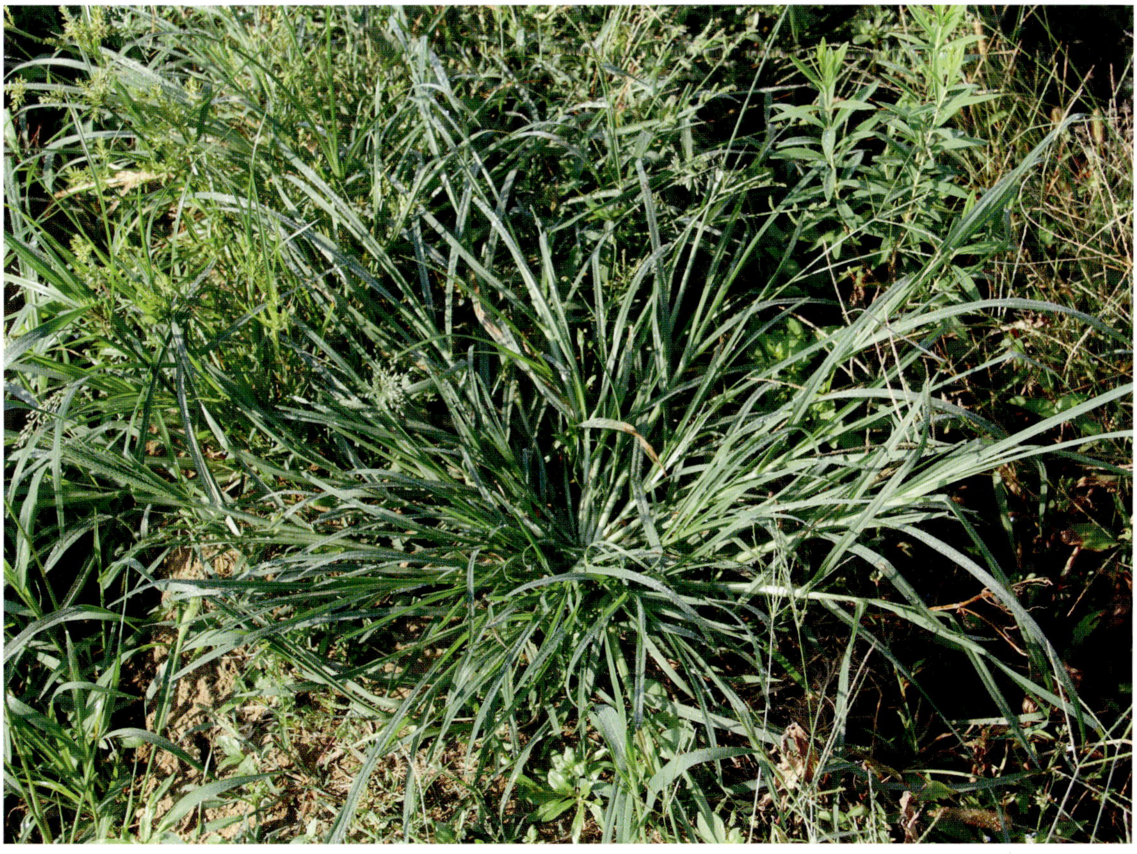

牛筋草

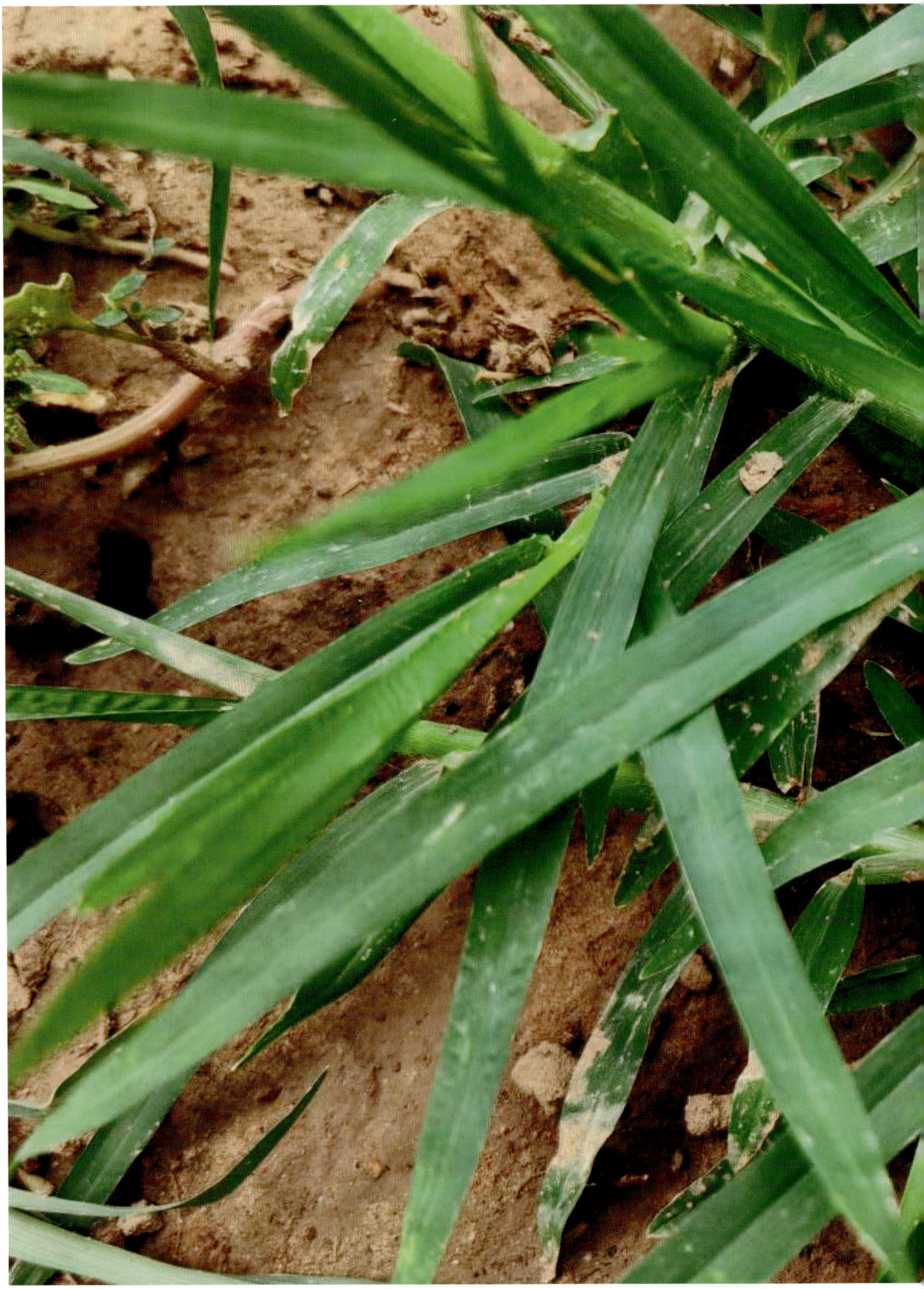

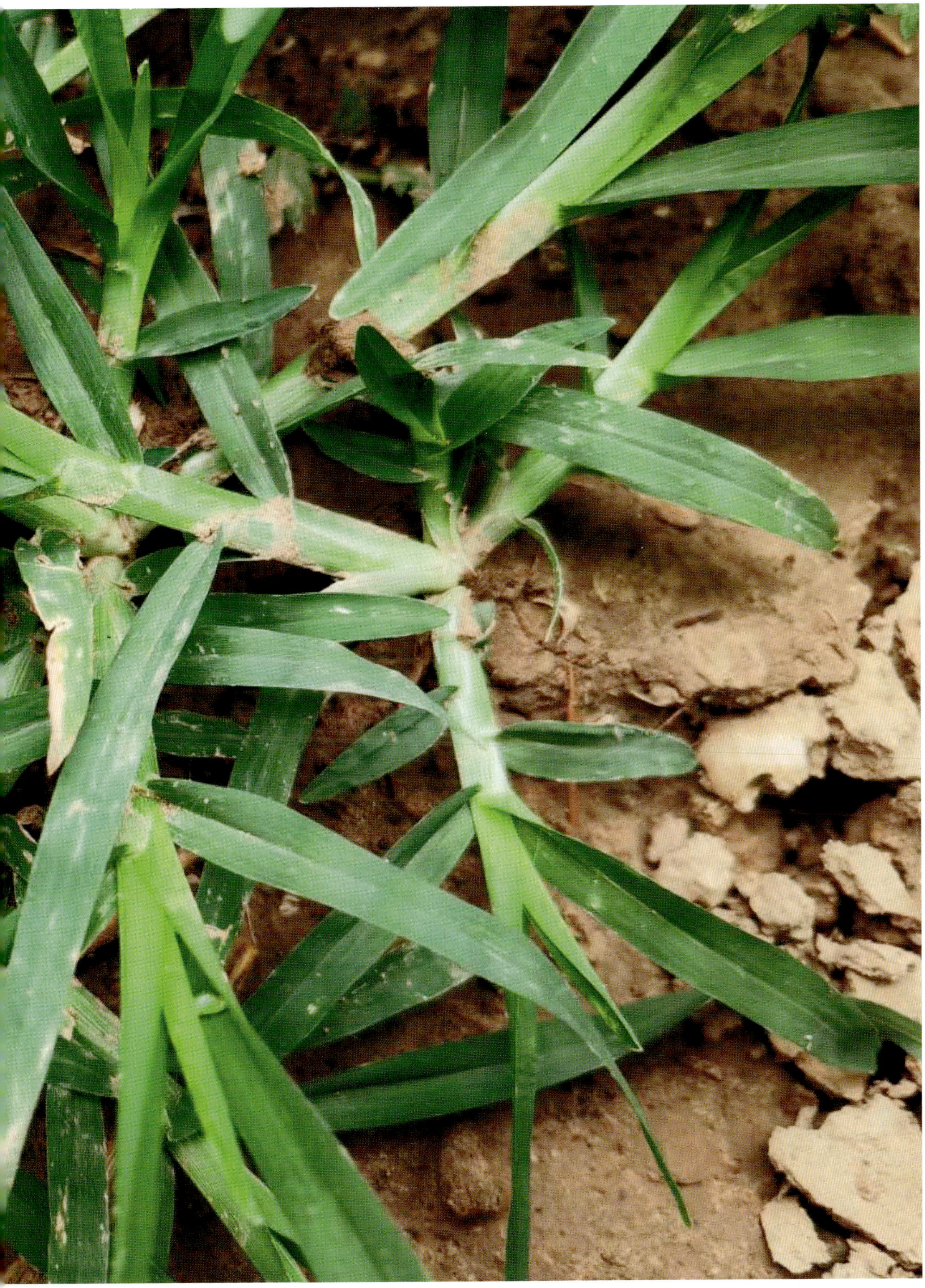

牛筋草

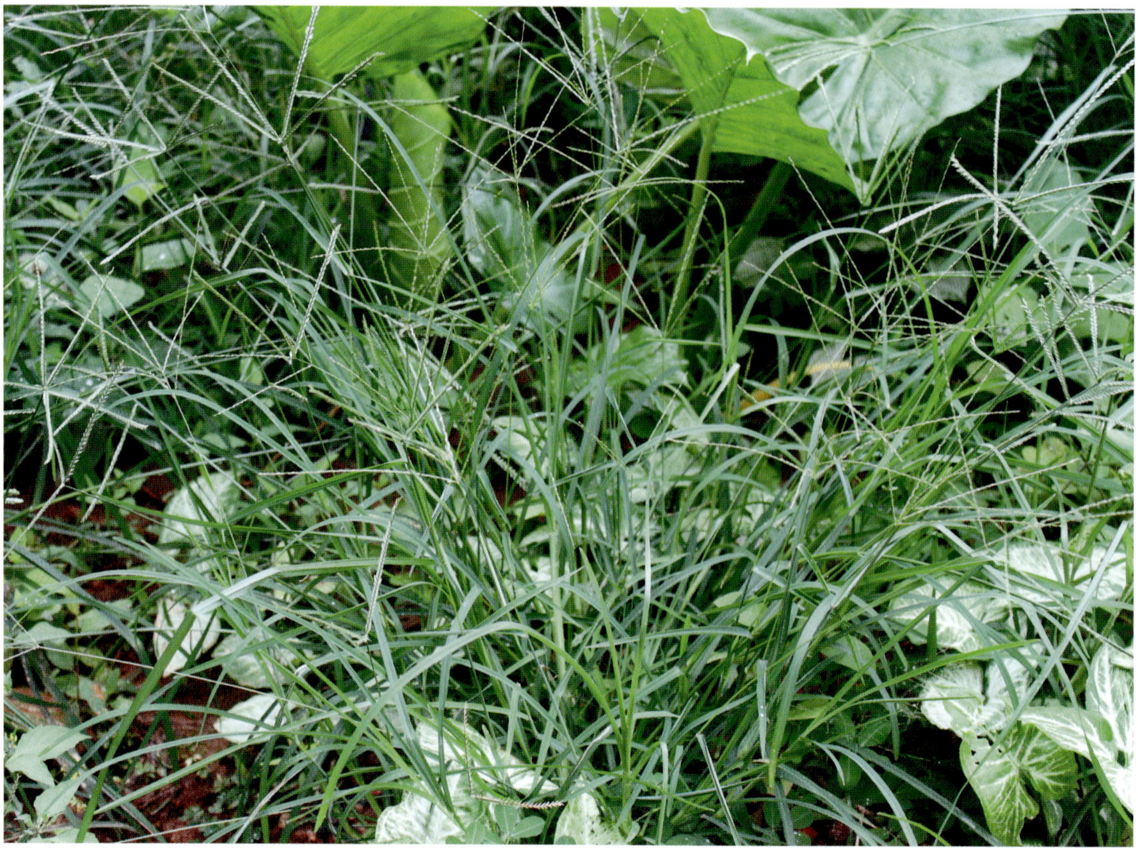

牛筋草

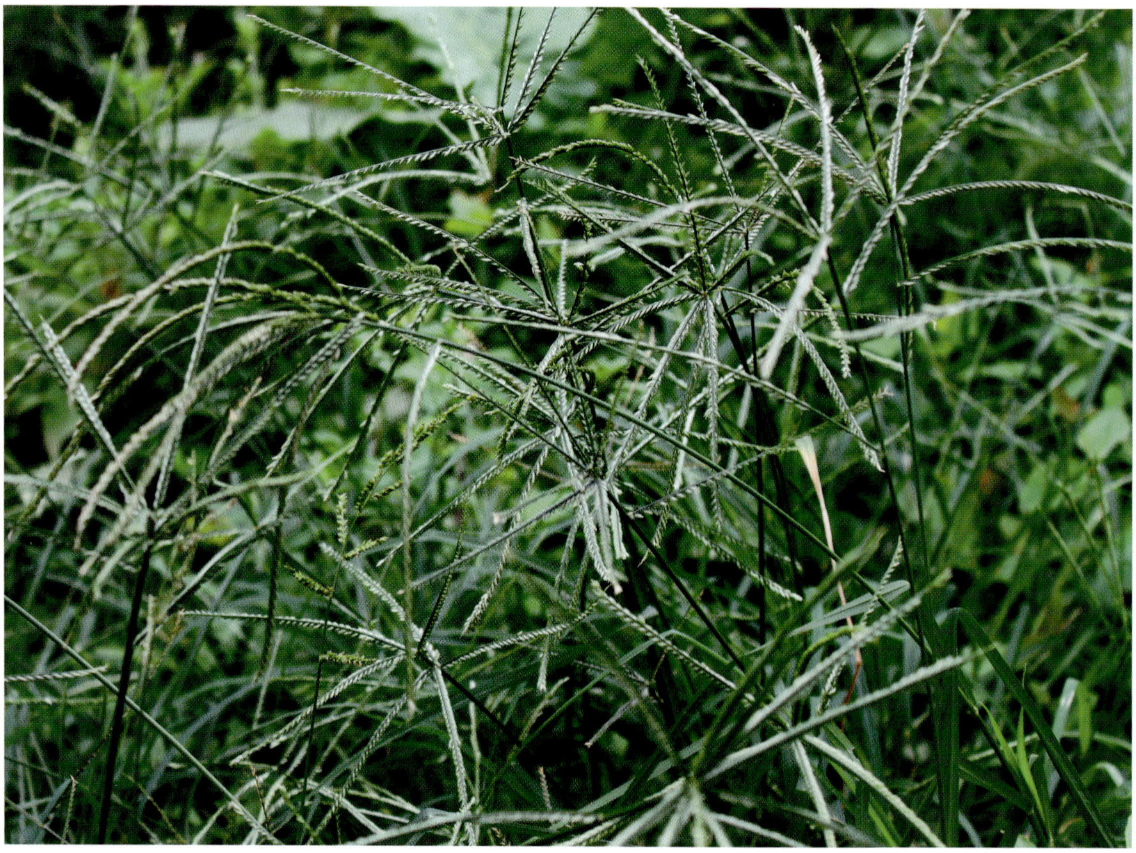

牛筋草

功效主治

清热，利湿。主治伤暑发热，小儿急惊，黄疸，痢疾，淋病，小便不利，并能防治流行性乙型脑炎。

用法用量

内服：10 ~ 30 g，煎汤；或捣汁饮。

民族药方

1．热淋，小便艰涩　牛筋草 30 g，金钱草、滑石各 15 g，金丝草 10 g。水煎服。

2．预防流行性乙型脑炎　牛筋草 300 g，一枝黄花 250 g，贯众、野菊花各 100 g。加水 5 000 mL，煎取 2 500 mL，为 10 人量，每日早、晚各服 1 次。

3．高热、抽筋神昏　鲜牛筋草 120 g。水 3 碗炖成 1 碗，食盐少许，12 h 内服尽。

4．脱力黄，劳力伤　牛筋草 50 g，雌乌骨鸡 1 只。牛筋草洗去泥后置于鸡腹内蒸熟，去草食鸡。

5．湿热黄疸　鲜牛筋草 60 g，山芝麻 30 g。水煎服。

6．小儿热结，小腹胀满，小便不利　鲜牛筋草 60 g。酌加水煎成 1 碗，分 3 次，饭前服。

使用注意

不宜久服。

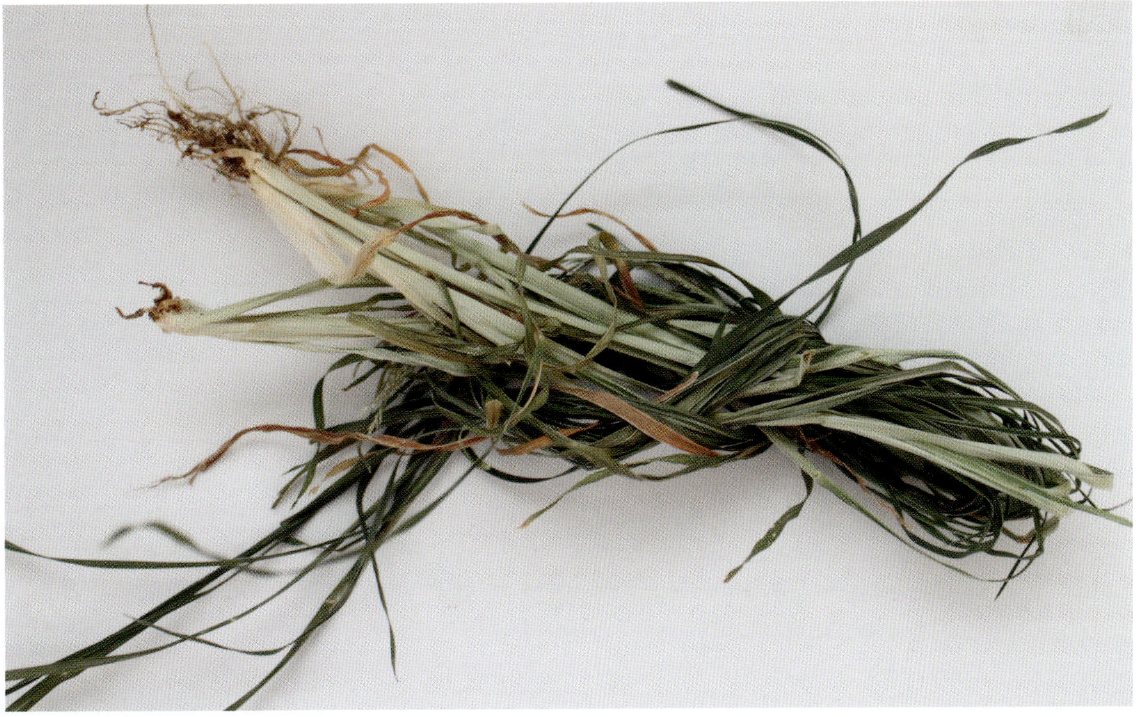

牛筋草药材

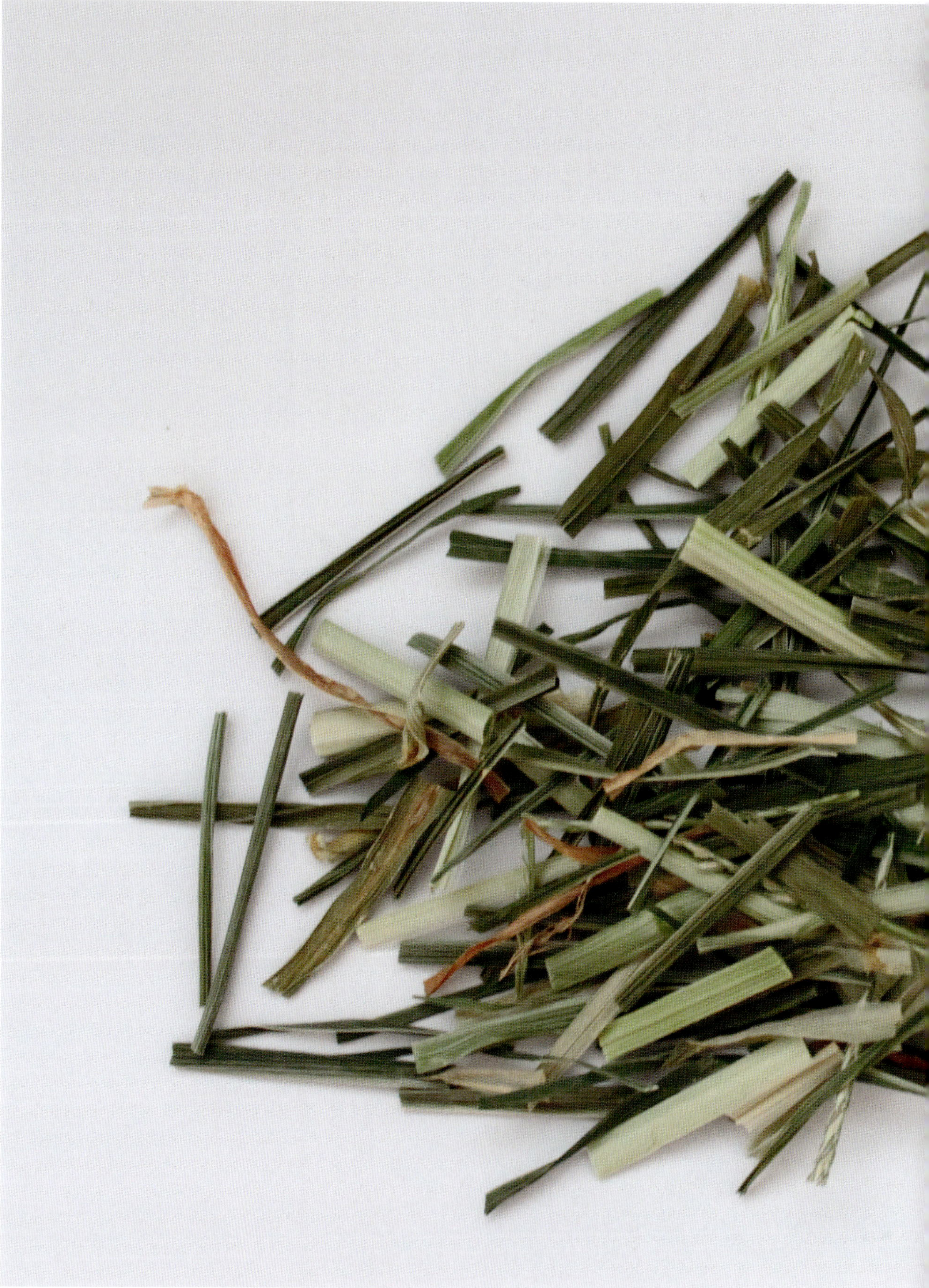

牛筋草饮片

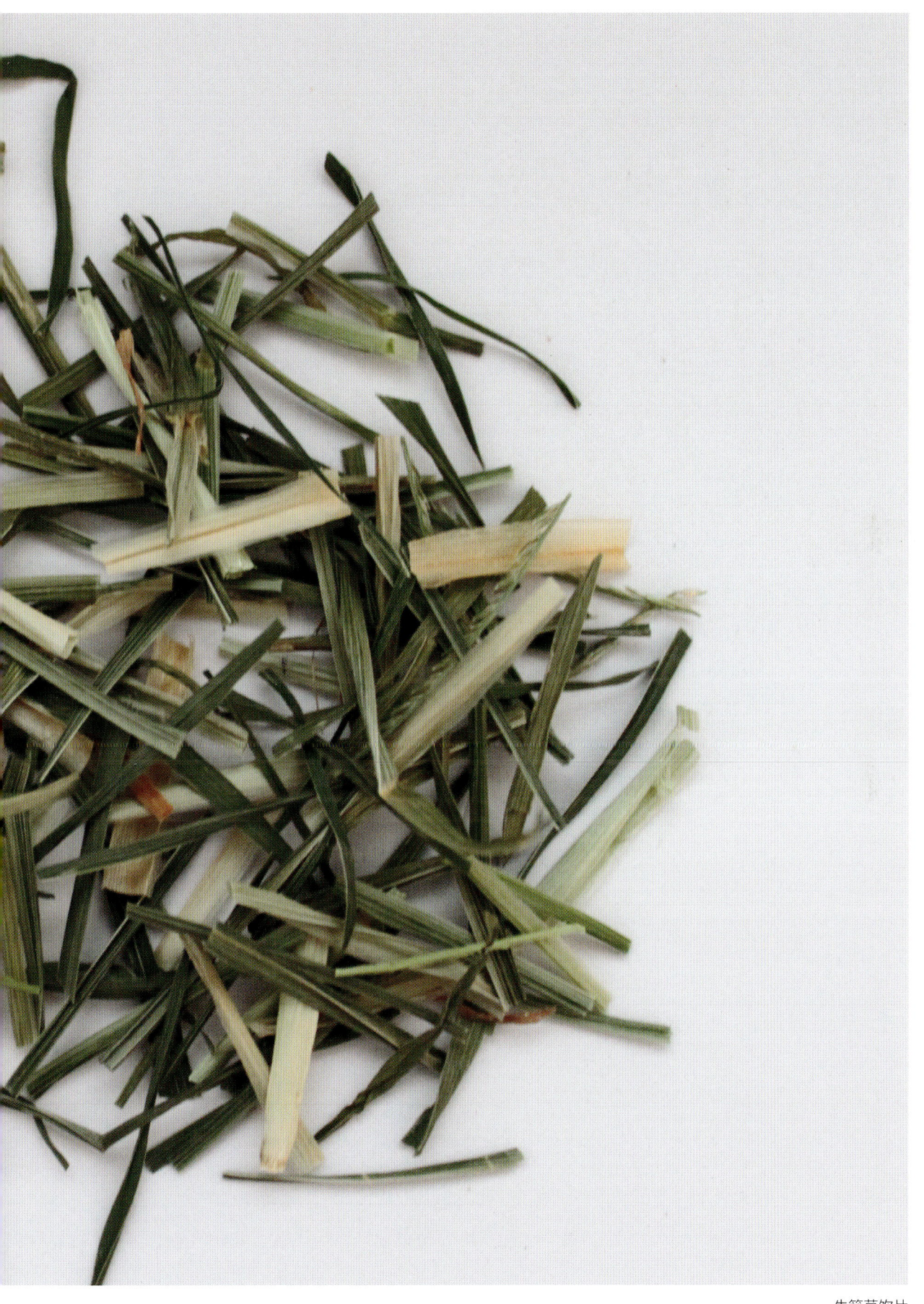

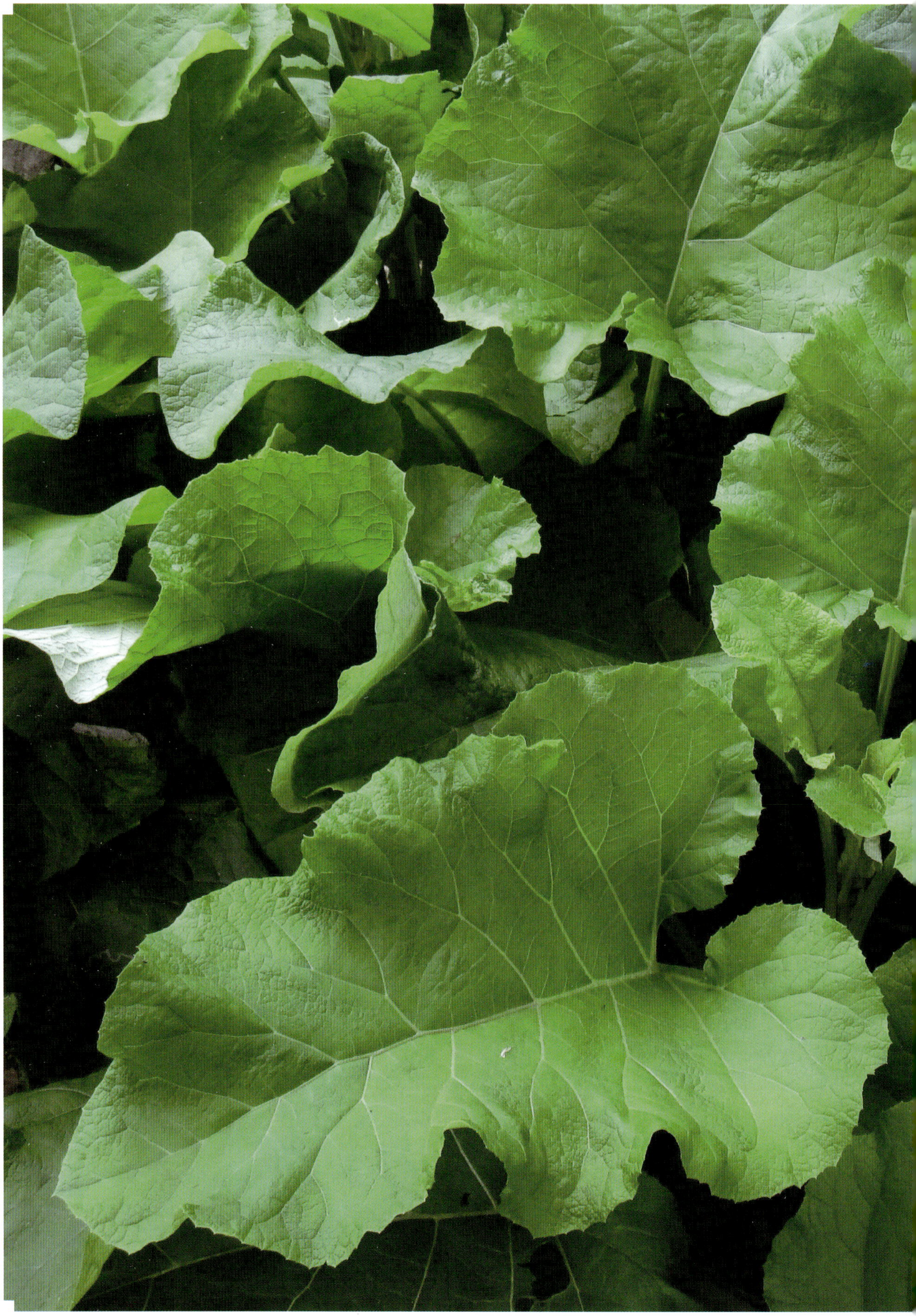

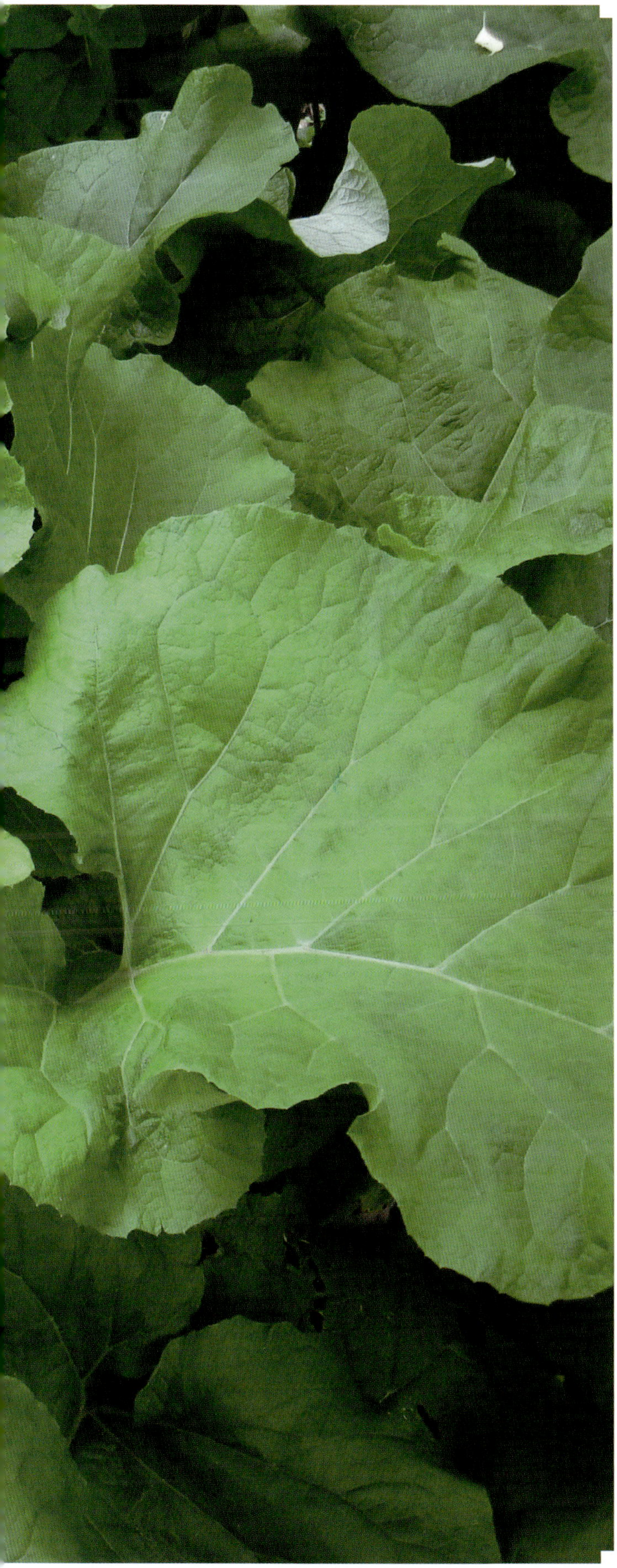

牛蒡子

【水 药 名】假抹满。

【别　　名】恶实、大力子、毛锥子、夜叉头、象耳朵。

【来　　源】本品为菊科植物牛蒡 *Arctium lappa* L. 的果实、根和茎叶。

【性味归经】味辛、微苦，性寒。归肺、胃经。

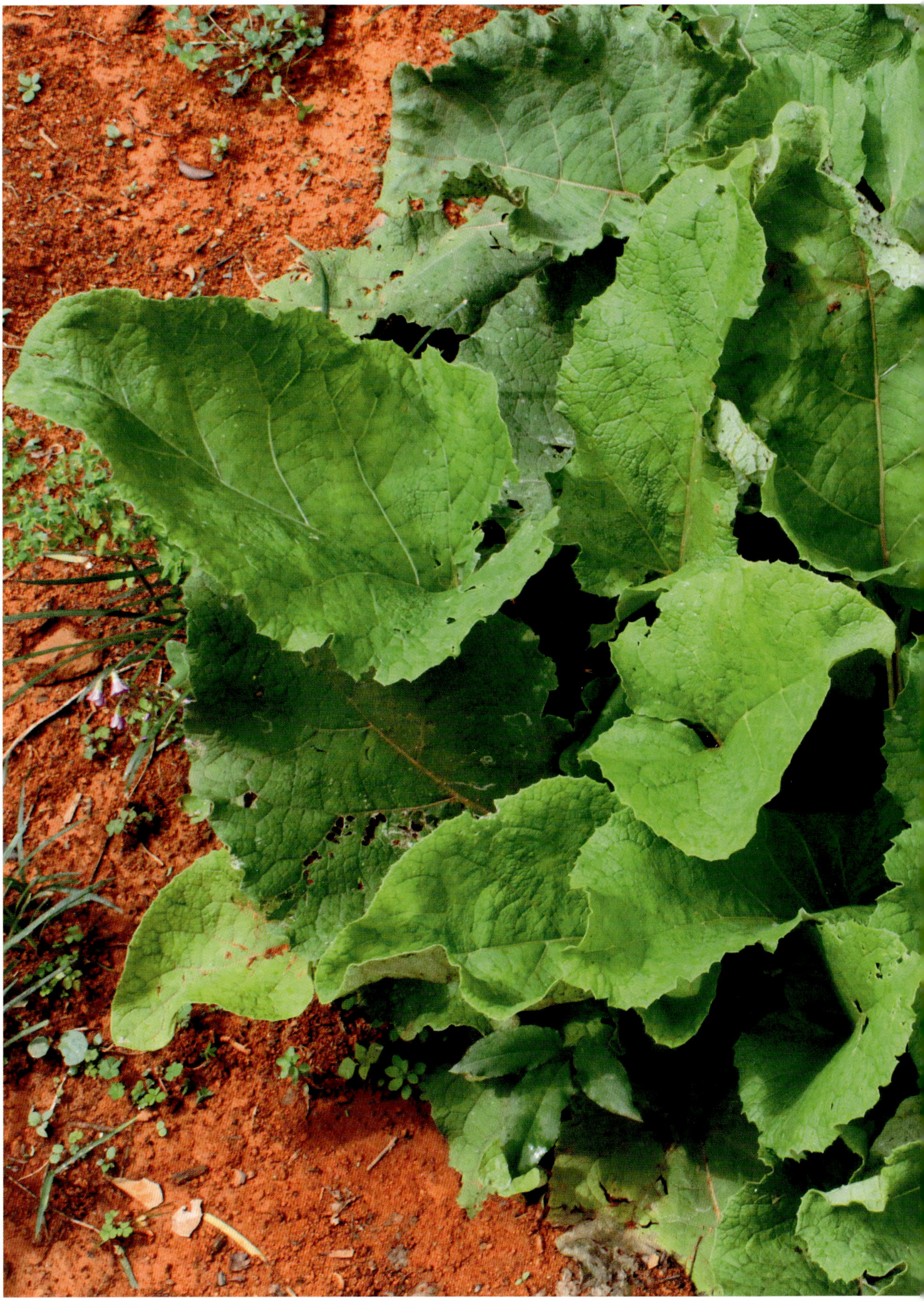

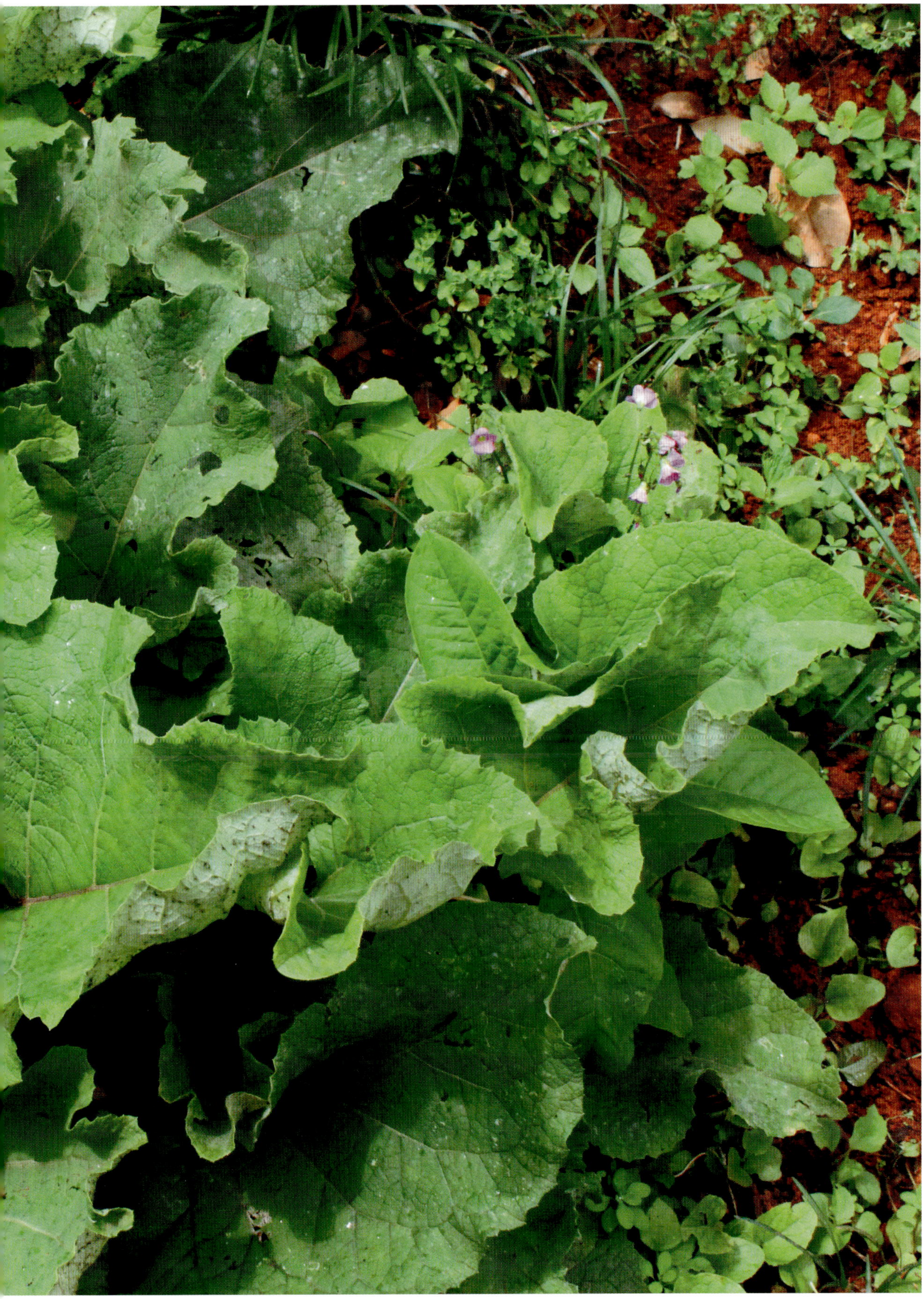

牛蒡

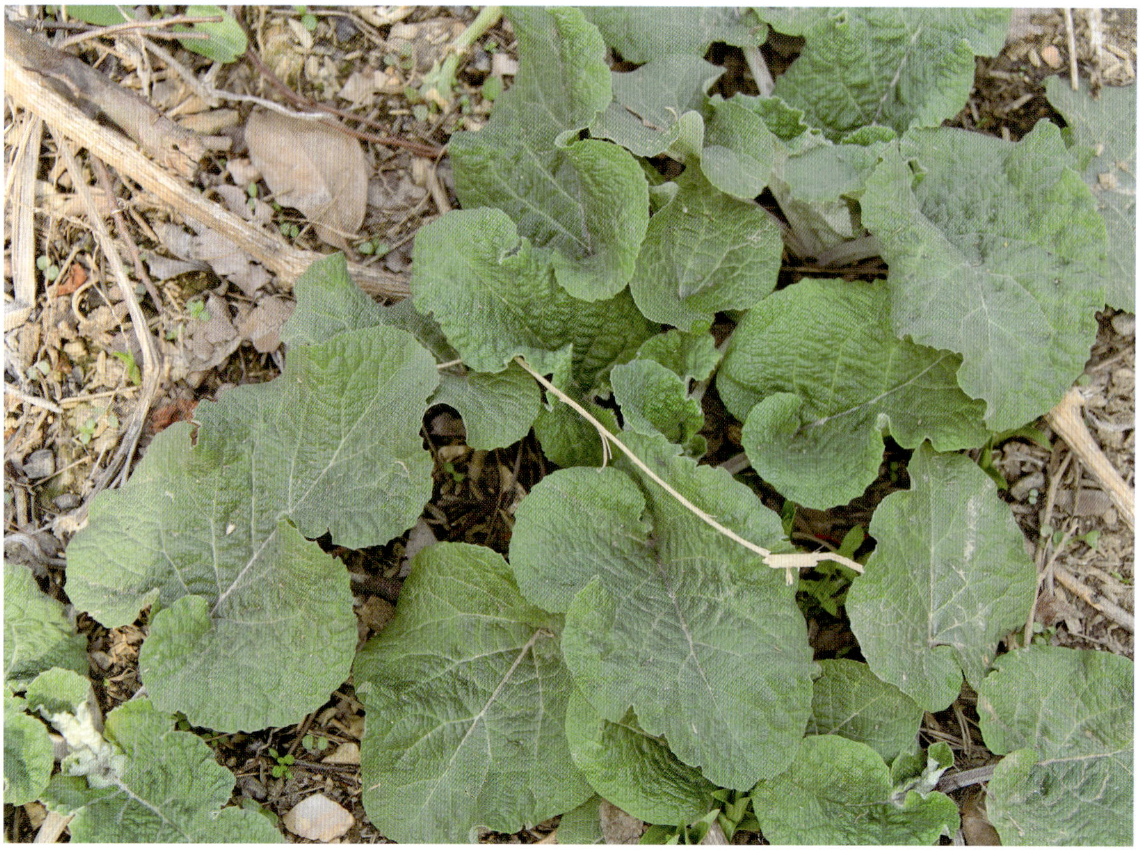

牛蒡

识别特征

二年生草本。上部多分枝。根生叶丛生，茎生叶互生；叶大，有长叶柄；叶片广卵形或心脏形，边缘稍带波状或呈齿牙状，上面深绿色，光滑，下面密生灰白色短柔毛。头状花序丛生，着生长于枝端，排列成伞房状，总苞球形。瘦果略呈弯曲之倒卵形，灰褐色。花期 6—7 月，果期 7—8 月。

生境分布

野生于山野、路旁、荒地。全国各地有分布。

采收加工

7—8 月果实呈灰褐色时，分批采摘，堆积 2 ~ 3 日，曝晒，脱粒，再晒至全干。

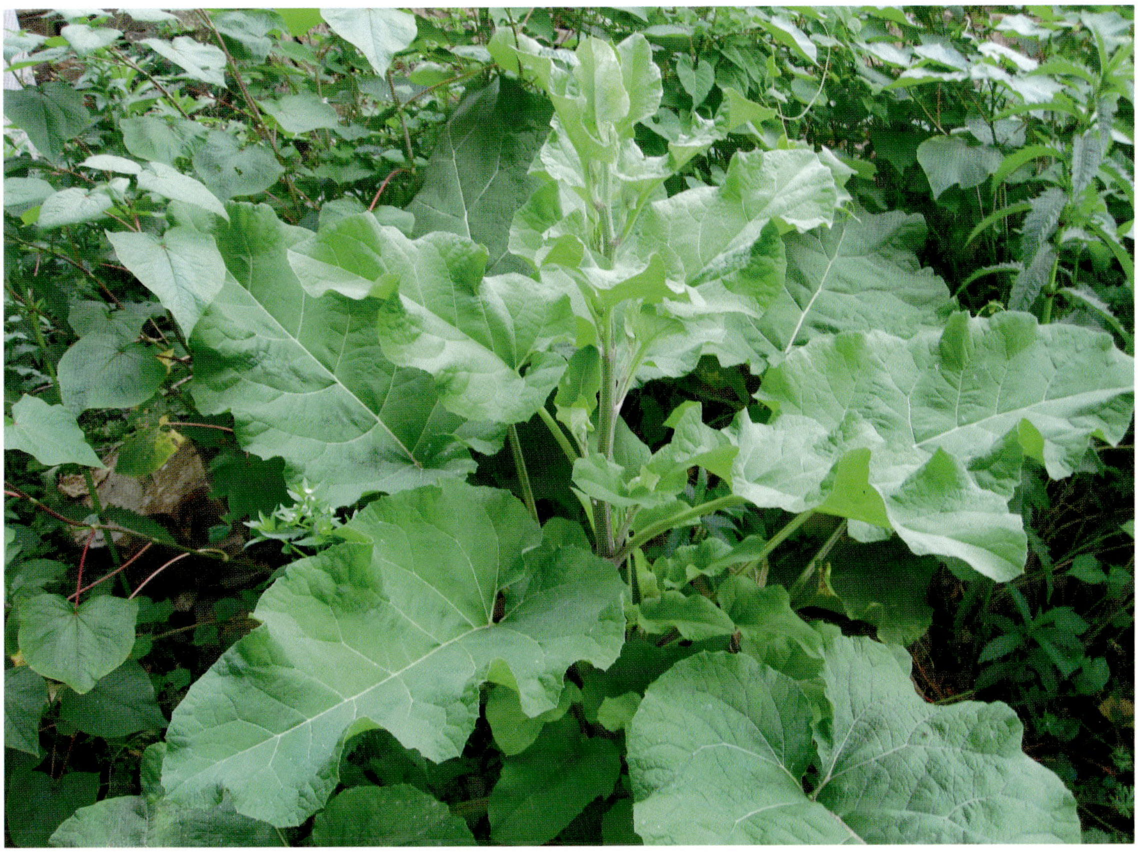

牛蒡

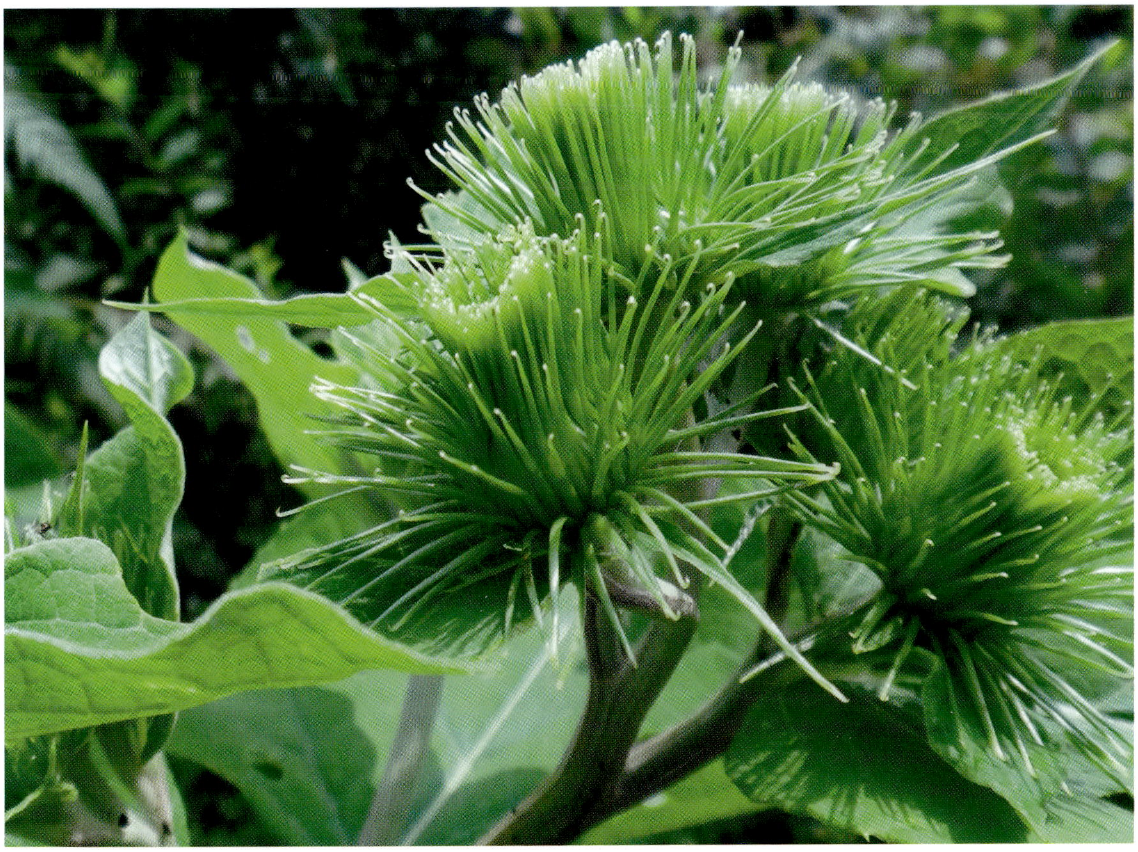

牛蒡

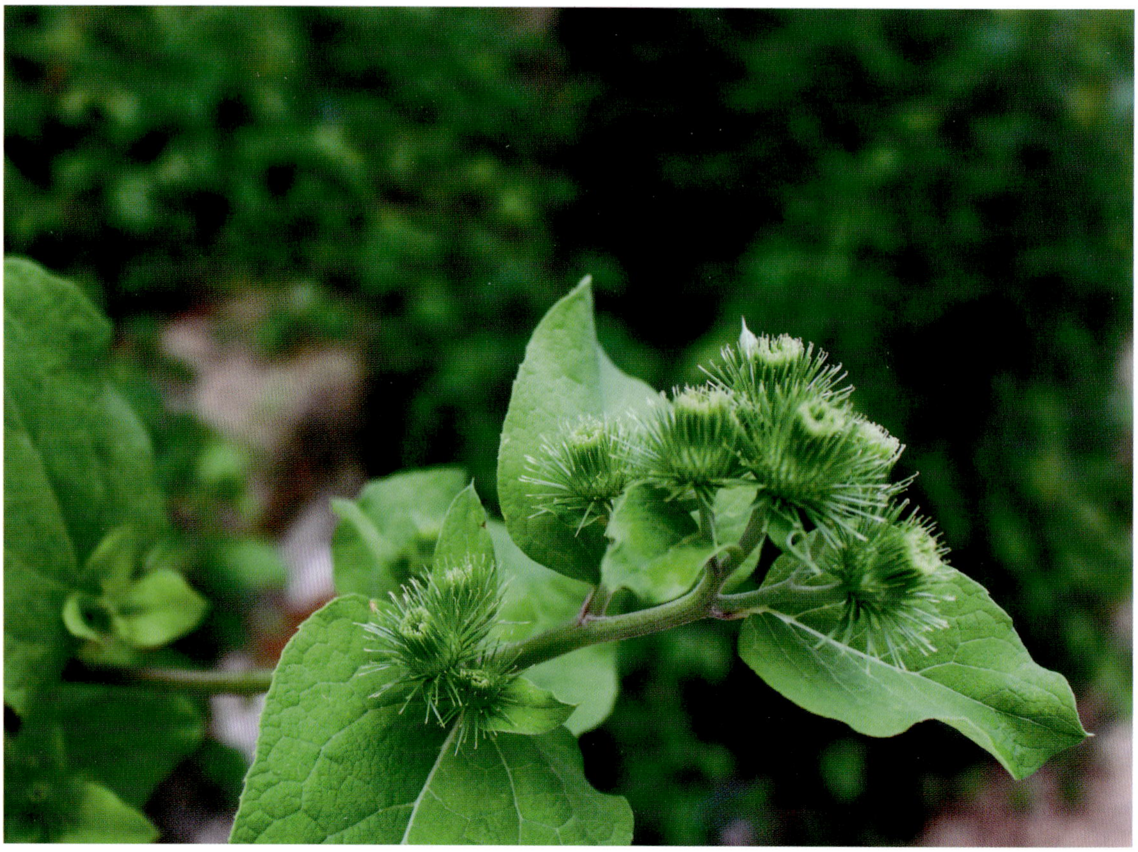

牛蒡

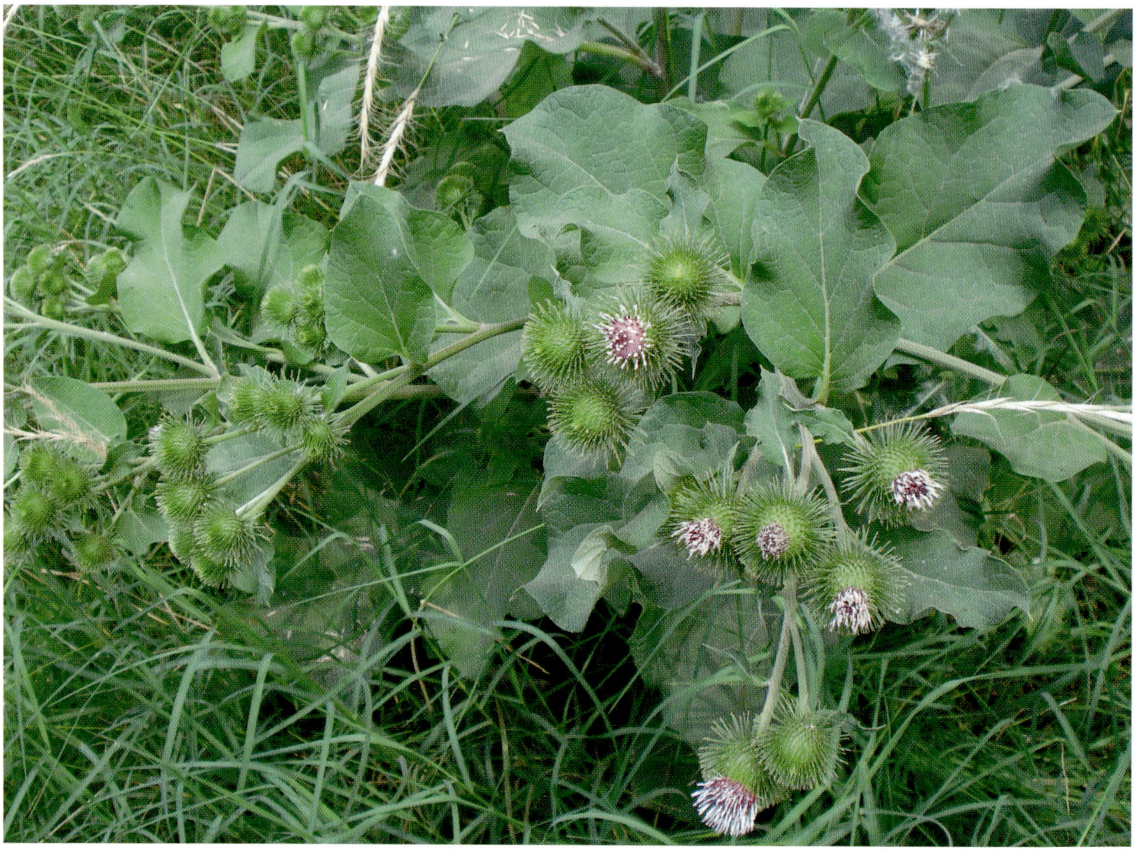

牛蒡

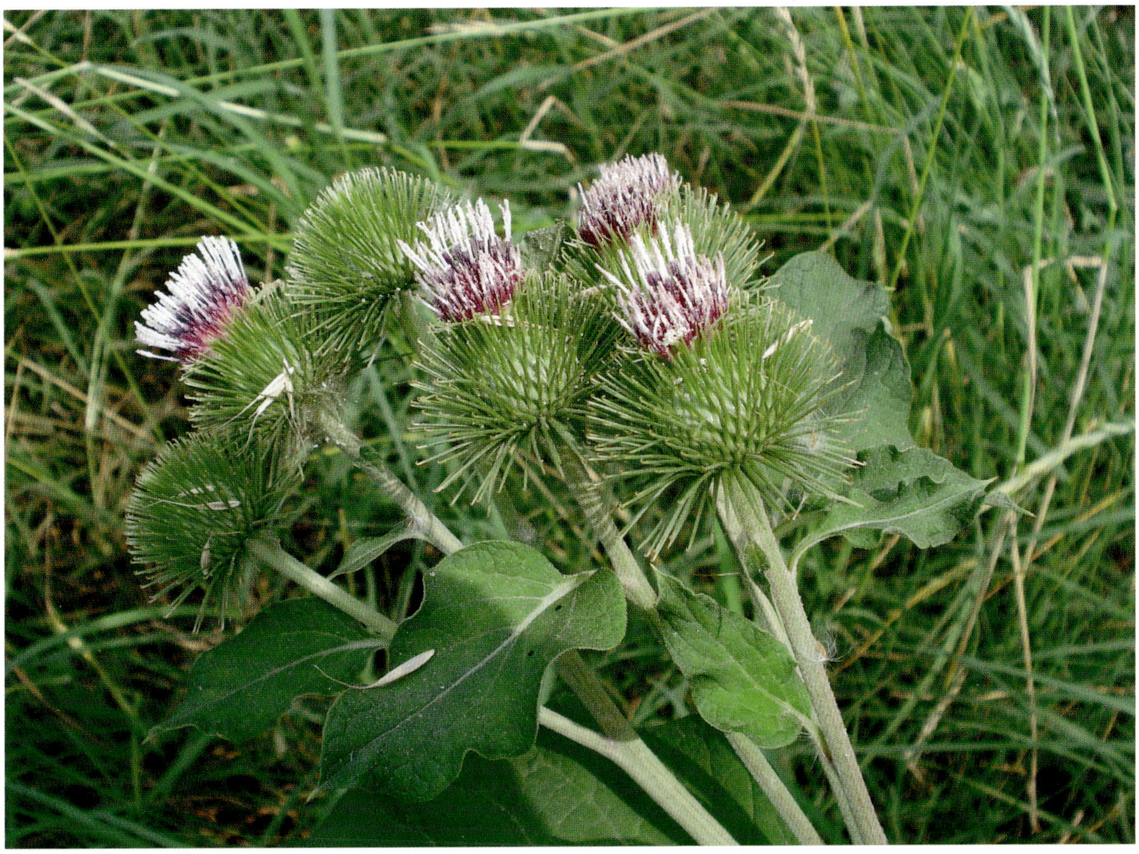

牛蒡

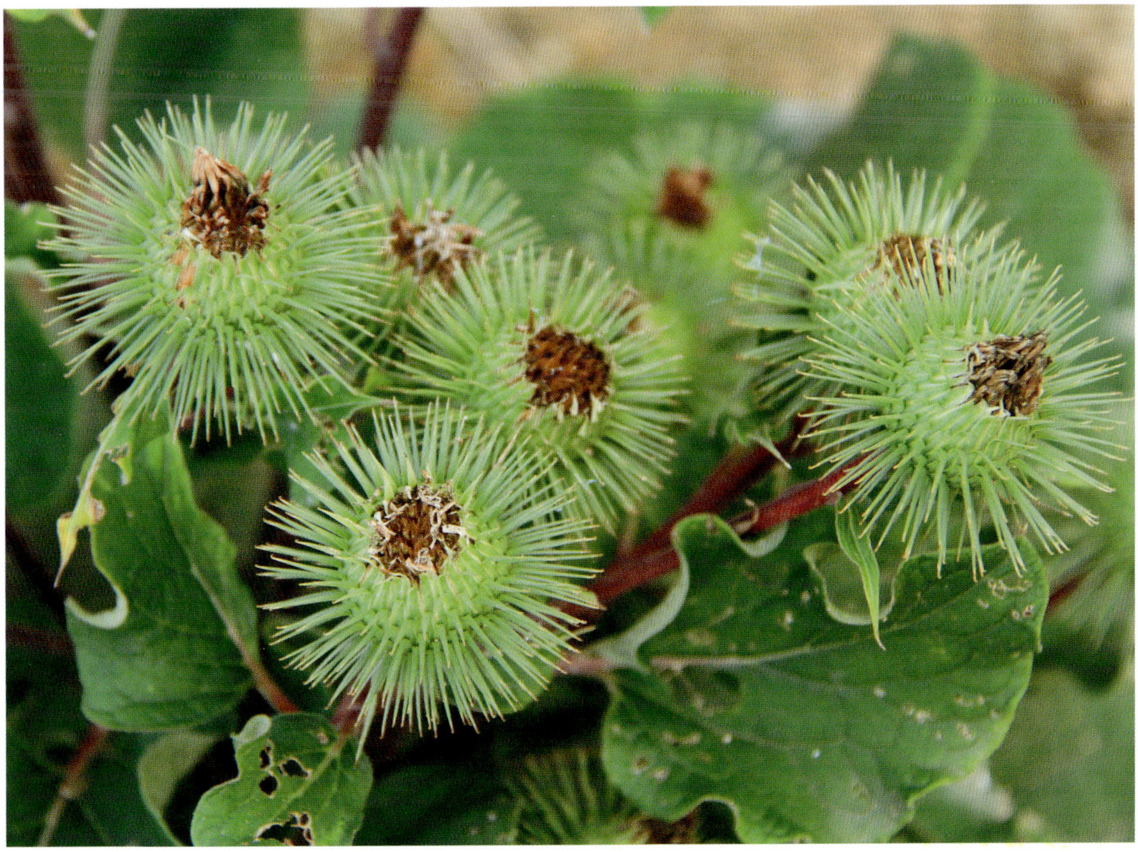

牛蒡

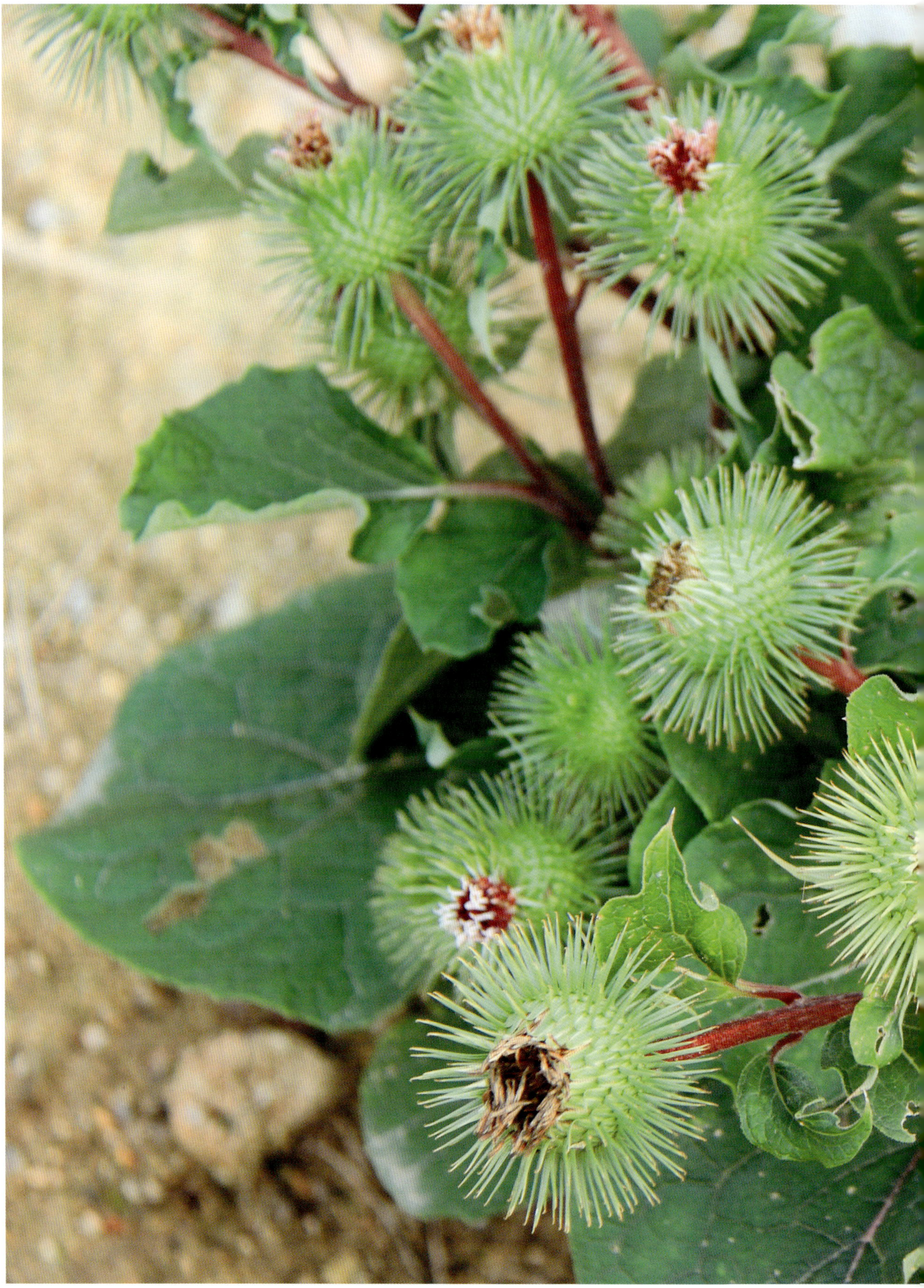

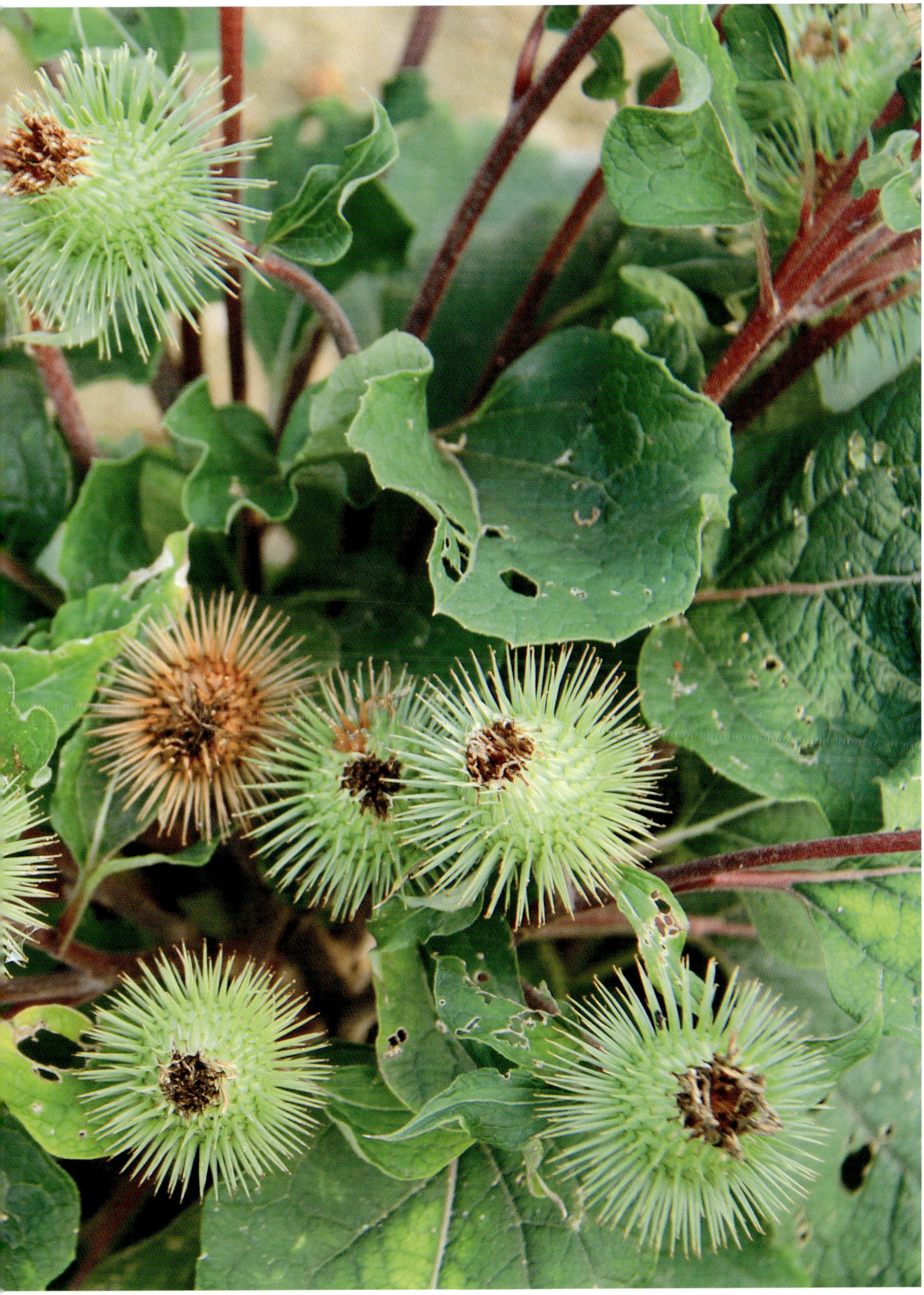

牛蒡

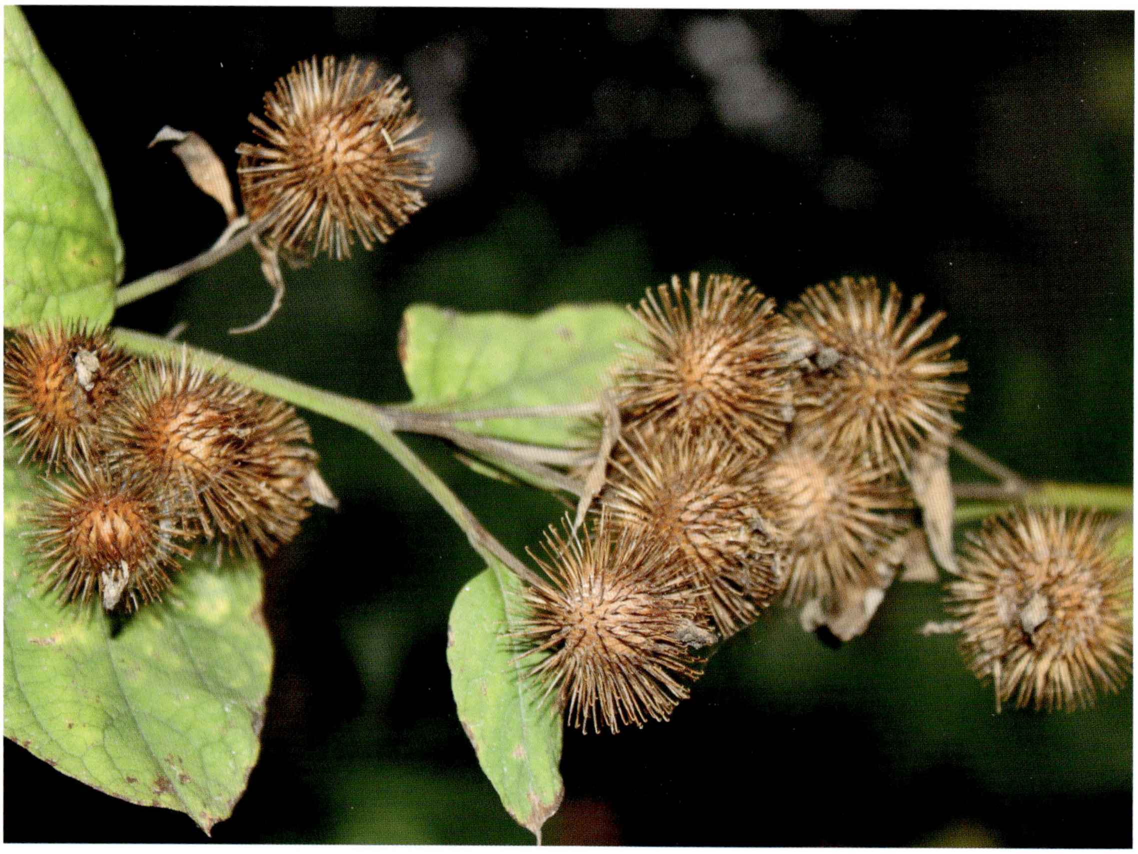

牛蒡

药材鉴别

瘦果呈长扁卵形，长约 6 mm，中部直径约 3 mm。外皮灰褐色，有数条微突起的纵纹，中间一条较明显，全体有稀疏的斑点，又似致密的网纹，一端略窄，微弯曲，顶上有一浅色小点；另一端钝圆，稍宽，有一小凹窝。纵面稍隆起，边缘光圆而厚。外皮较坚硬，破开后种仁两瓣，灰白色，富有油性。无臭，味微苦。以粒大、饱满、外皮灰褐色者佳。

功效主治

疏风散热，宣肺透疹，消肿解毒。主治风热咳嗽，咽喉肿痛，斑疹不透，风疹作痒，痈肿疮毒。

用法用量

内服：10 ~ 30 g，煎汤；或入散剂。外用：煎水含漱。

民族药方

1．小儿斑疹不透，发热咳嗽 牛蒡子、秤杆升麻、西河柳各 10 g。水煎服。

2．急性乳腺炎 牛蒡子、蒲公英各 10 g，鹿角霜、天花粉各 9 g。水煎服，每日 1 剂。

3．带状疱疹 牛蒡子适量。研细粉，入凡士林中调成 20% 软膏，涂敷患处，每日 2 ~ 3 次。

4．风热型荨麻疹 牛蒡子 10 g，浮萍、蝉蜕、黄芩各 9 g。水煎服，每日 1 剂。

5．扁桃腺炎 牛蒡子 10 g，穿心莲、山豆根、金银花各 9 g。水煎服，每日 1 剂。

6．虫咬皮炎 牛蒡子 30 g，苦参 15 g。水煎适量，待凉，棉签蘸搽，每日数次。

7．足癣 牛蒡子 30 g，土槿皮 20 g，95% 乙醇 250 mL。浸泡 1 周后过滤成酊，棉签蘸搽患处，每日 3 次。

8．丹毒 牛蒡子 50 g。水煎 500 mL 待凉，纱布蘸药液拧至不滴水为度，湿敷患处，每日数次。

使用注意

脾虚便溏者禁止服用。

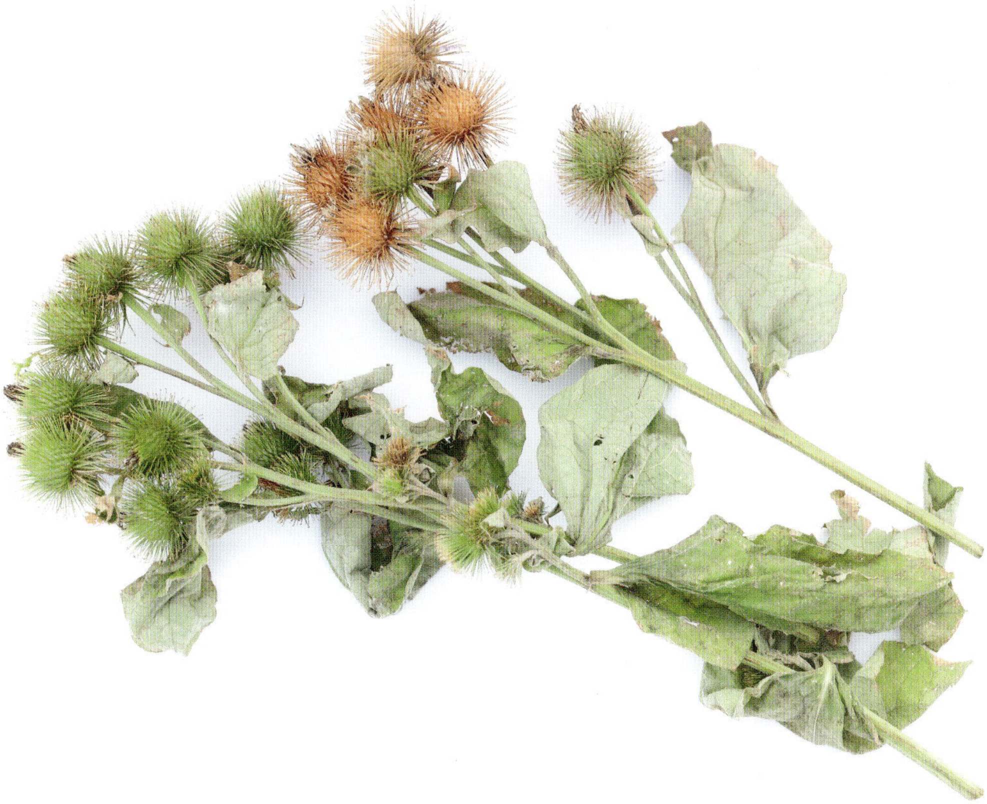

牛蒡

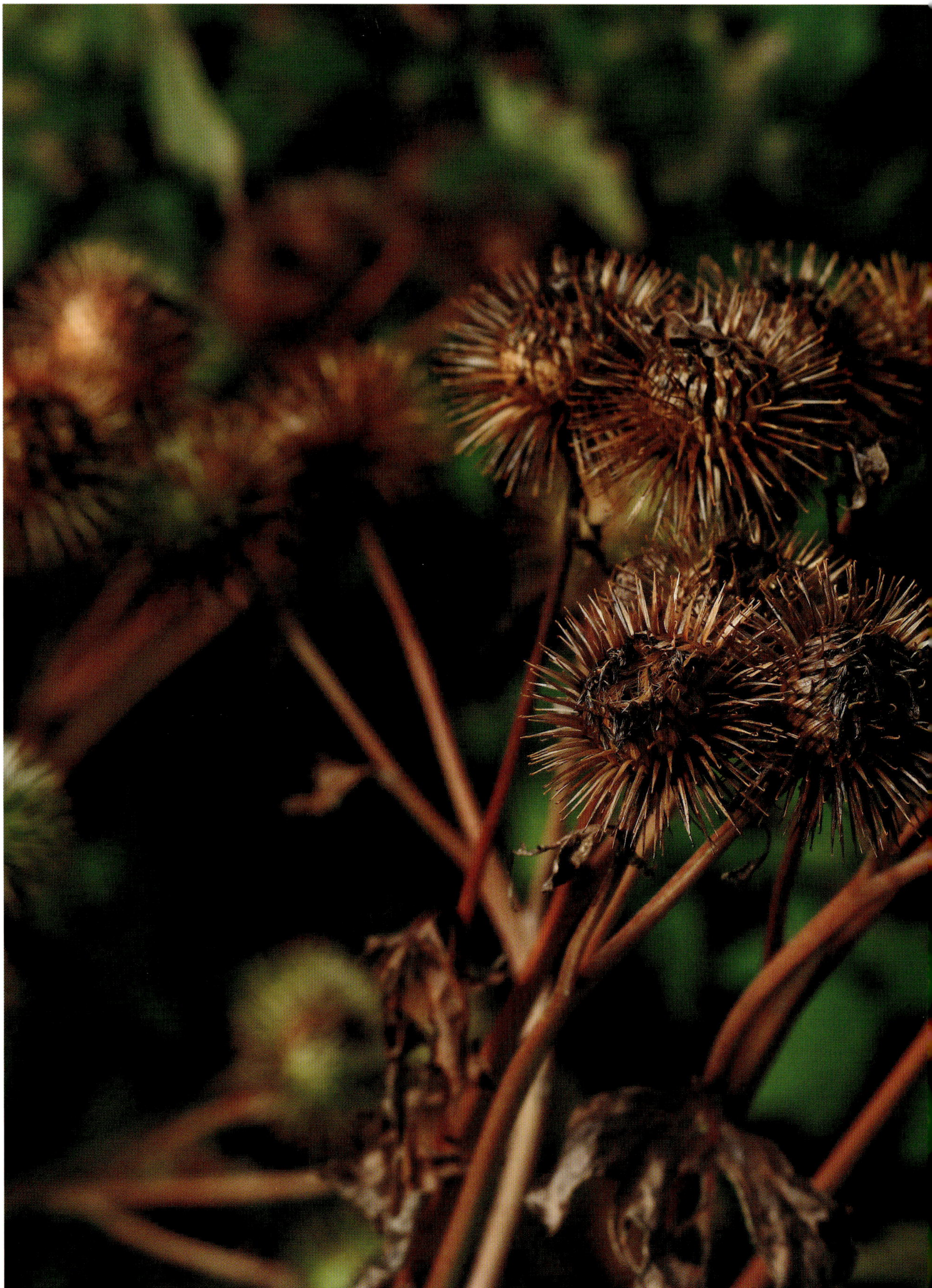

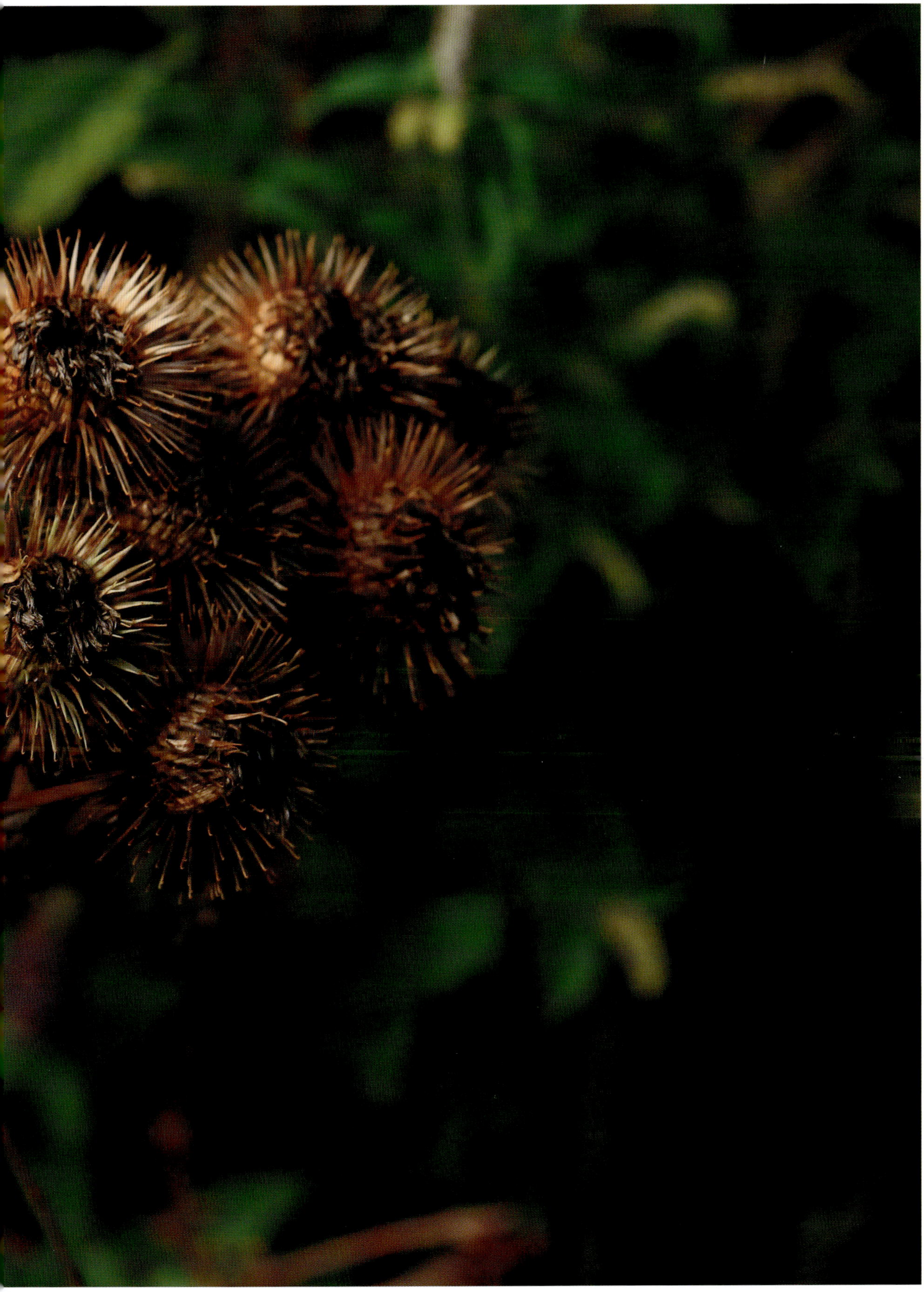

牛蒡

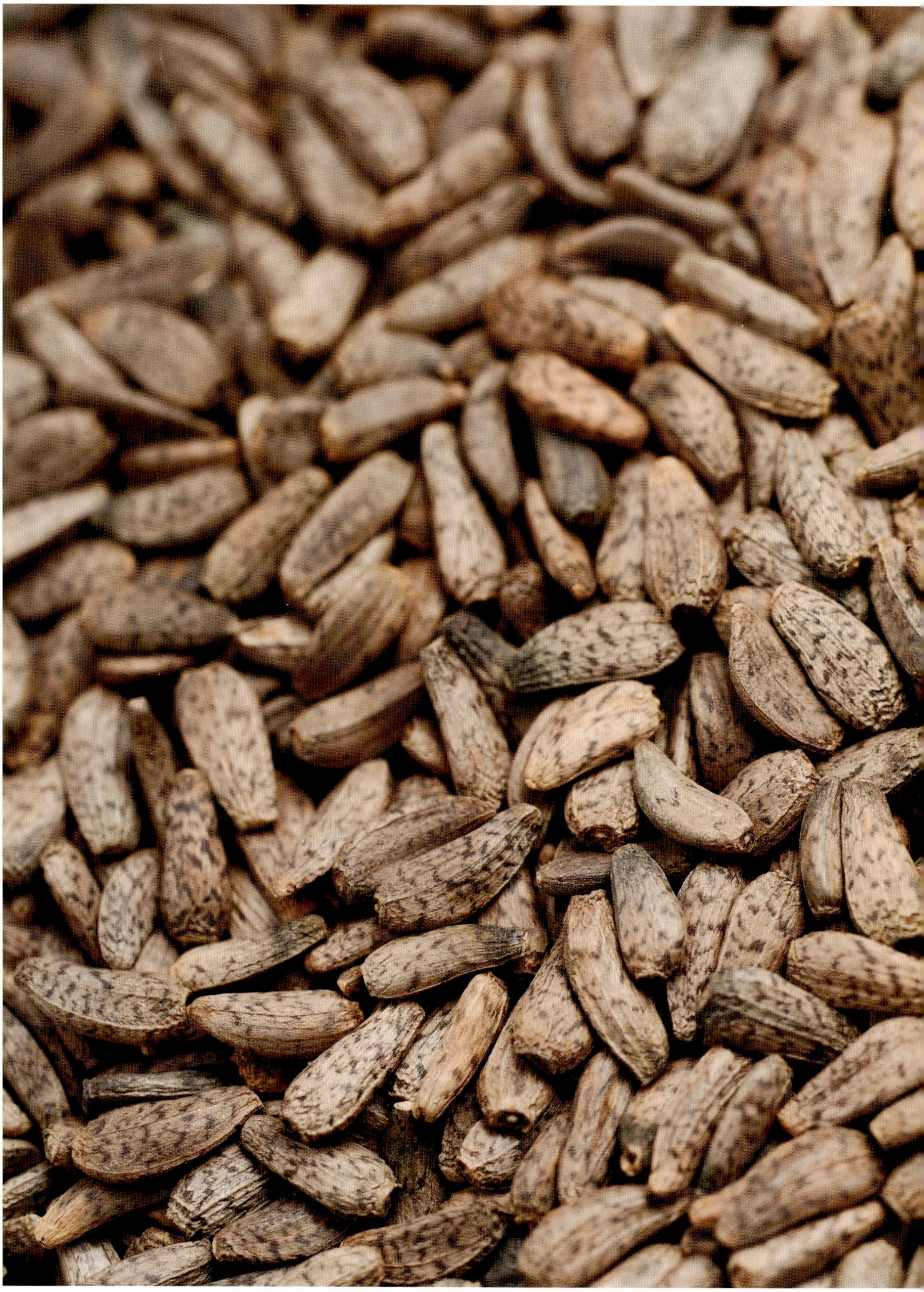

牛蒡子

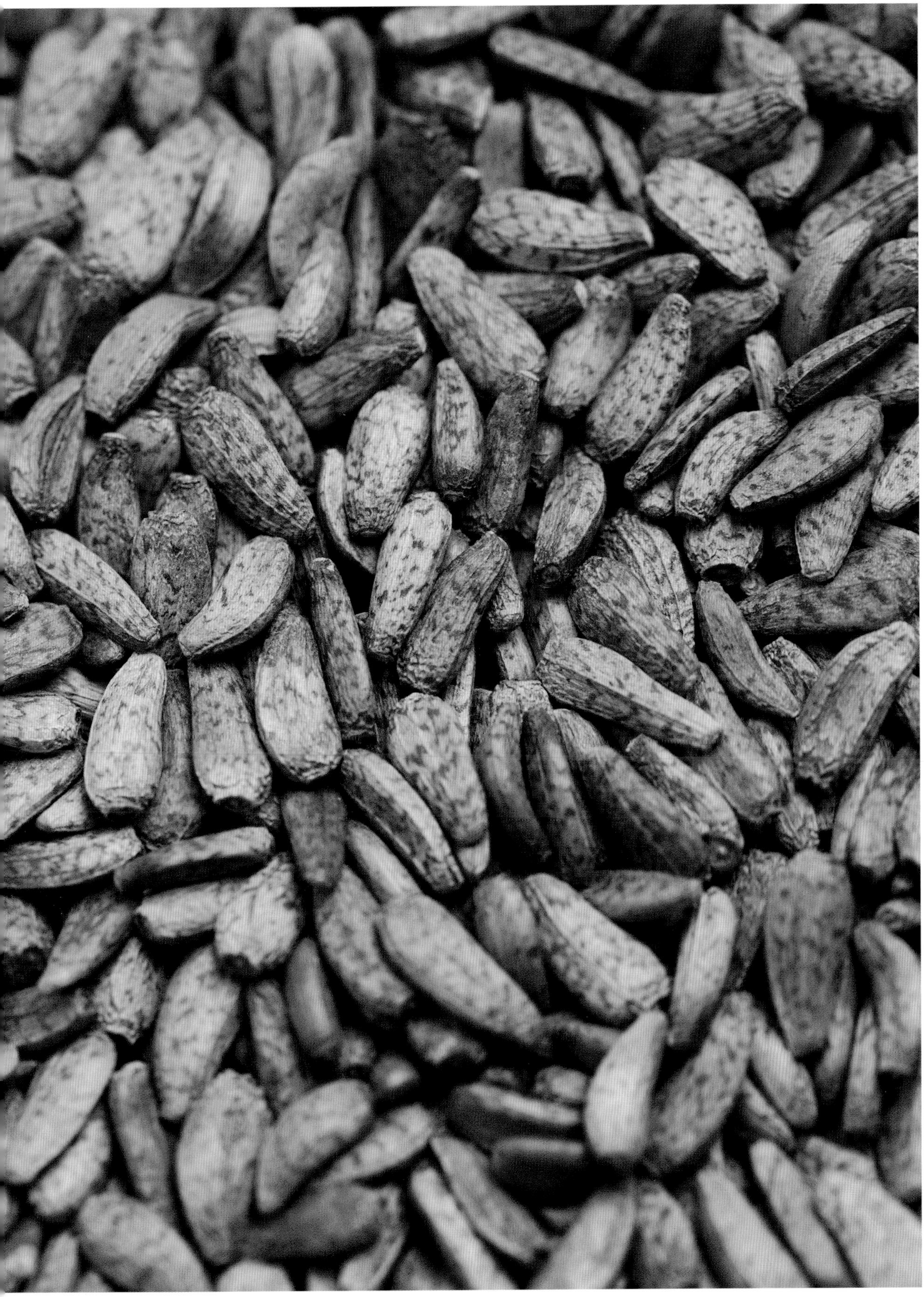
牛蒡子饮片

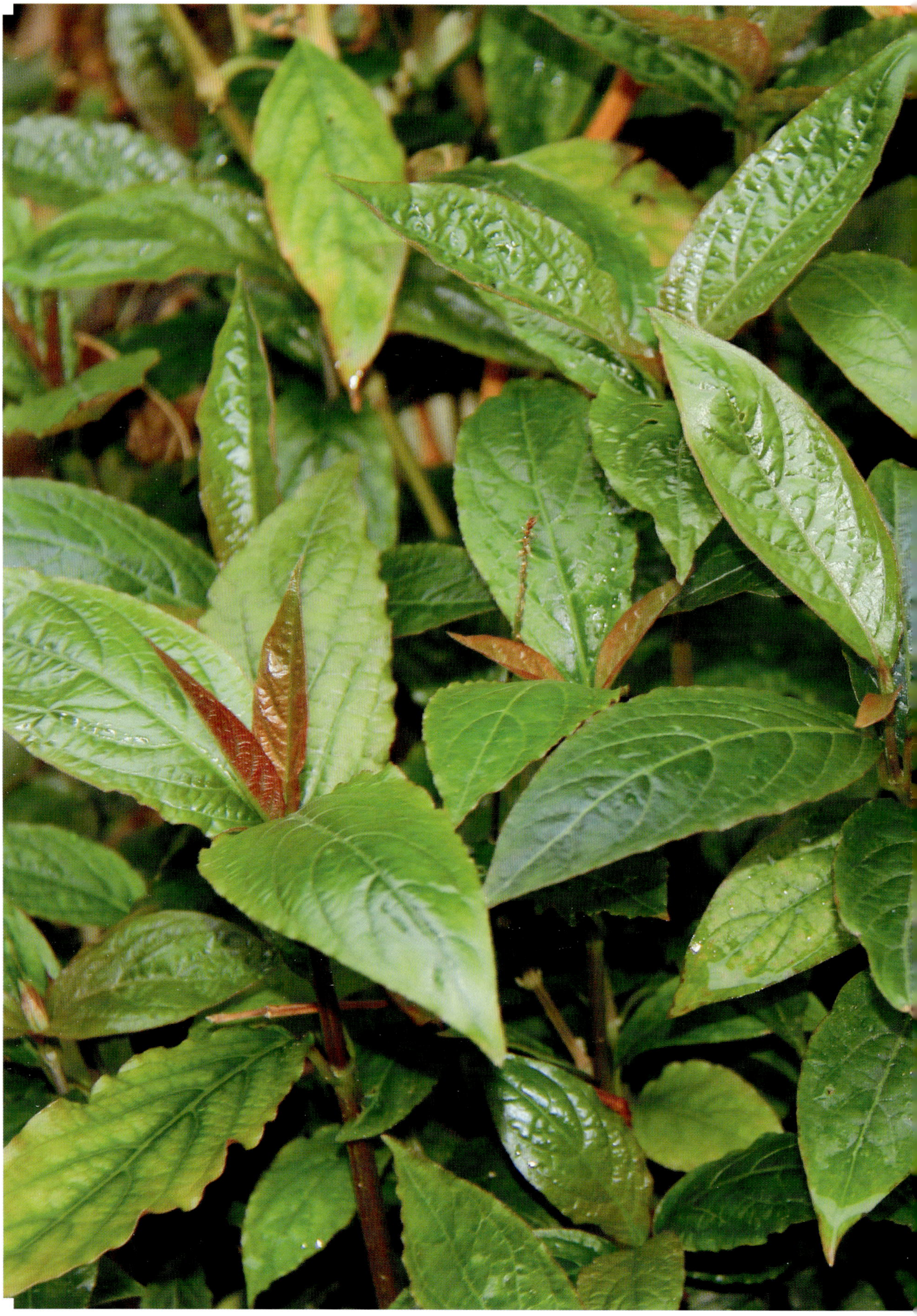

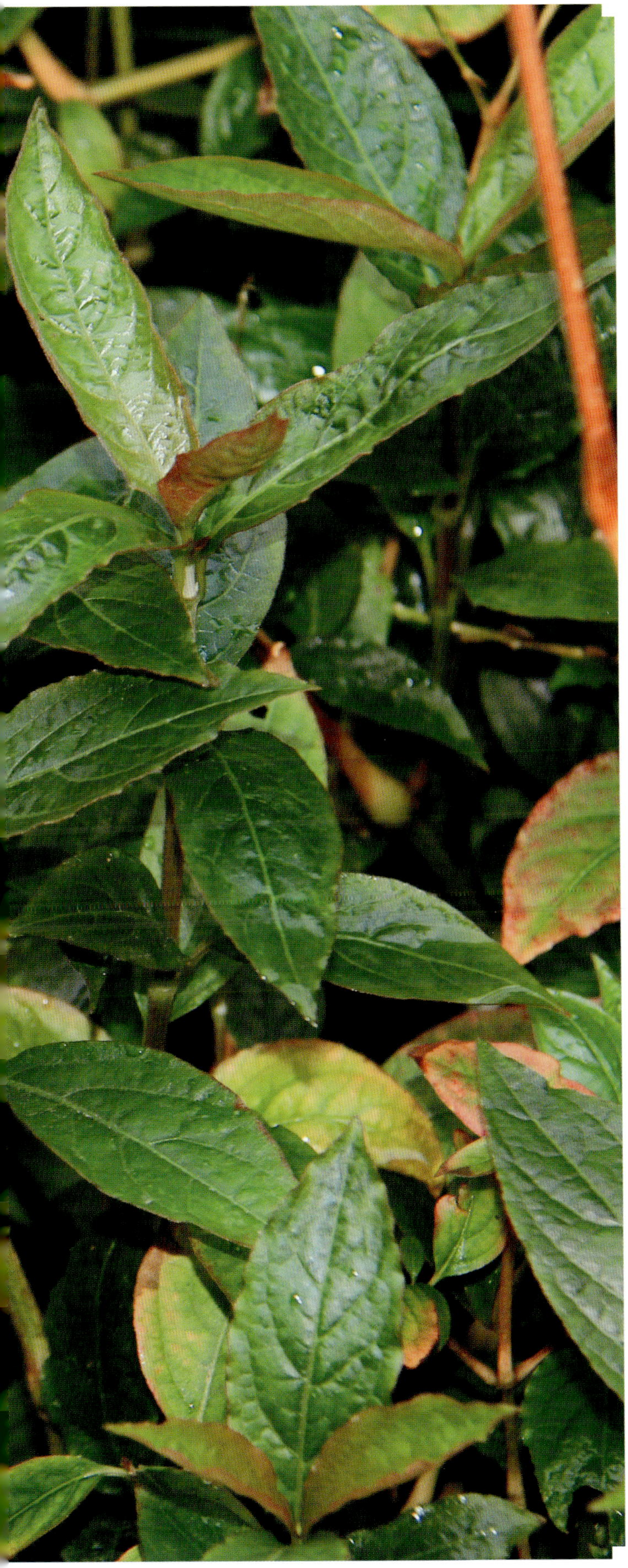

牛膝

【水 药 名】骂梅包。

【别　　名】白牛膝、百倍、怀牛膝。

【来　　源】本品为苋科植物牛膝 *Achyranthes bidentata* Bl. 的根。

【性味归经】味苦、甘、微酸，性平。归肝、肾经。

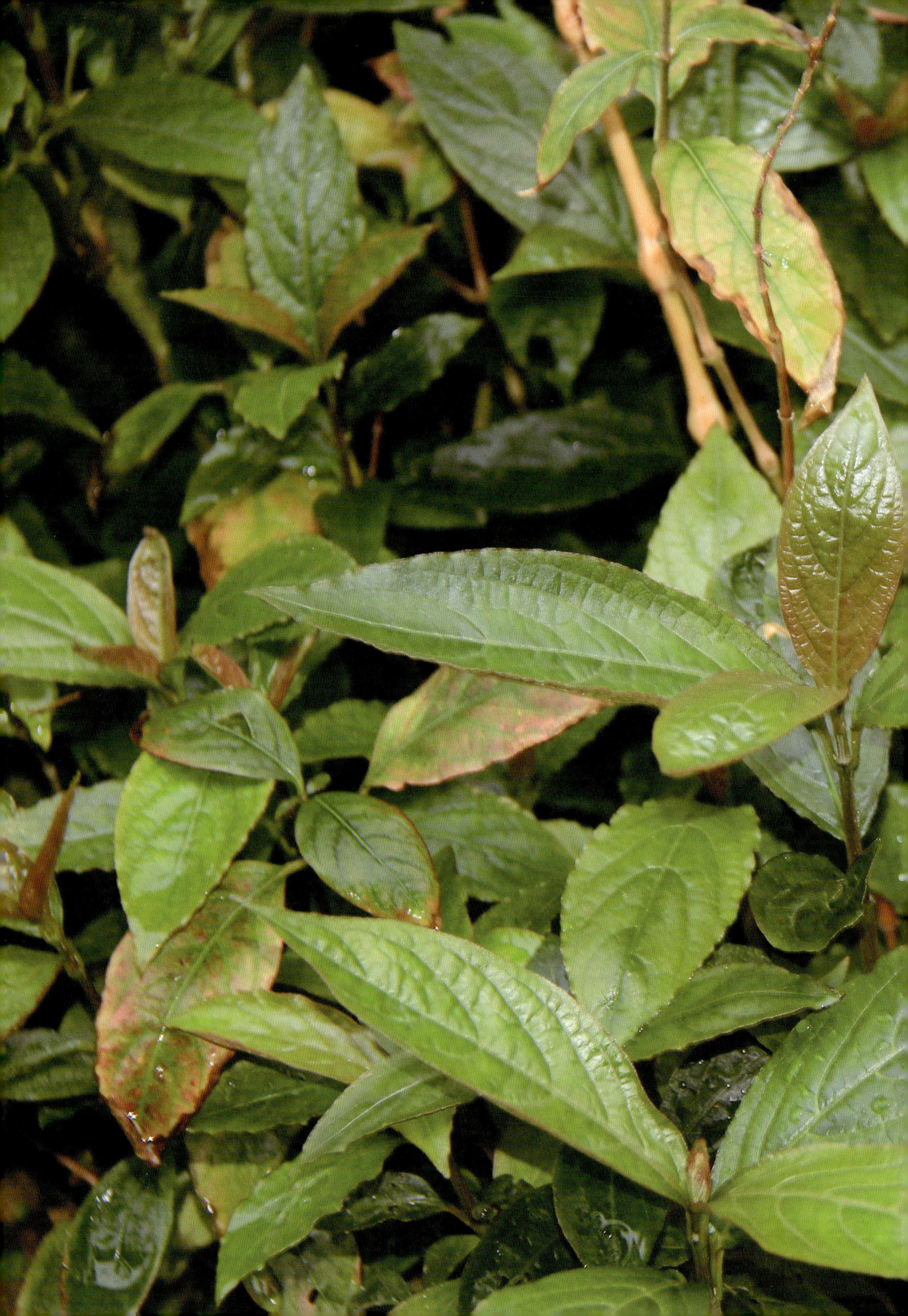

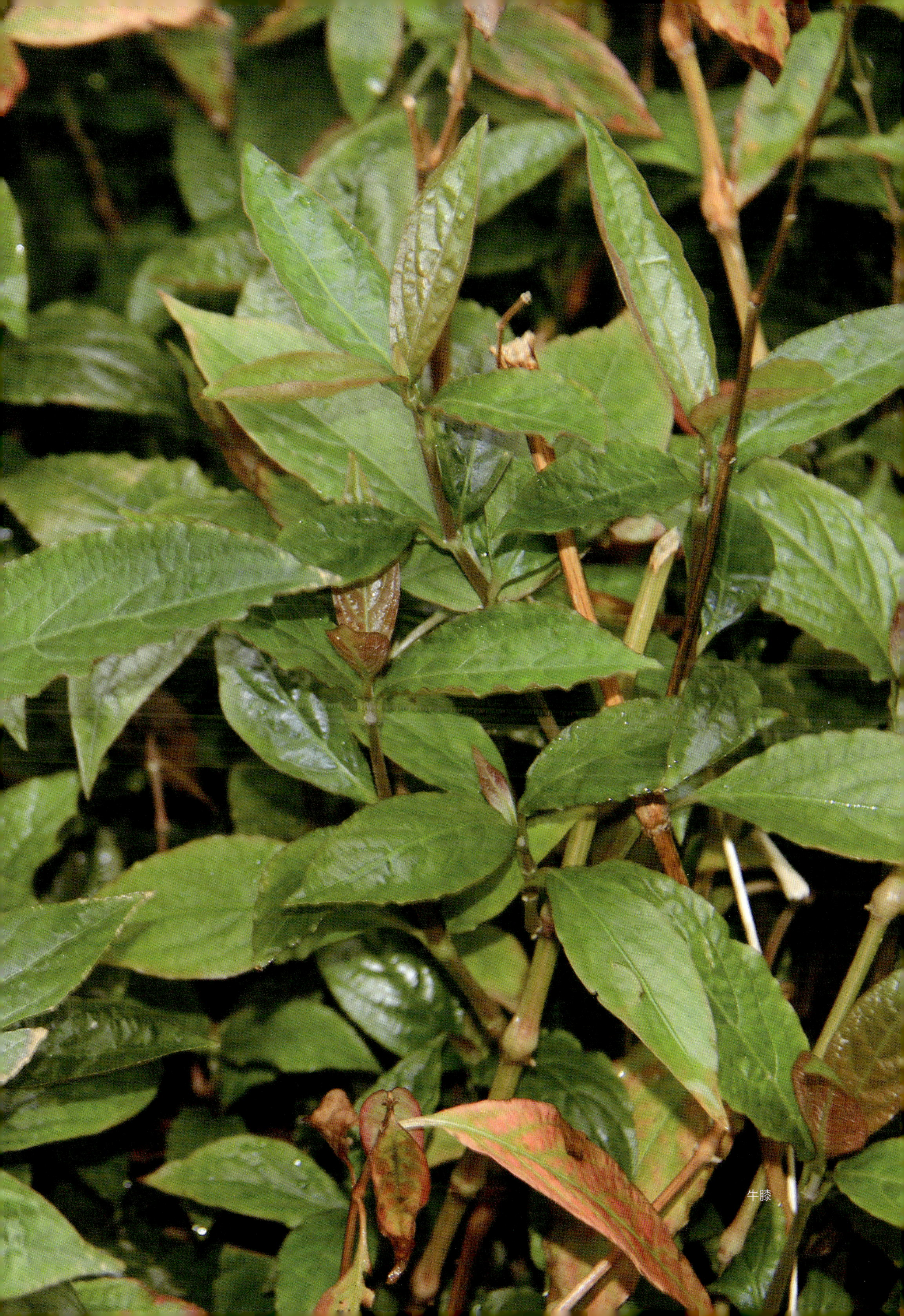

牛膝

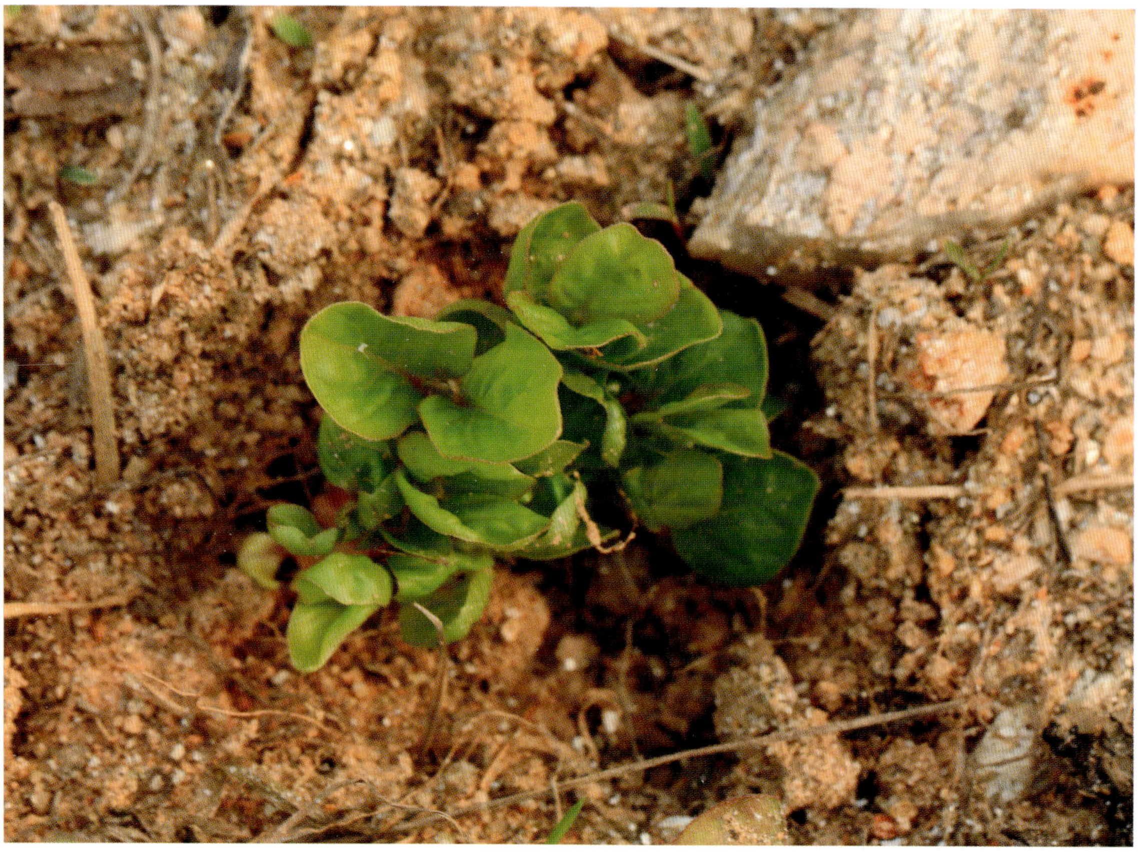

牛膝

识别特征

多年生草本，高 30 ~ 100 cm。根细长，外皮土黄色。茎直立，四棱形，具条纹，疏被柔毛，节略膨大，节上对生分枝。叶对生，叶片椭圆形或椭圆状披针形，先端长尖，基部楔形广楔形，全缘，两面被柔毛。穗状花序腋生兼顶生。胞果长圆形。种子黄褐色。花期 7—9 月，果期 9—10 月。

生境分布

野生于山野路旁。分布于河南、山西、山东、江苏、安徽、浙江、江西、湖南、湖北、四川、云南、贵州等省。

采收加工

南方在 11 月下旬至 12 月中旬，北方在 10 月中旬至 11 月上旬收获。先割除地上茎叶，依次将根挖出，剪除芦头，去净泥土和杂质。按根的粗细不同，晒至六七成干后，集中室内加盖草席，堆闷 2 ~ 3 日，分级，扎把，晒干。

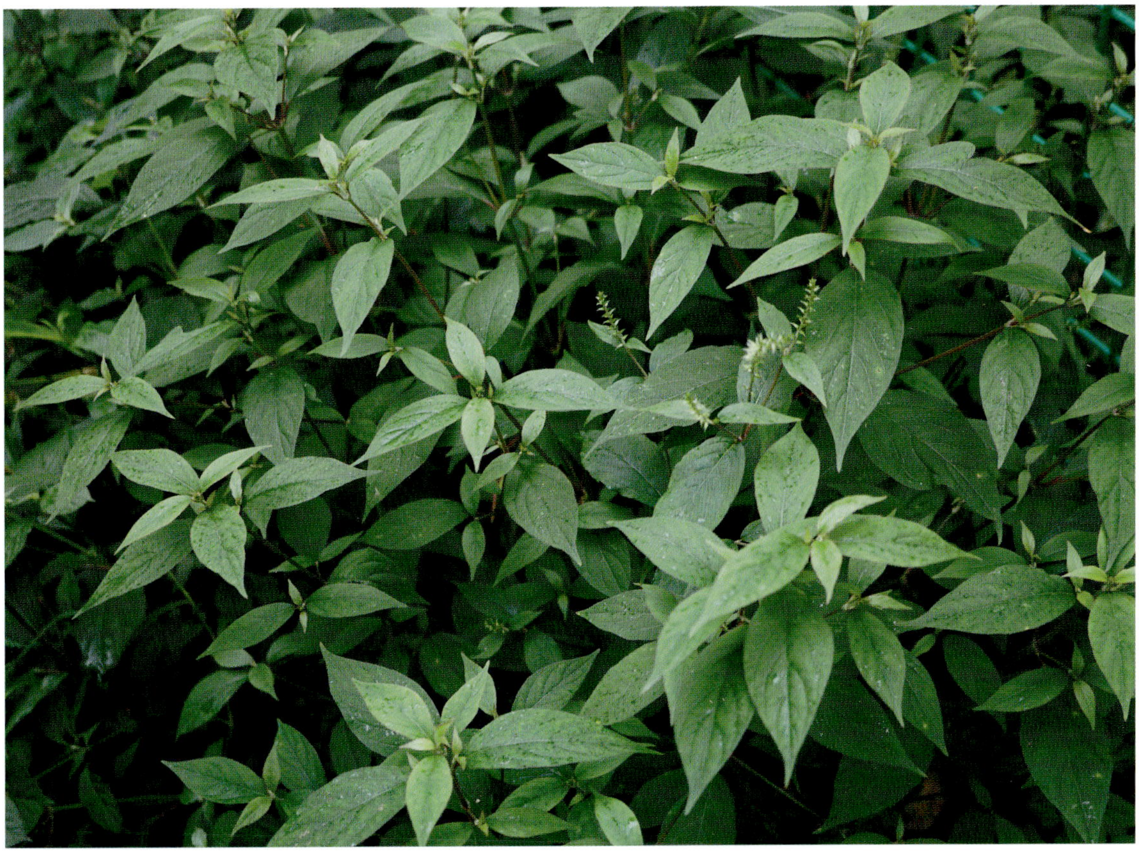

牛膝

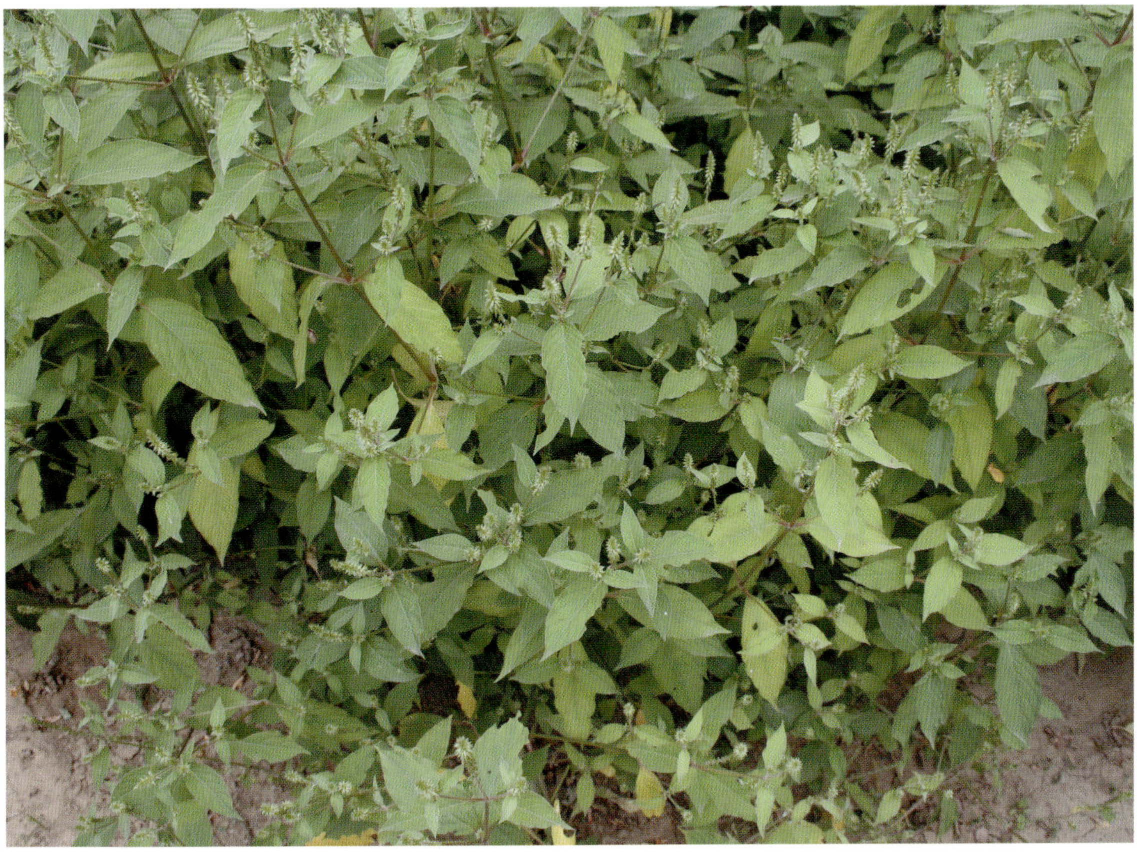

牛膝

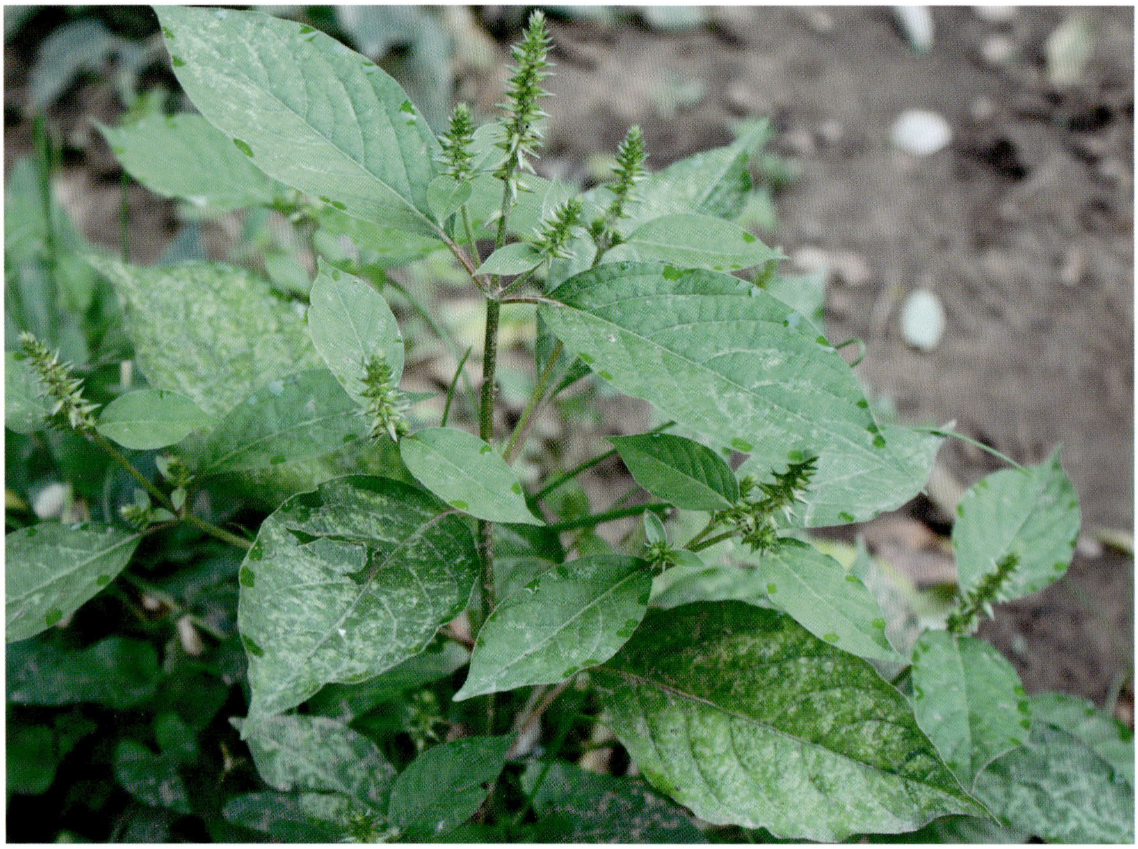

牛膝

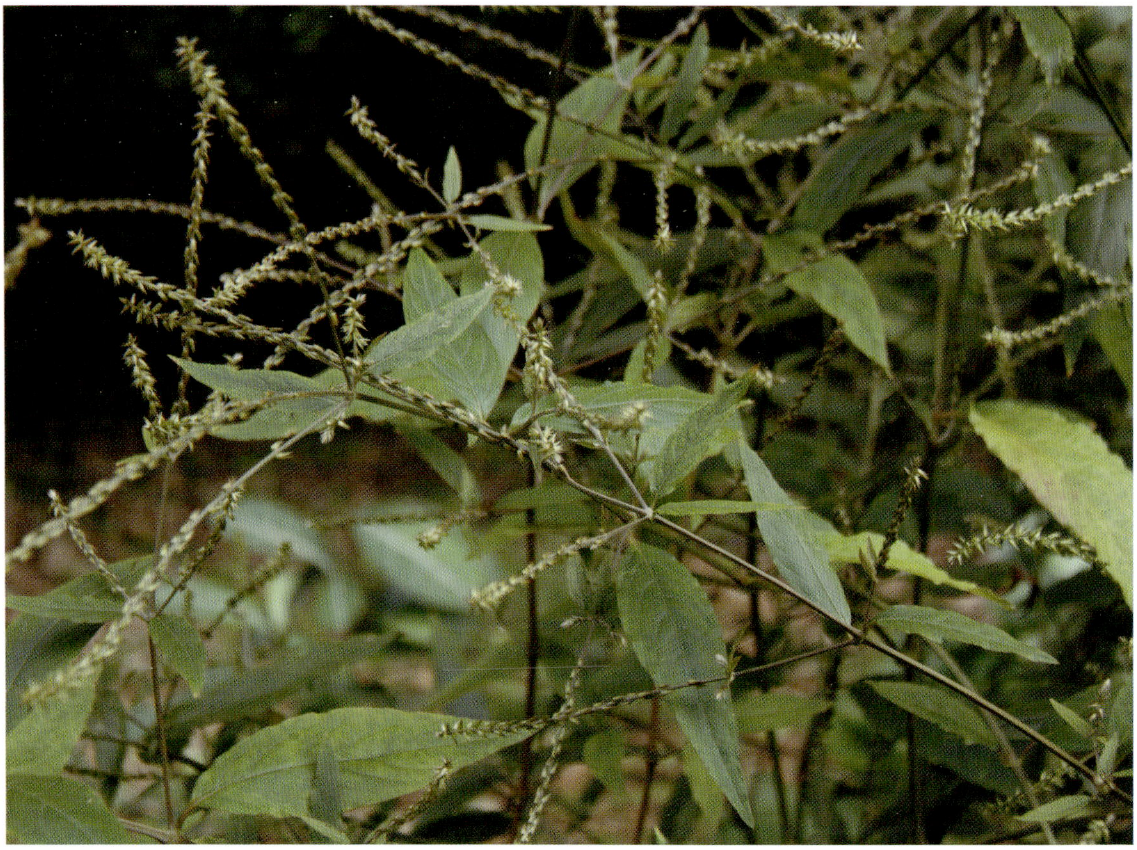

牛膝

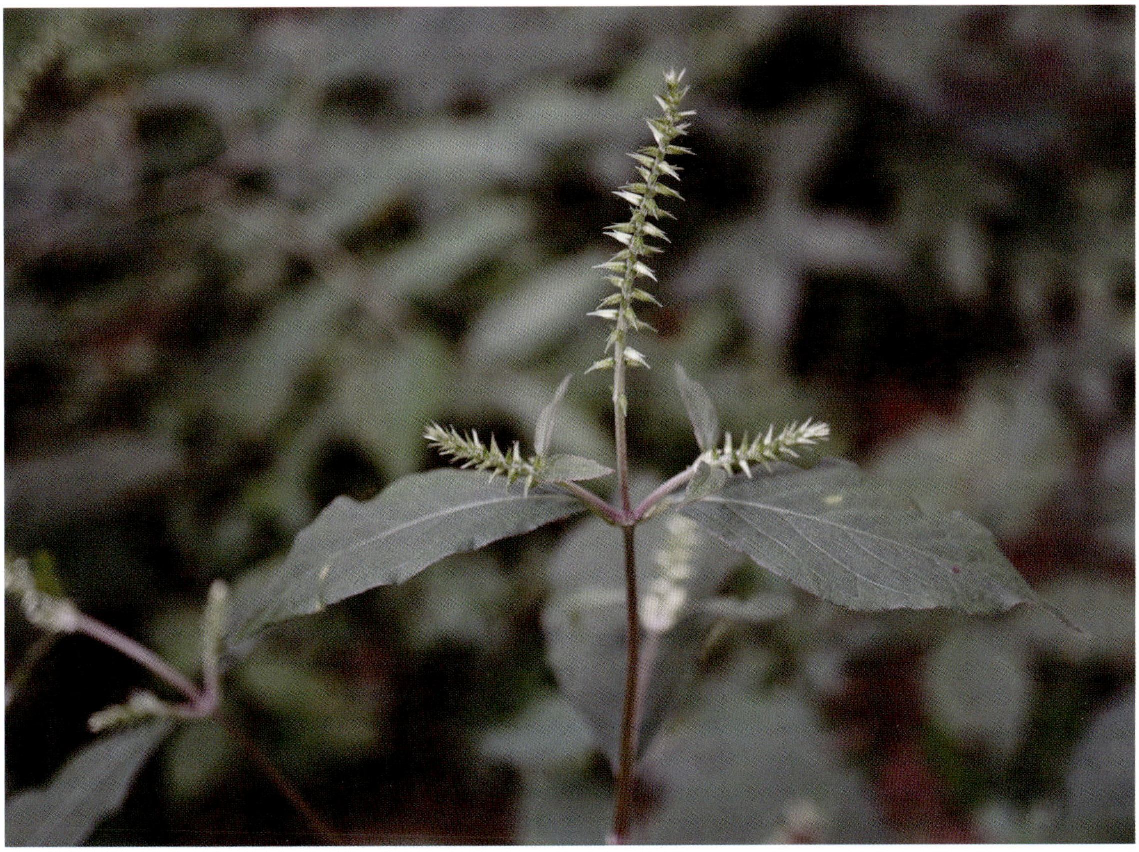

牛膝

药材鉴别

本品干燥根呈细长圆柱形，有时稍弯曲，上端较祖，下端较细，长 30 ~ 90 cm，直径 0.5 ~ 1 cm。表面呈土黄色或淡棕色；具细微的纵皱纹和稀疏的侧根痕。质坚脆，易折断，断面平坦；微呈角质状。气特殊，味微甜而涩。以根粗长，皮细坚实，色淡黄者为佳。

功效主治

生用散瘀血，消痈肿。熟用补肝肾，强筋骨。主治淋病，尿血，经闭，难产，胞衣不下，产后瘀血腹痛，喉痹，痈肿，跌打损伤，腰膝骨痛，四肢拘挛，痿痹。

用法用量

内服：10 ~ 30 g，煎汤。外用：捣敷。

民族药方

1. 妇女经闭 牛膝 30 g，红花 10 g。水煎服。

2. 肝硬化水肿 牛膝、水杨柳各 15 g，水刺萩 30 g。水煎服。

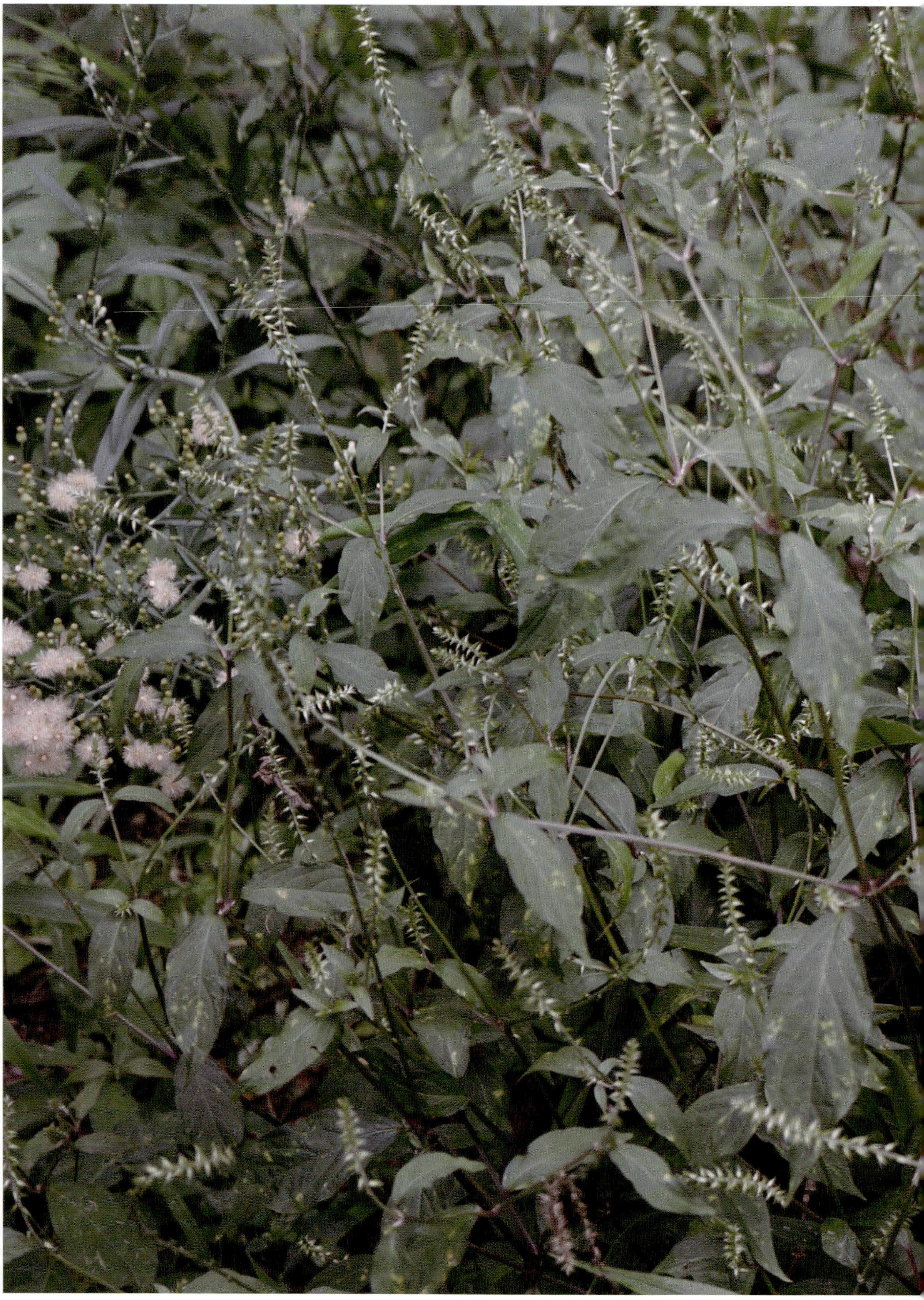

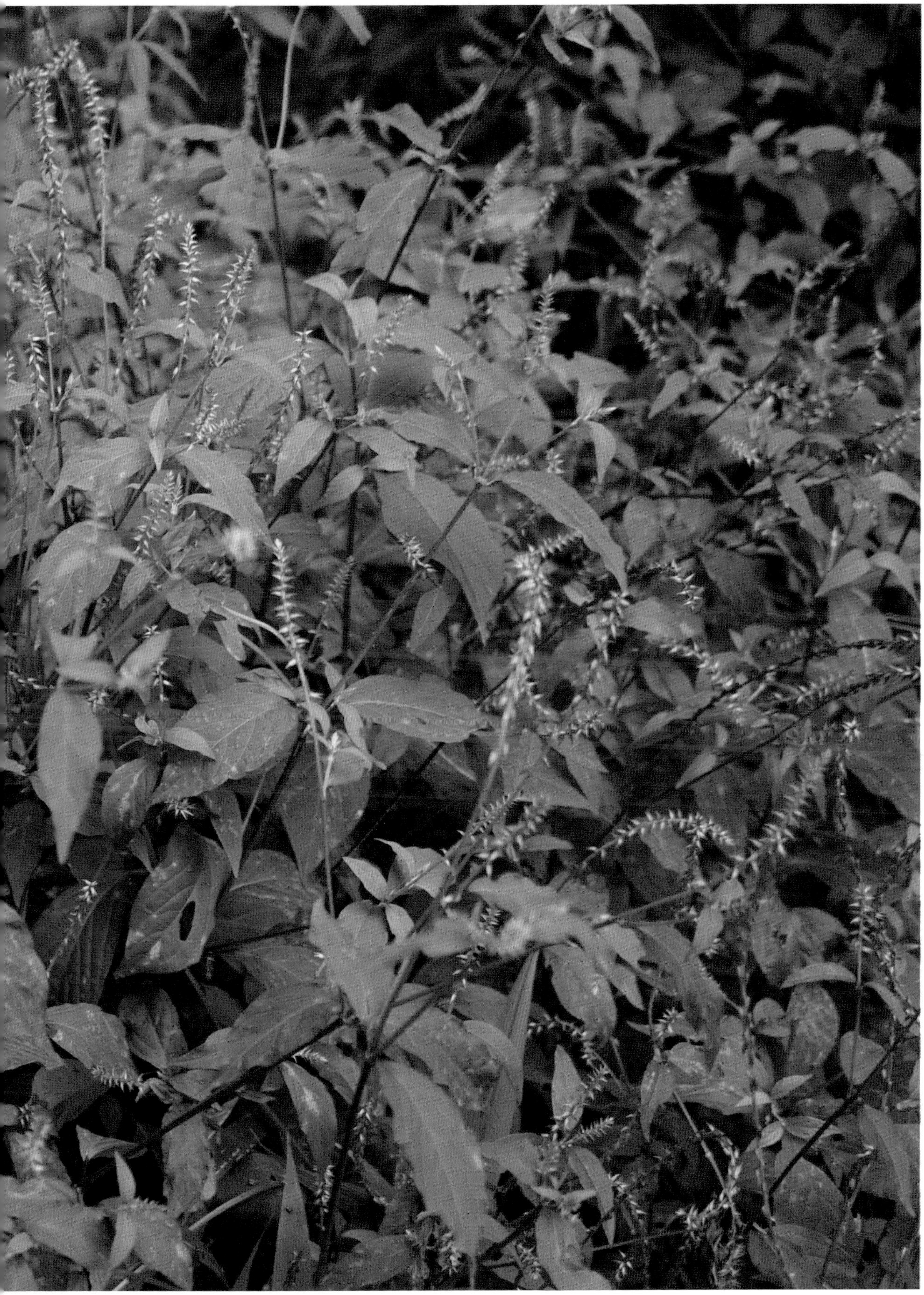

牛膝

3．小便不通，阴茎疼痛，妇女血结，腹坚痛 牛膝 30 g，当归、黄芩各 20 g。水煎服。

4．流行性腮腺炎 鲜牛膝适量。水煎服或代茶饮服，剂量视病情及患儿年龄大小而定，3 ~ 4 岁每日 50 g，5 ~ 6 岁每日 80 g。

5．口腔糜烂 牛膝、野蔷薇根皮各 15 g。水煎，频频含咽。

6．月经不调，痛经 鲜牛膝、月季花根各 60 g，小蓟根 30 g。水煎冲红糖服。

7．小儿肺炎 鲜牛膝根 500 g。捣烂，加入适量开水，绞取汁 500 mL，隔水蒸 30 min，1 ~ 2 岁每次服 15 mL，3 ~ 5 岁每次服 20 ~ 25 mL，每隔 4 ~ 6 h 服 1 次。

8．小肠气痛 牛膝 60 g，麻黄根 30 g。水煎服。

9．急性扁桃体炎 鲜牛膝 30 ~ 60 g。取上药（剂量视病情轻重及年龄大小而定），加水煎煮 2 次，每次 40 min，分 2 次内服，服药 12 h 后，发热仍不退者按前法再服，直至热退。

10．功能性子宫出血 牛膝 30 ~ 45 g。水煎服，顿服或分 2 次服，连服 2 ~ 4 日，出血停止，病程较长者，血止后减量连续服 5 ~ 10 日，加以巩固。

使用注意

孕妇及月经过多者忌用。

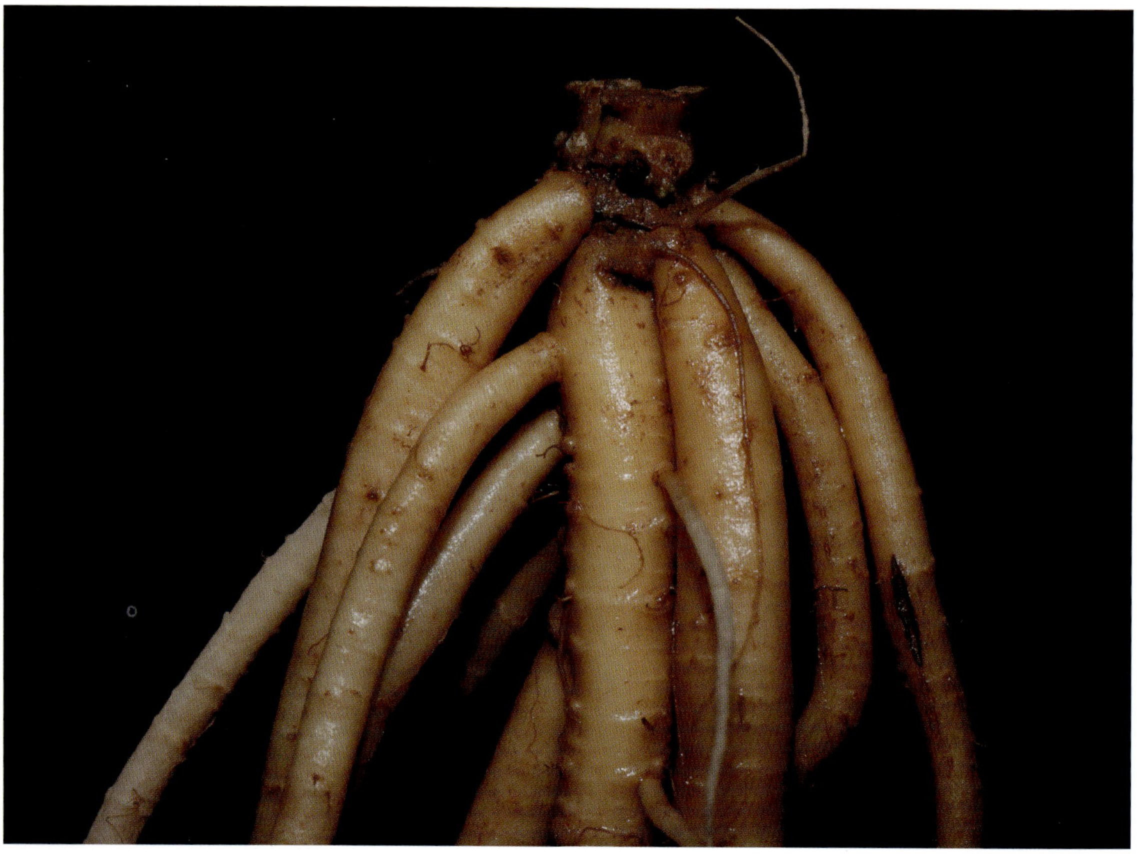

牛膝药材

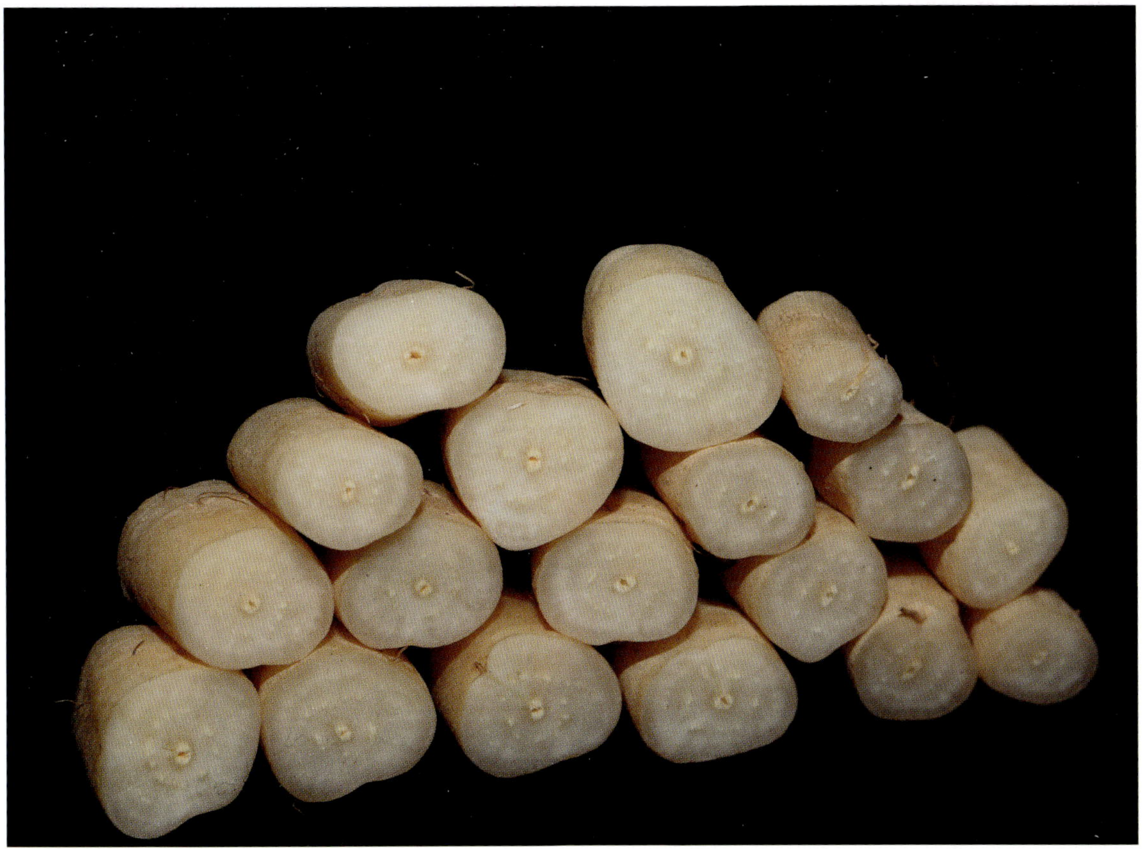

牛膝药材

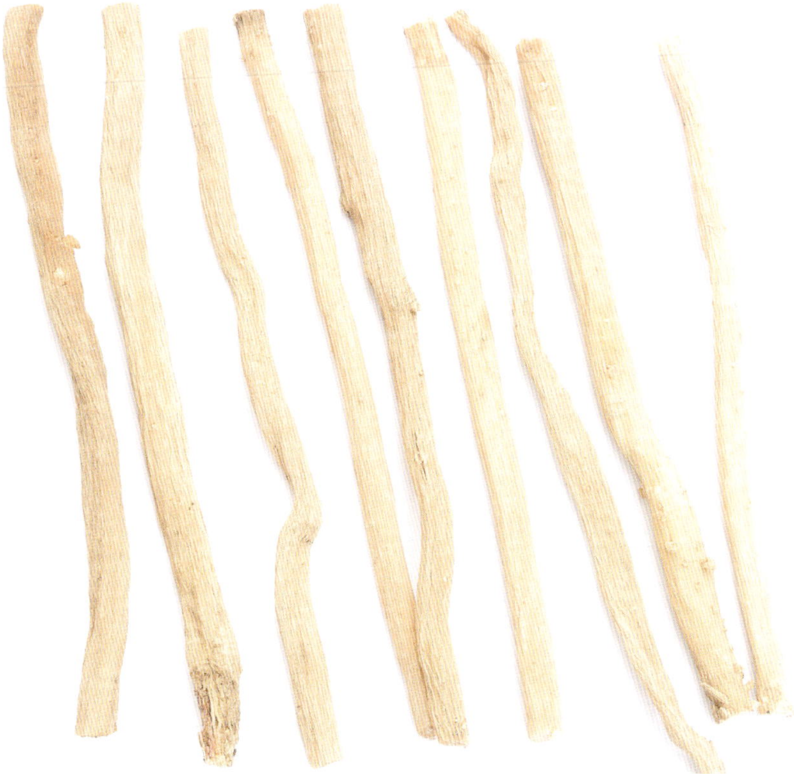

牛膝药材

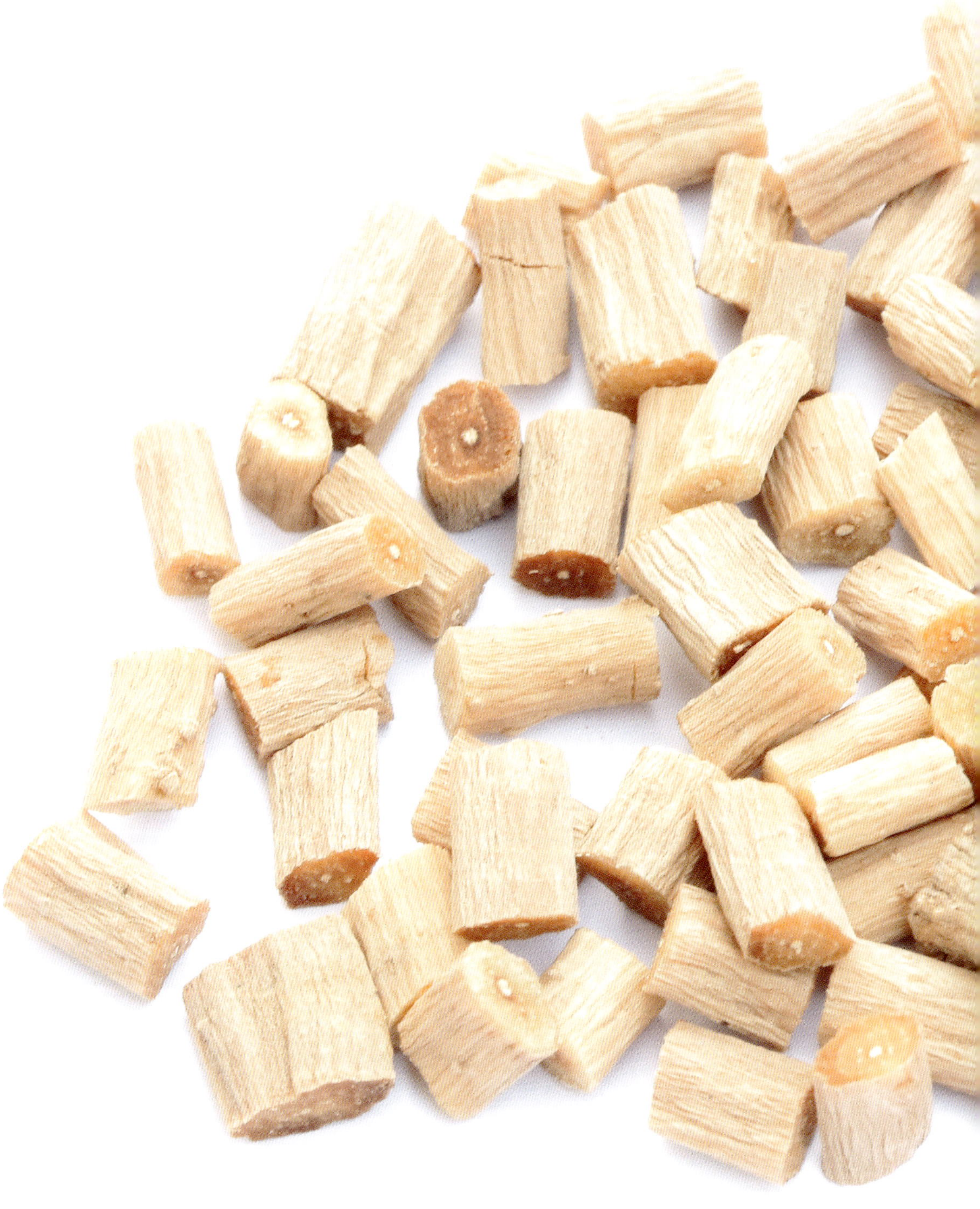

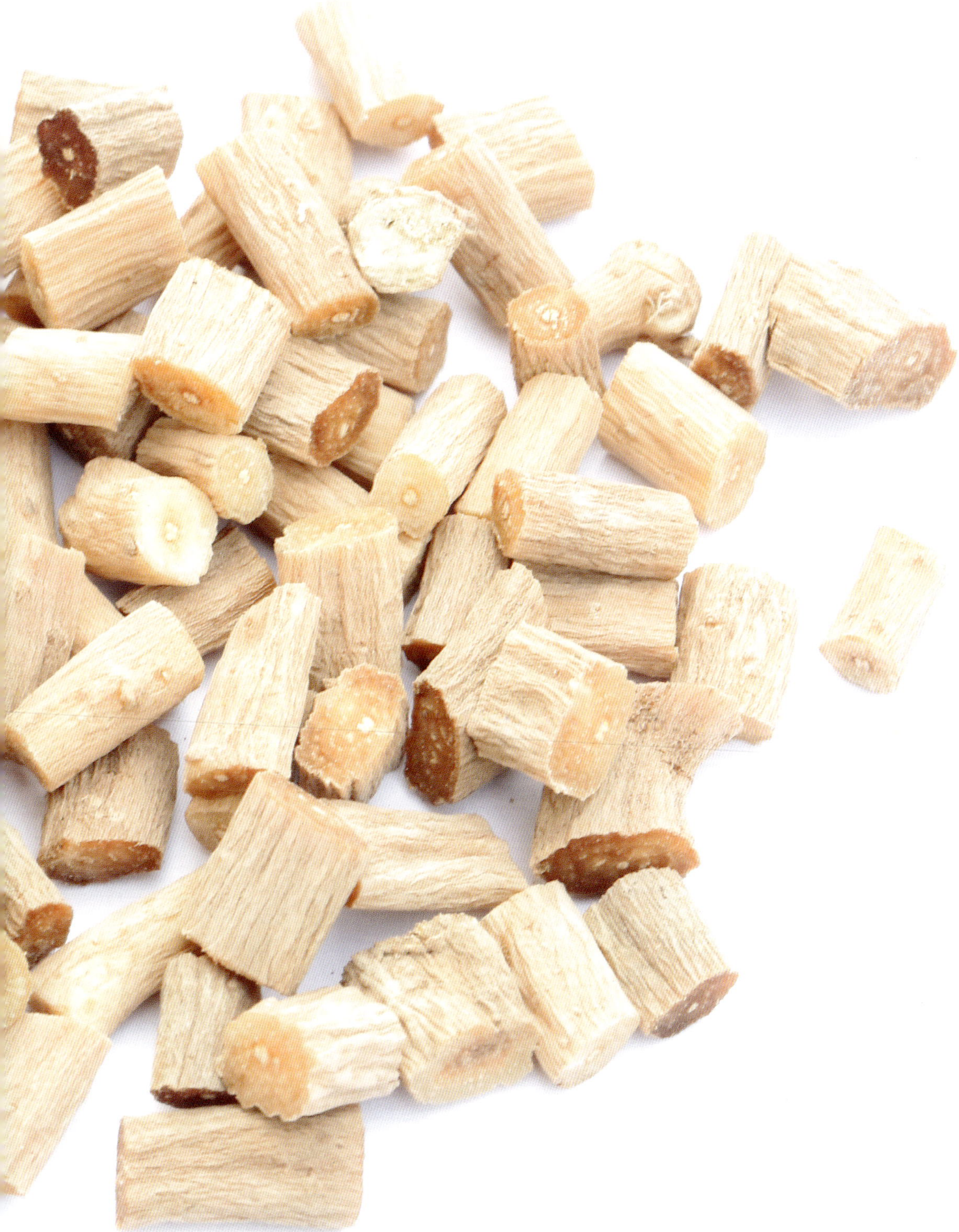

牛膝饮片

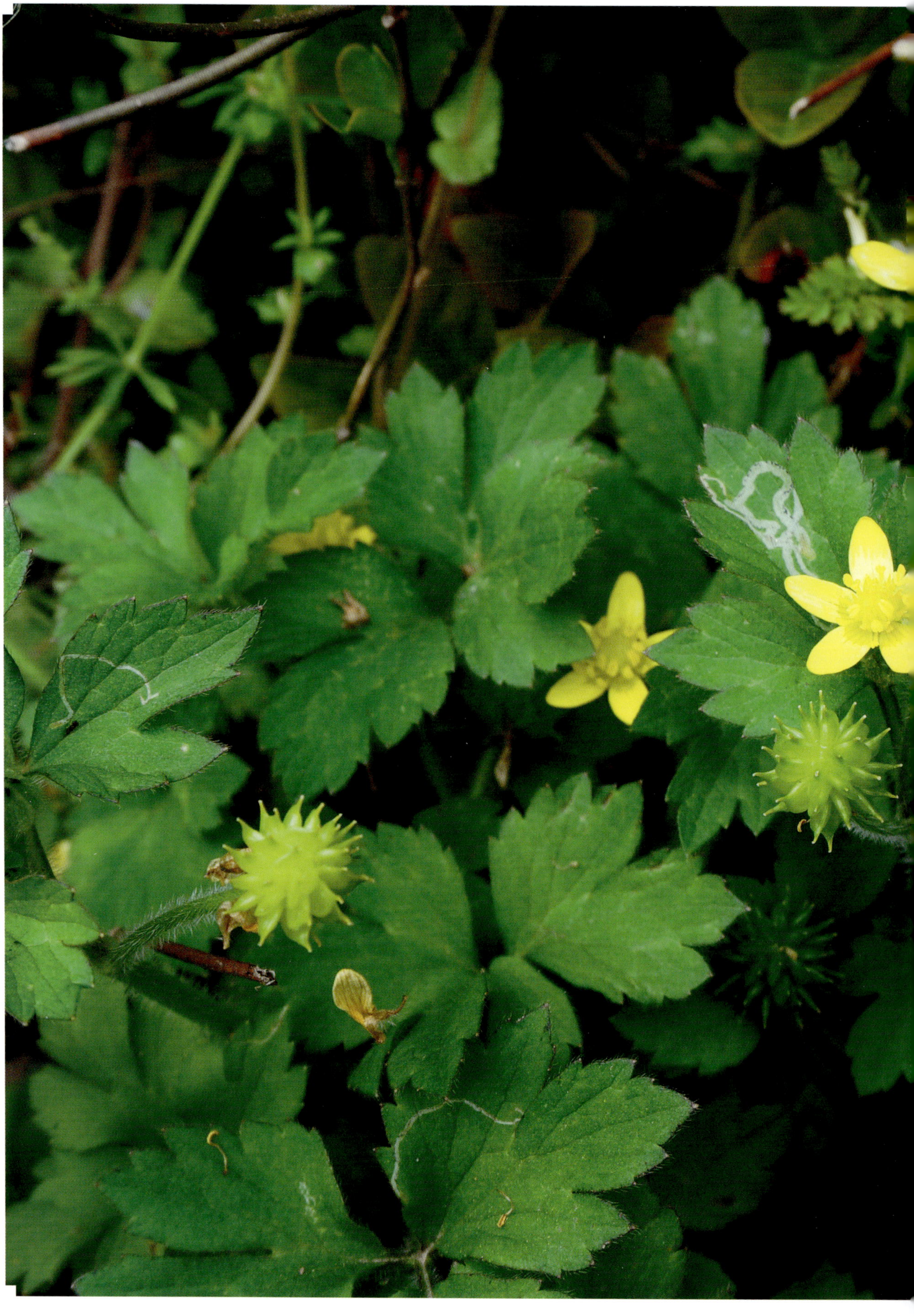

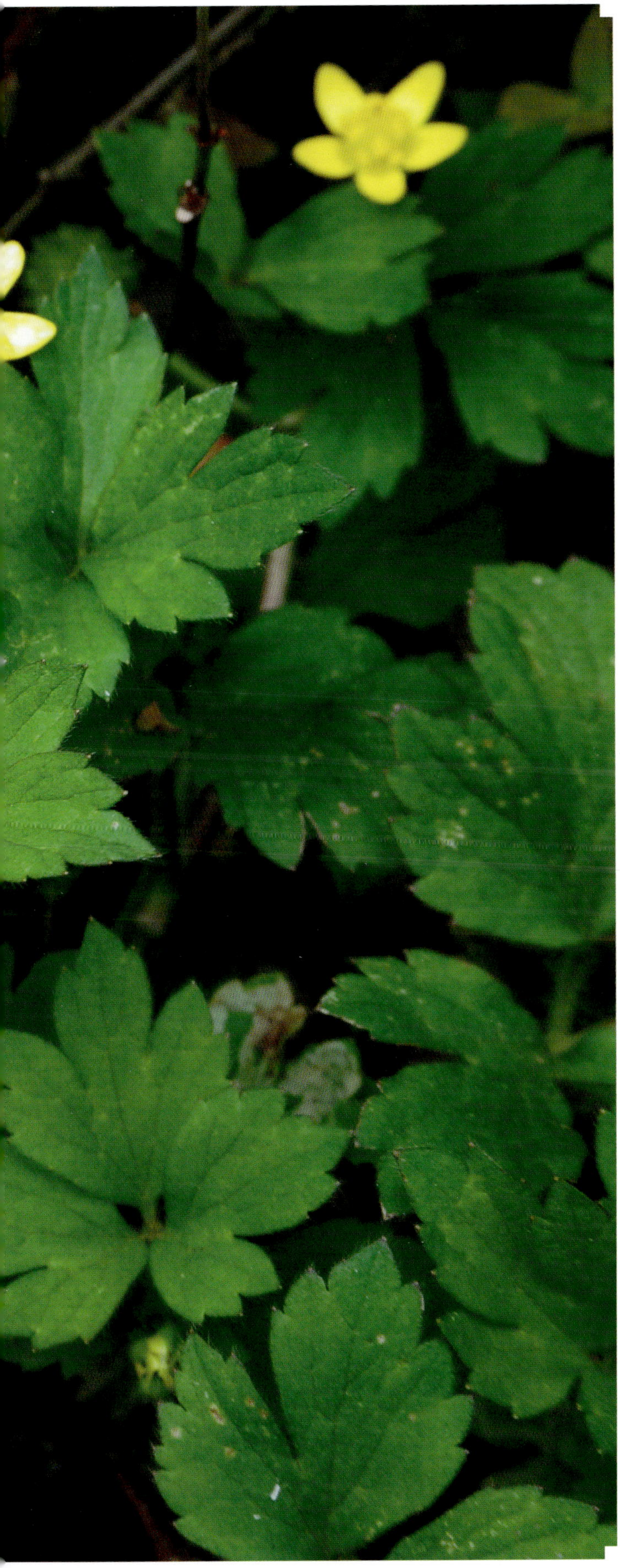

毛茛

【水药名】骂定蒙。

【别　名】天灸、黄花菜、烂肺草、一包针。

【来　源】本品为毛茛科植物毛茛 *Ranunculus japonicus* Thunb. 的全草及根。

【性味归经】味辛，性温，有毒。归肝、胆、心、胃经。

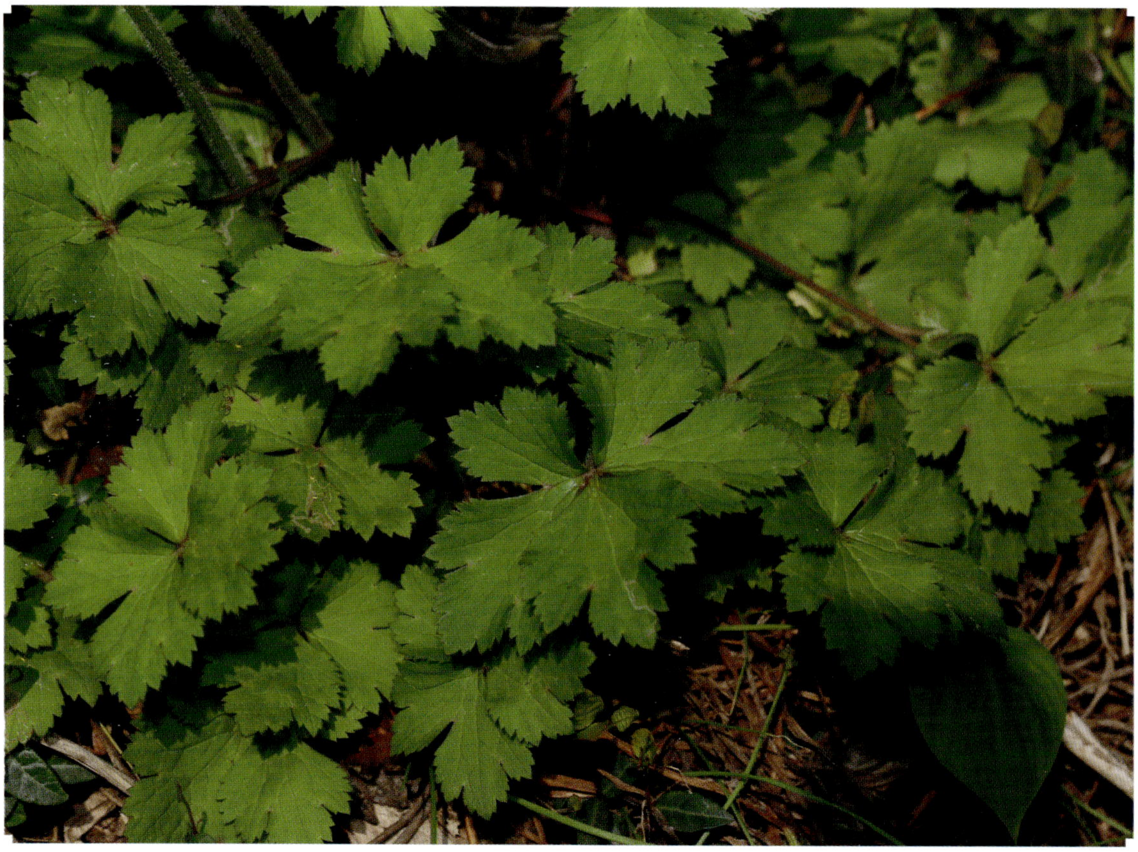

毛茛

识别特征

多年生草本，全珠被白色细长毛，尤以茎及叶柄上为多。须根多数，肉质，细柱状。茎直立。基生叶具柄。叶片掌状或近五角形，常作 3 深裂，裂片椭圆至倒卵形，长宽 3.5 ~ 5 cm，中央裂片又 3 裂，两侧裂片又作大小不等的 2 裂，先端齿裂，具尖头。花单一或数朵生长于茎顶，淡黄色。聚合瘦果近球形或卵圆形。花期 4—8 月，果期 6—8 月。

生境分布

生长于田边、地埂及旷野。分布于全国大部地区。

采收加工

一般栽培 10 个月左右，即在夏末秋初 7—8 月采收全草及根，洗净，阴干。鲜用可随采随用。

药材鉴别

本品为不规则的段。根茎疙瘩状，残存须根棕黄色。茎圆柱形，稍扁，黄绿色，断面中空，叶多皱缩或破碎，绿褐色，叶背面棕黄色。聚合果球形。味辛，微苦。

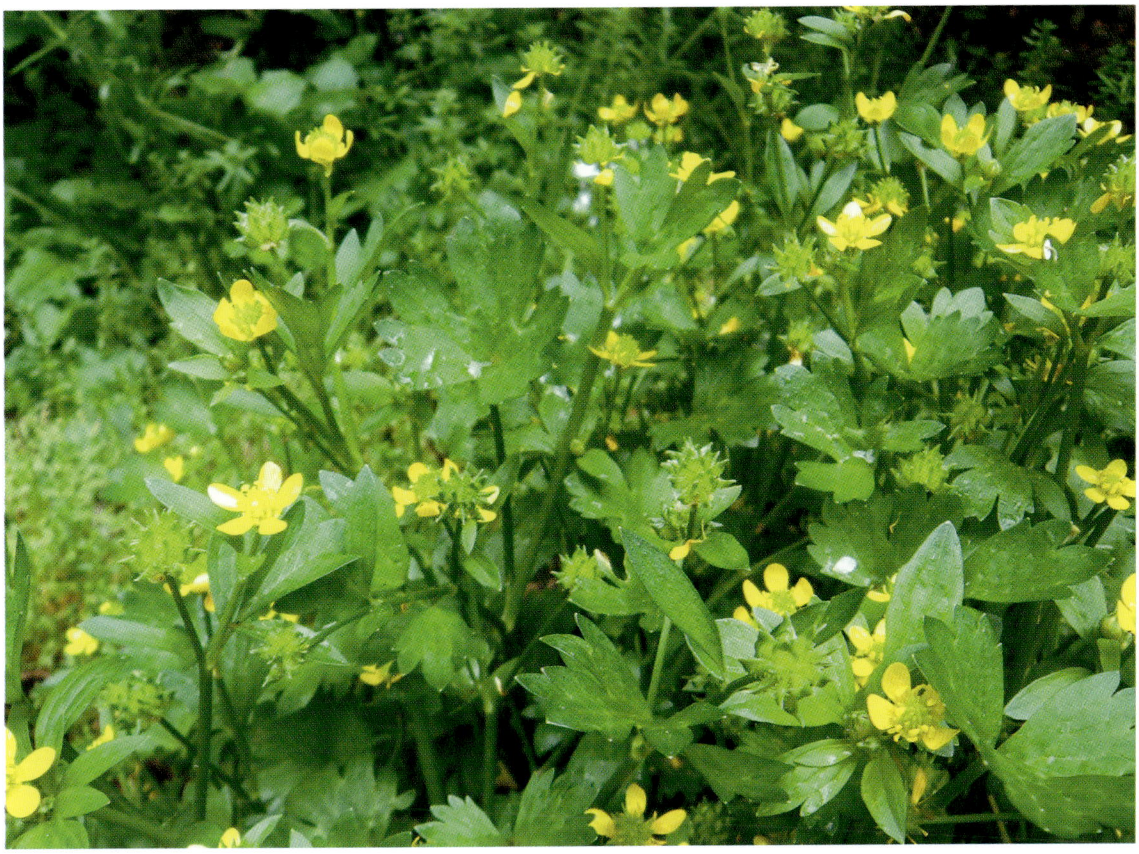

毛茛

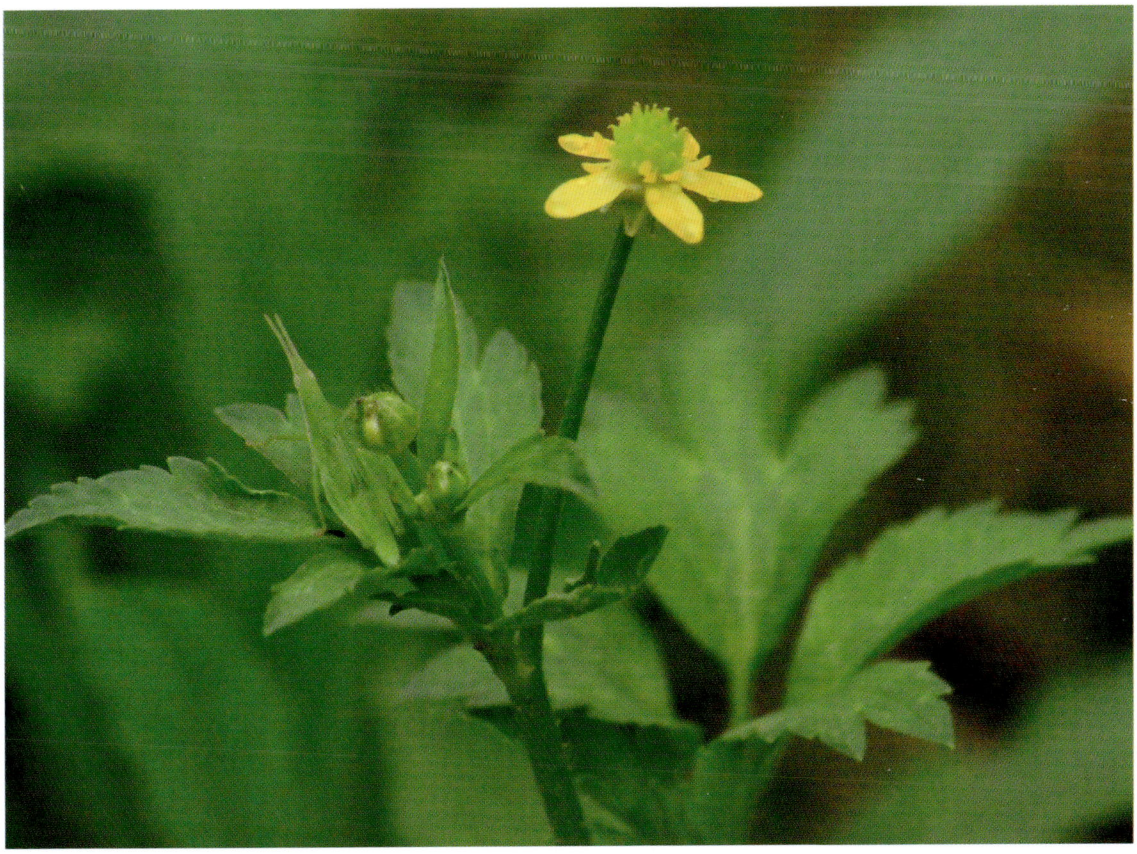

毛茛

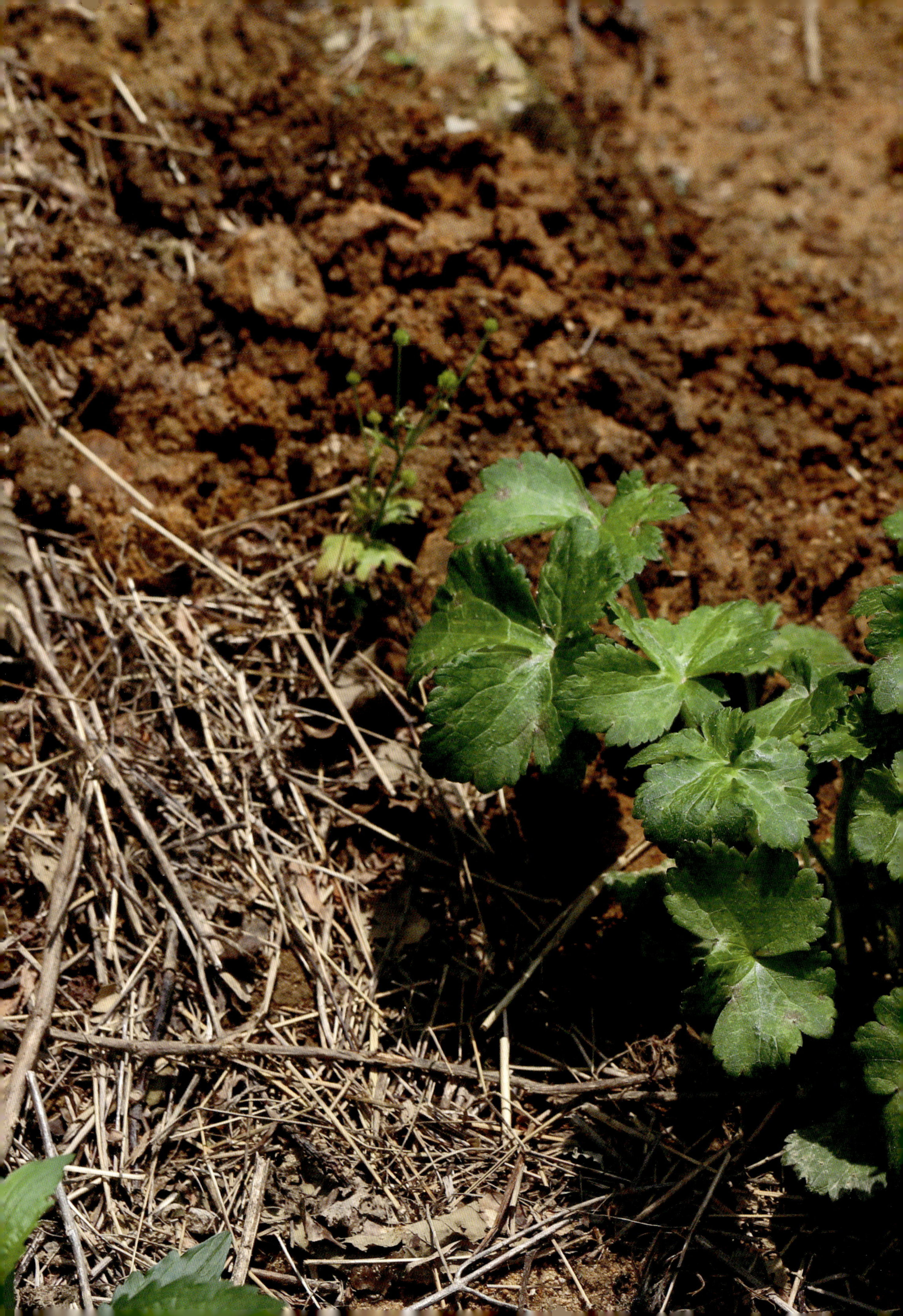

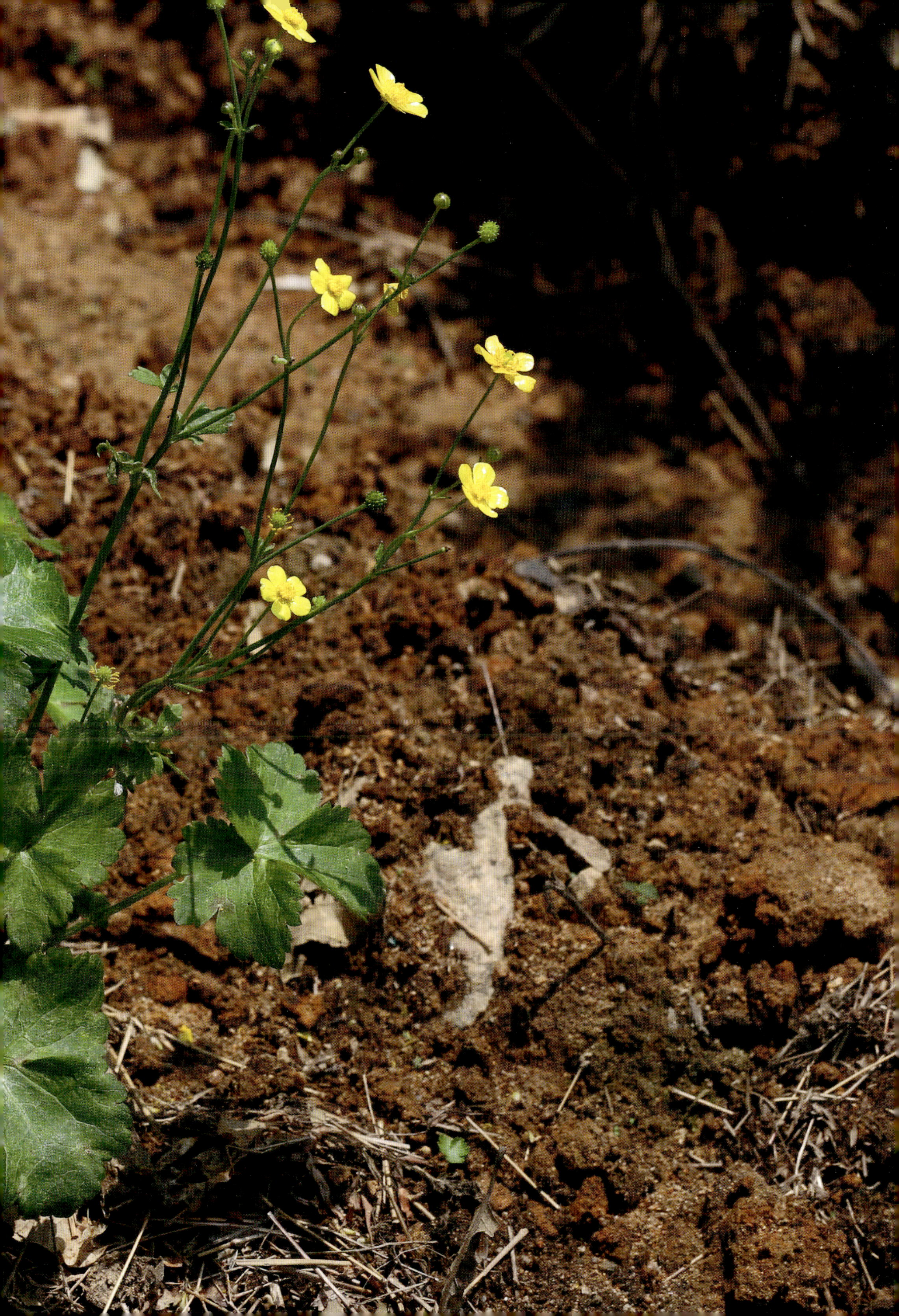

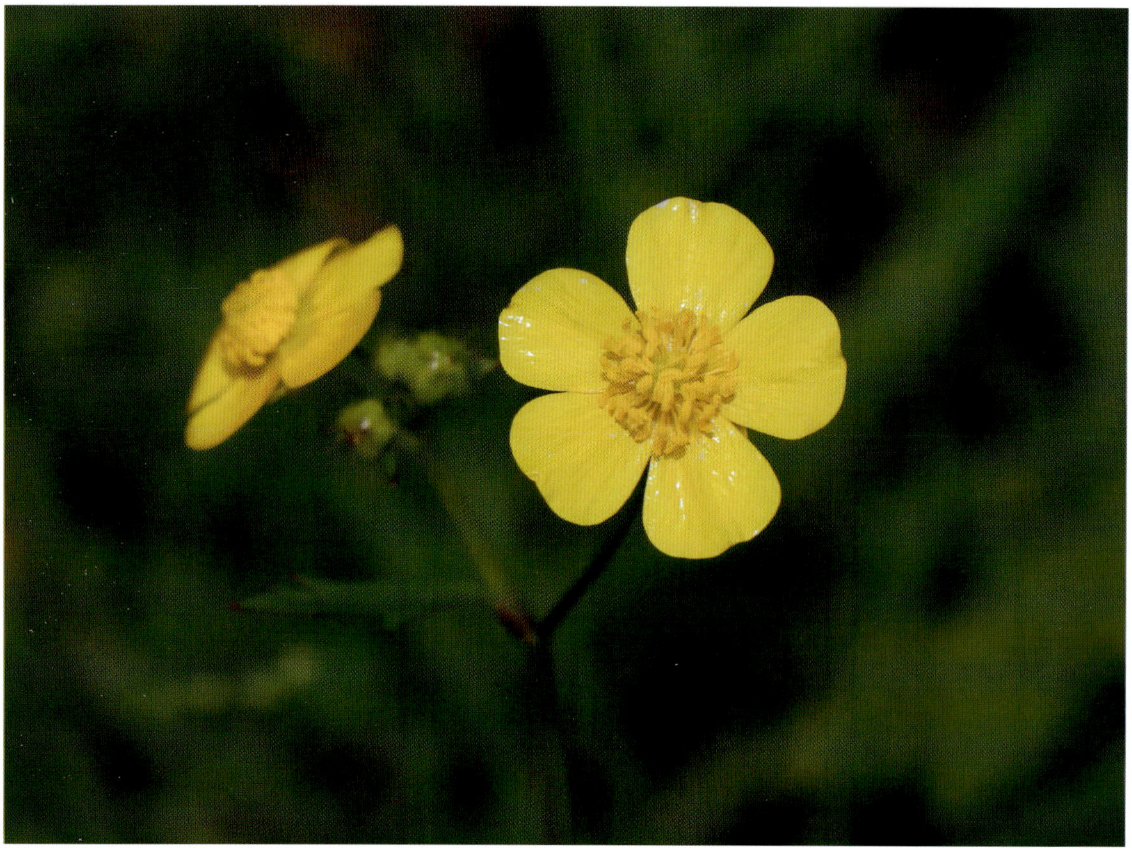

毛茛

功效主治

消坚化软、破翳明目，截疟。主治疟疾，腹中痞块，牙痛，翳子，结核。

用法用量

内服：10 ~ 15 g，煎汤。外用：捣敷或煎水洗。

民族药方

1. 疟疾 毛茛适量。捣绒贴大椎穴，20 min 后去掉，随即起泡，泡满挑破，让黄水流出。

2. 腹中痞块 毛茛 10 g。切碎，煎鸡蛋服。

3. 肺结核 毛茛根 5 g，黄芩 30 g，岩茶 15 g，白及 10 g。水煎服。

使用注意

皮肤有破损及过敏者禁用，孕妇慎用。

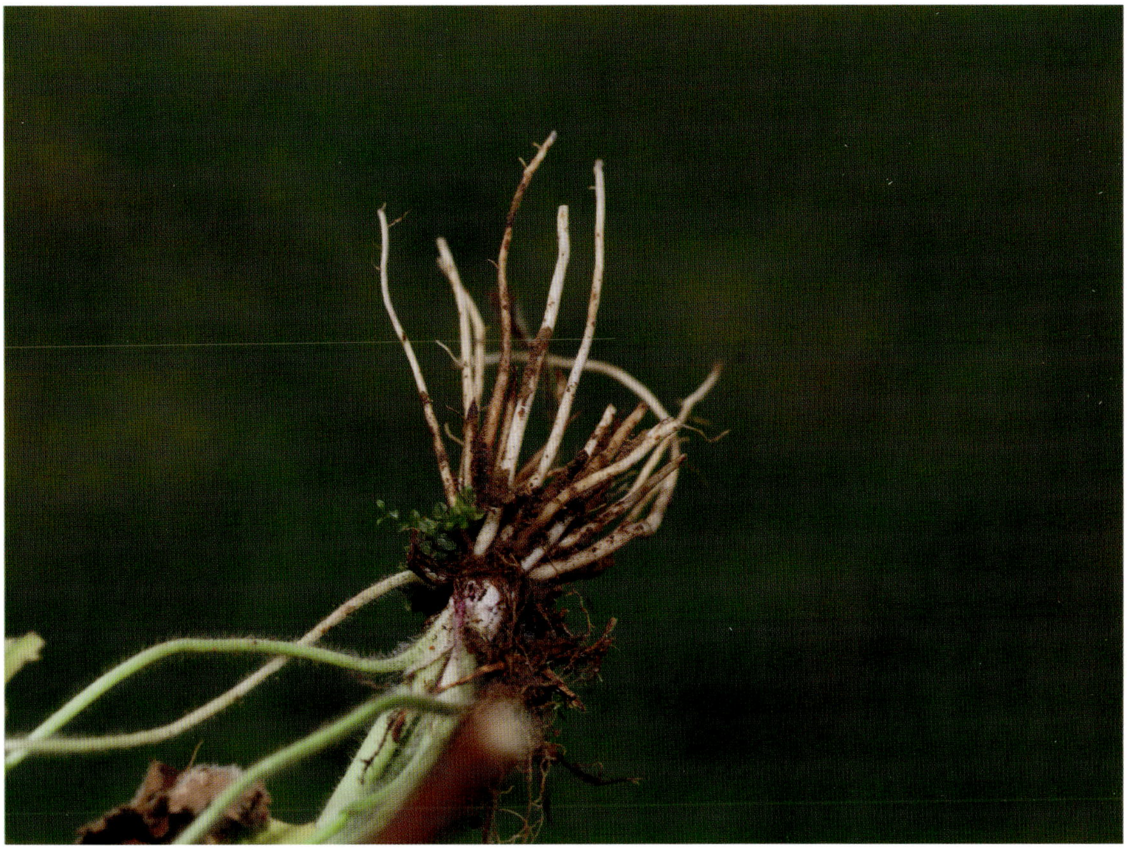

毛茛

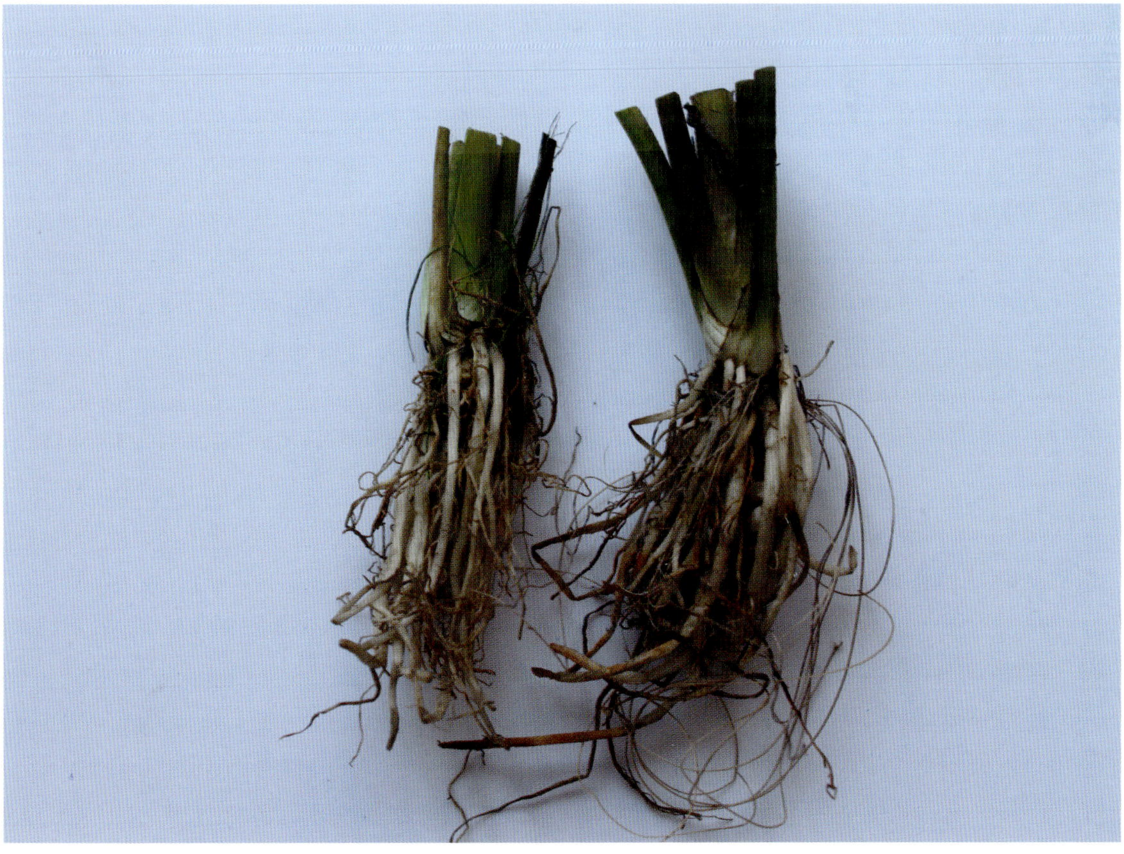

毛茛

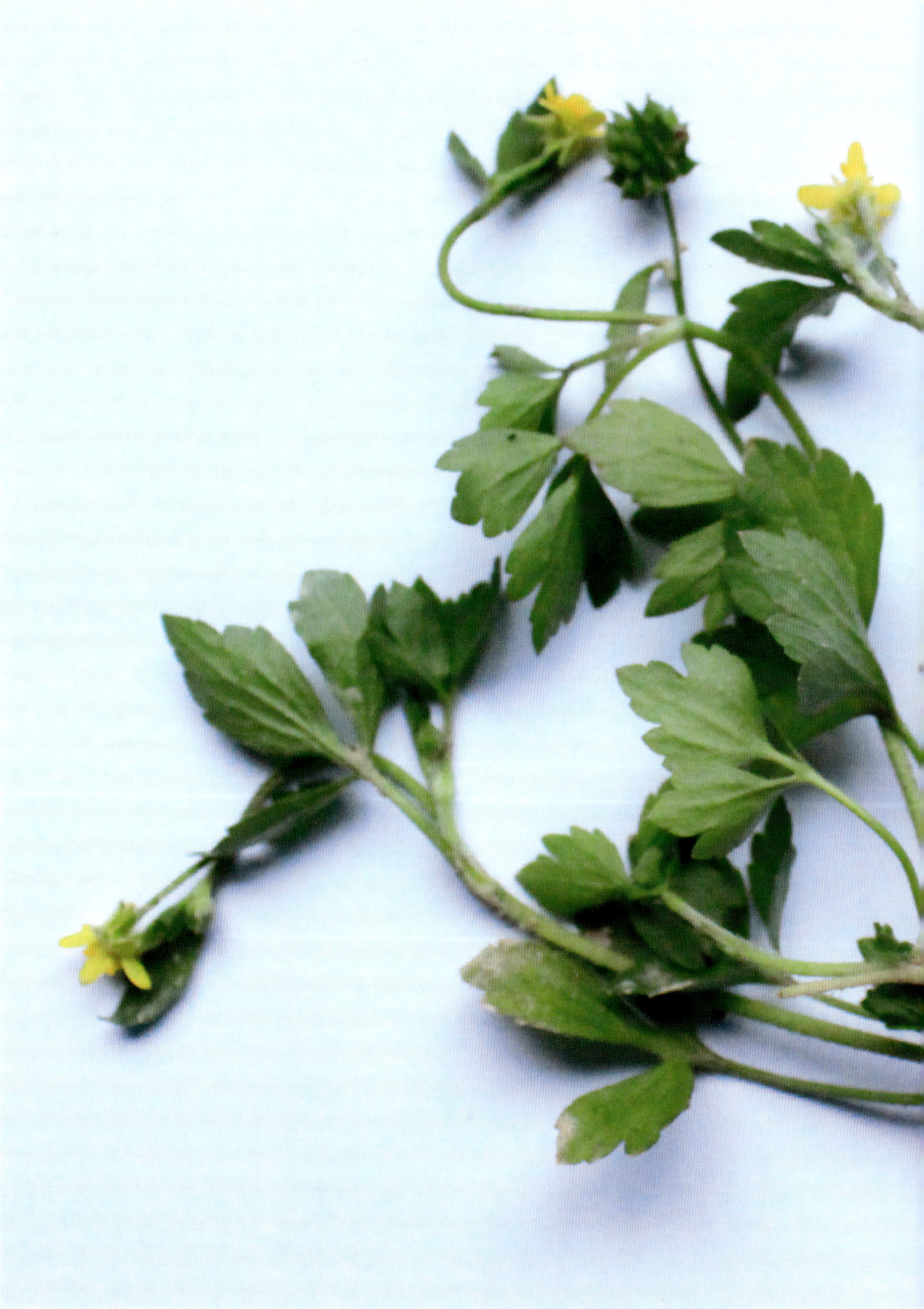

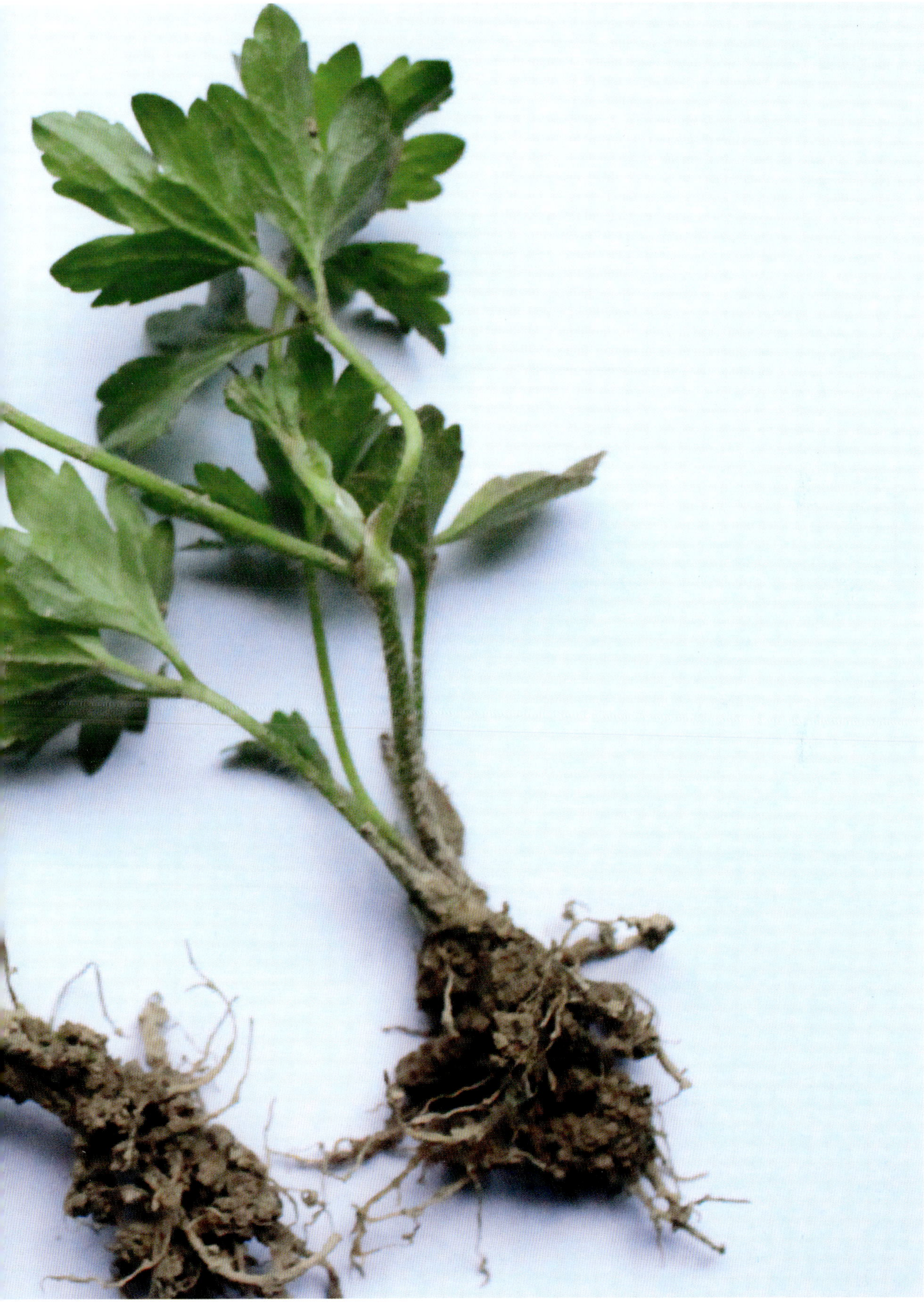

毛茛药材

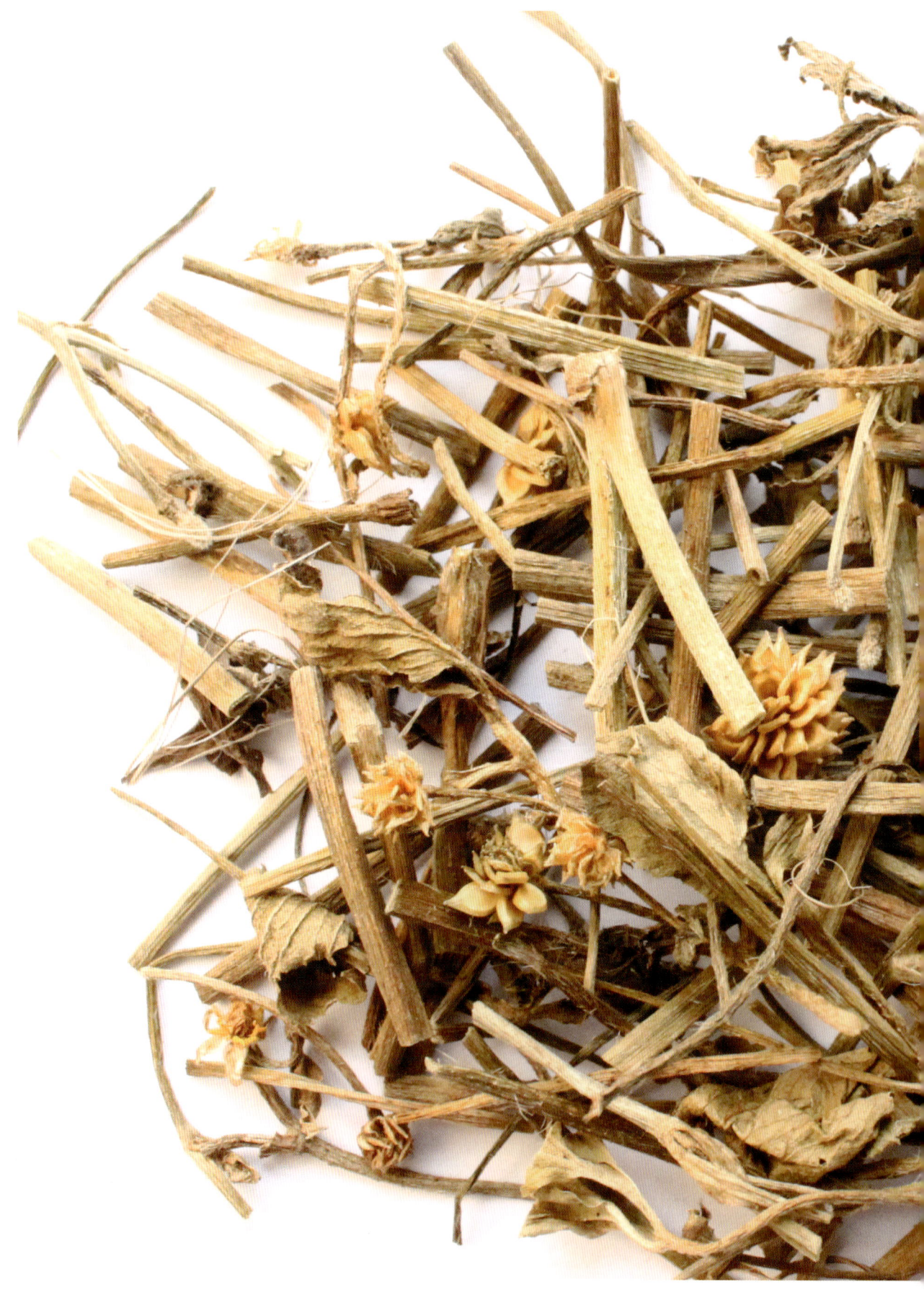

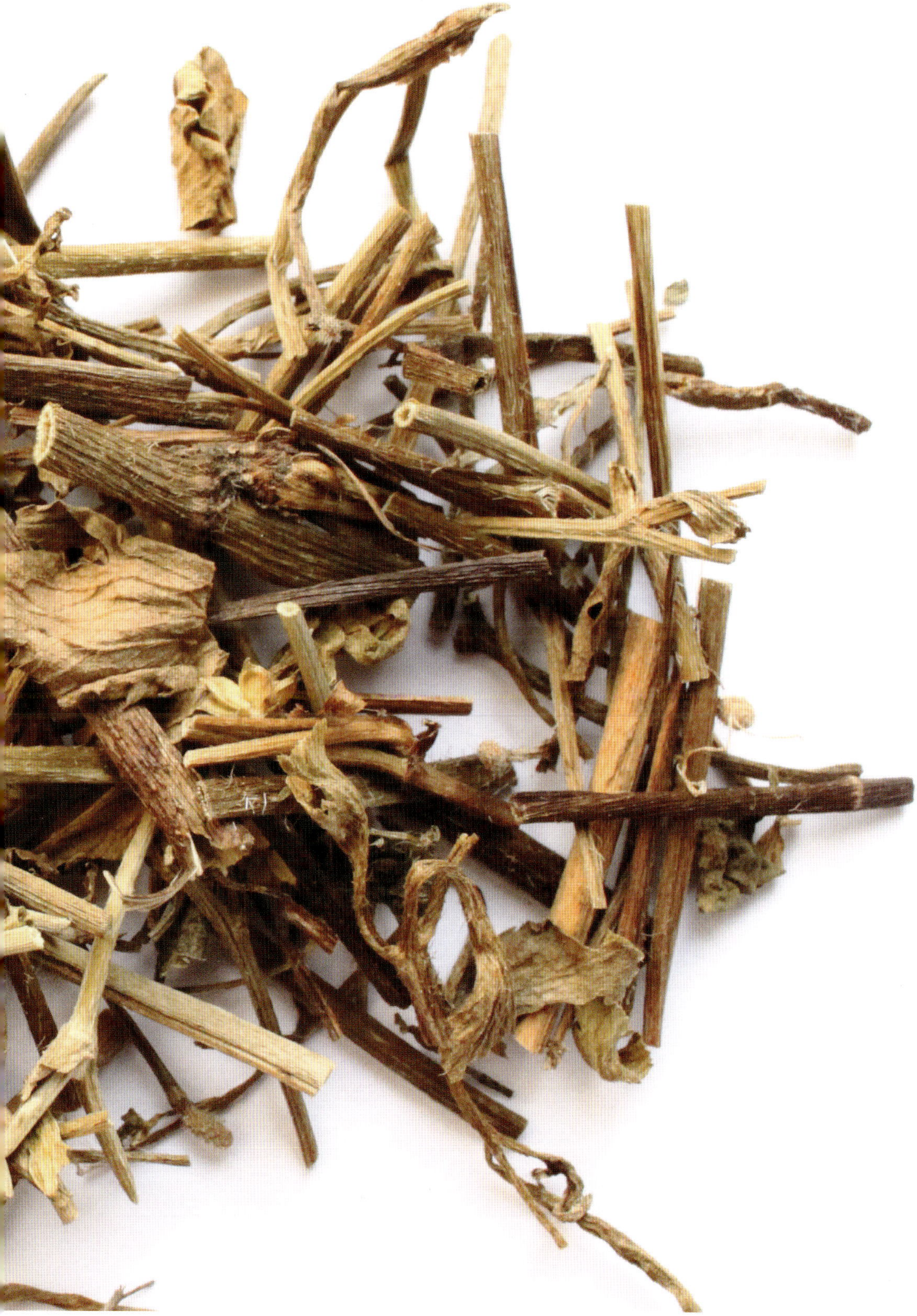

毛茛饮片

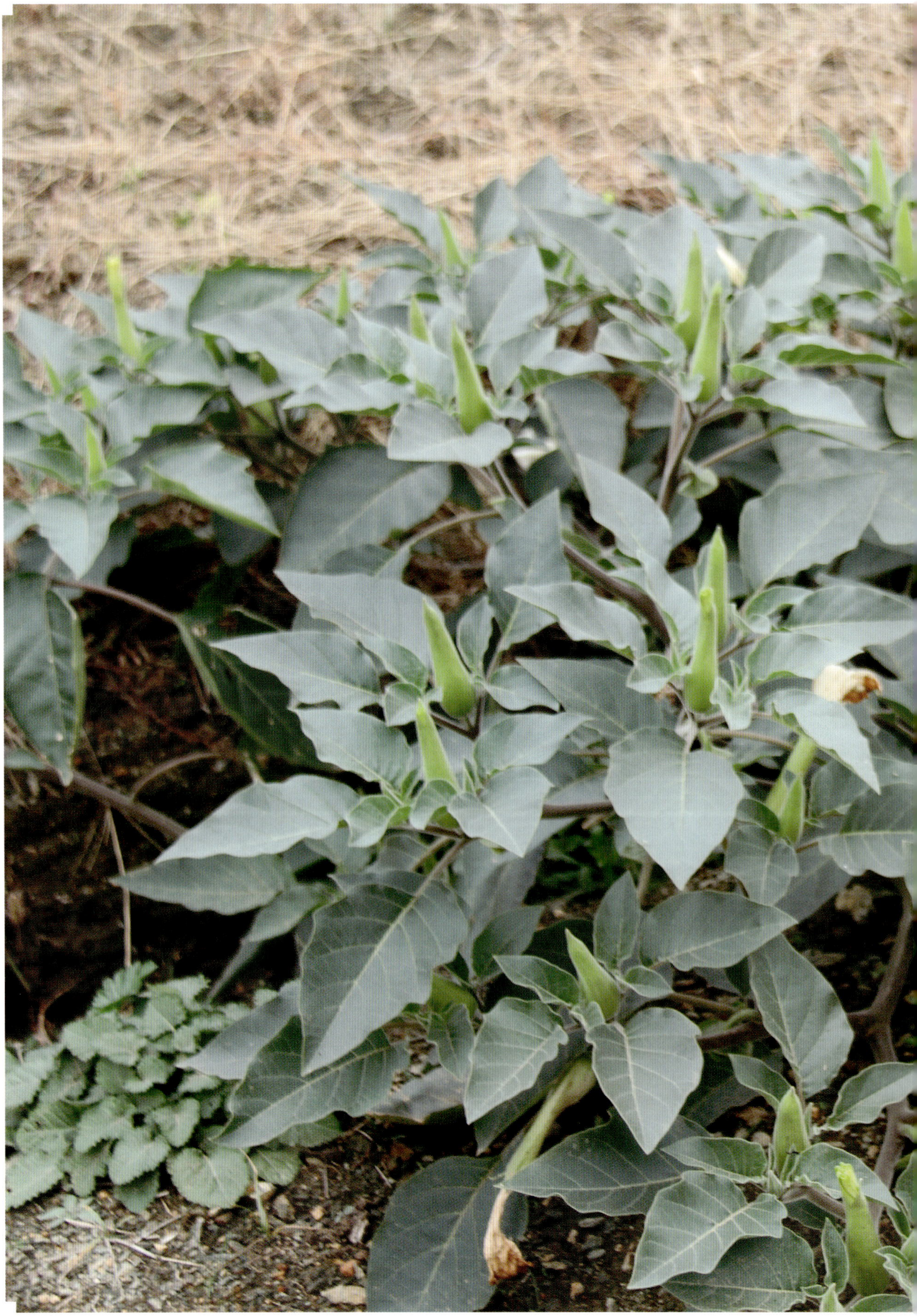

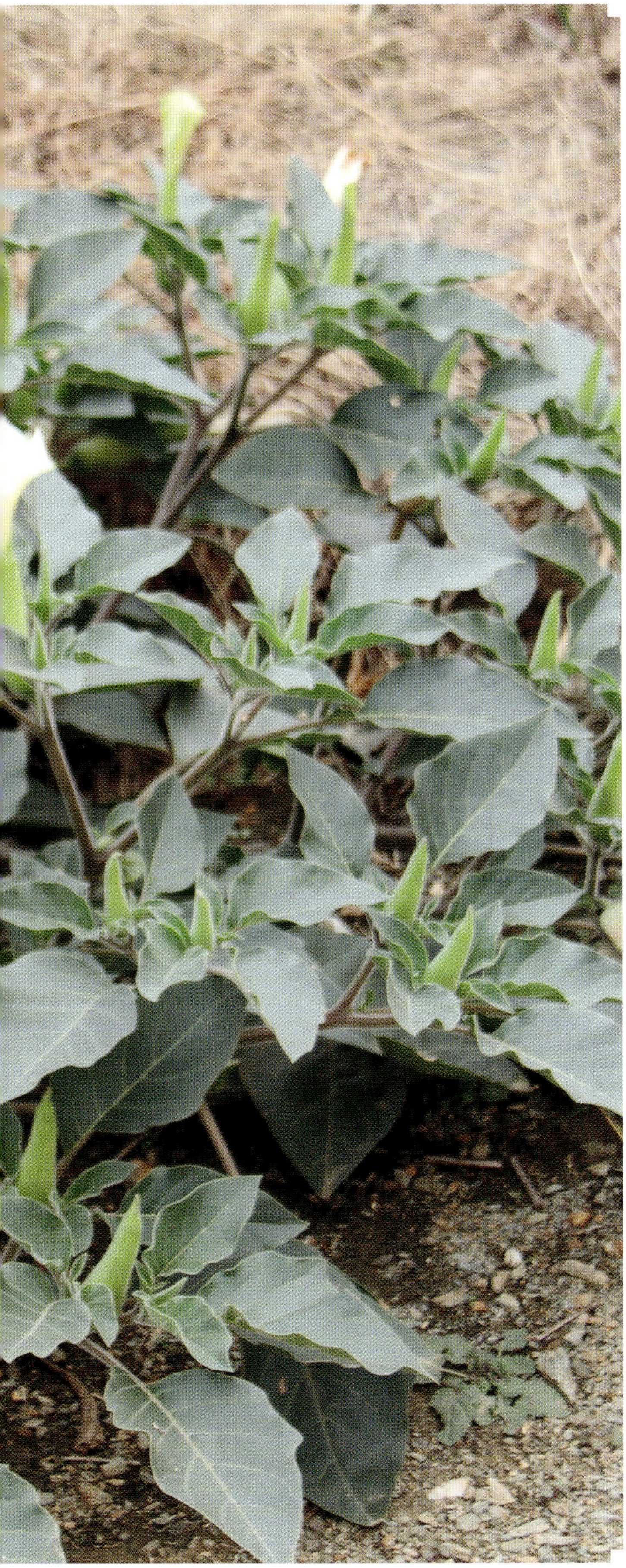

毛曼陀罗

【水 药 名】梅等簸罗。

【别　 名】毛花曼陀罗、软刺曼陀罗、山茄花、曼陀罗花、酒醉花、虎茄花、洋大麻子花。

【来　 源】本品为茄科植物毛曼陀罗 *Datura innoxia* Mill. 的花、种子和叶。

【性味归经】味辛，性温，有毒。归肺、肝经。

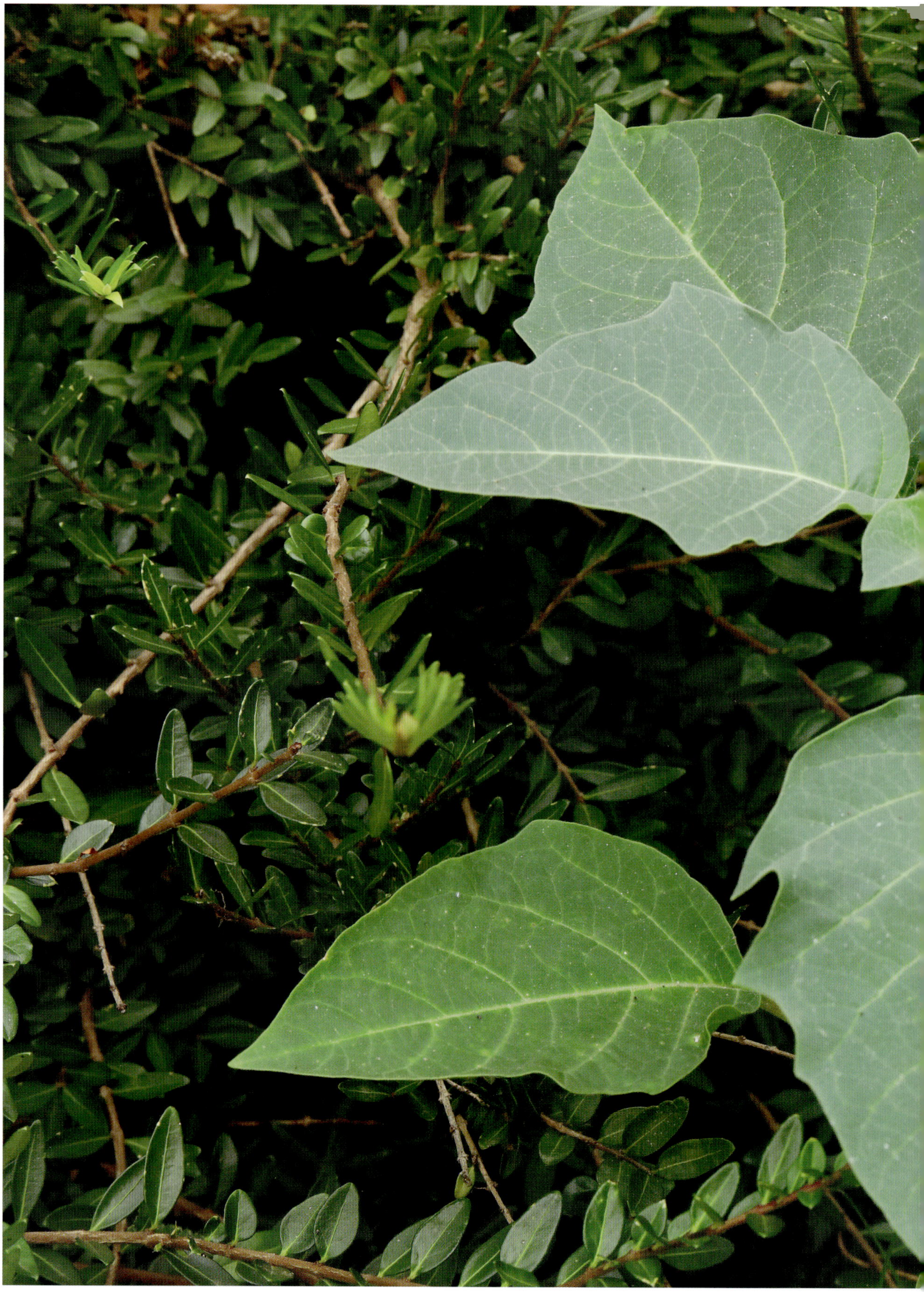

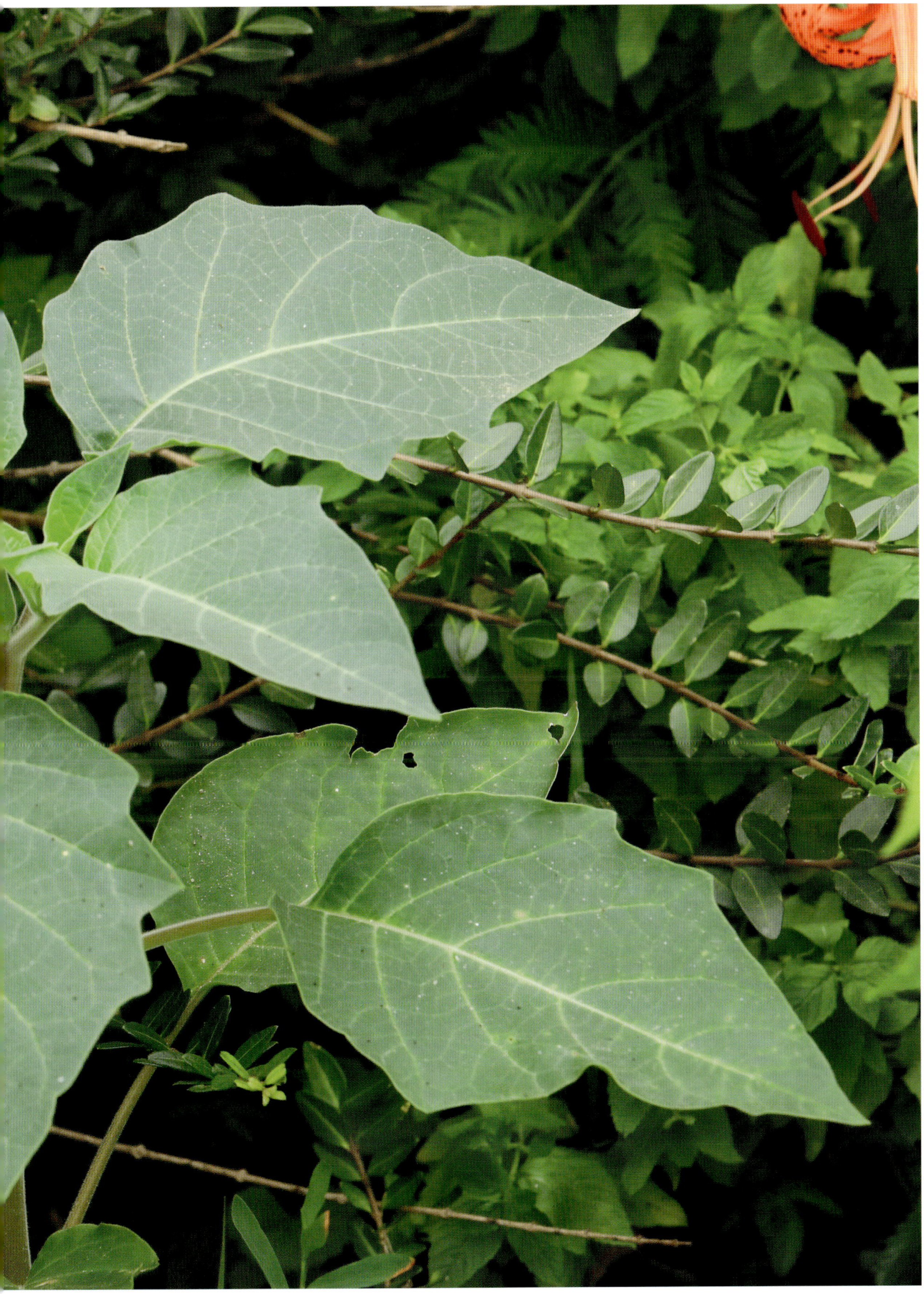

毛曼陀罗

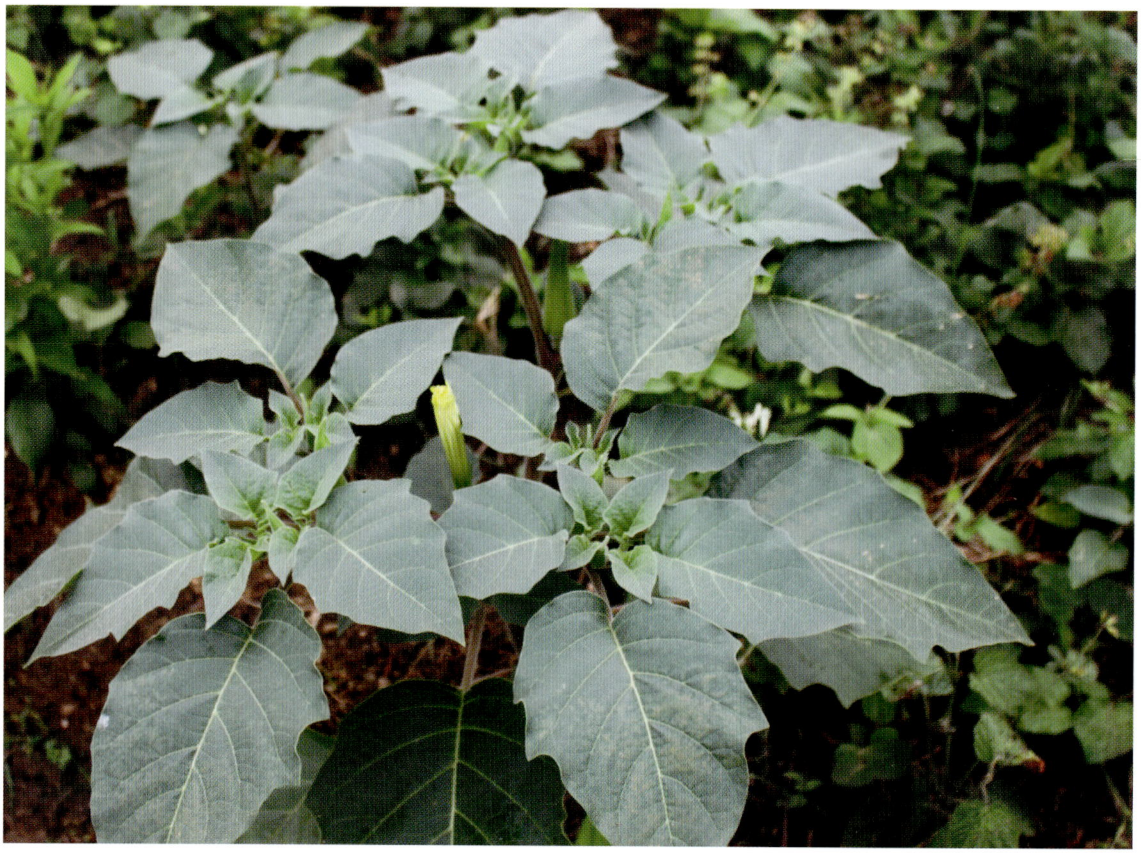

毛曼陀罗

识别特征

一年生草本，全体密被白色短柔毛。茎直立，圆锥形，高 25 ~ 60 cm，基部木质化，上部呈叉状分枝，叶互生或近于对生，叶片广卵形，长 8 ~ 20 cm，宽 5 ~ 12 cm，全缘或微呈波状。花白色或淡蓝色，萼管基部宿存，边缘向外反折。蒴果近圆形，密生柔软针刺。花期 5—9 月，果期 6—10 月。

生境分布

生长于山坡荒地或住宅附近。分布于辽宁、北京、上海、南京、新疆、河北、山东、河南、湖北、江苏、贵州等省区。

采收加工

在 7 月下旬至 8 月下旬盛花期，于下午 4 ~ 5 时采摘、晒干；遇雨可用 50 ℃ ~ 60 ℃烘 4 ~ 6 h 即干。

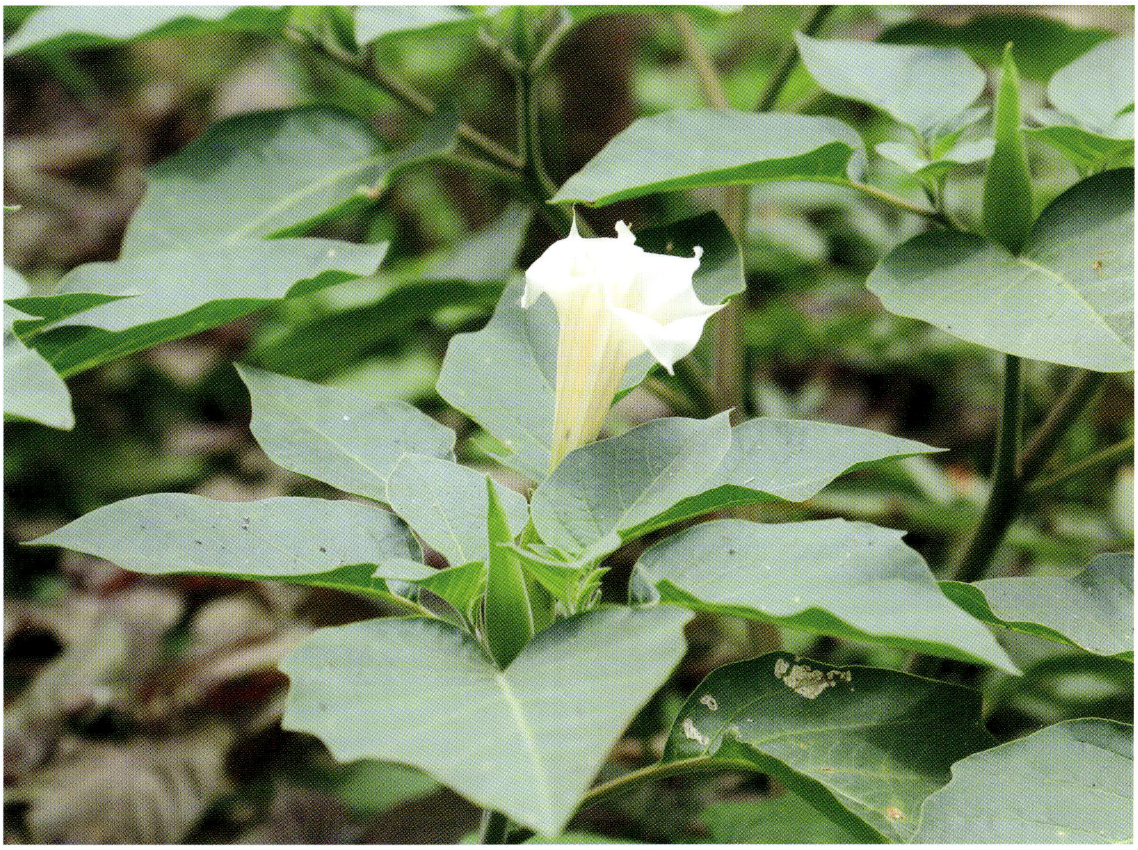

毛曼陀罗

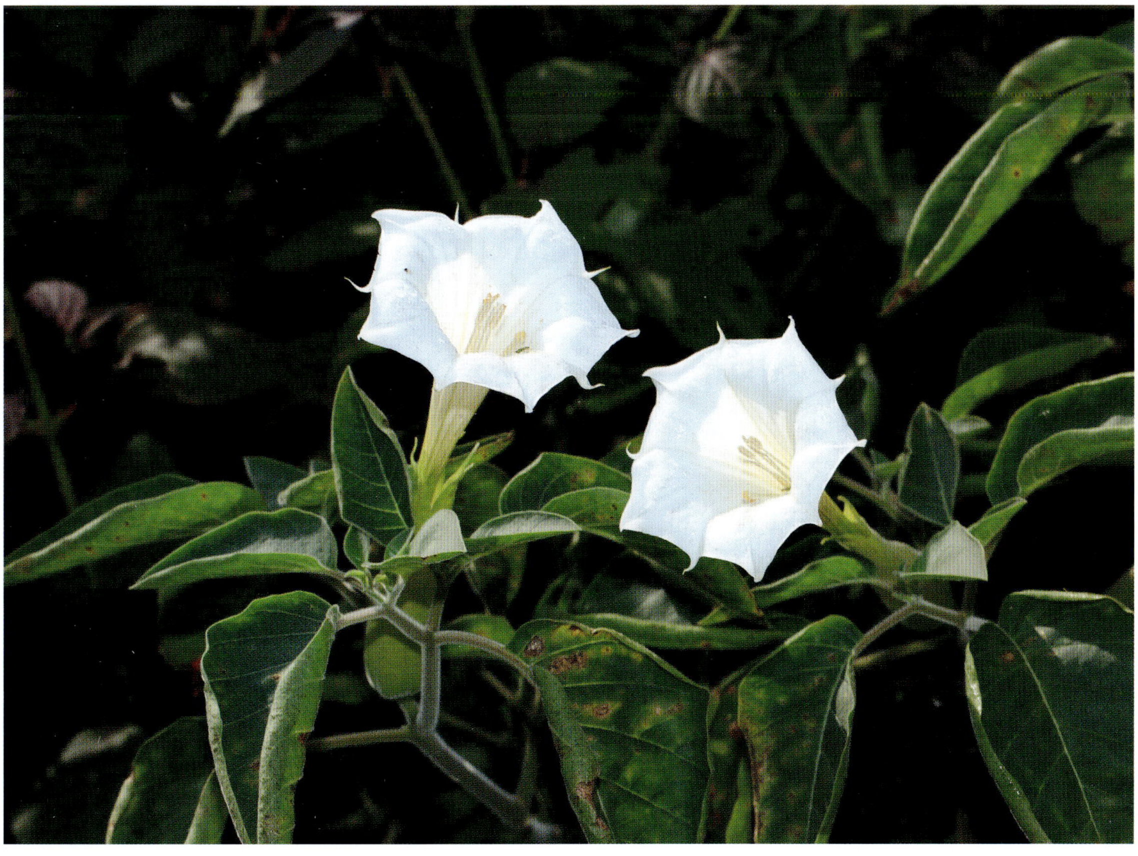

毛曼陀罗

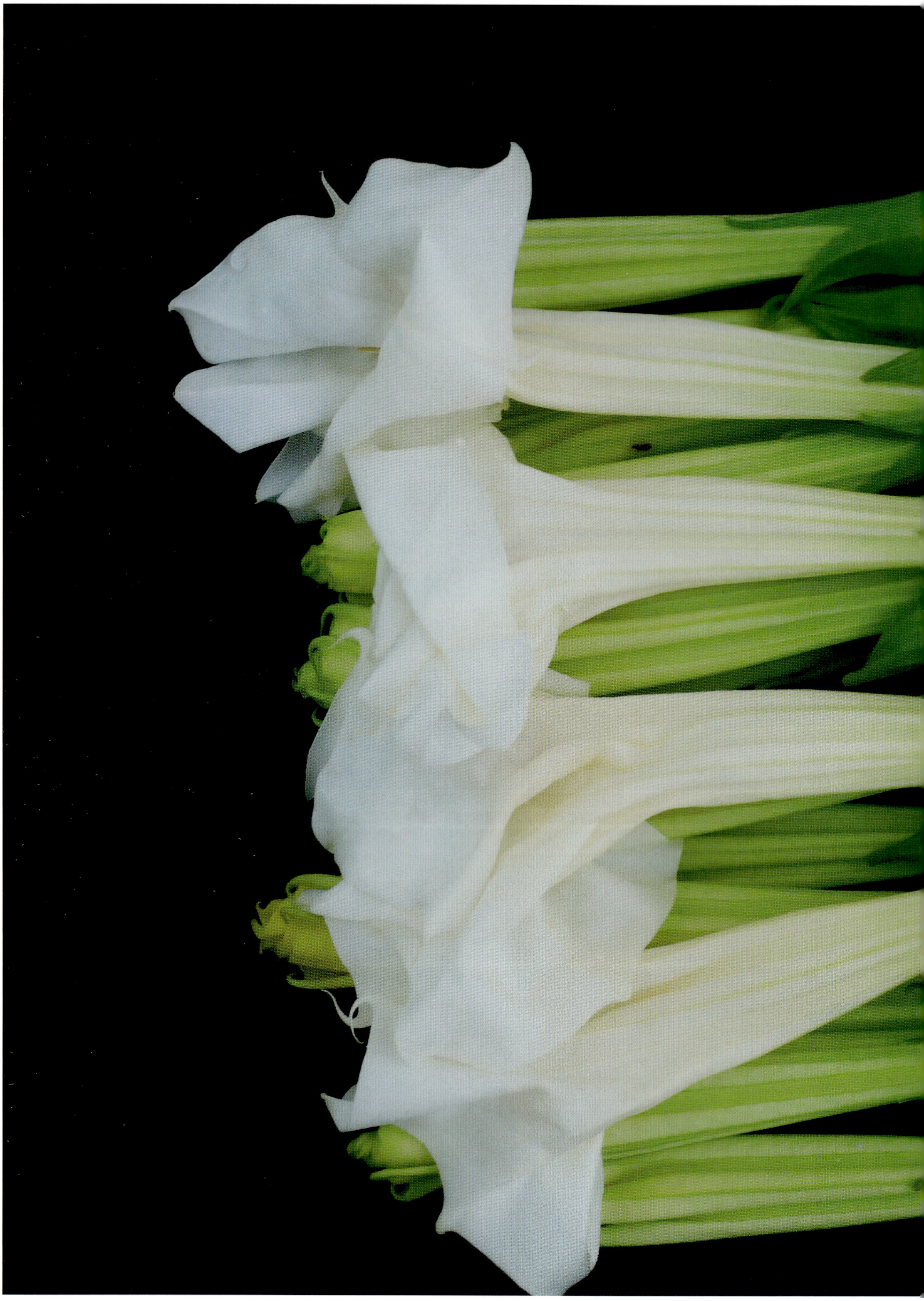

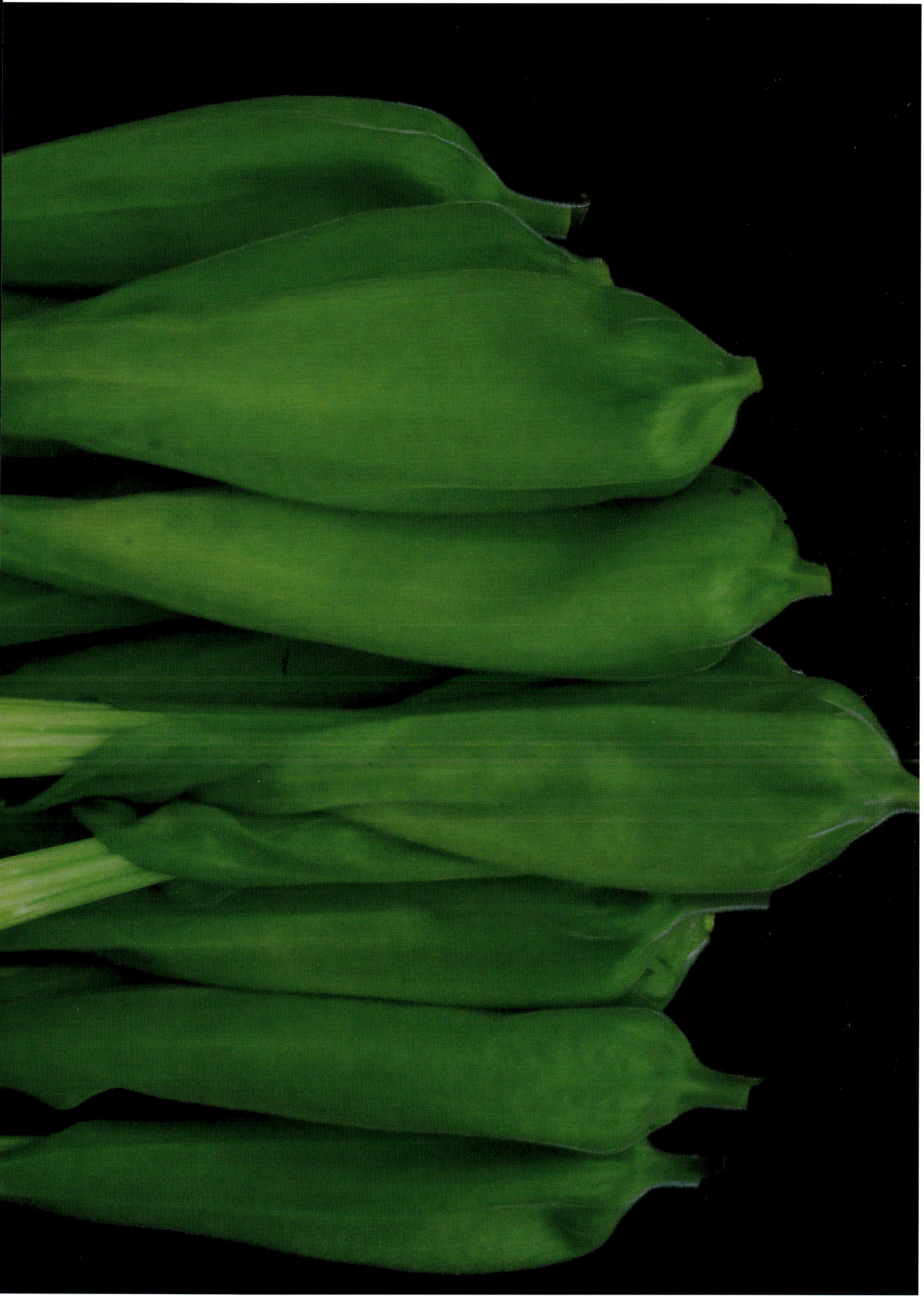

毛曼陀罗花药材

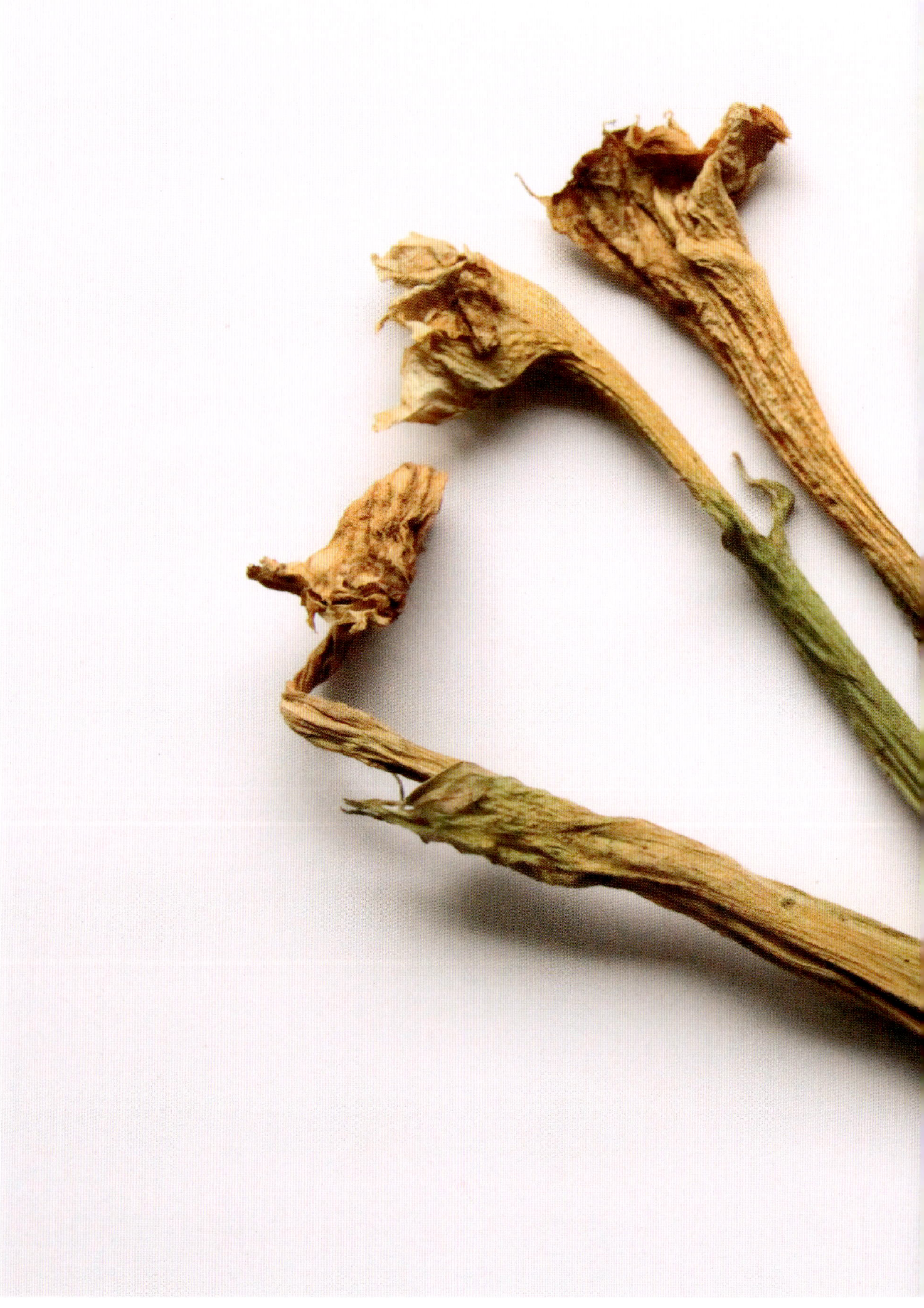

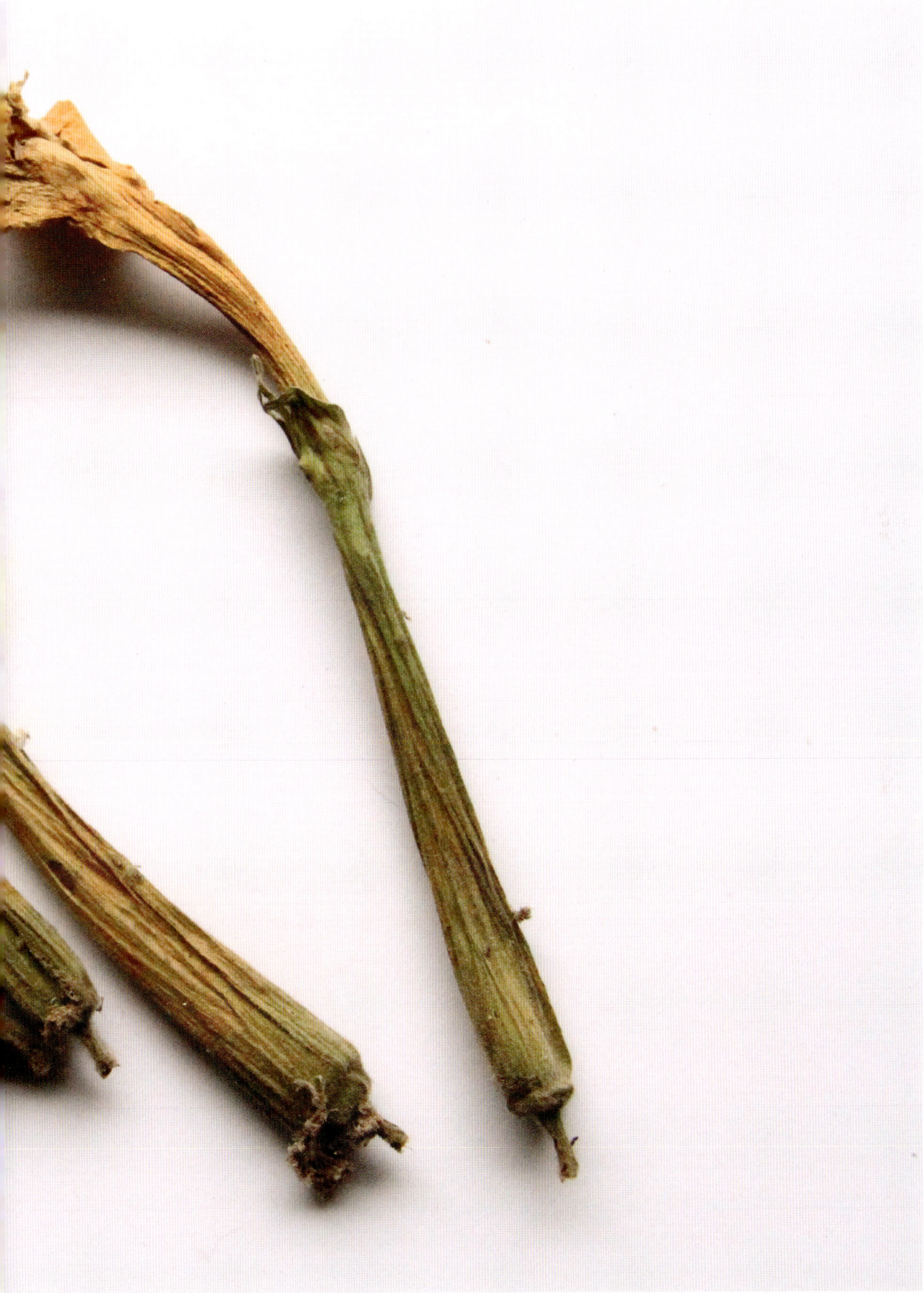

毛曼陀罗花药材

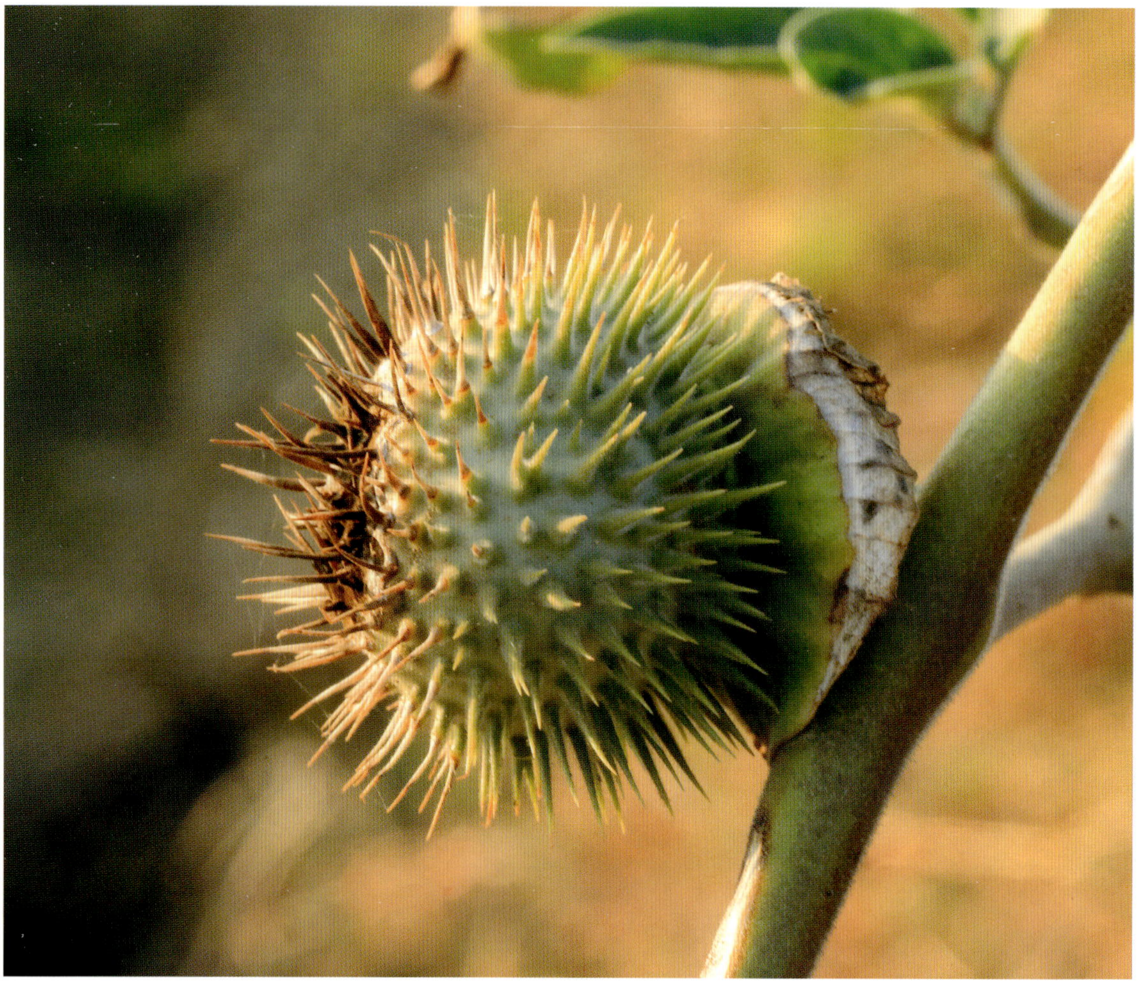

毛曼陀罗

药材鉴别

1. 种子 本品蒴果近球形或卵球形，直径 3 ~ 4 cm，基部宿萼略呈五角形，向外反折，具短果柄。表面淡褐色，密生约等长的针刺和柔毛，针刺细而有韧性。果皮由上部作不规则开裂。种子扁肾形，长约 5 mm，宽约 3 mm，淡褐色。以果实饱满、种子数多、成熟者为佳。

2. 花 毛曼陀罗花带有花萼。萼筒长 4 ~ 9 cm，顶端 5 裂，裂片长约 1.5 cm，表面密生毛茸。花冠长 10 ~ 18 cm，先端裂片三角形，裂片间有短尖。花药长约 1 cm。

3. 叶 叶广卵形，长 6 ~ 28 cm，宽 4 ~ 24 cm，先端渐尖，基部圆形、截形或楔形，少阔楔形，显著不对称，少有对称，全缘或呈不规则羽状浅裂，裂片三角形，有缘毛，上面疏有白色柔毛，脉上较密，下面密被白色柔毛，脉上龙密，侧脉 7 ~ 10 对，成 60° ~ 80° 角离开中脉直达裂片先端，中脉及侧脉下面突出；叶柄近圆柱形，长 2 ~ 16 cm，微紫色，密生白色柔毛。气微，味苦。

功效主治

定喘，祛风，麻醉止痛。主治哮喘，惊，风湿痹痛，脚气，疮疡疼痛。并作外科手术麻醉剂。

用法用量

内服：3 ~ 5 g，煎汤；或入散剂。外用：煎水洗或研末调敷。

民族药方

1．小儿疳积 毛曼陀罗叶 1/3 张。切碎，调鸡蛋煎服。

2．顽固性支气管哮喘，咳嗽 毛曼陀罗叶适量。卷于烤烟中，抽吸（不可长吸）。

3．跌打损伤 毛曼陀罗种子 3 g。泡酒 180 mL，每次服 10 mL。

4．腹痛腹泻 毛曼陀罗种子适量。以酒浸泡，酌量内服。

使用注意

外感及痰热喘咳、青光眼、高血压、心脏病及肝肾功能不全者和孕妇禁用。

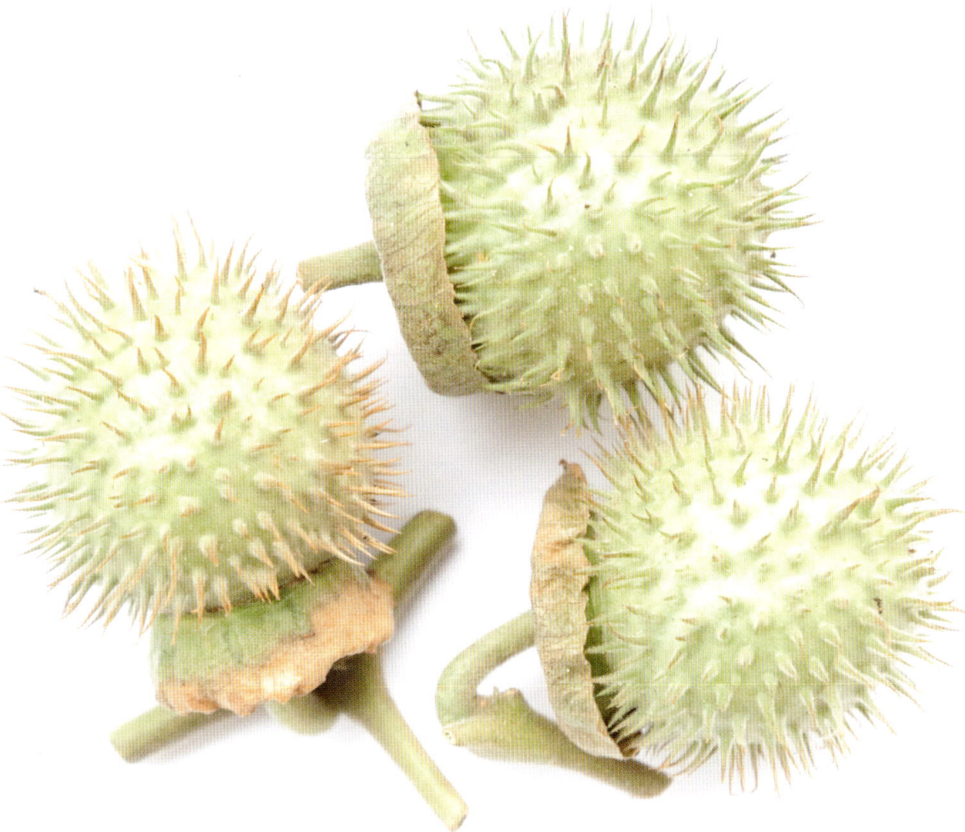

毛曼陀罗

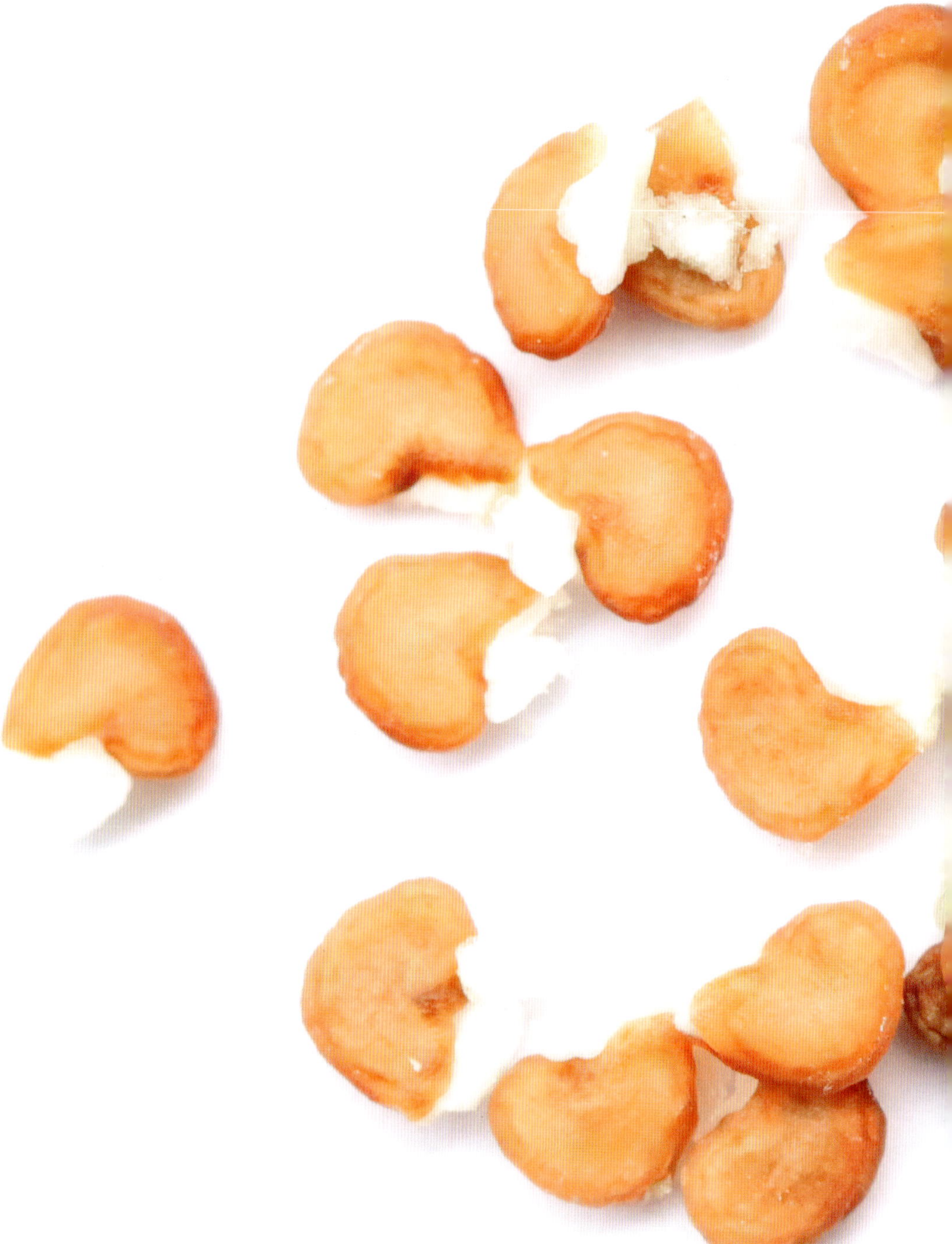

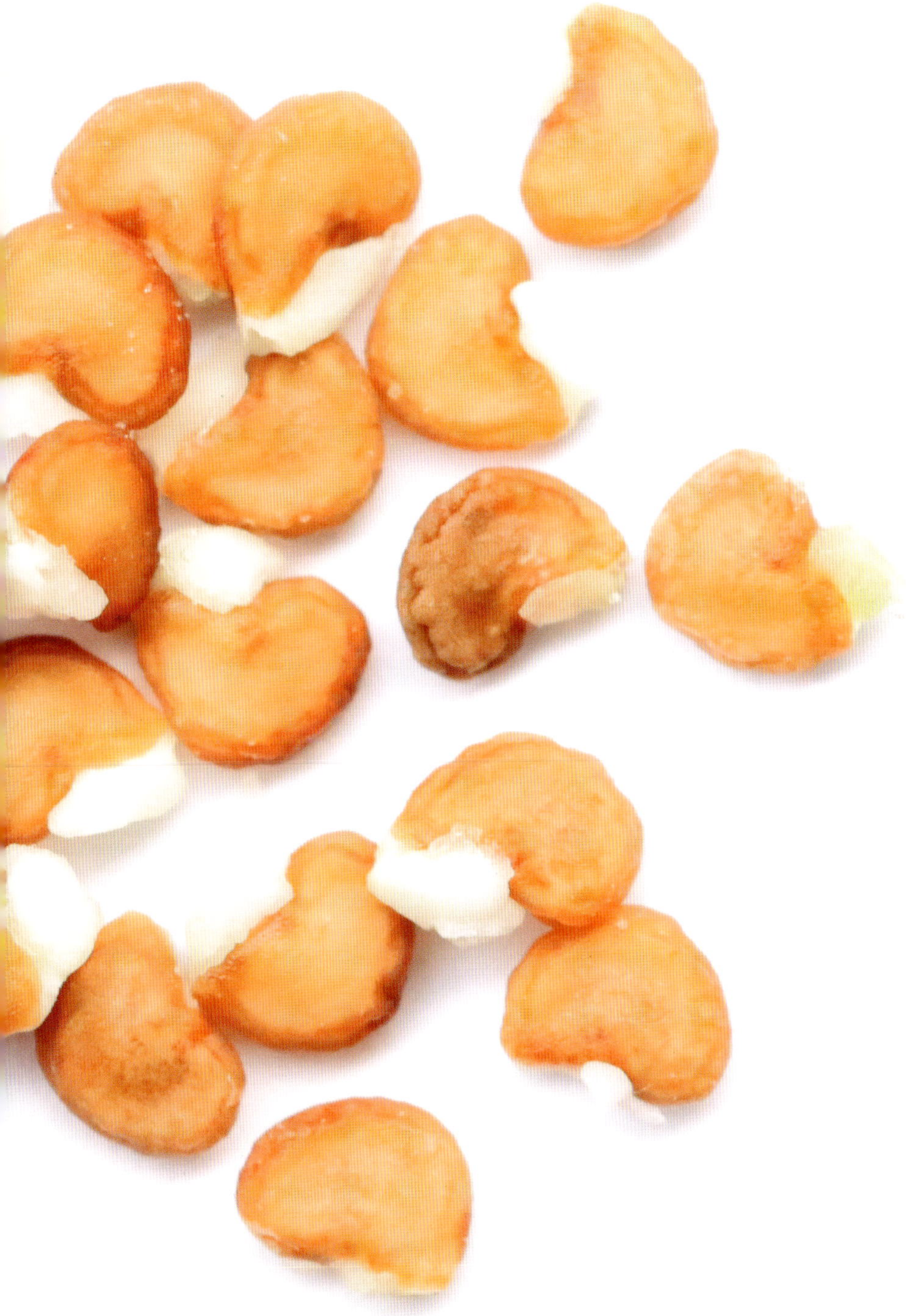

毛曼陀罗种子药材

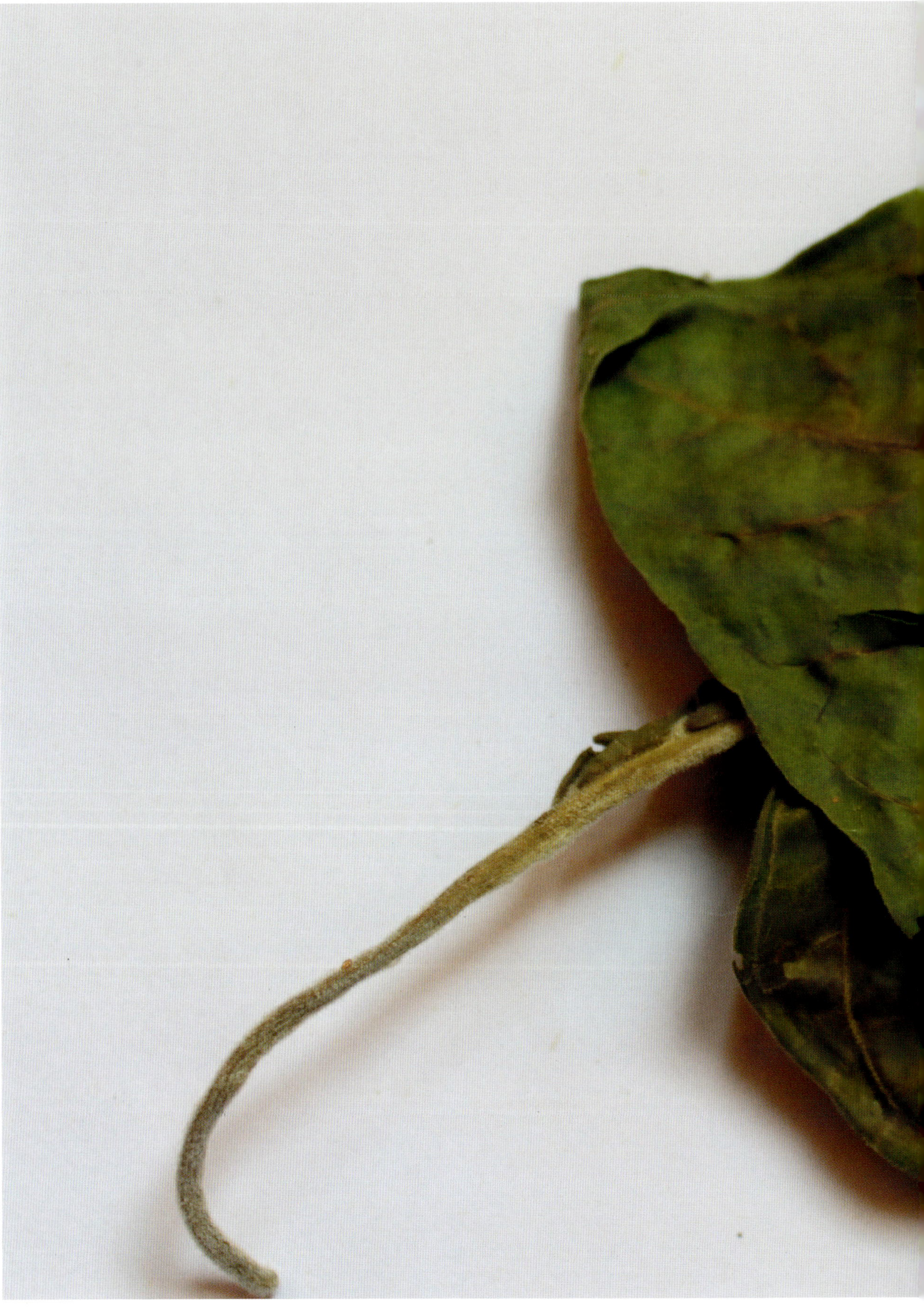

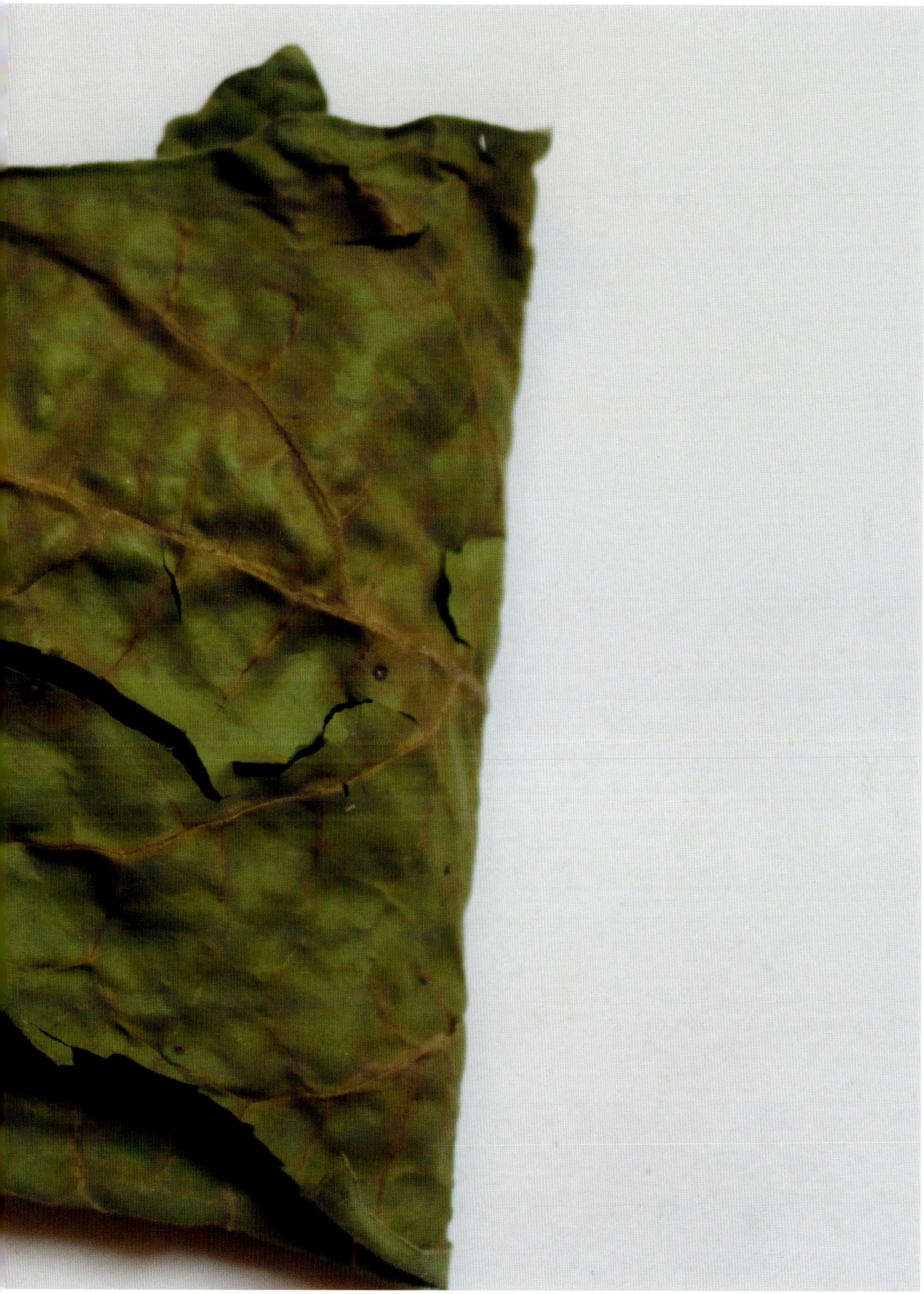

毛曼陀罗叶药材

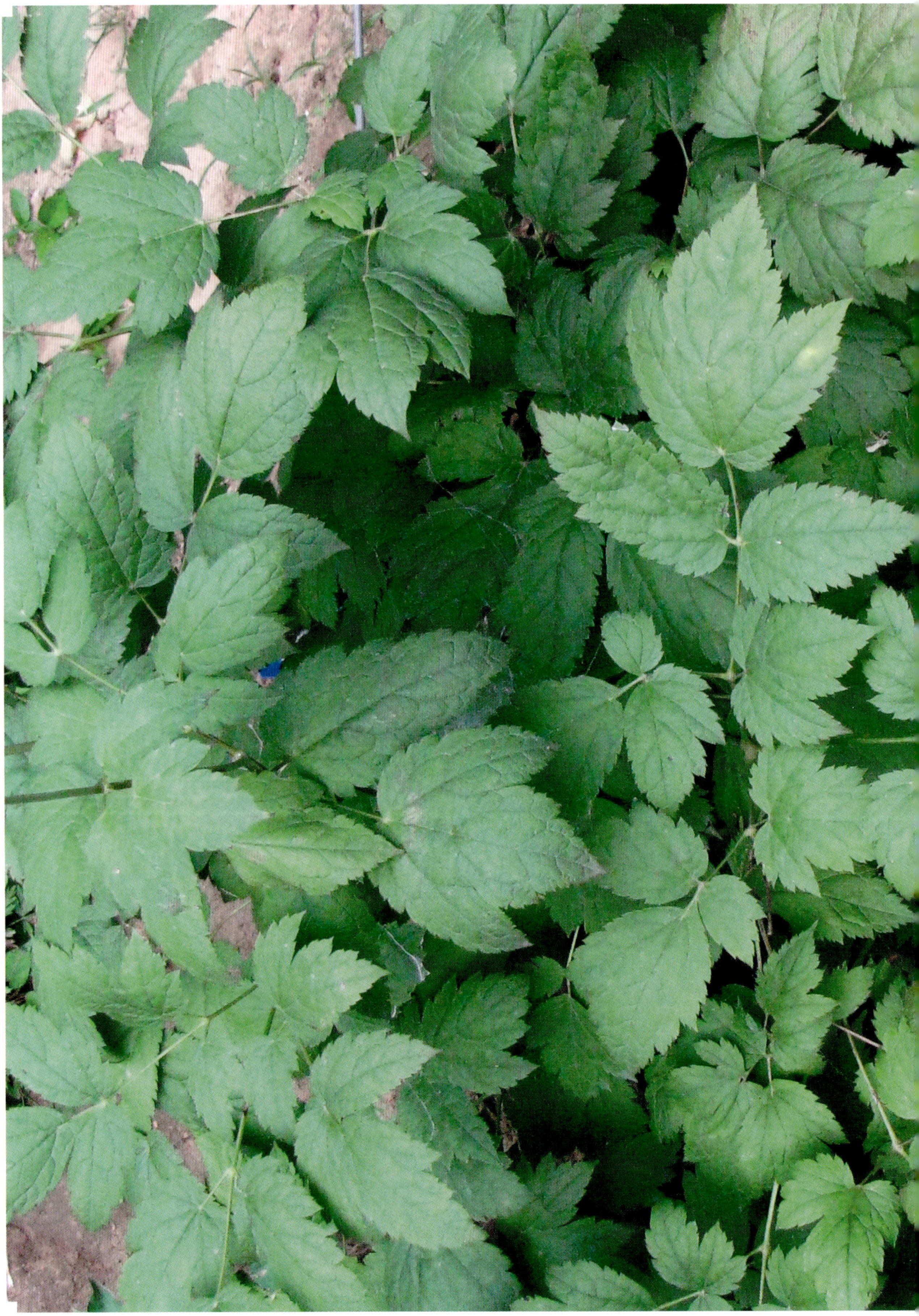

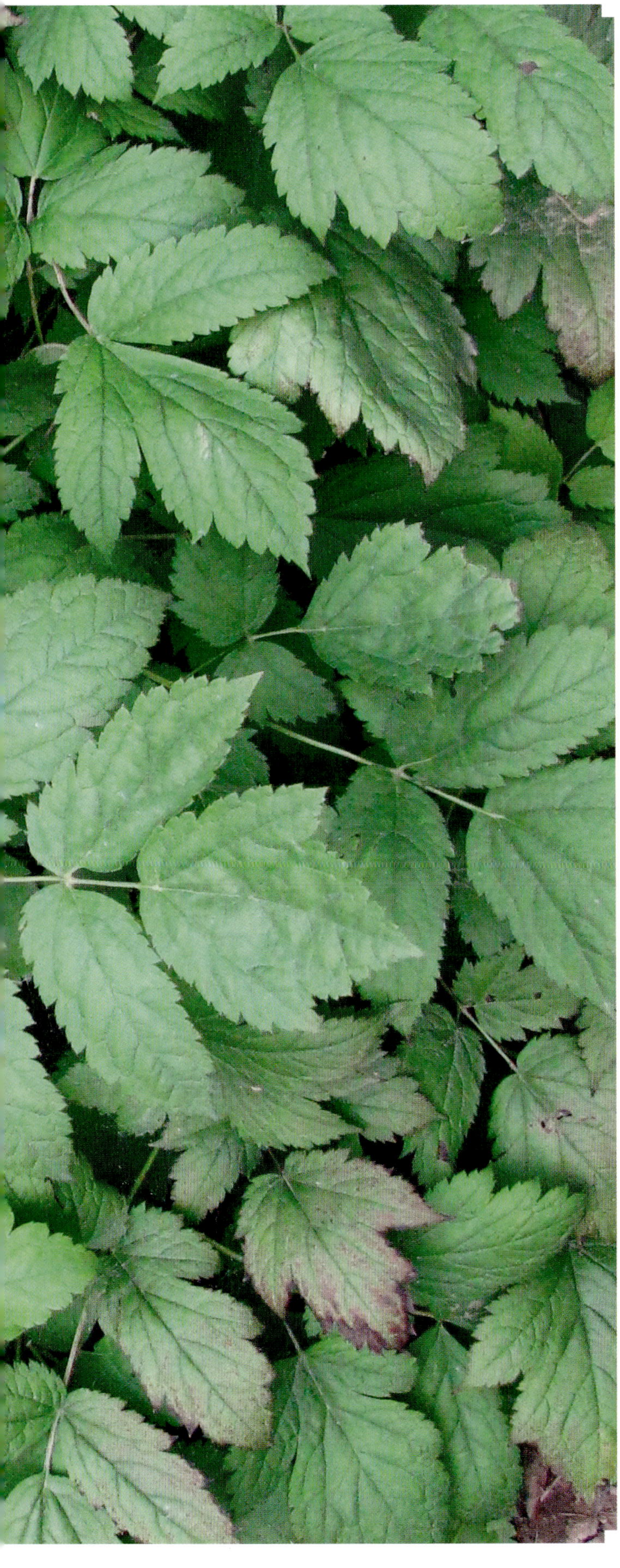

升麻

【水药名】骂紧嘎。

【别　名】盘龙七、龙眼根、绿升麻、多叶升麻。

【来　源】本品为毛茛科植物升麻 *Cimicifuga foetida L.* 的块茎。

【性味归经】味甘、辛、微苦，性微寒。归肺、脾、胃经。

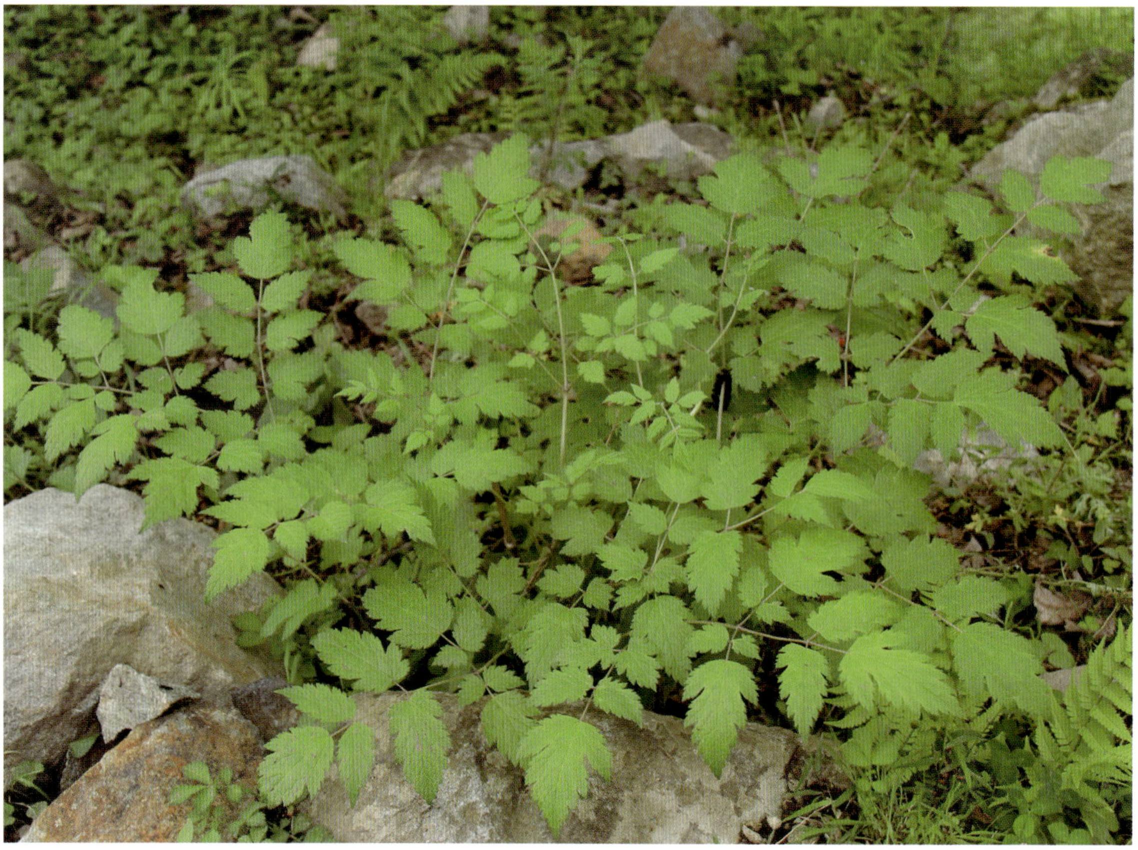

升麻

识别特征

多年生草本，高 1 ~ 1.2 m。根茎粗壮，坚实，表面黑色，有许多内陷的圆洞老茎残迹。茎直立，上部有分枝，被短柔毛。叶为二至三回三出羽状复叶；叶柄长达 15 cm；茎下部叶的顶生小叶具长柄，菱形，长 7 ~ 10 cm，宽 4 ~ 7 cm，常 3 浅裂，边缘有锯齿，侧生小叶具短柄或无柄，斜卵形，比顶生小叶略小，边缘有锯齿，上面无毛，下面沿脉被疏白色柔毛。复总状花序具分枝 3 ~ 20，长达 45 cm，下部的分枝长达 15 cm；花序轴密被灰色或锈色腺毛及短柔毛；苞片钻形，比花梗短；花两性；萼片 5，花瓣状，倒卵状圆形，白色或绿白色，长 3 ~ 4 mm，早落；无花瓣；退化雄蕊宽椭圆形，长约 3 mm，先端微凹或 2 浅裂；雄蕊多数，长 4 ~ 7 mm；心皮 2 ~ 5，密被灰色柔毛，无柄或柄极短。蓇葖果，长圆球，长 8 ~ 14 mm，宽 2.5 ~ 5 mm，密被贴伏柔毛，果柄长 2 ~ 3 mm，喙短。种子椭圆形，褐色，长 2.5 ~ 3 mm，四周有膜质鳞翅。花期 7—9 月，果期 8—10 月。

生境分布

生长于林下、山坡草丛中。分布于云南、贵州、四川、湖北、青海、甘肃、陕西、河南、山西、河北、内蒙古、江苏等省区。

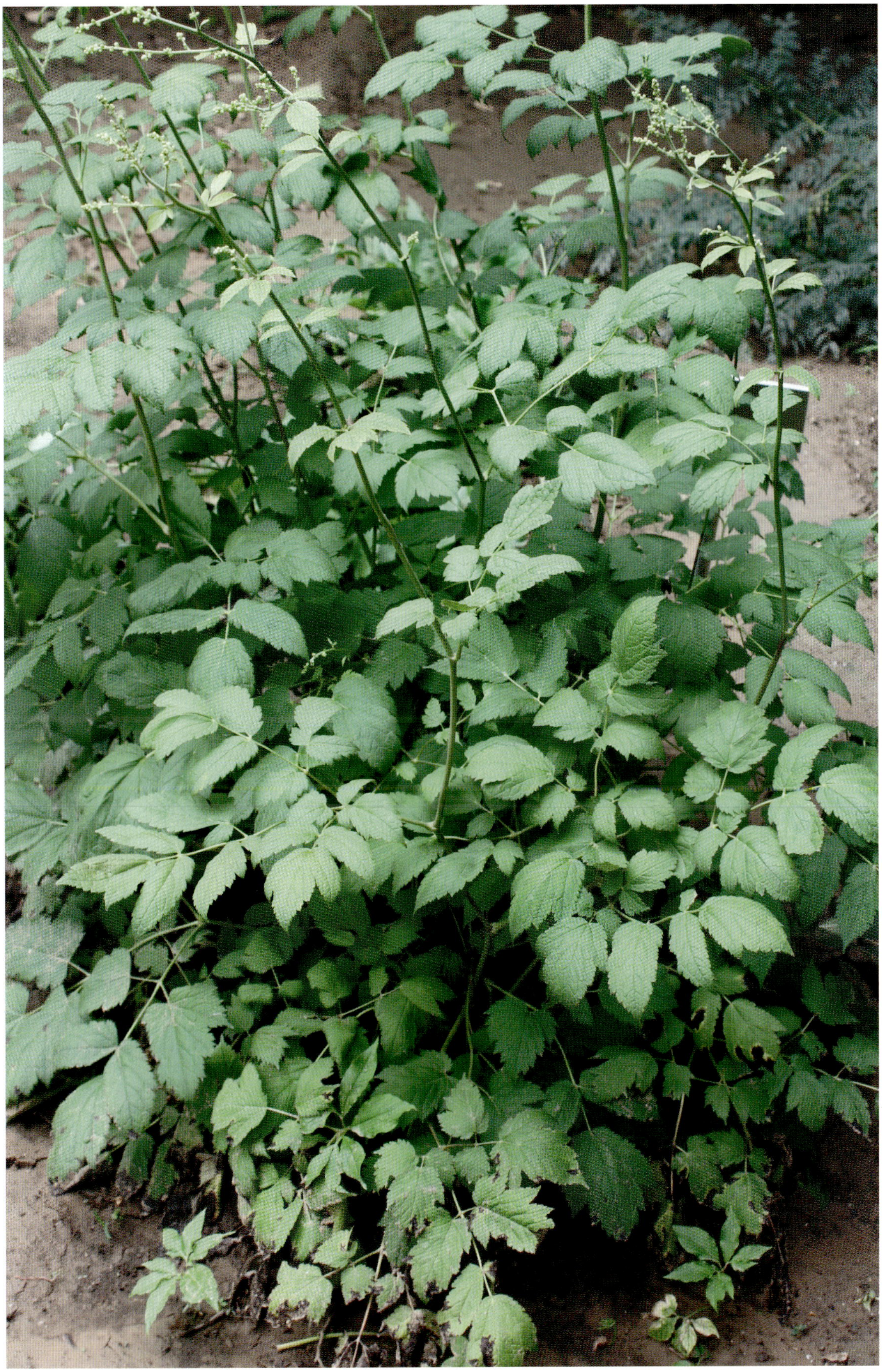

升麻

采收加工

秋季采挖为佳，除去泥沙，晒至须根干时，燎去或除去须根，晒干备用。

药材鉴别

本品不规则长形块状，多分枝，呈结节状，长 10 ~ 20 cm，直径 2 ~ 4 cm，表面黑褐色或棕褐色，粗糙不平，有坚硬的细须根残留，上面有数个圆形空洞状的茎基痕，洞内壁显网状沟纹；下面凹凸不平，具须根痕。体轻，质坚硬，不易折断，断面不平坦，有裂隙，纤维性，黄绿色或淡黄白色。气微，味微苦而涩。以个大、外皮黑色、无细根、断面白色或淡绿色者为佳。

功效主治

透疹，解毒，升提。主治麻疹，斑疹不透，胃火牙痛，久泻脱肛，子宫脱垂。

用法用量

内服：3 ~ 6 g，煎汤，用于升阳宜蜜炙、酒炒；用于清热解毒，可用至 15 g，宜生用；或入丸、散服。外用：适量，研末调敷或煎汤含漱；或淋洗。

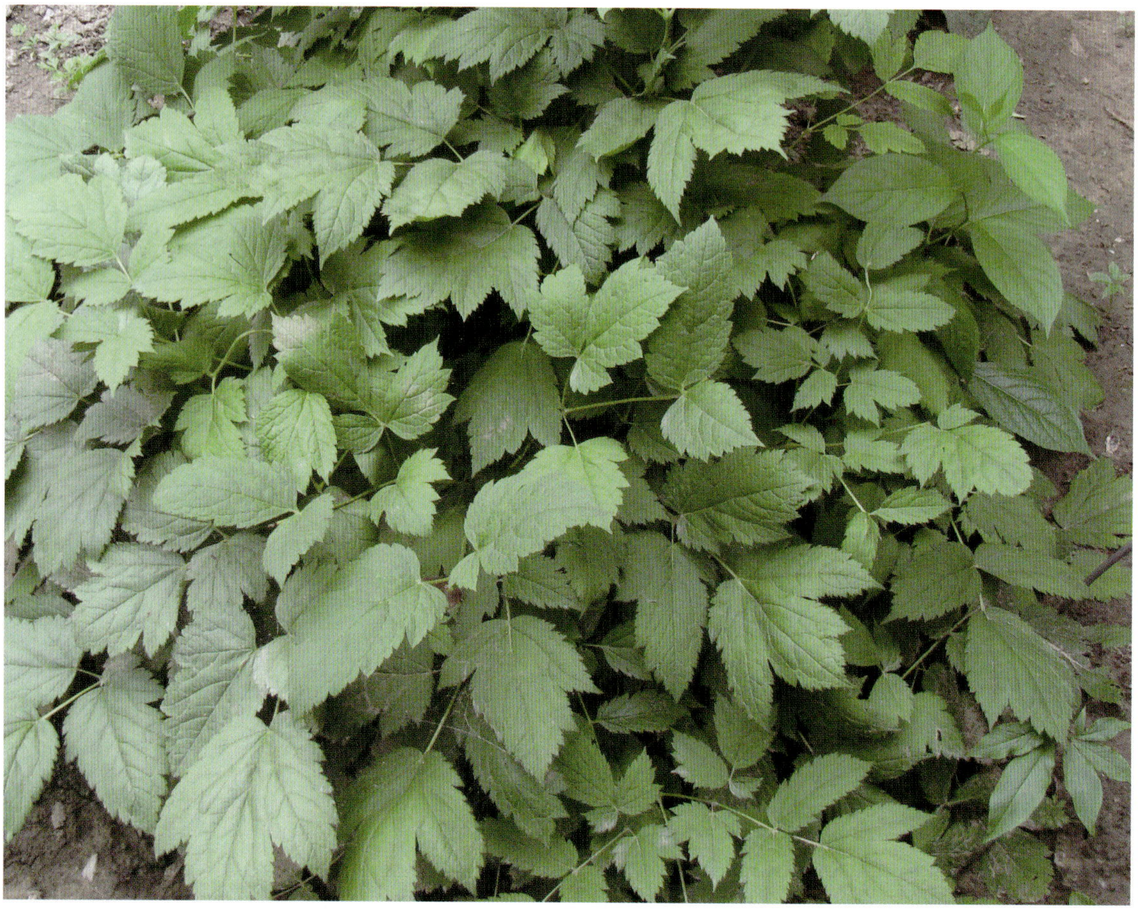

升麻

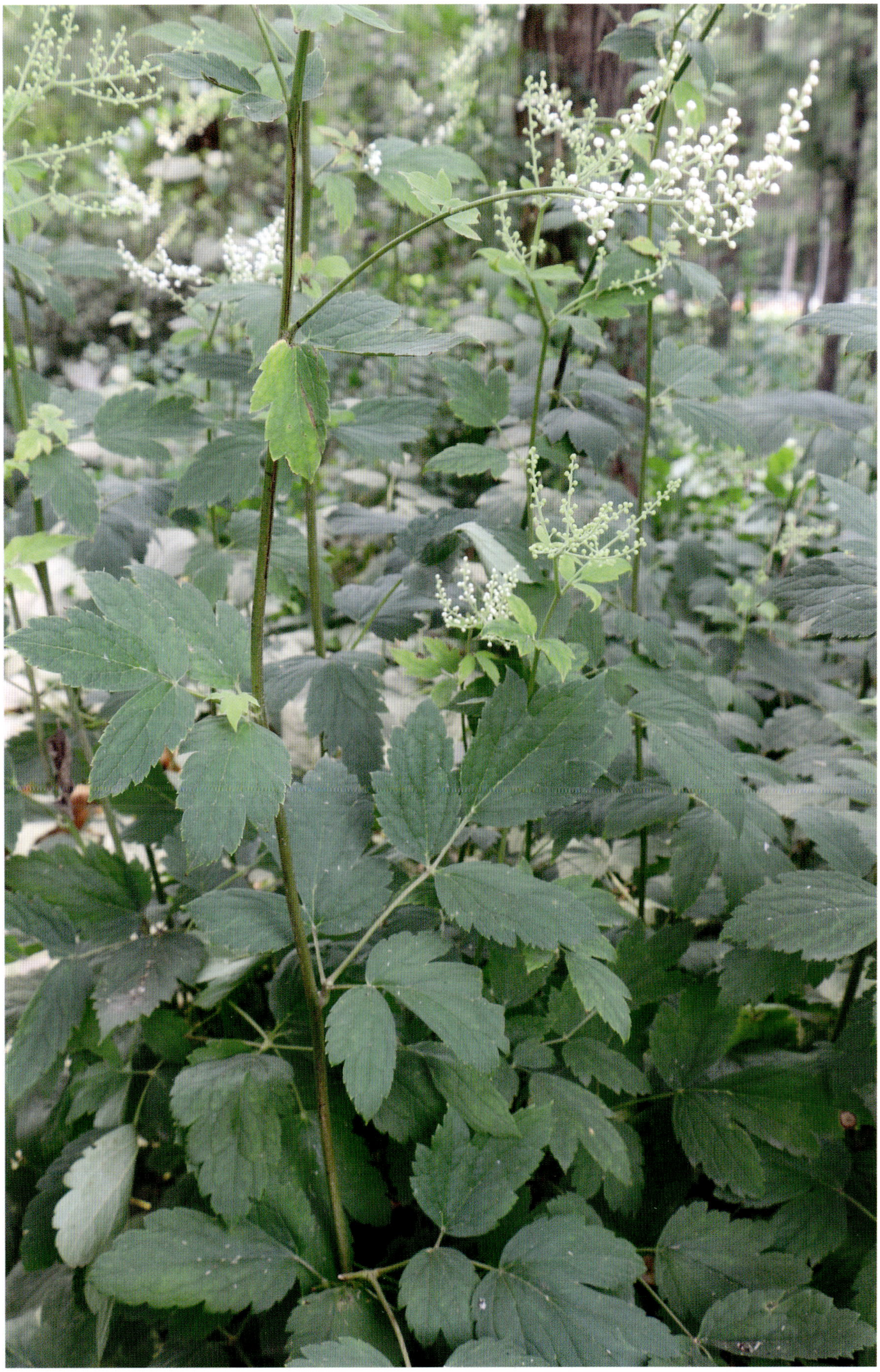

升麻

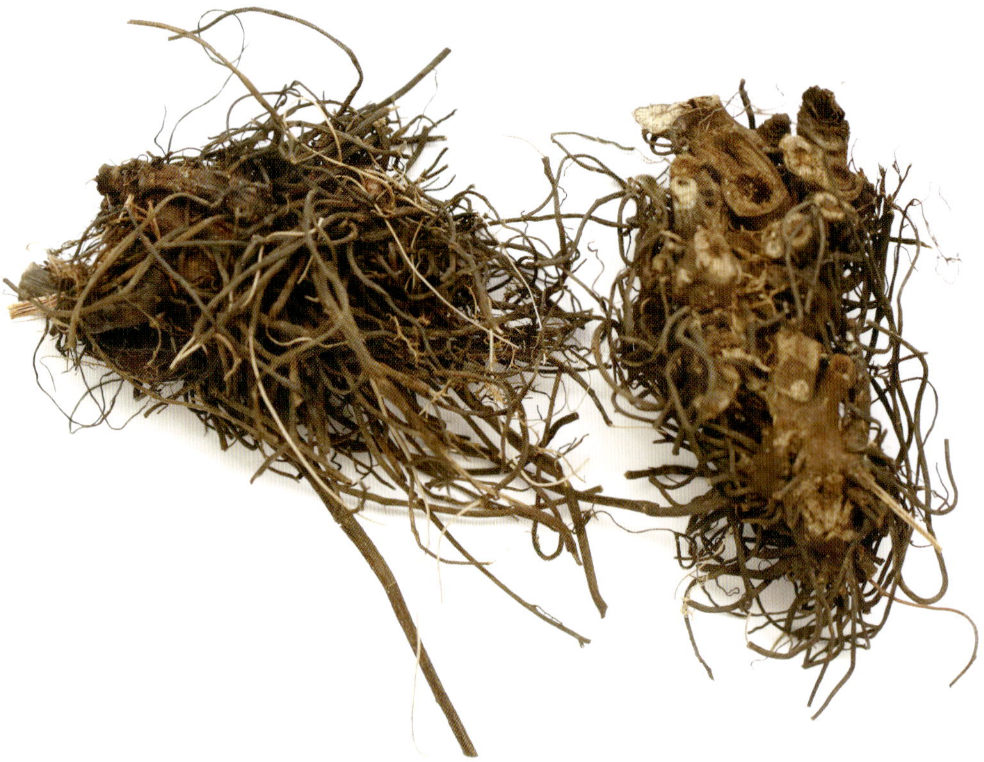

升麻药材

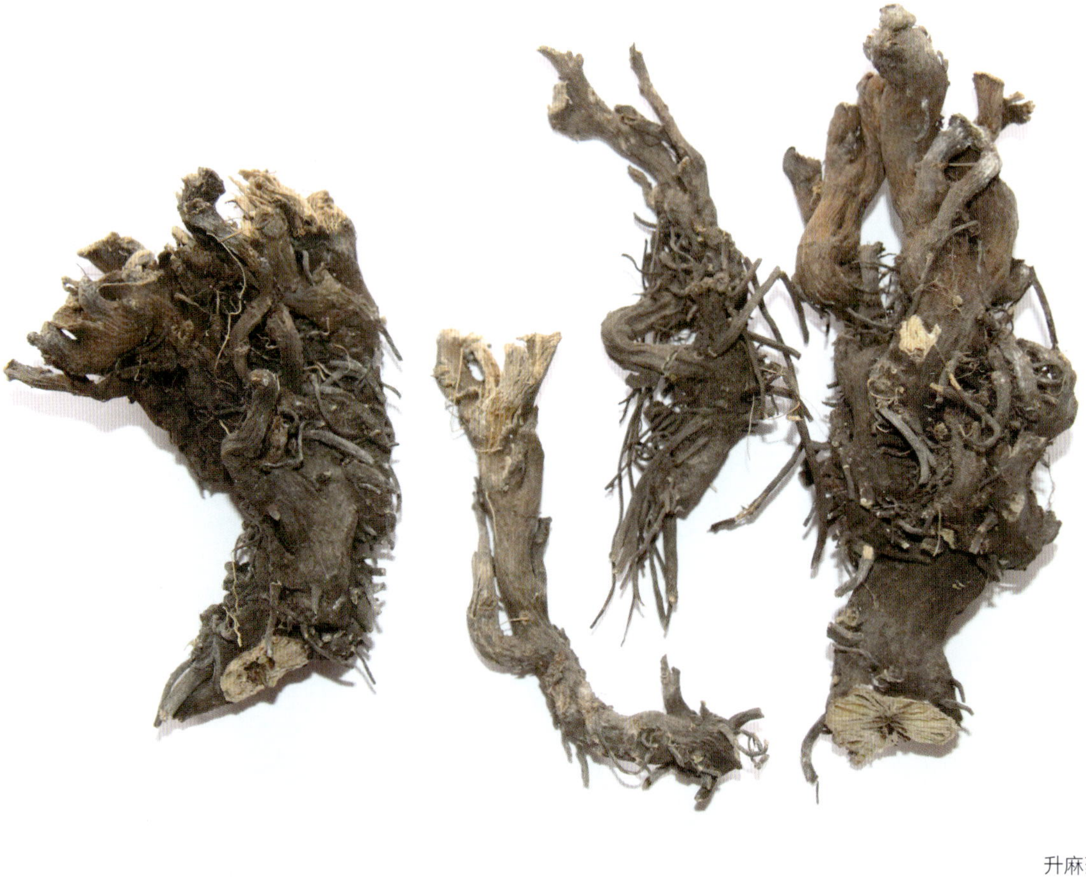

升麻药材

民族药方

1．脱肛，子宫下垂 升麻、白术各 15 g，人参、柴胡、甘草、仙鹤草根各 10 g，黄芪 30 g。水煎服，每日 4 次，饭前、临睡前服。

2．伤寒，瘟疫，风热壮热，头痛，肢体痛，疮疹已发未发 升麻、葛根、芍药、甘草各等份。同研为粗末，每次服 20 g，温水冲服。

3．带状疱疹 升麻 30 ~ 50 g。浓煎取汁，用纱布蘸药液湿敷患处，要保持局部湿润。同时禁食生姜、大蒜、鱼、蛋等辛辣之品及发物。

4．前额部痛，寒热面赤 升麻 6 g，生石膏 15 g，白芷、葛根各 3 g。水煎服。

5．胃火牙痛，前额头痛，扁桃腺炎 升麻 10 g，当归、黄连、生地黄各 6 g，牡丹皮 5 g。水煎服。

6．麻疹初起，疹出不快 升麻 5 g，牛蒡子 10 g，葛根、甘草各 3 g。水煎服。

7．胃火牙痛，咽喉肿痛，口舌生疮 升麻 5 g，生石膏 15 g，生地黄、玄参各 10 g。水煎服。

8．头重痛有时如雷鸣，或夏秋头重痛，腹泻，苔腻 升麻 10 g，荷叶 1 张，苍术 6 g。水煎服。

使用注意

脾胃虚寒者慎用。

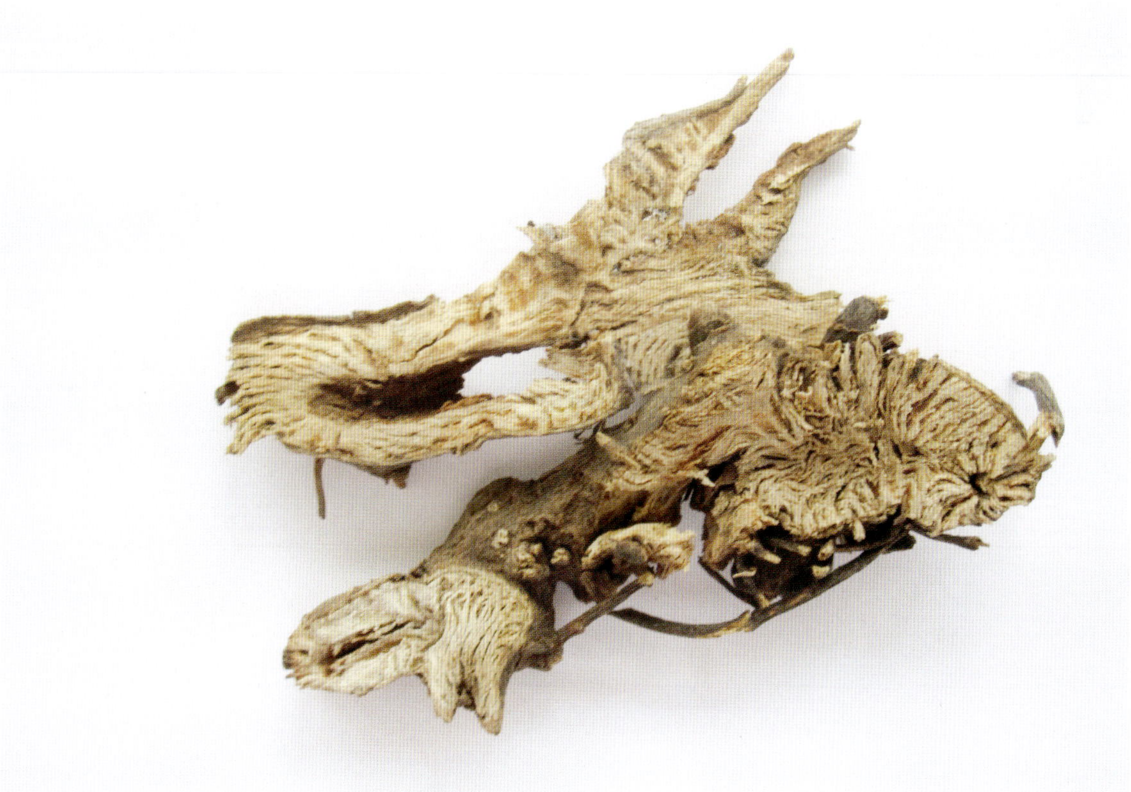

升麻药材

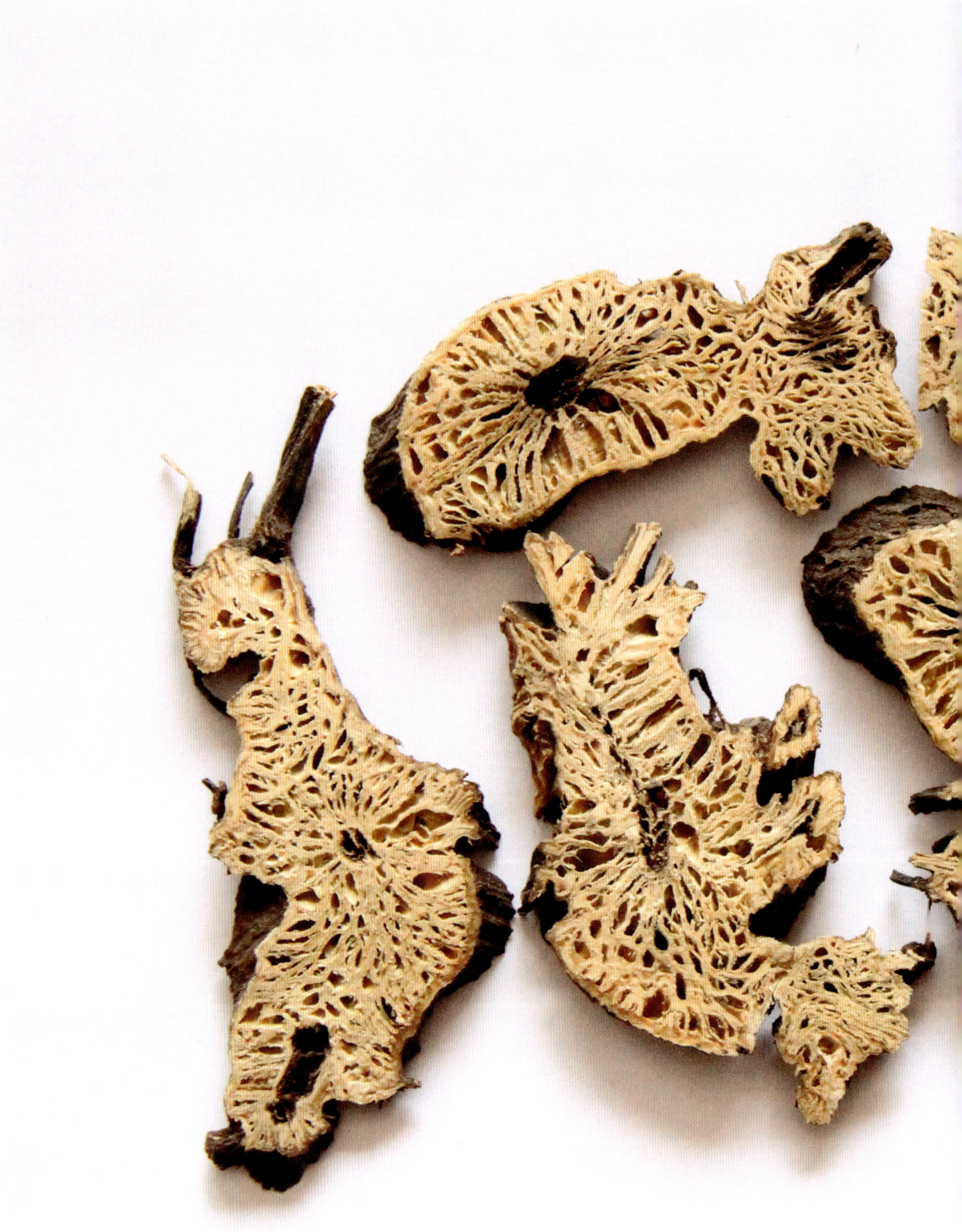

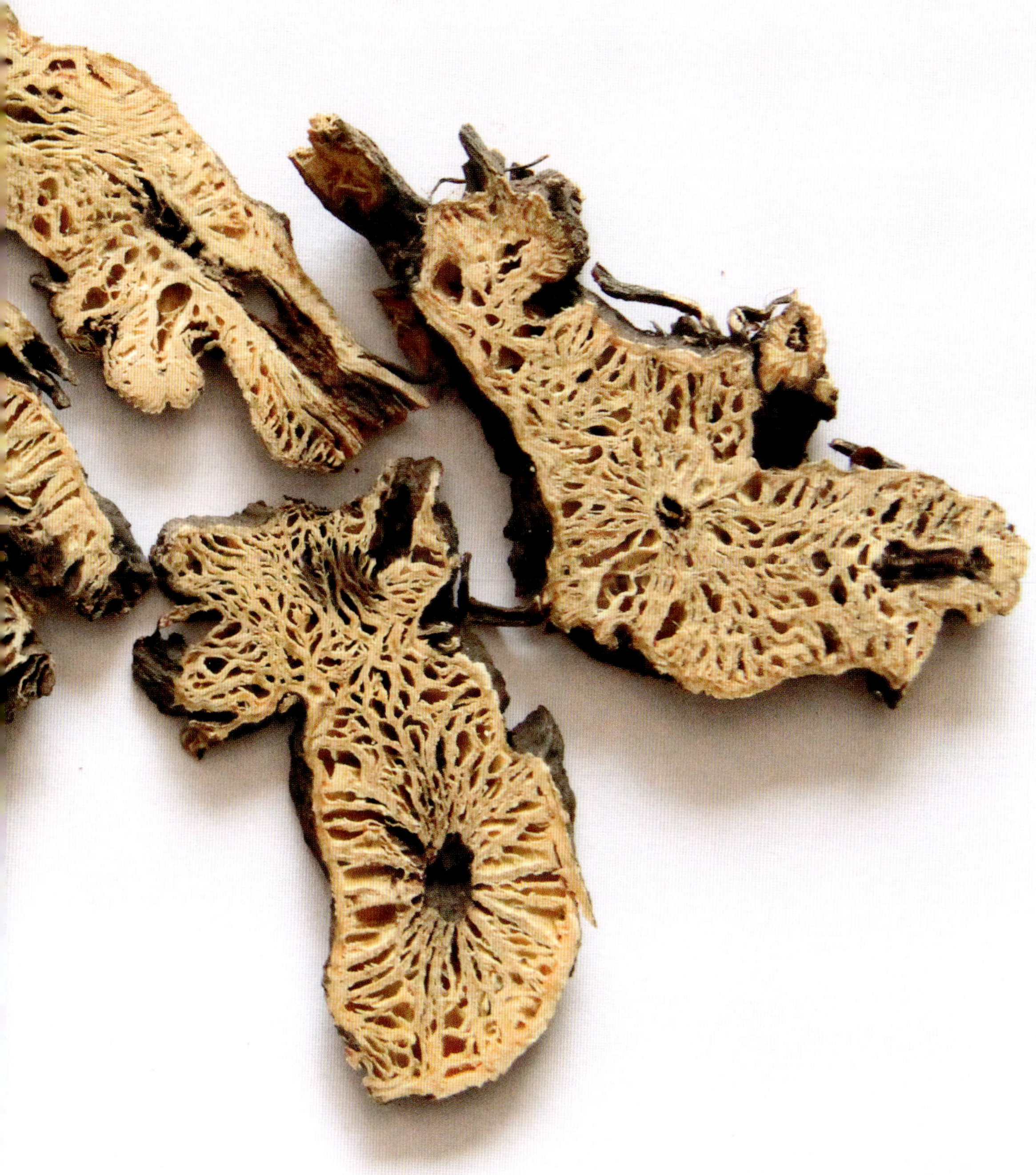

升麻饮片

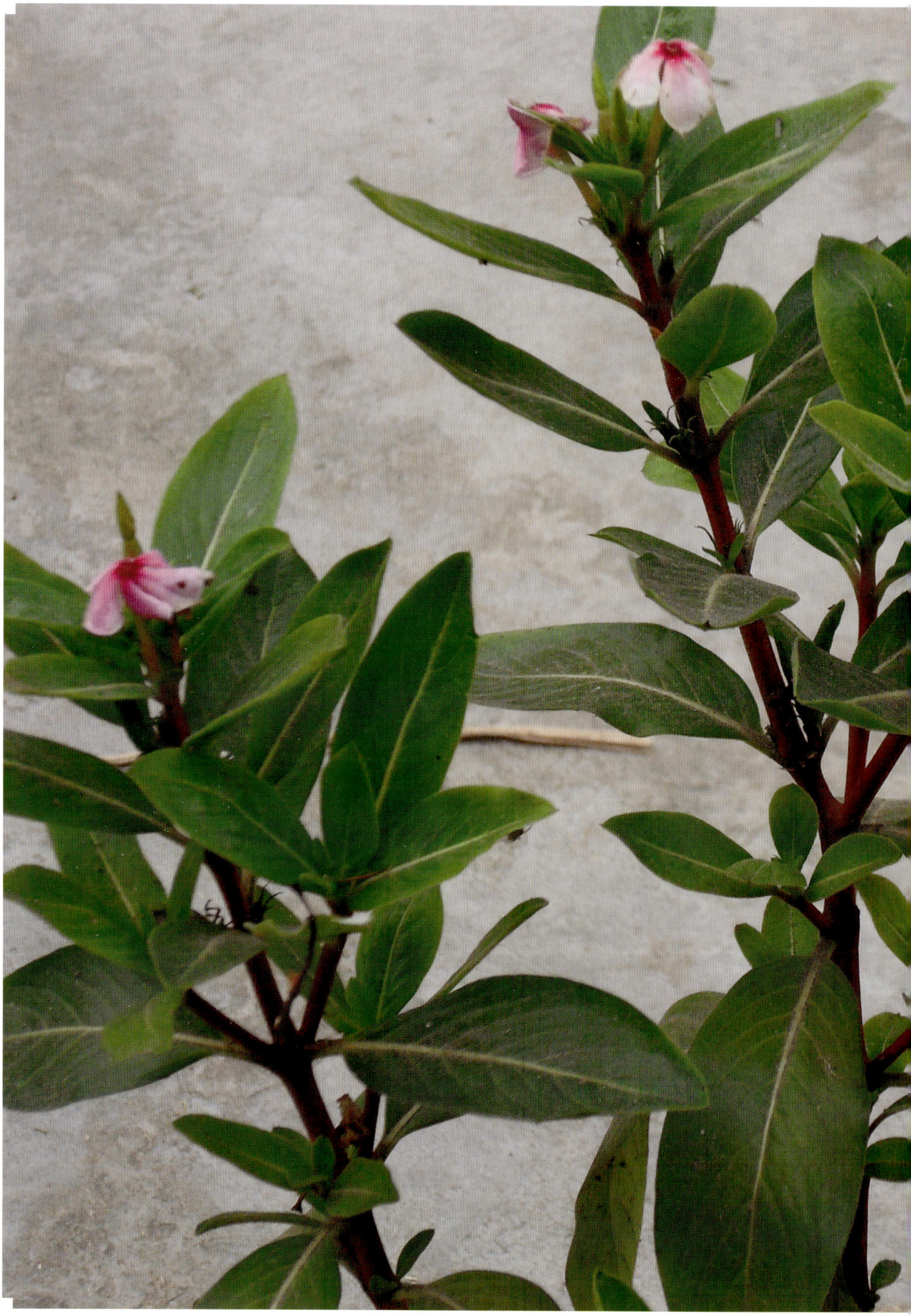

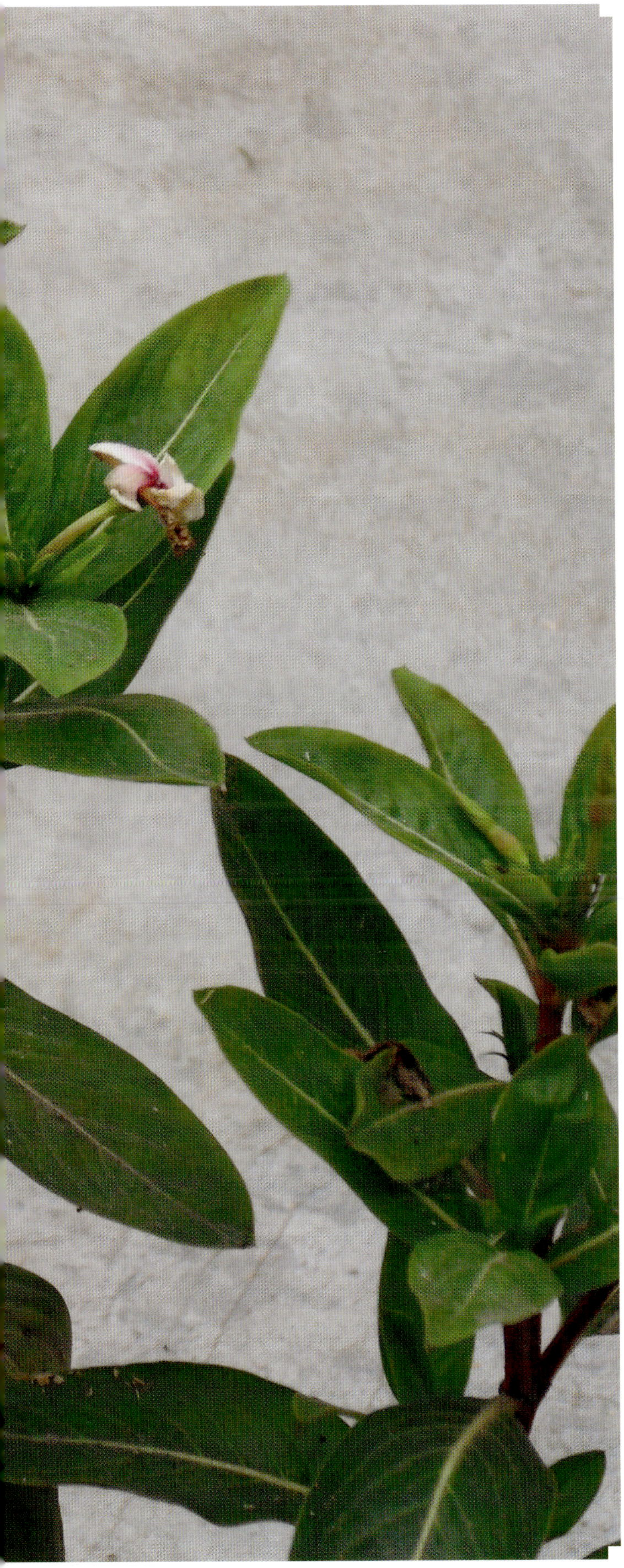

长春花

【水 药 名】骂能怒。

【别　　名】雁来红、日日新、四时春、三万花

【来　　源】本品为夹竹桃科植物长春花 *Catharanthus roseus* (L.) G.Don 的地上部分。

【性味归经】味微苦，性寒。归肝、肾经。

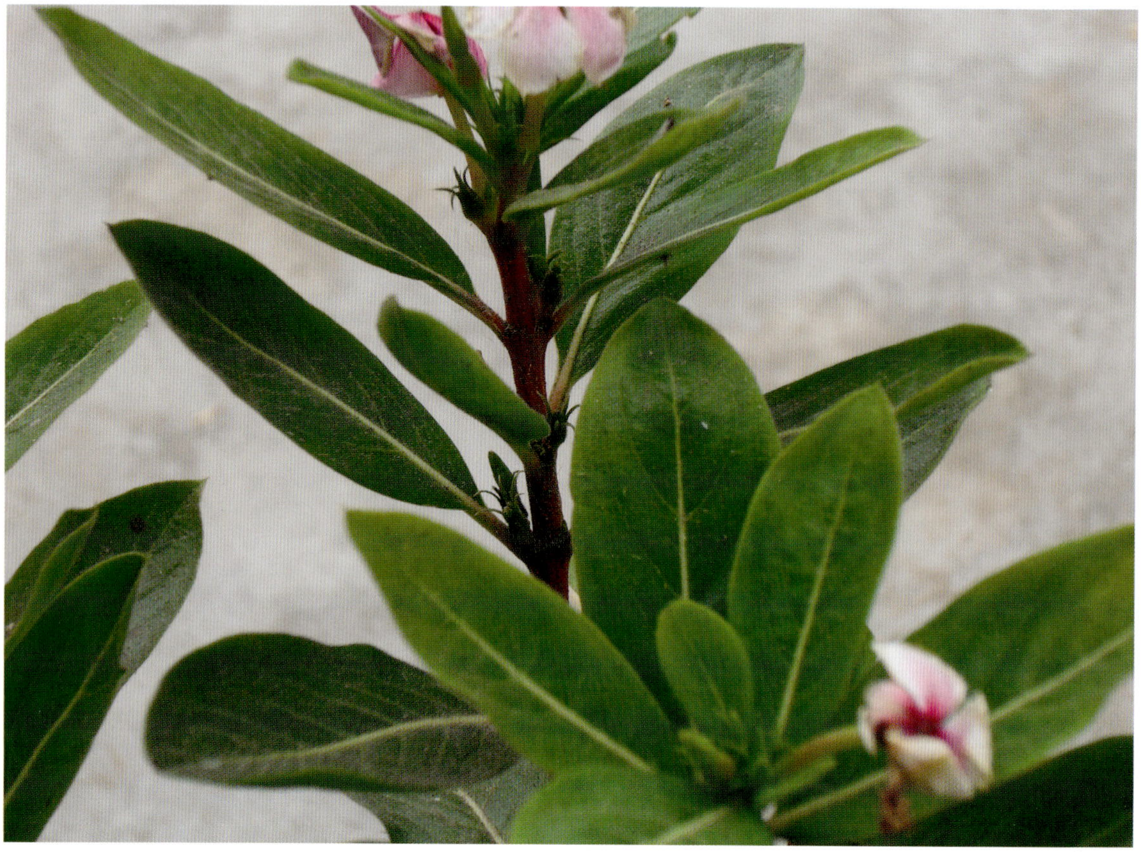

长春花

识别特征

亚灌木，高达 60 cm。幼枝绿色或红褐色，叶背、花萼、花冠筒及果均被白色柔毛。单叶对生，长圆形或倒卵形，长 5 ~ 11 cm，宽 1.5 ~ 2.5 cm，先端钝尖，基部楔形或近圆形，中脉伸出明显，全缘。花 1 ~ 2 朵腋生；花萼绿色，5 裂；花冠高脚碟状，粉红色或紫红色，裂片 5。蓇葖果圆柱形，有种子数颗。花期 6—10 月。

生境分布

多为栽培。分布于广东、广西、云南、海南、台湾、福建、江西、湖南、贵州、四川等省区。

采收加工

当年 9 月下旬至 10 月上旬采收，选晴天收割地上部分，先切除植株茎部木质化硬茎，再切成长 6 cm 的小段，晒干。

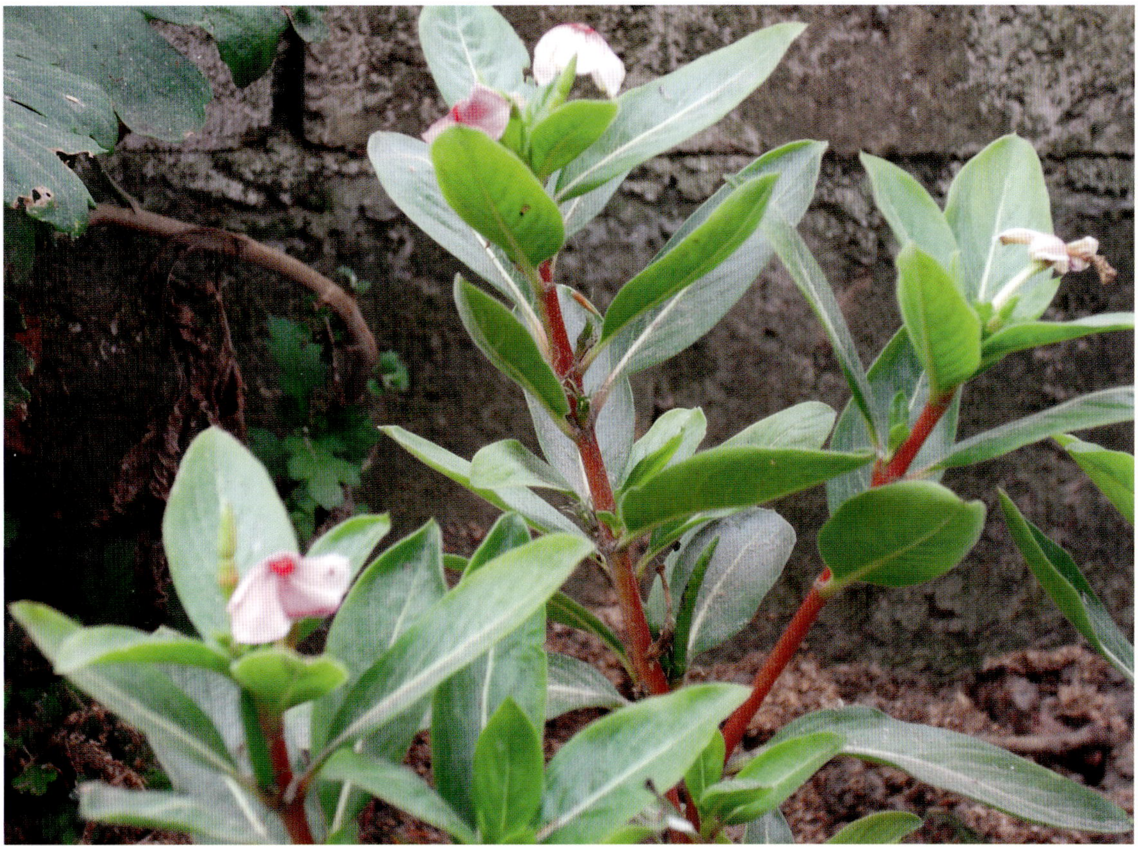

长春花

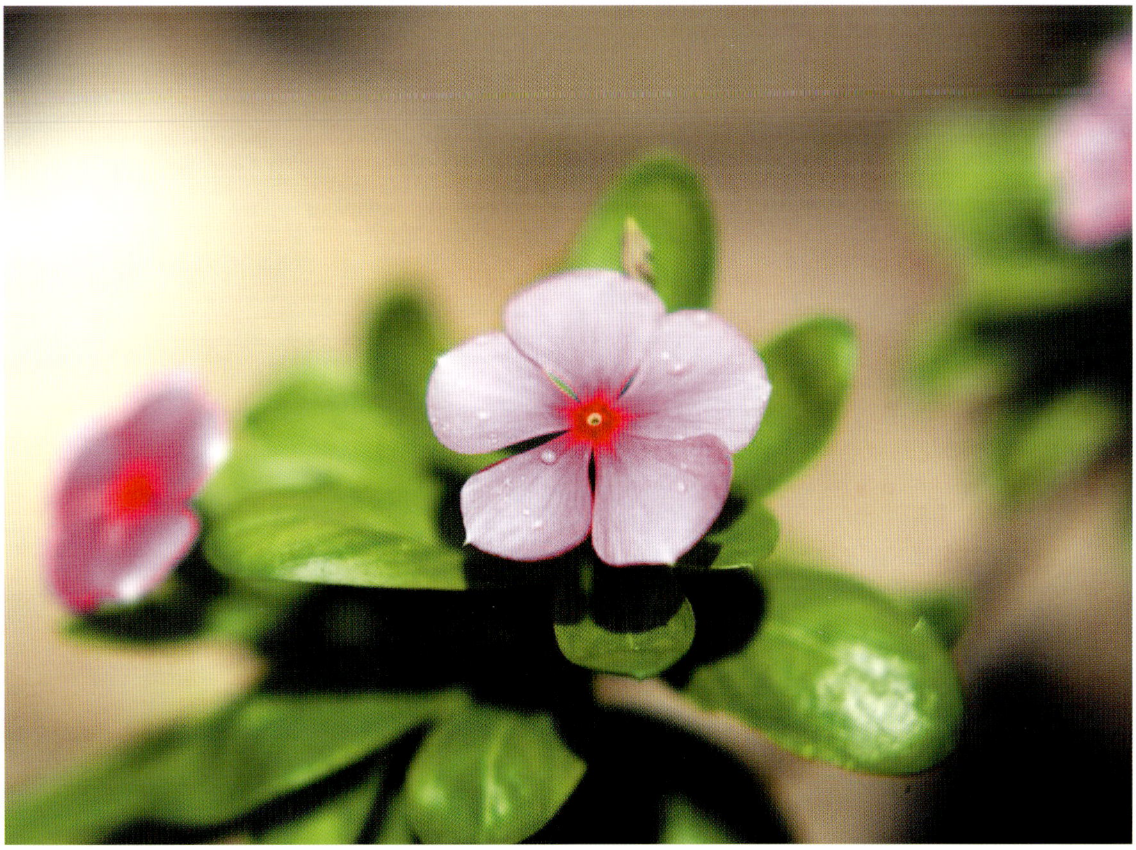

长春花

药材鉴别

本品全草长 30 ~ 50 cm。主根圆锥形，略弯曲。茎枝绿色或红褐色，类圆柱形，有棱，折断面纤维性，髓部中空。叶对生，皱缩，展平后呈倒卵形或长圆形，长 3 ~ 6 cm，宽 1.5 ~ 2.5 cm，先端钝圆，具短尖，基部楔形，深绿色或绿褐色，羽状脉明显；叶柄甚短。枝端或叶腋有花，花冠高脚碟形，长约 3 cm，淡红色或紫红色。气微，味微甘、苦。以叶片多、带花者为佳。

功效主治

镇静安神，平肝降压。主治高血压，白血病，霍奇金淋巴瘤，恶性肿瘤。

用法用量

内服：10 ~ 15 g，煎汤；或研末，入丸、散服。

民族药方

1．颈淋巴肿瘤　长春花、黄独、甘草各 10 g，夏枯草 15 g。水煎服。

2．高血压　长春花 12 g，豨莶草、菊花各 10 g，决明子 6 g。水煎服，每日 1 次。

3．烧伤　长春花 15 g。水煎服；或鲜品适量。捣烂外敷患处。

4．烫伤　长春花 30 g，毛冬青根皮 60 g。水煎，汤调鸡蛋清拌匀，外涂患处，干则再涂。

5．腮腺炎　长春花 15 g。煎水分 2 次服；部分药汤加青黛 2 g 搅匀敷患处，干则再敷。

6．白血病　长春花 15 g。水煎服，

使用注意

气血亏虚者慎用，孕妇、儿童禁用。

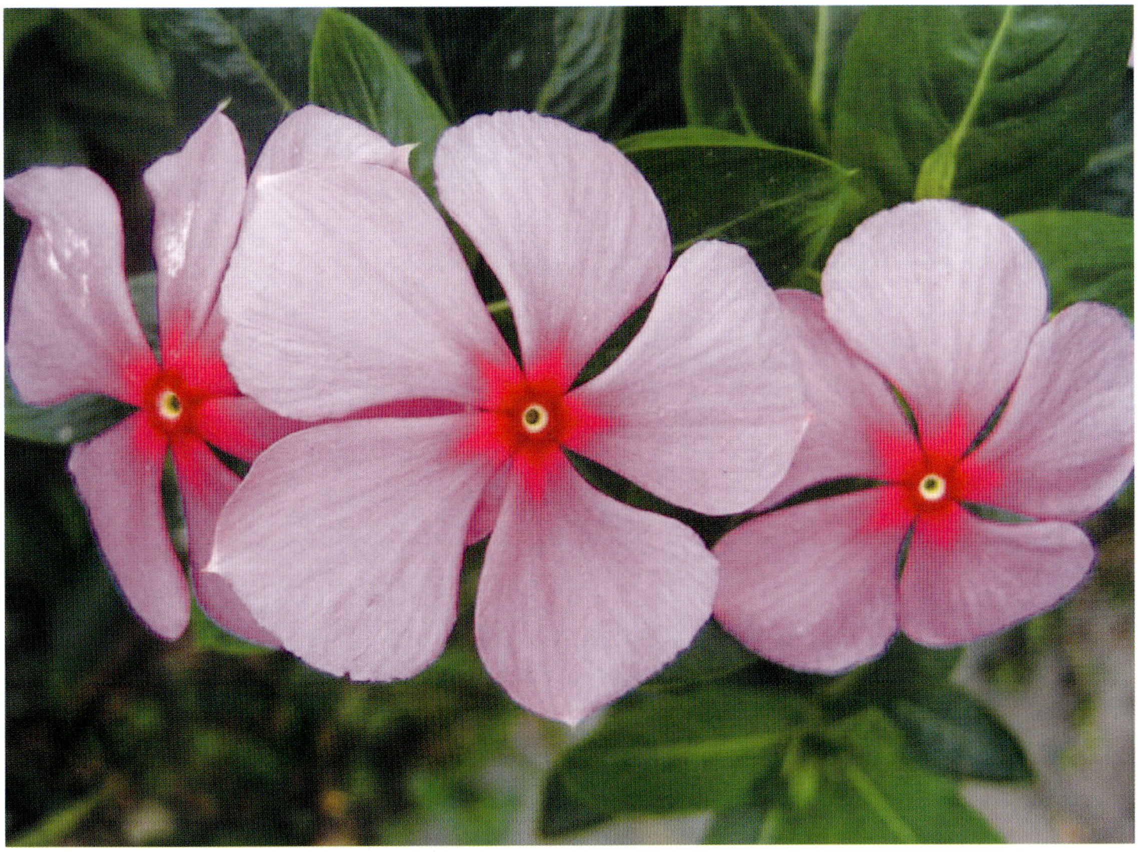

长春花

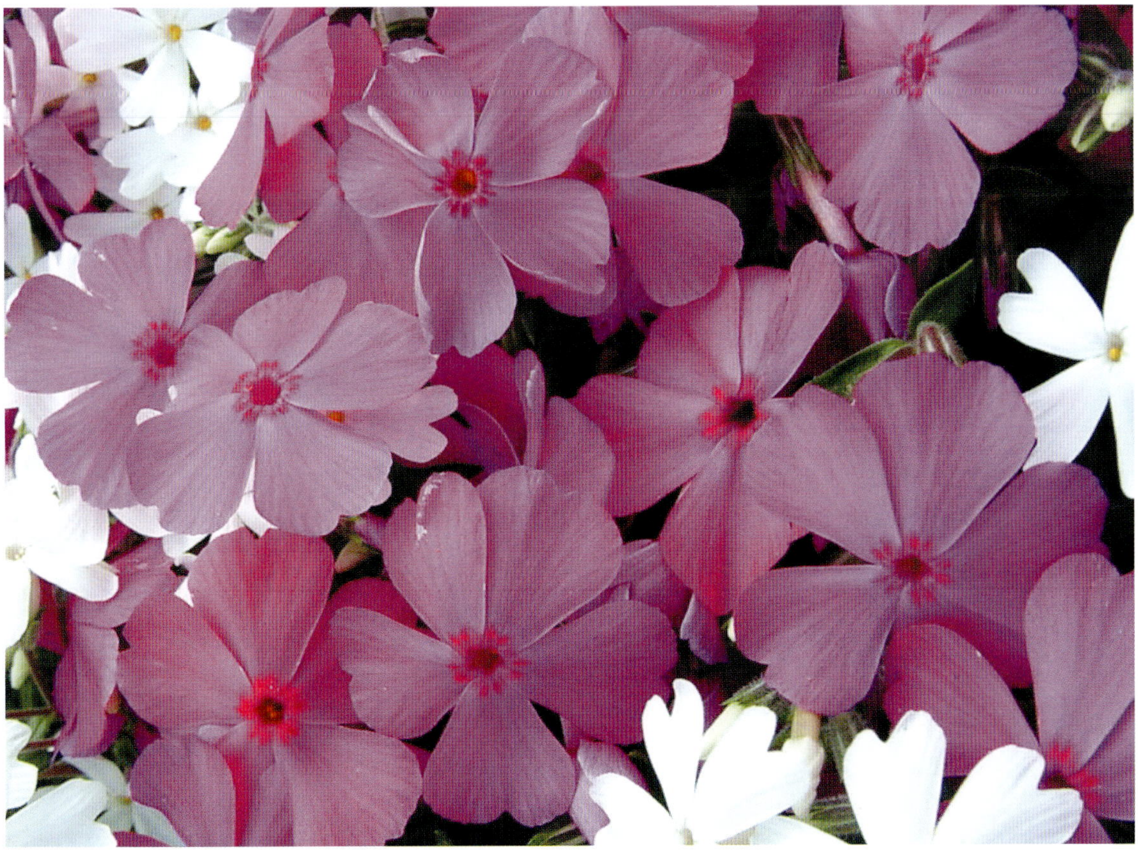

长春花

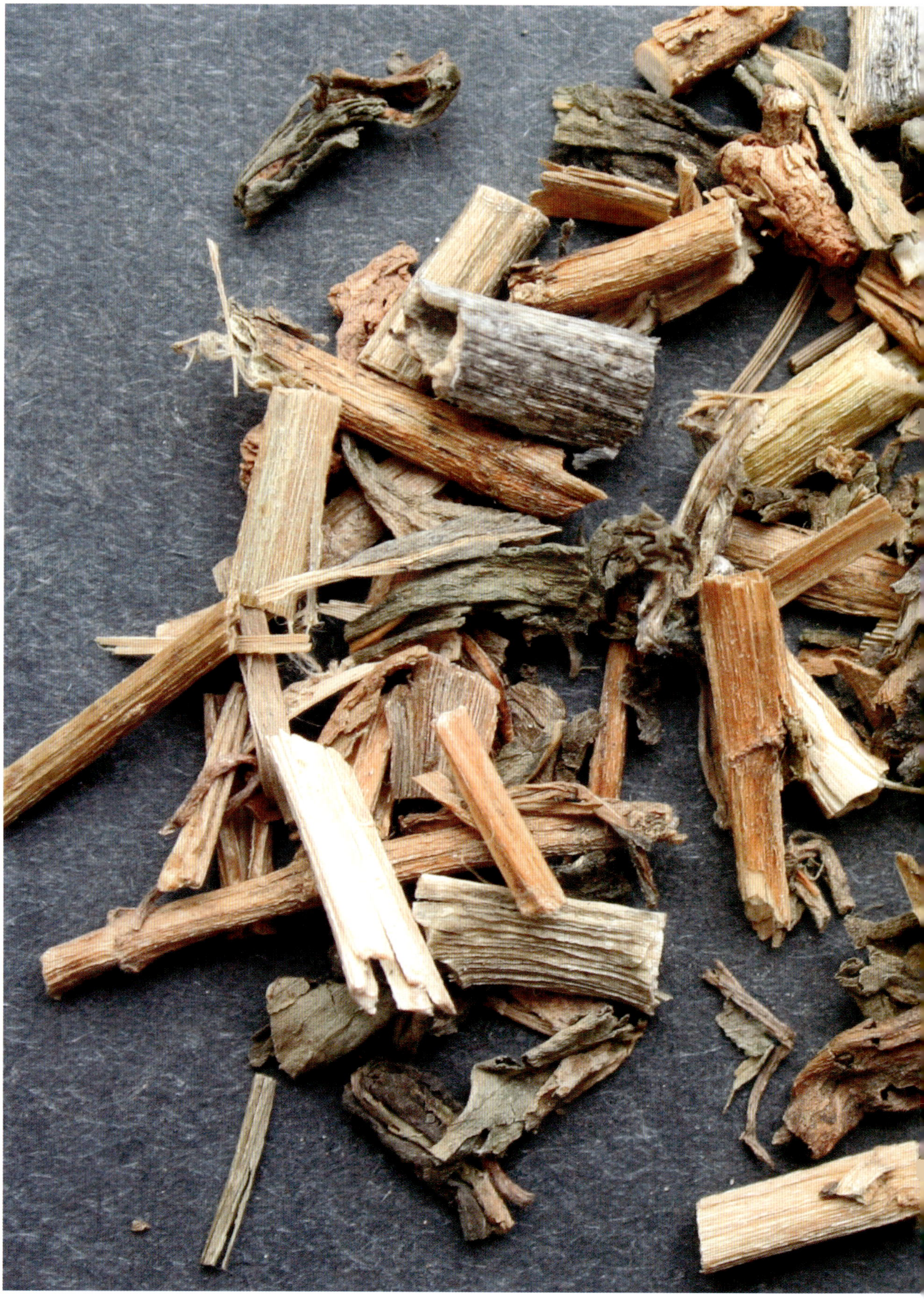

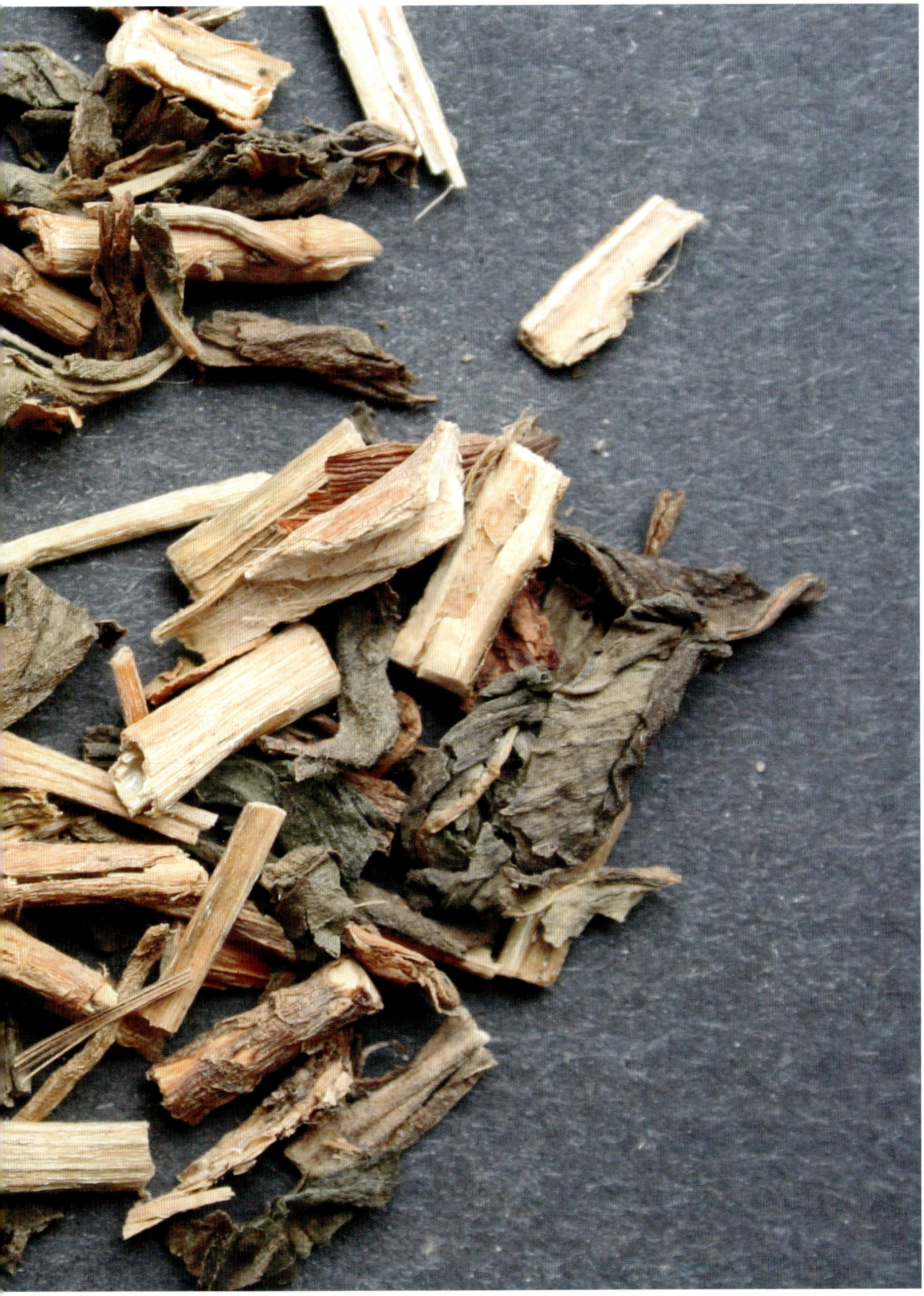

长春花饮片

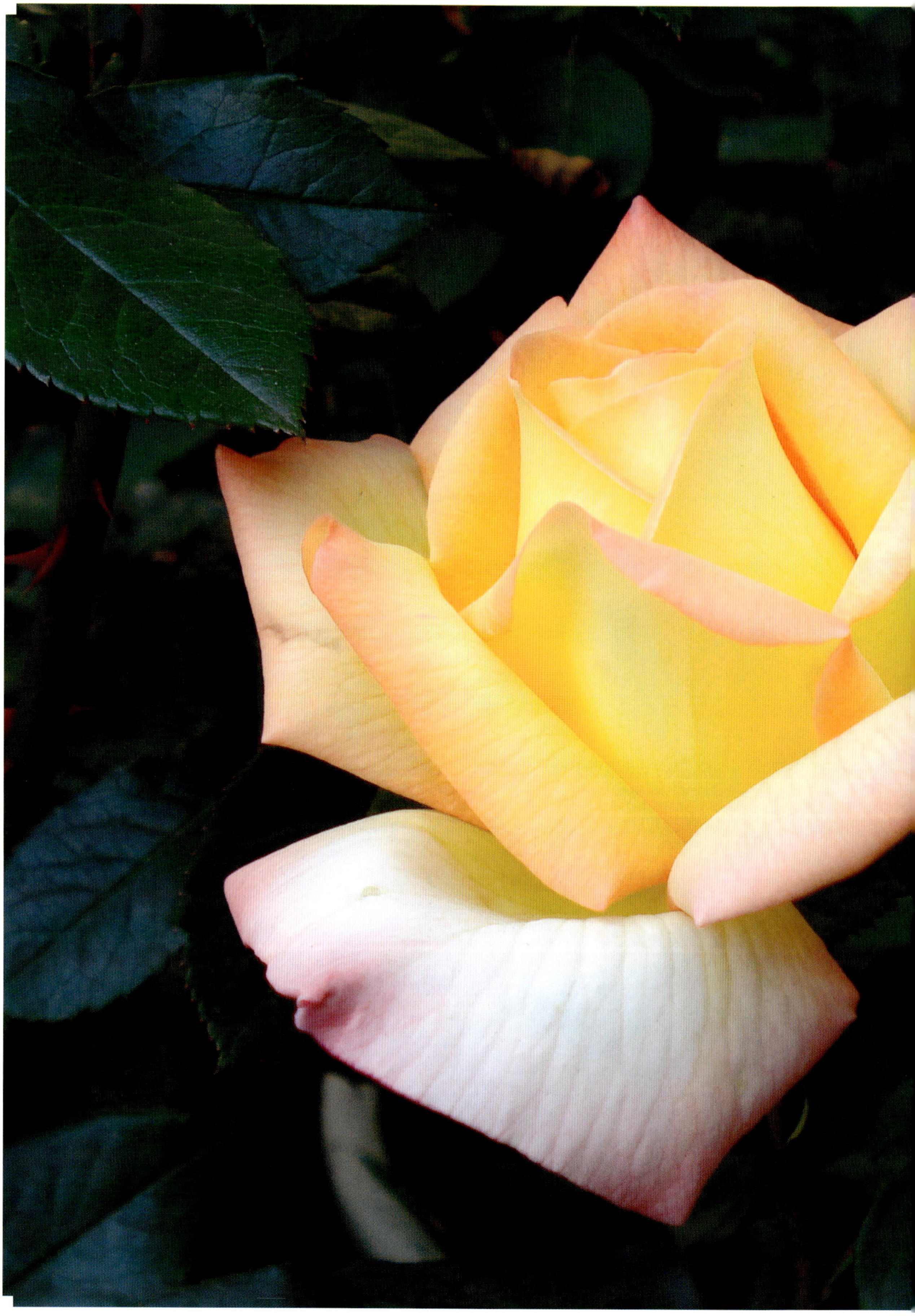

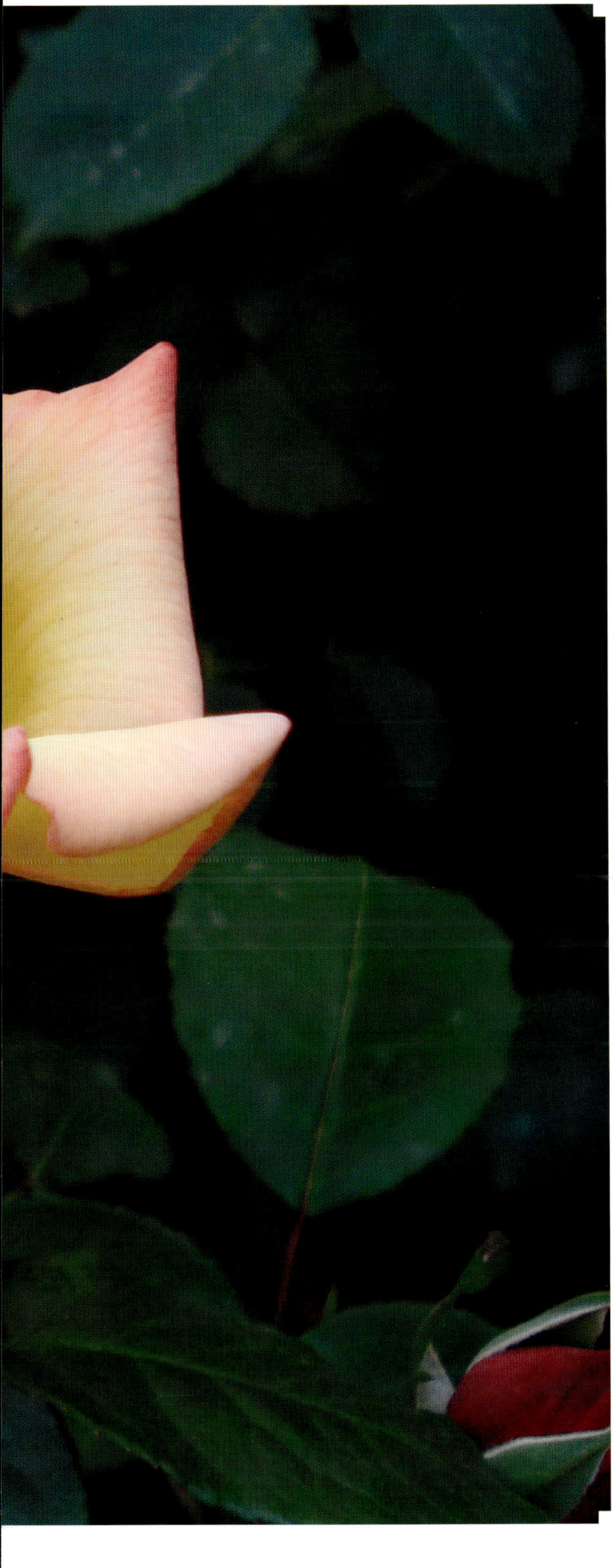

月季花

【水药名】骂摘。

【别　名】四季花、月月红、胜春、斗雪红、月月花、月贵花。

【来　源】本品为蔷薇科植物月季 *Rosa chinensis* Jacq. 的半开放的花。

【性味归经】味甘，性温。归肝经。

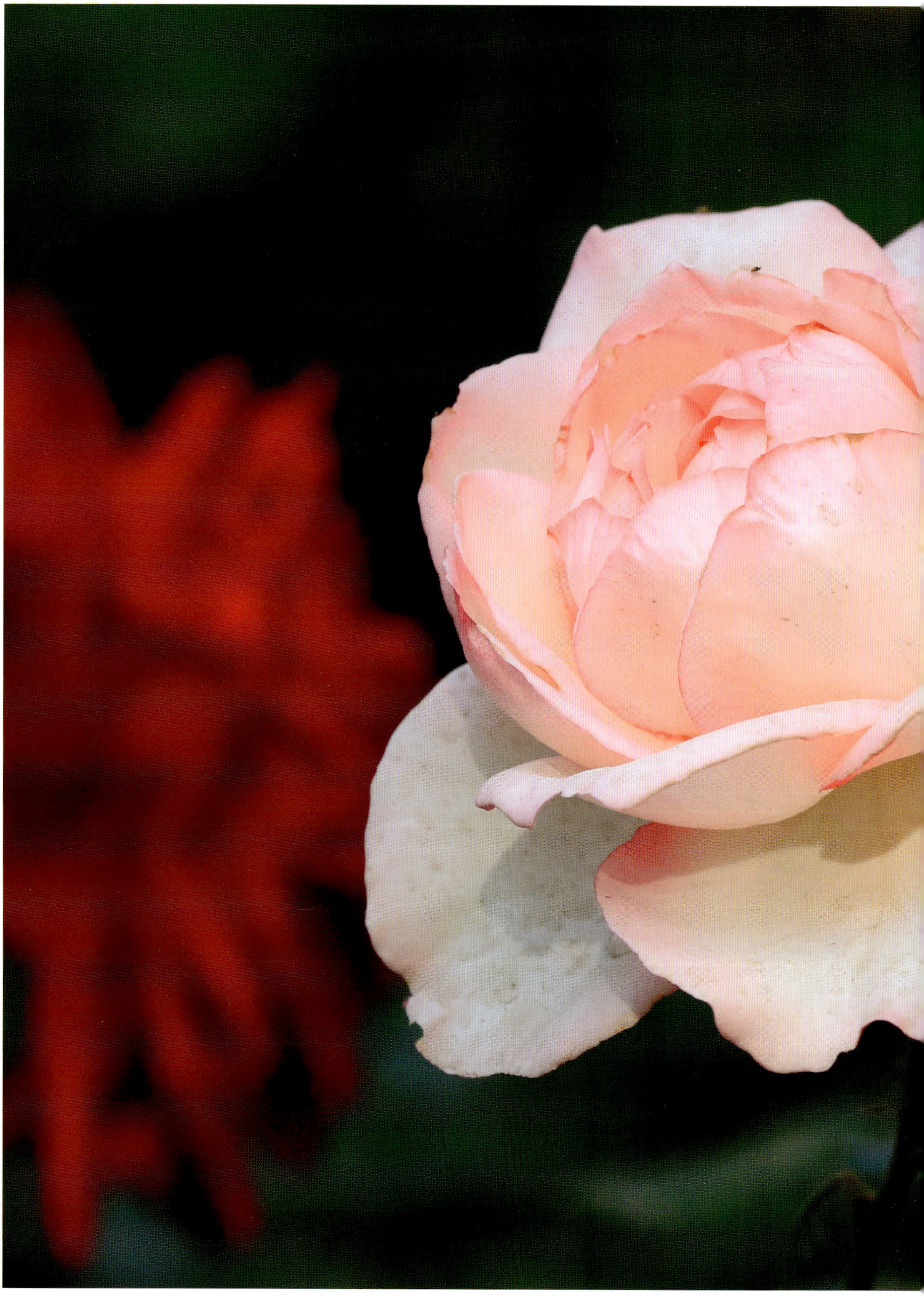

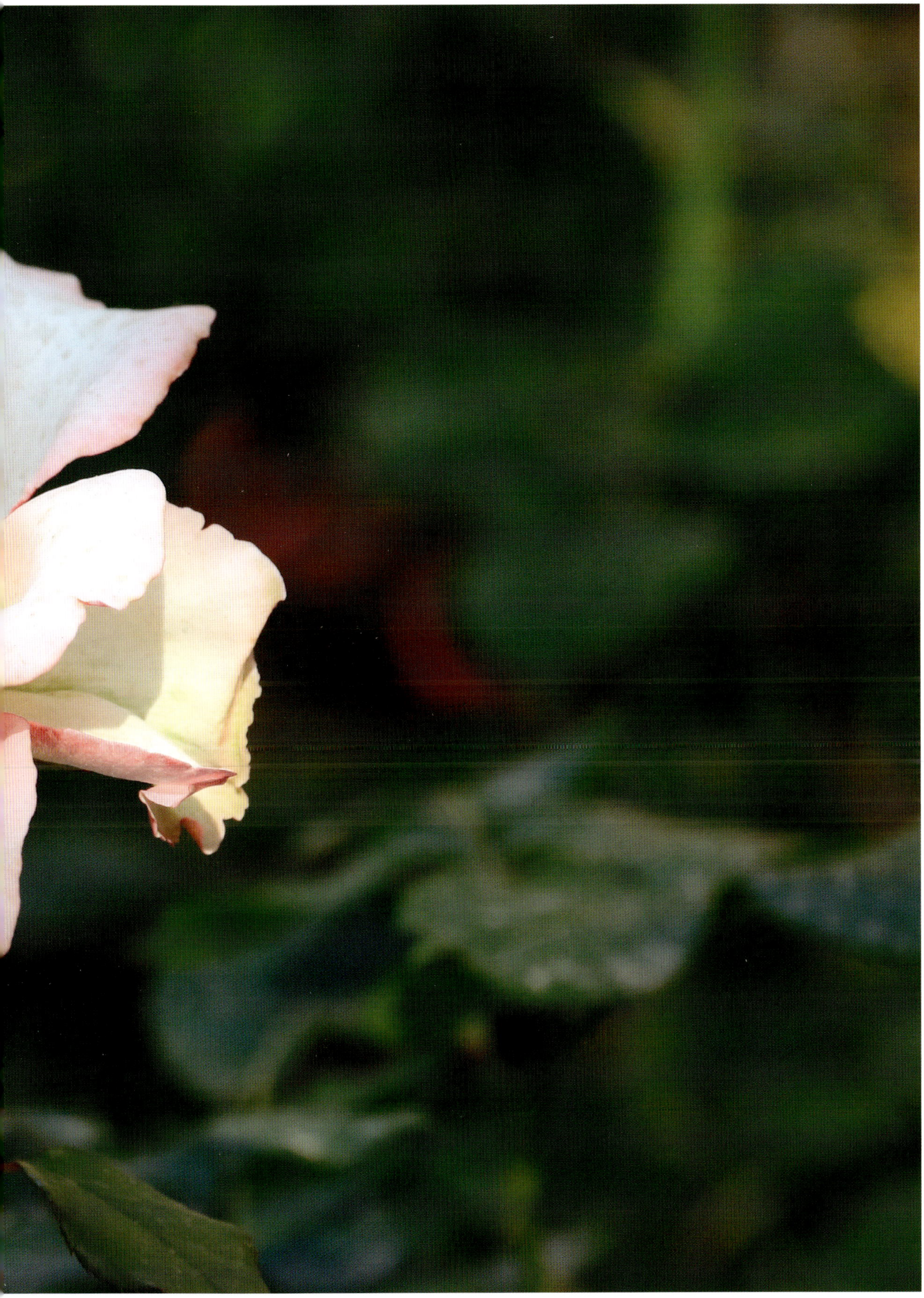

月季花

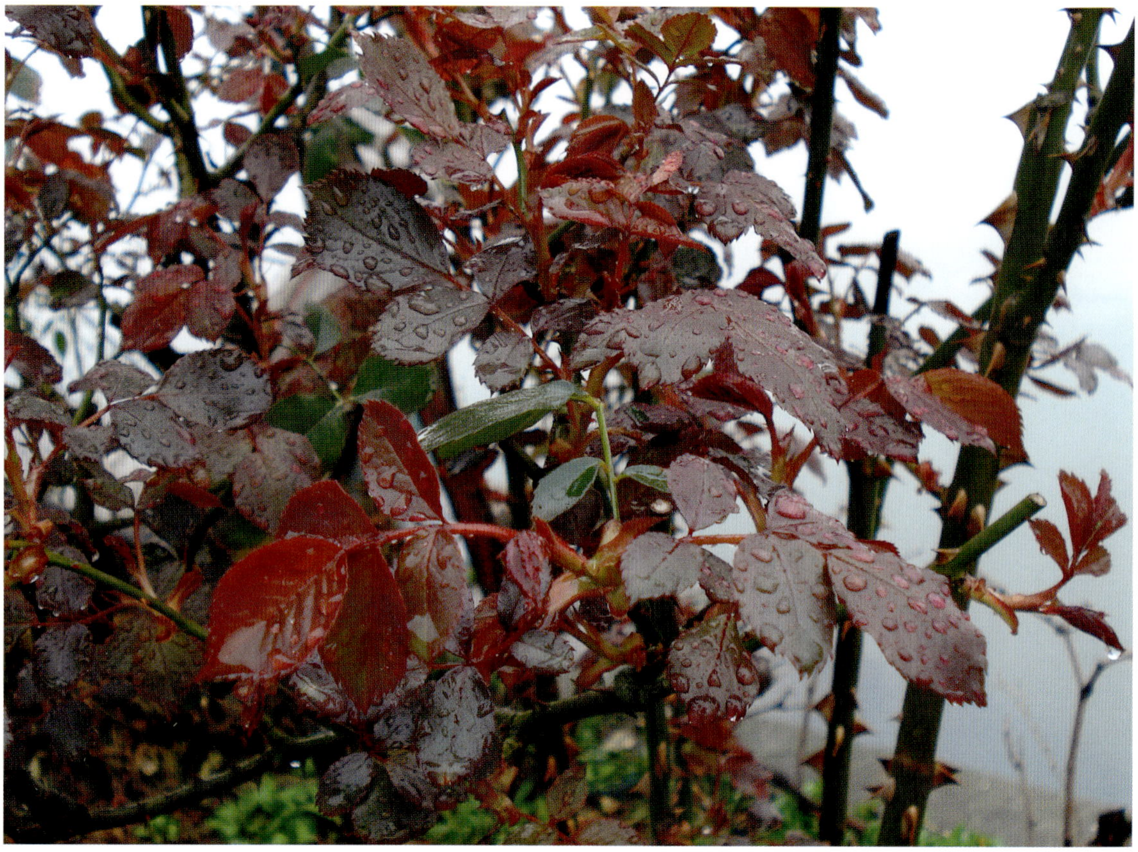

月季花

识别特征

常绿直立灌木。枝圆柱形，有三棱形钩状皮刺。单数羽状复叶互生；小叶 3 ~ 5 枚，稀为 7 枚；小叶有柄，柄上有腺毛及刺；小叶片阔卵形至卵状长椭圆形，先端渐尖或急尖，基部阔楔形或圆形，边缘有尖锯齿；总叶柄基部有托叶，边缘具腺毛。花通常数朵簇生，稀单生，红色或玫瑰色，重瓣。花萼 5，向下反卷；花瓣倒卵形，先端圆形，呈覆瓦状排列。果实卵形或陀螺形。花期 5—9 月。

生境分布

常见于栽培，亦有野生。分布于全国各地。

采收加工

夏、秋二季选晴天采收半开放的花朵，及时摊开晾干，或用微火烘干。

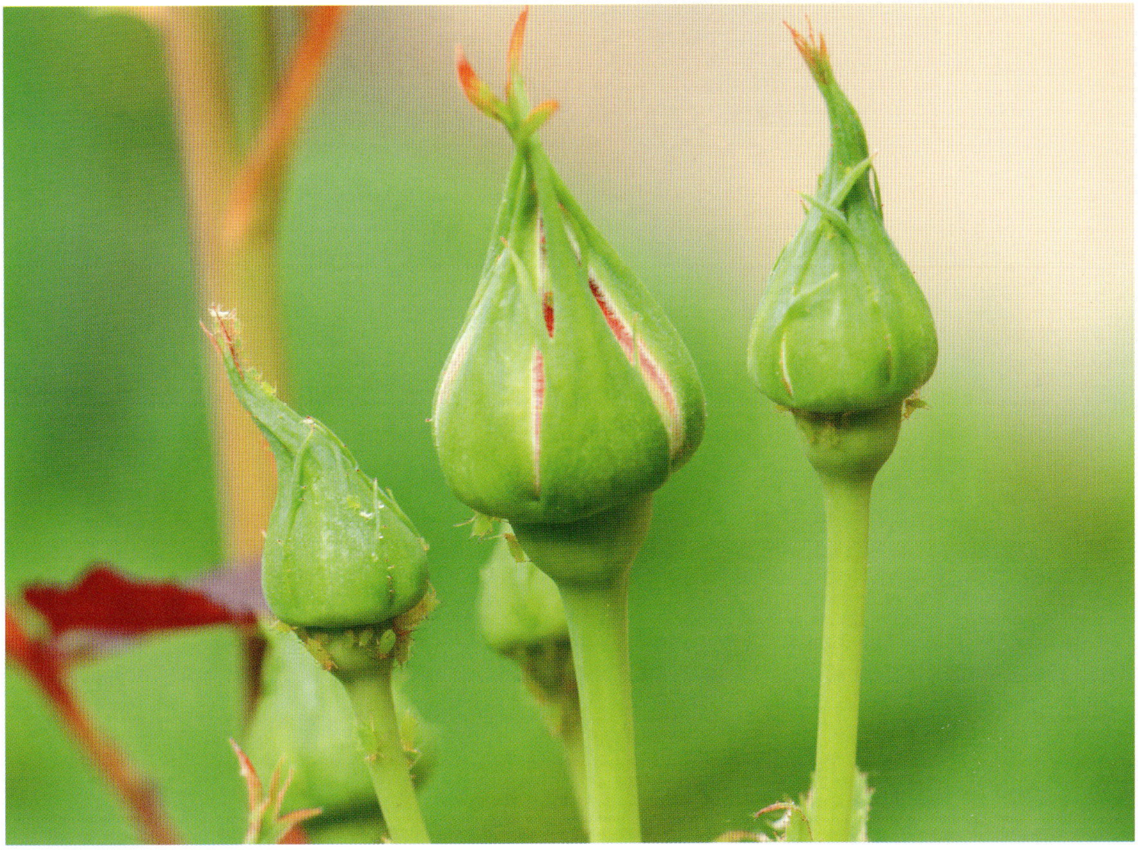

月季花

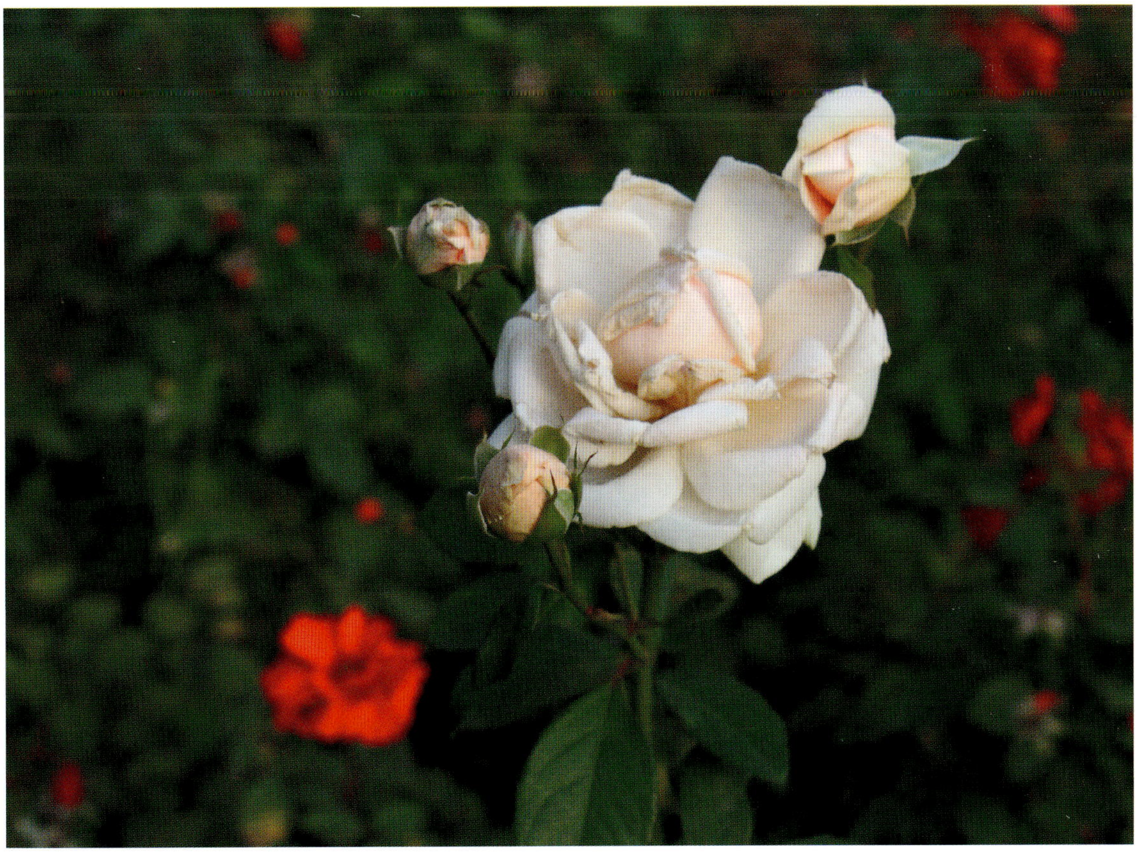

月季花

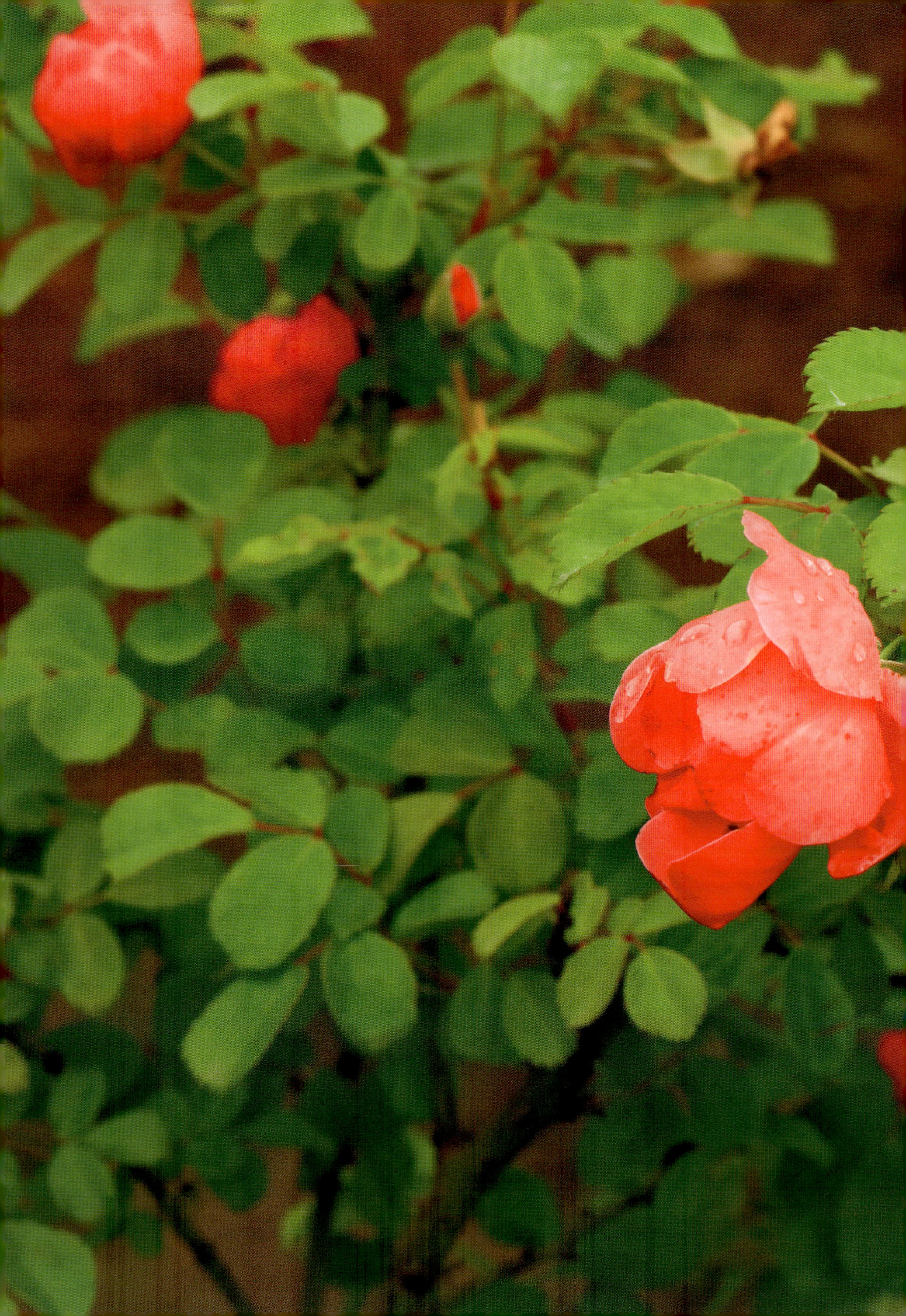

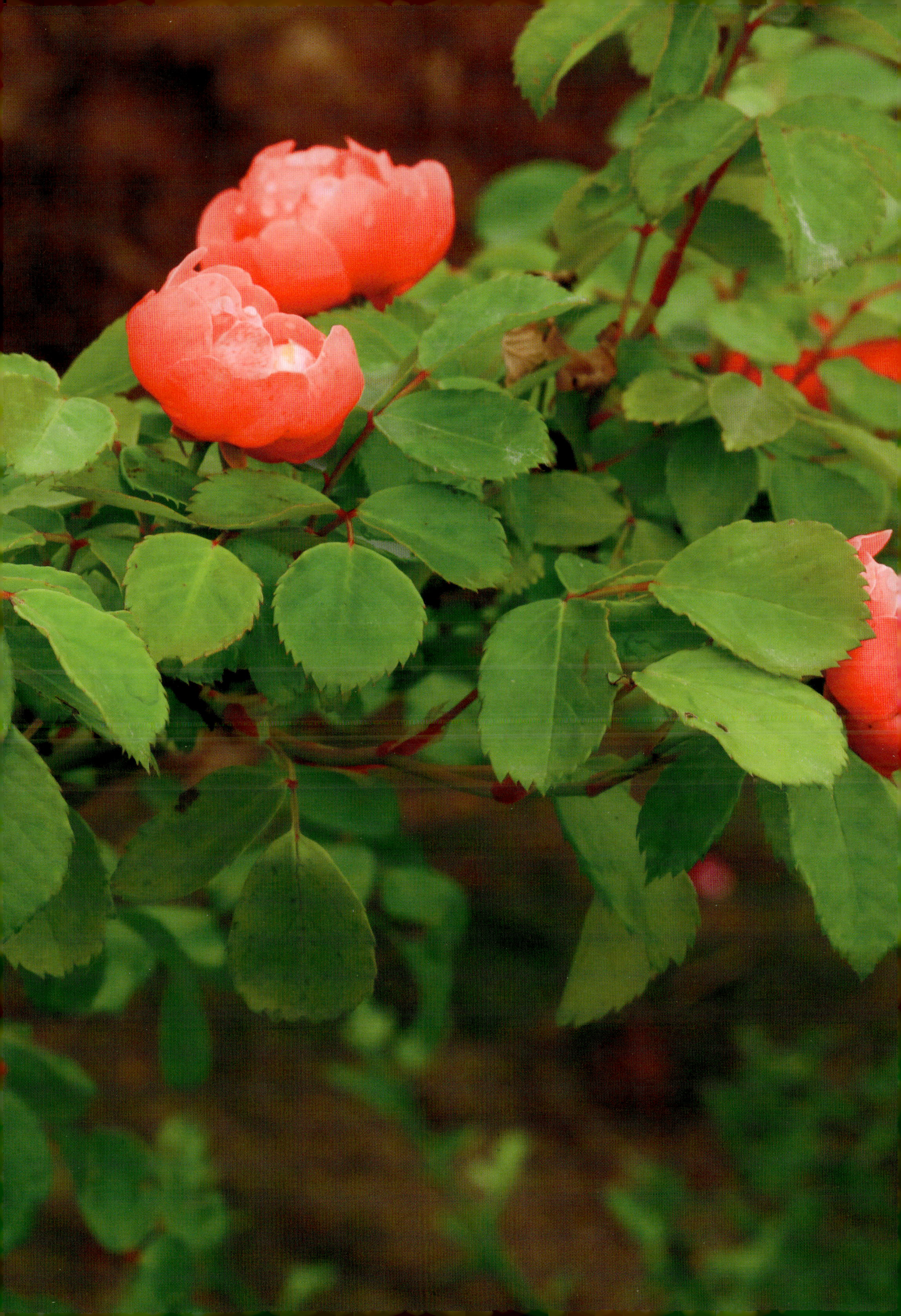

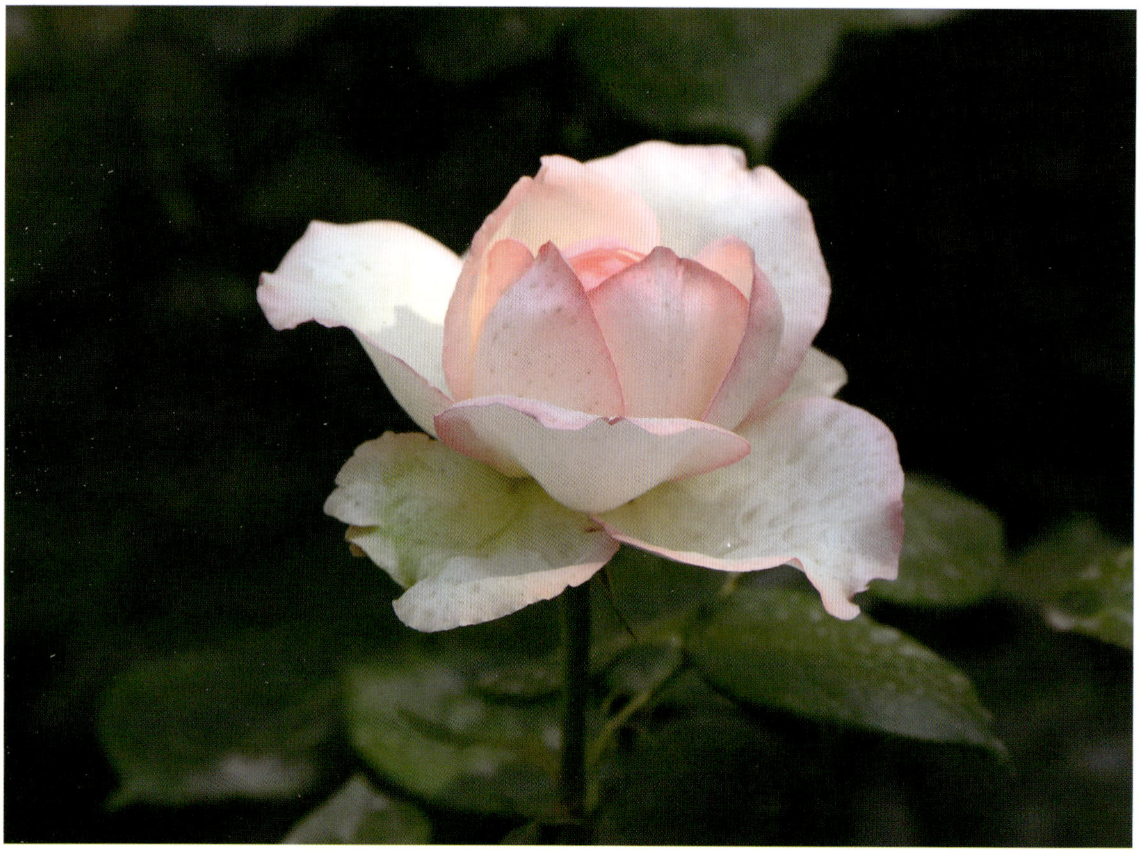

月季花

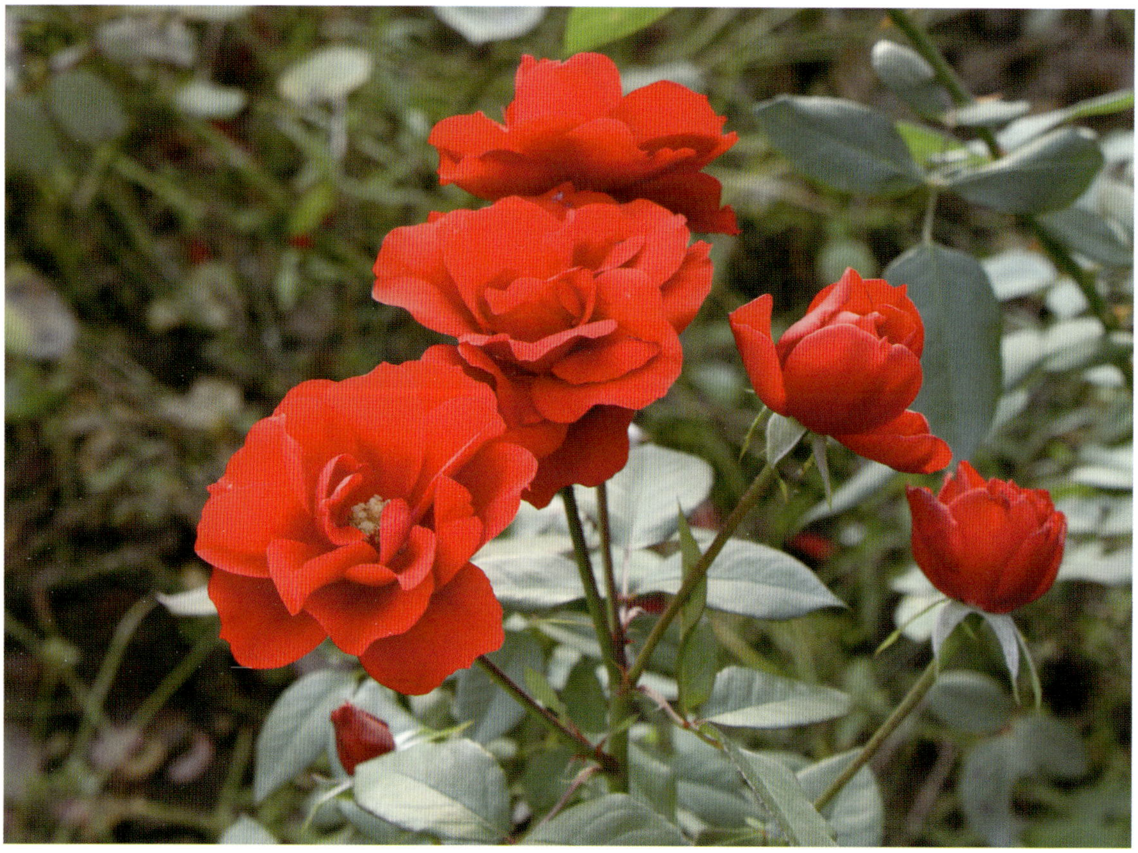

月季花

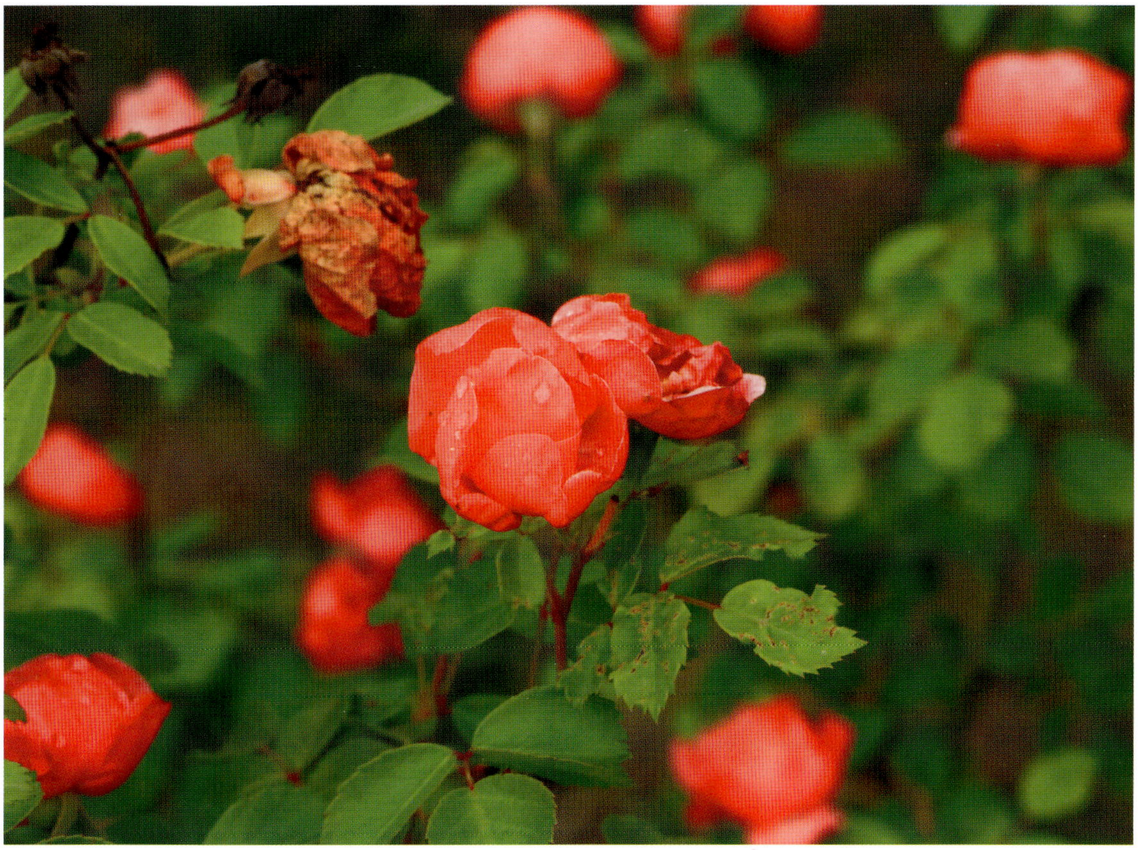

月季花

药材鉴别

本品多呈圆形或类球形，花朵多呈圆球形，直径 1 ~ 1.5 cm。花托倒圆锥或倒卵形，长 5 ~ 7 mm，直径 3 ~ 5 mm，棕紫色，基部较尖，常带有花梗。萼片 5 枚，先端尾尖，大多向下反折，短于或等于花冠，背面黄绿色或橙黄色，有疏毛，内面被白色绵毛。花瓣 5 片或重瓣，覆瓦状排列，少数杂有散瓣，长 2 ~ 2.5 cm，宽 1 ~ 2.5 cm，紫色或淡红色，脉纹明显。雄蕊多数，黄棕色，卷曲，着生于花萼筒上。雌蕊多数，有毛，花柱伸出花托口。体轻，质脆，易碎。气清香，味微苦、涩。以完整、色紫红、半开放、气清香者为佳。

功效主治

活血调经，消肿解毒。主治月经不调，经来腹痛，跌打损伤，血瘀肿痛，痈疽肿毒。

用法用量

内服：5 ~ 15 g，煎汤；或研末，入、丸散服。

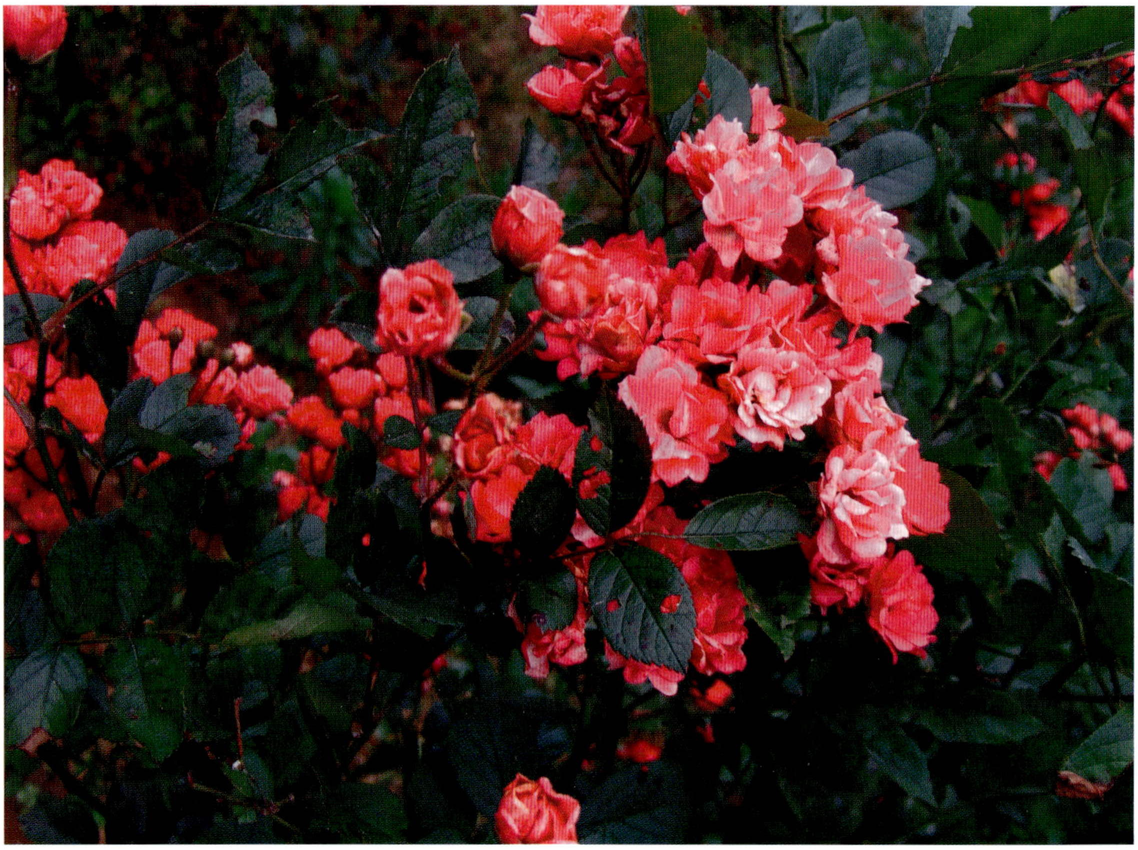

月季花

民族药方

1. 女人月经不调，痛经，经闭 月季花适量，香附 10 g。研细末，煎水送服，每次服 5 g。

2. 妇女月经不调 鲜月季花 15 ~ 20 g。放入保温杯内，开水冲泡，连服数次。

3. 产后子宫脱垂 鲜月季花 30 g，红酒适量。同炖服。

4. 筋骨疼痛及轻微跌打损伤 月季花适量。焙干研细末，每次 3 g 与黄酒调服。

5. 瘰疬未破者 月季花 6 g，沉香 15 g，炒芫花 9 g，鲫鱼 1 条。一起搓碎，装入鲫鱼腹中，用线缝合，然后用水、黄酒各半炖熟，食肉喝汤。

6. 赤白带下 月季花 9 ~ 15 g。水煎服。

7. 腰膝肿痛 鲜嫩月季花适量。捣烂敷患处。

8. 血瘀性闭经，疮疖肿痛，创伤性肿痛 采开败的月季花 3 ~ 5 朵。洗净，加清水 2 杯，用小火煎熬至 1 杯，加冰糖 30 g，制成月季花汤，待温服下。

使用注意

孕妇及月经过多的妇女禁用。

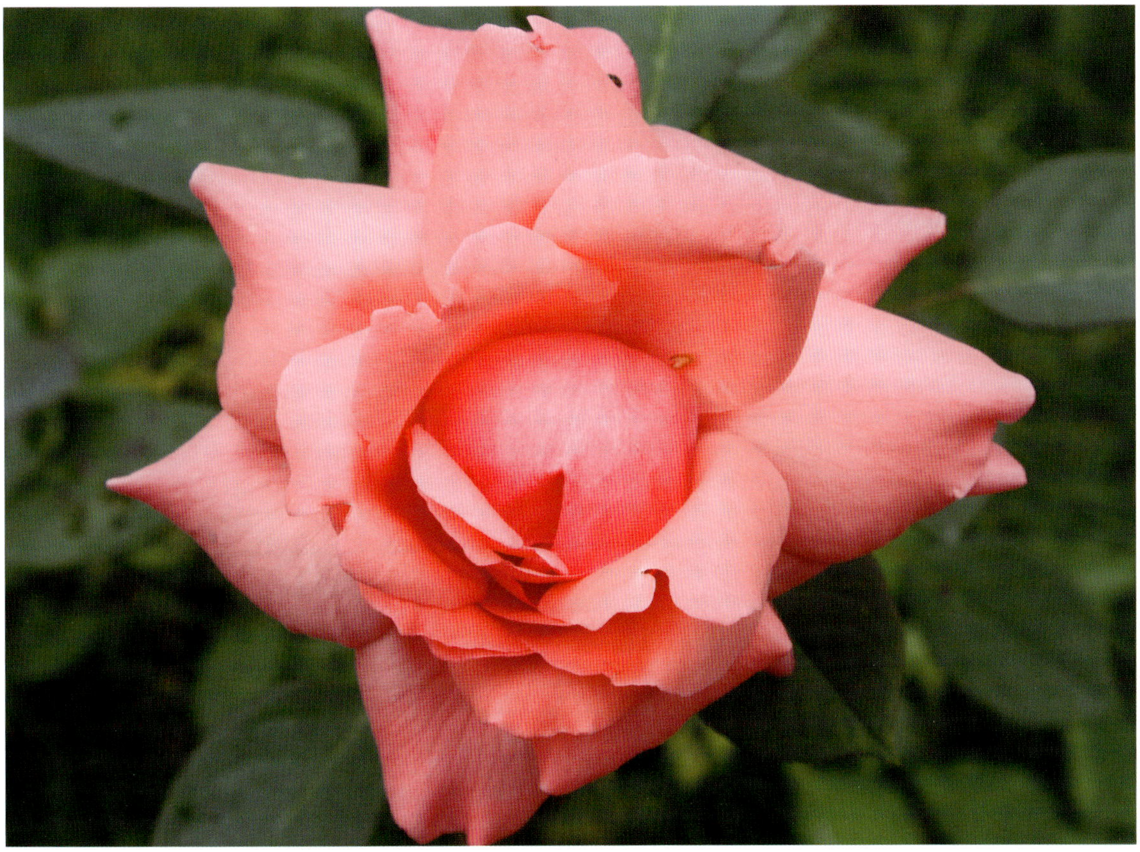

月季花

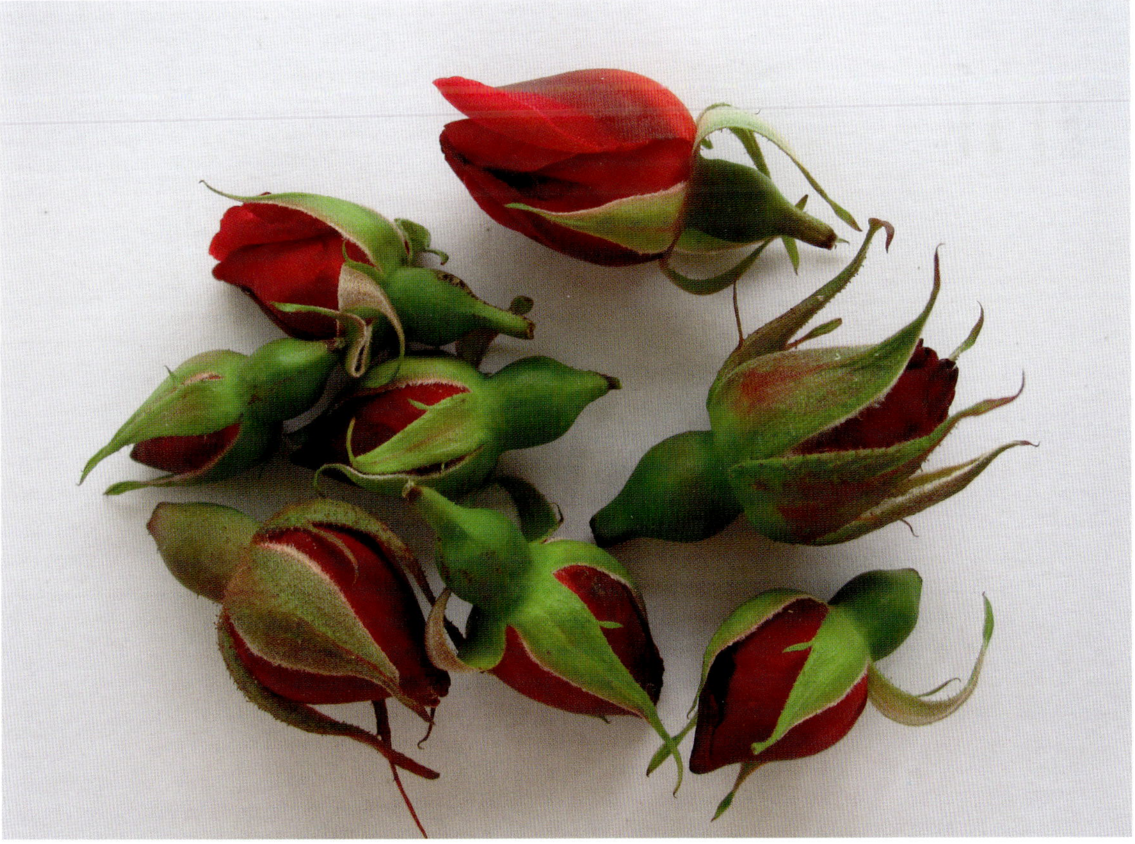

月季花药材

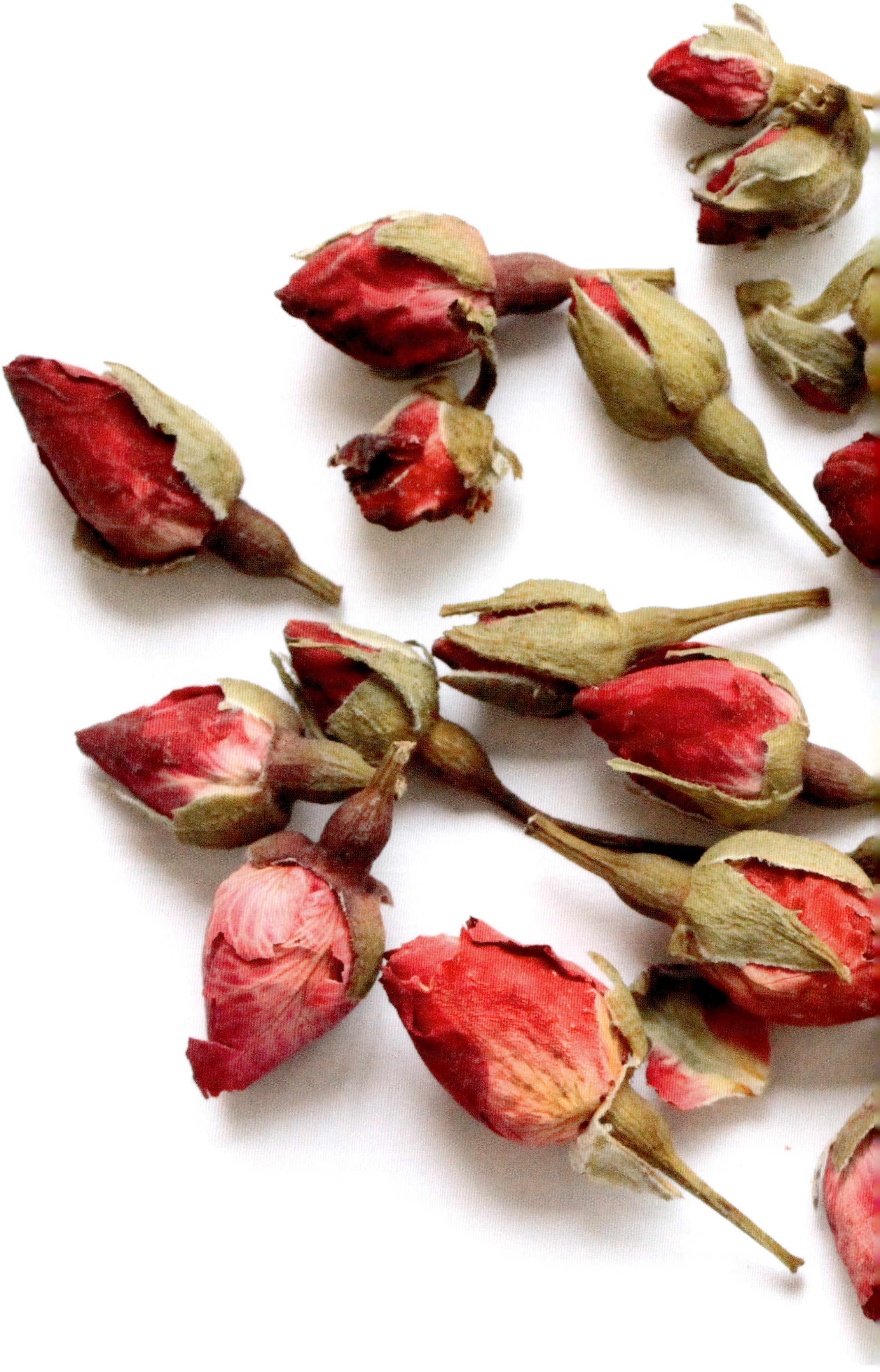

月季花

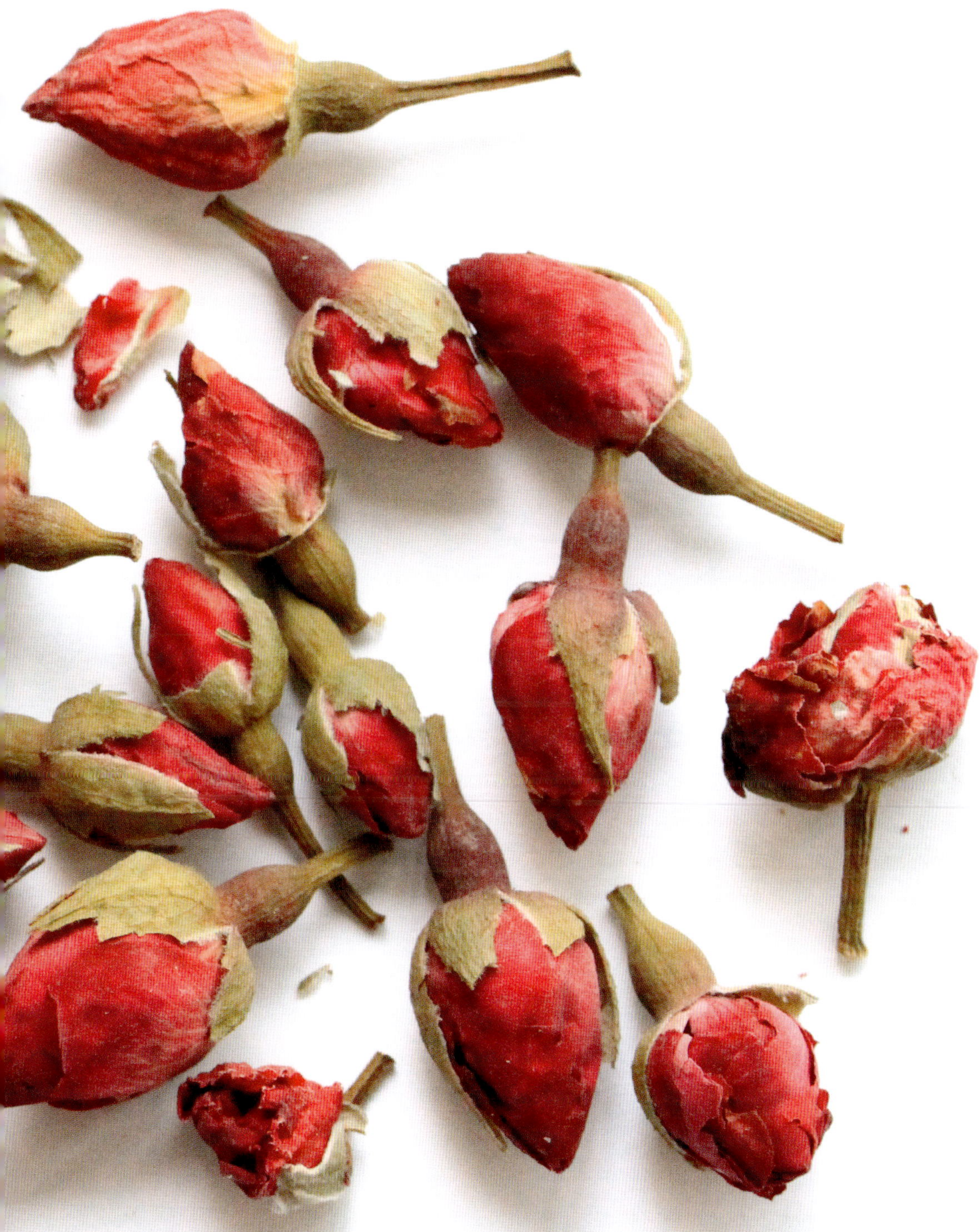

月季花饮片

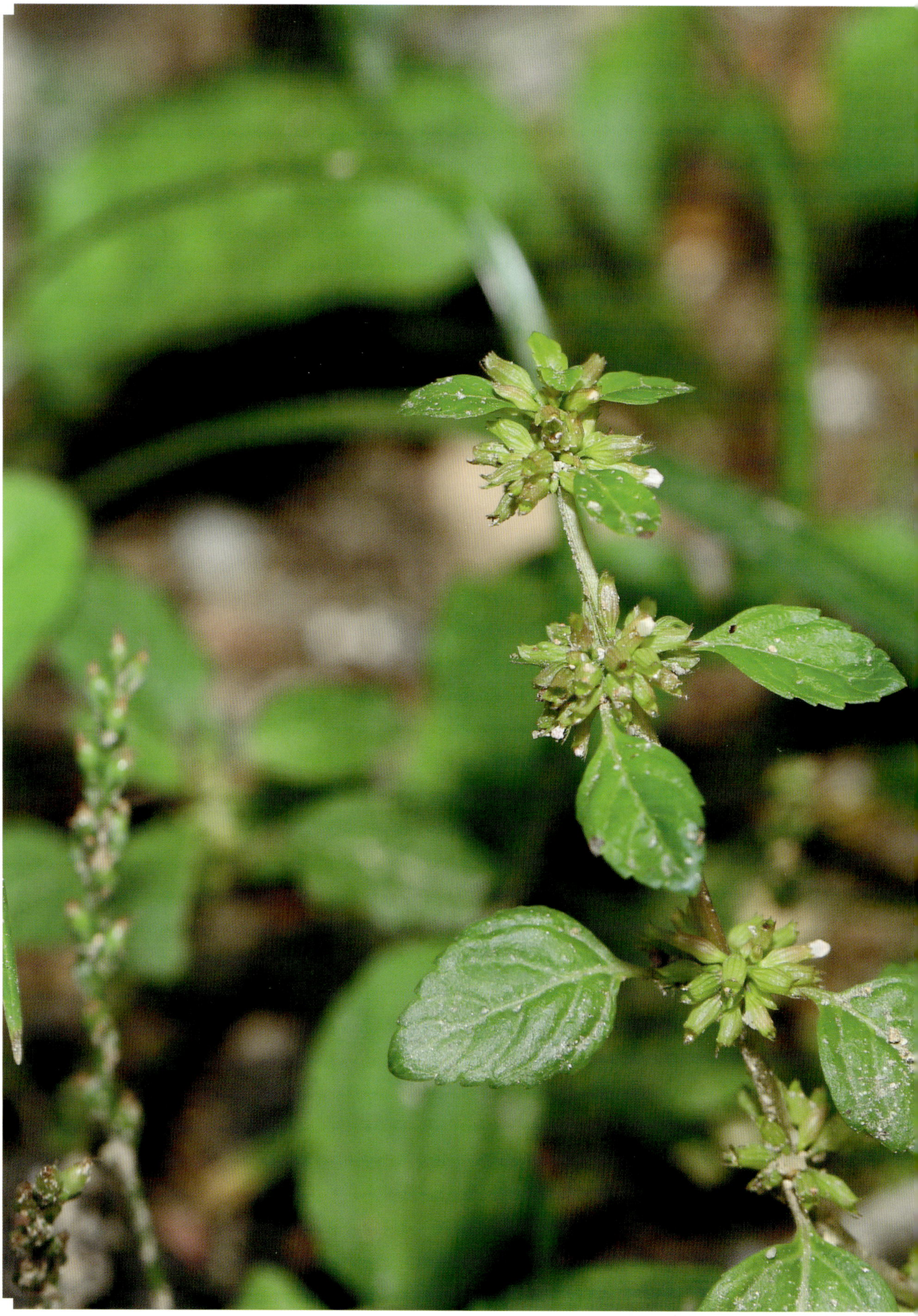

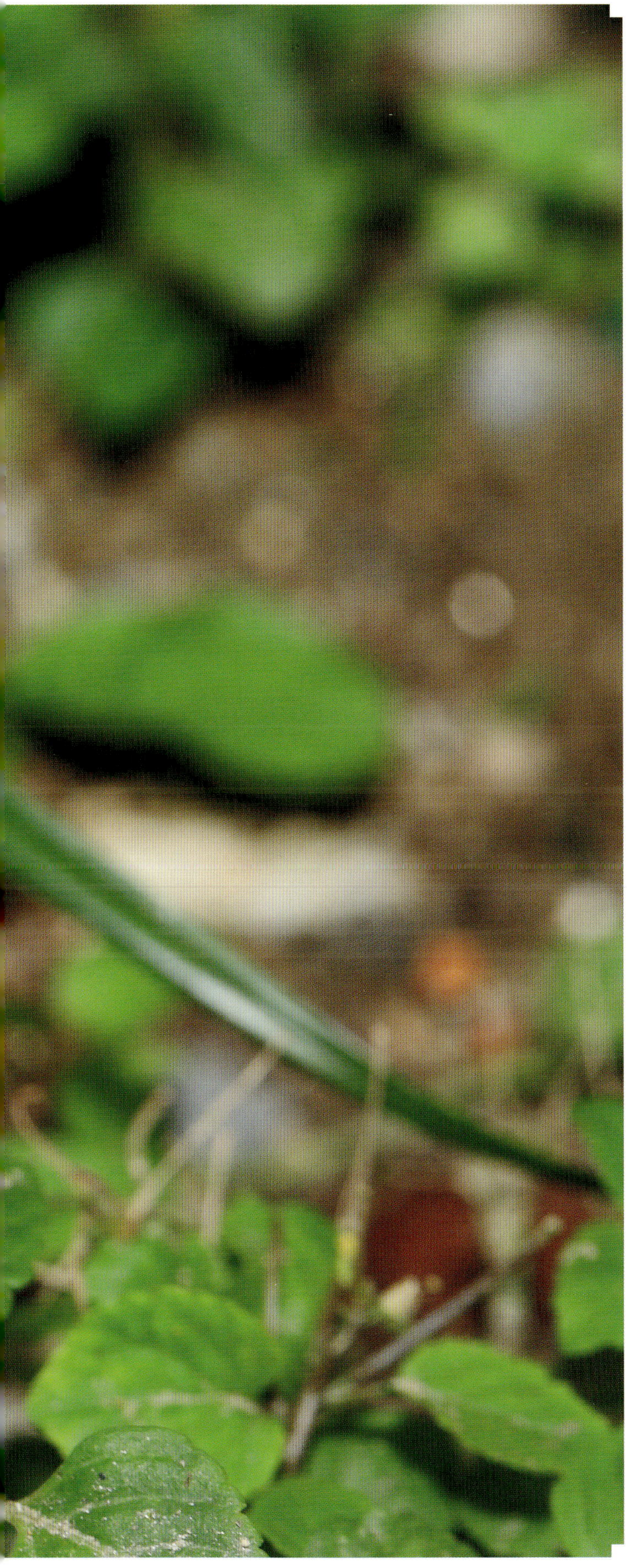

风轮菜

【水药名】骂所嘎。

【别　名】蜂窝草、节节草、九层塔、落地梅花。

【来　源】本品为唇形科植物风轮菜 *Clinopodium chinense* (Benth.) O.Ktze. 的全草。

【性味归经】味苦、辛，性凉。归肝、肺经。

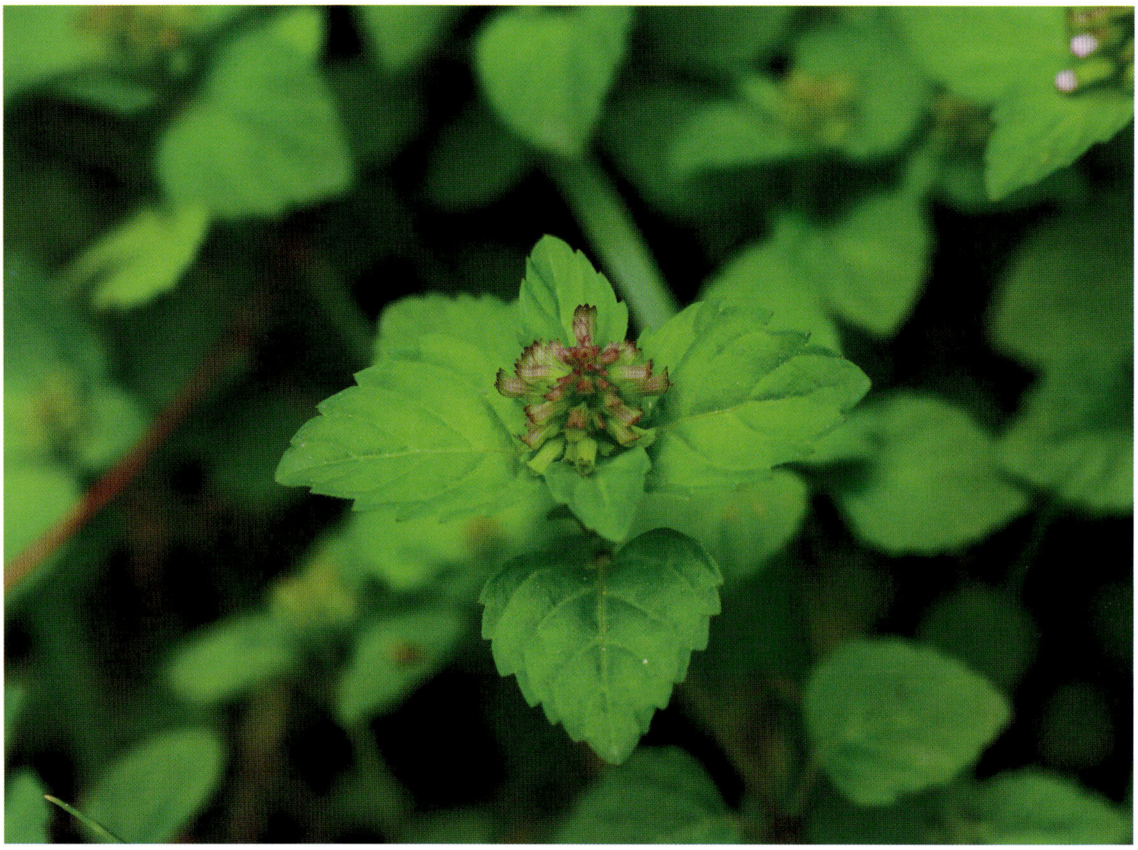

风轮菜

识别特征

多年生草本。茎四方形，多分枝，全体被柔毛。叶对生，卵形，长 2 ~ 3 cm，宽 1.5 ~ 2 cm，顶端尖或钝，基部楔形，边缘有锯齿。花密集成轮伞花序，腋生或顶生。小坚果宽卵形，棕黄色。

生境分布

生长于草地、山坡、路旁。分布于华北及湖北、湖南、广东、广西、云南、贵州等地。

采收加工

夏、秋二季采收，洗净，切段，晒干或鲜用。

药材鉴别

本品茎呈四方柱形，直径 2 ~ 5 mm，长 70 ~ 100 cm，节间长 3 ~ 8 cm；表面棕红色或棕褐色，具细纵条纹，密被柔毛，四棱处尤多。叶对生，有柄，多卷缩或破碎，完整者展平后呈卵圆形，长 1 ~ 5 cm，宽 0.8 ~ 3 cm，边缘具锯齿，上面褐绿色，下面灰绿色，均被柔毛。轮伞花序具残存的花萼，外被毛茸。小坚果倒卵形，黄棕色。全体质脆，易折断与破碎，茎断面淡黄白色，中空。气香，味微辛。

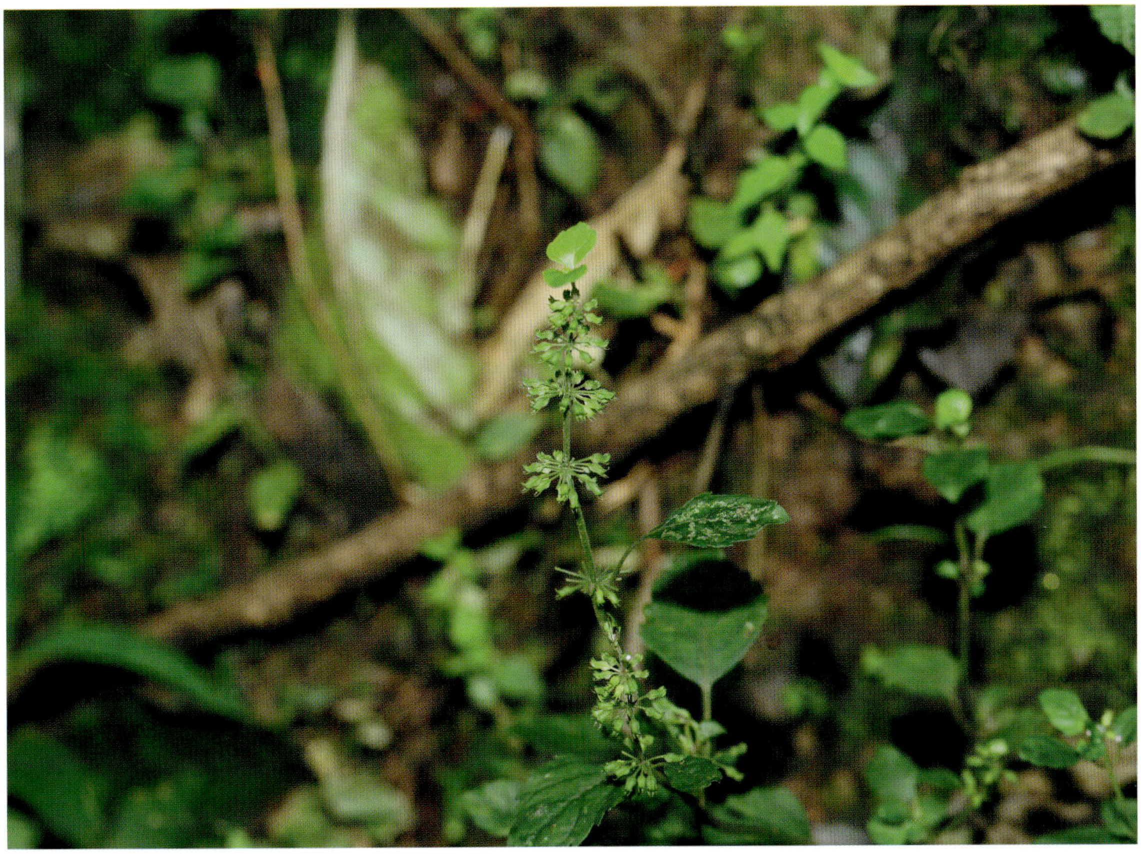

风轮菜

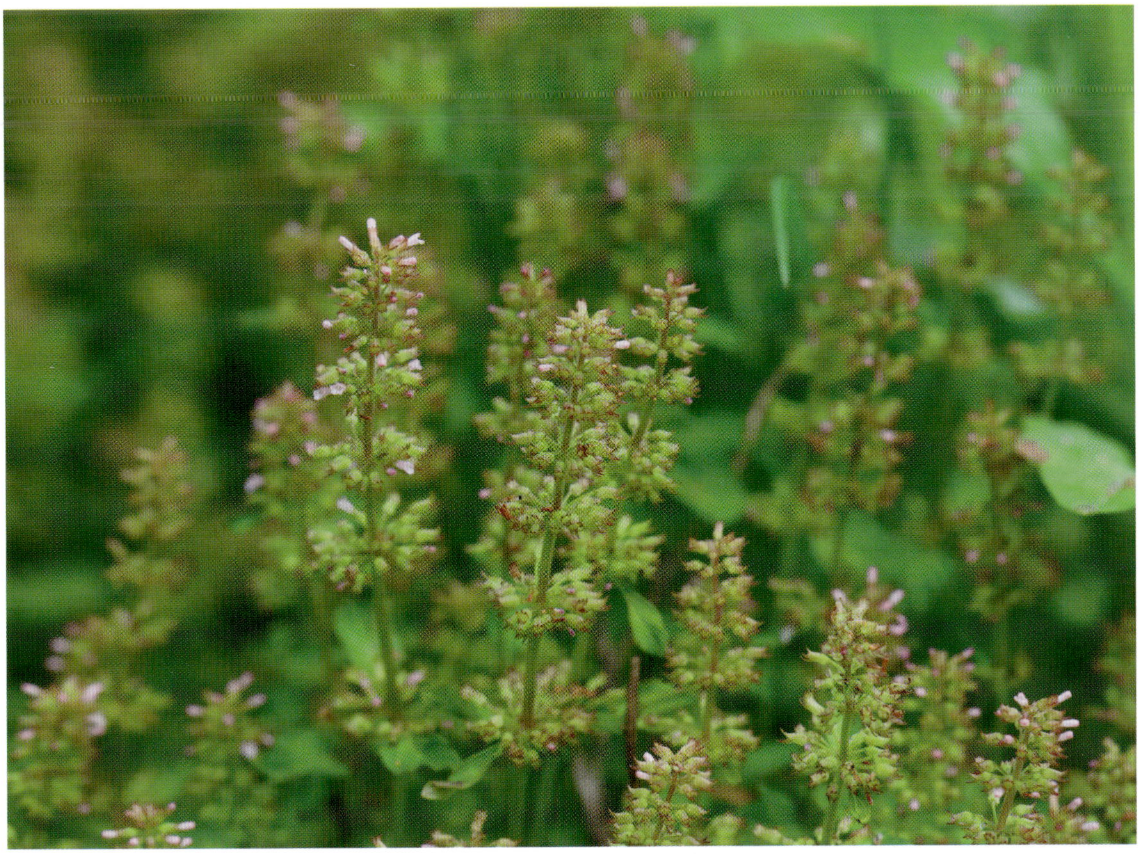

风轮菜

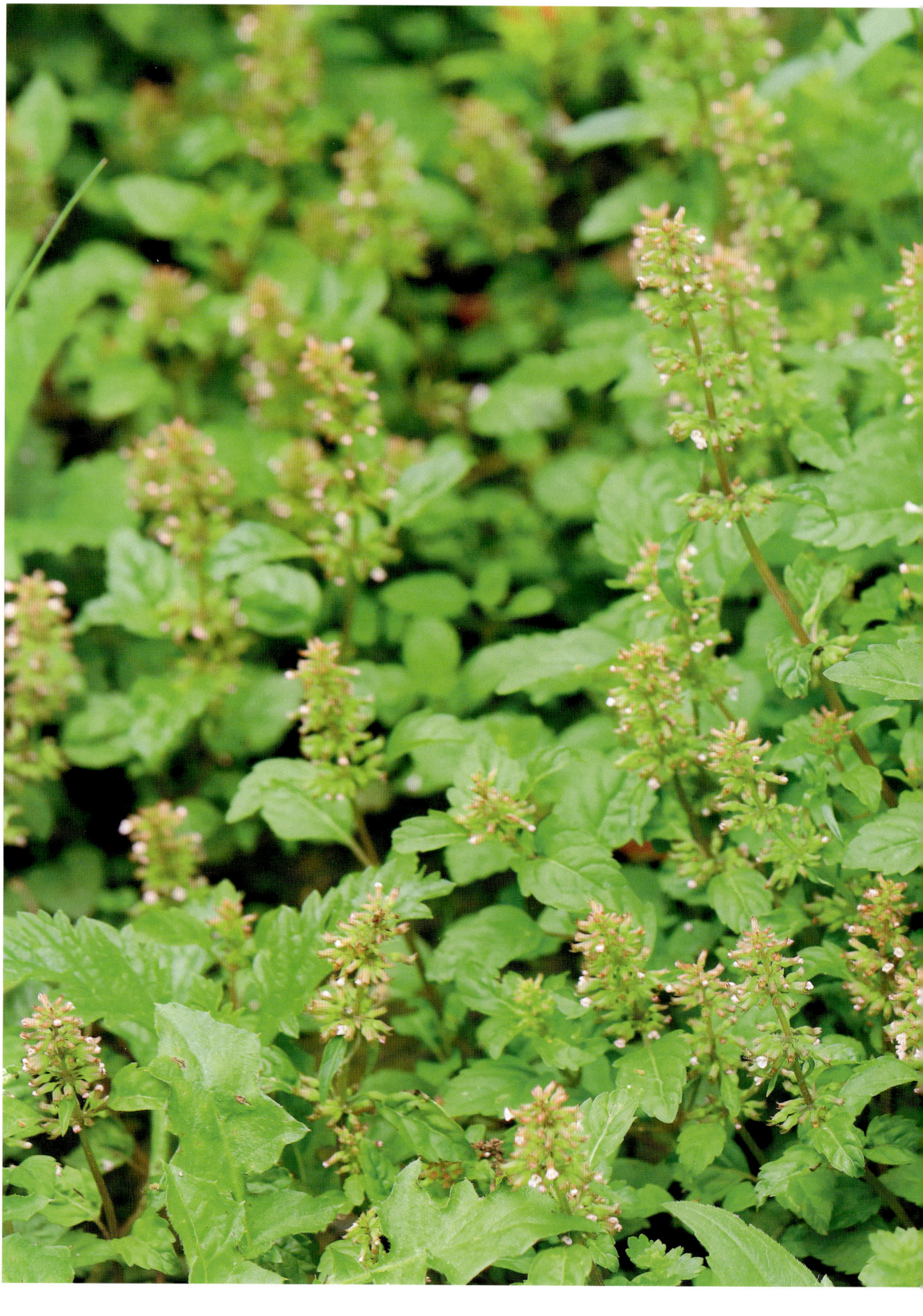

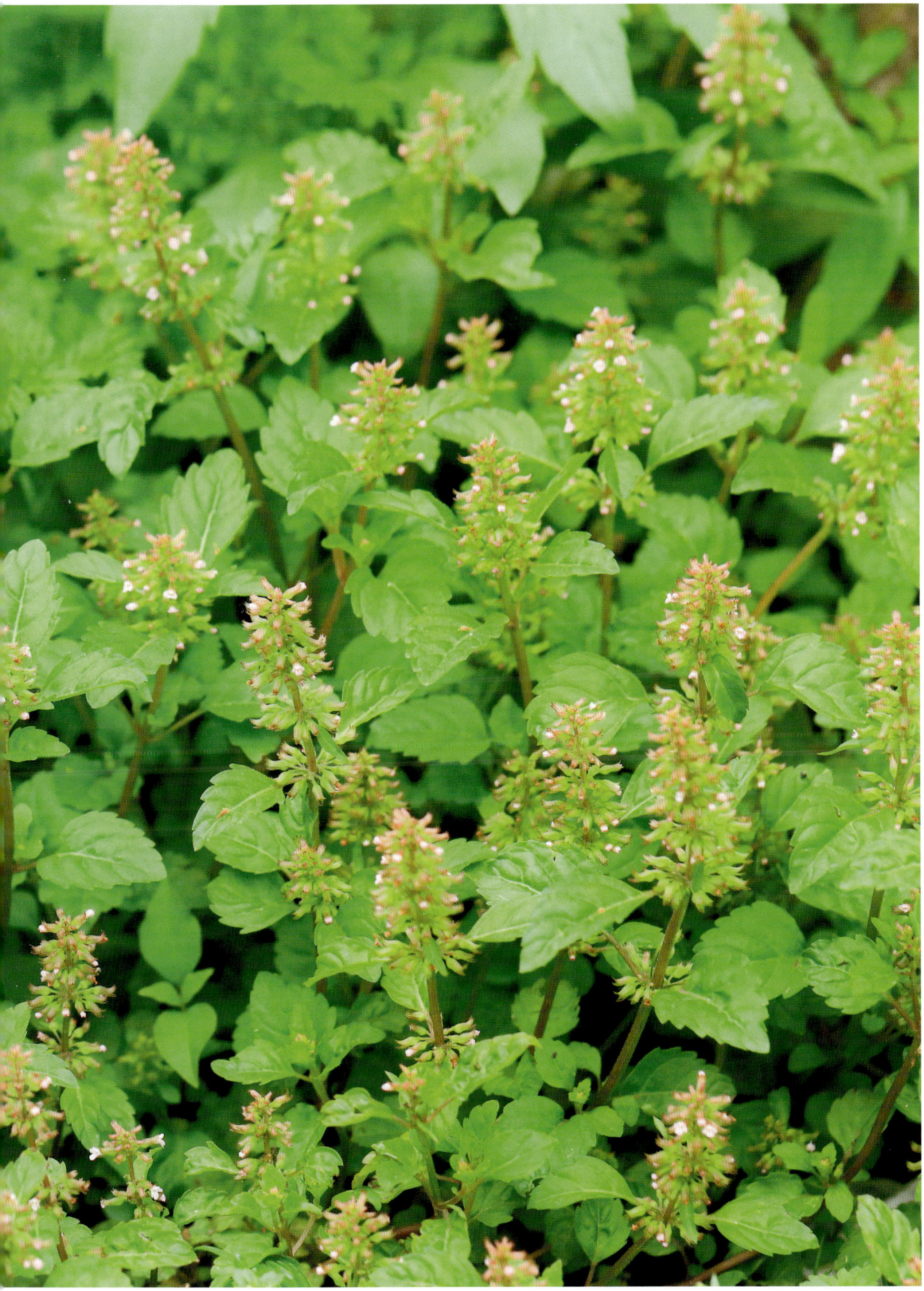

风轮菜

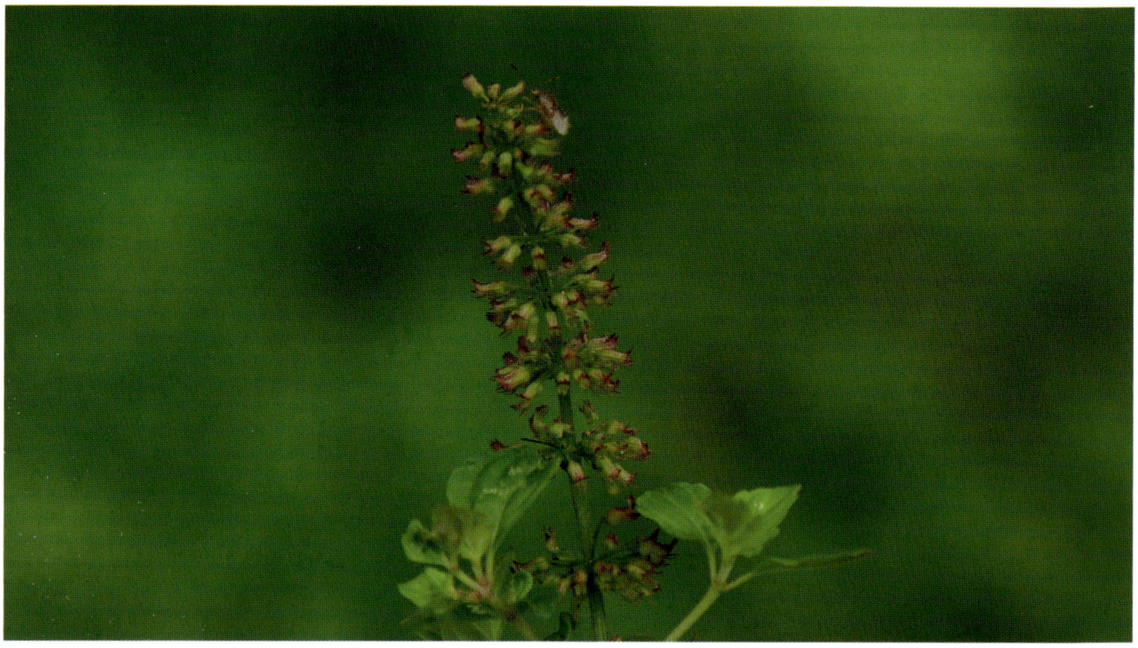

风轮菜

功效主治

疏风清热，解毒消肿。主治感冒，中暑，腮腺炎，乳腺炎，疔疮肿毒，过敏性皮炎，急性结膜炎。

用法用量

内服：10 ~ 15 g，煎汤。外用：捣敷或煎水洗。

民族药方

1. **急性结膜炎** 风轮菜 15 g，胆草 5 g。水煎服。
2. **小儿疳病** 风轮菜 15g。晒干研细末，蒸猪肝吃。
3. **感冒寒热** 风轮菜 15g，阎王刺 6g。水煎服。
4. **白喉** 鲜风轮菜全草适量。捣烂取汁，每次服 10 ~ 30 mL，2 ~ 4 h 服 1 次。
5. **火眼** 风轮菜适量。放手中揉去皮，放眼角，片刻后流出泪转好。
6. **乳腺炎** 风轮菜 9 ~ 15 g。水煎服。
7. **疔疮** 风轮菜适量。捣敷；或研细末。调菜油敷。
8. **烂头疔** 风轮菜、菊花叶各适量。捣烂敷患处。
9. **皮肤疮痒** 风轮菜适量。晒干研成细末，调菜油外涂。
10. **毒蛇咬伤，无名肿毒** 鲜风轮菜适量。捣烂敷患处。

使用注意

孕妇和脾胃虚寒的人禁止使用。

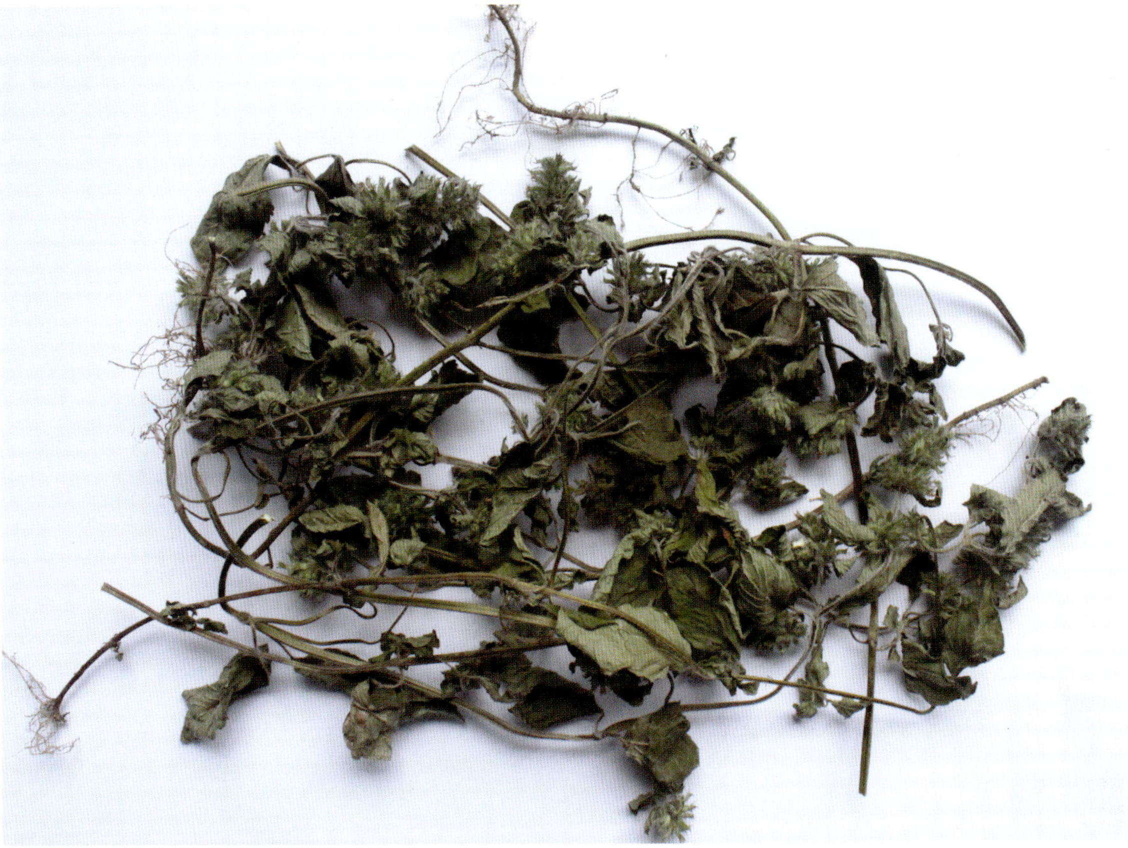
风轮菜药材

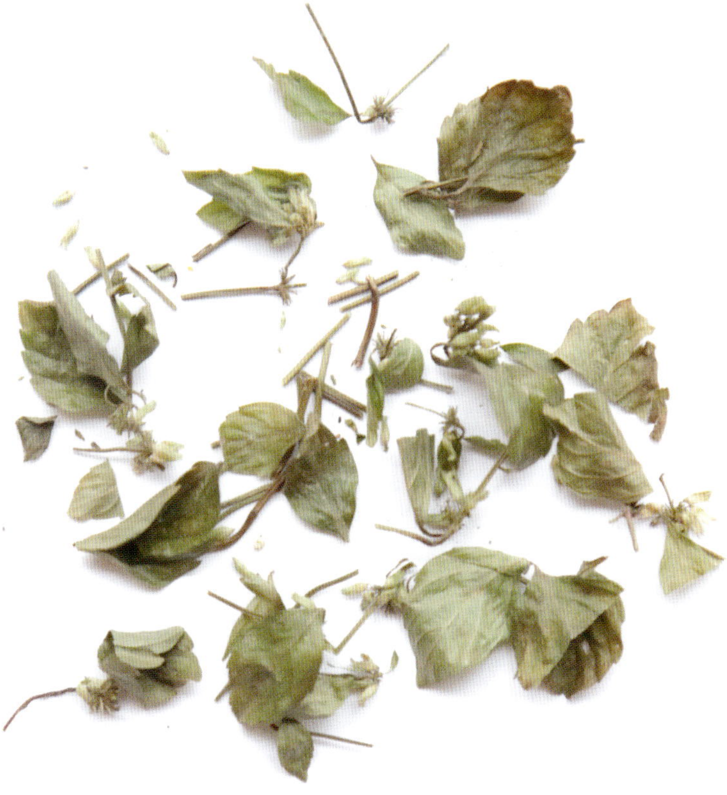
风轮菜饮片

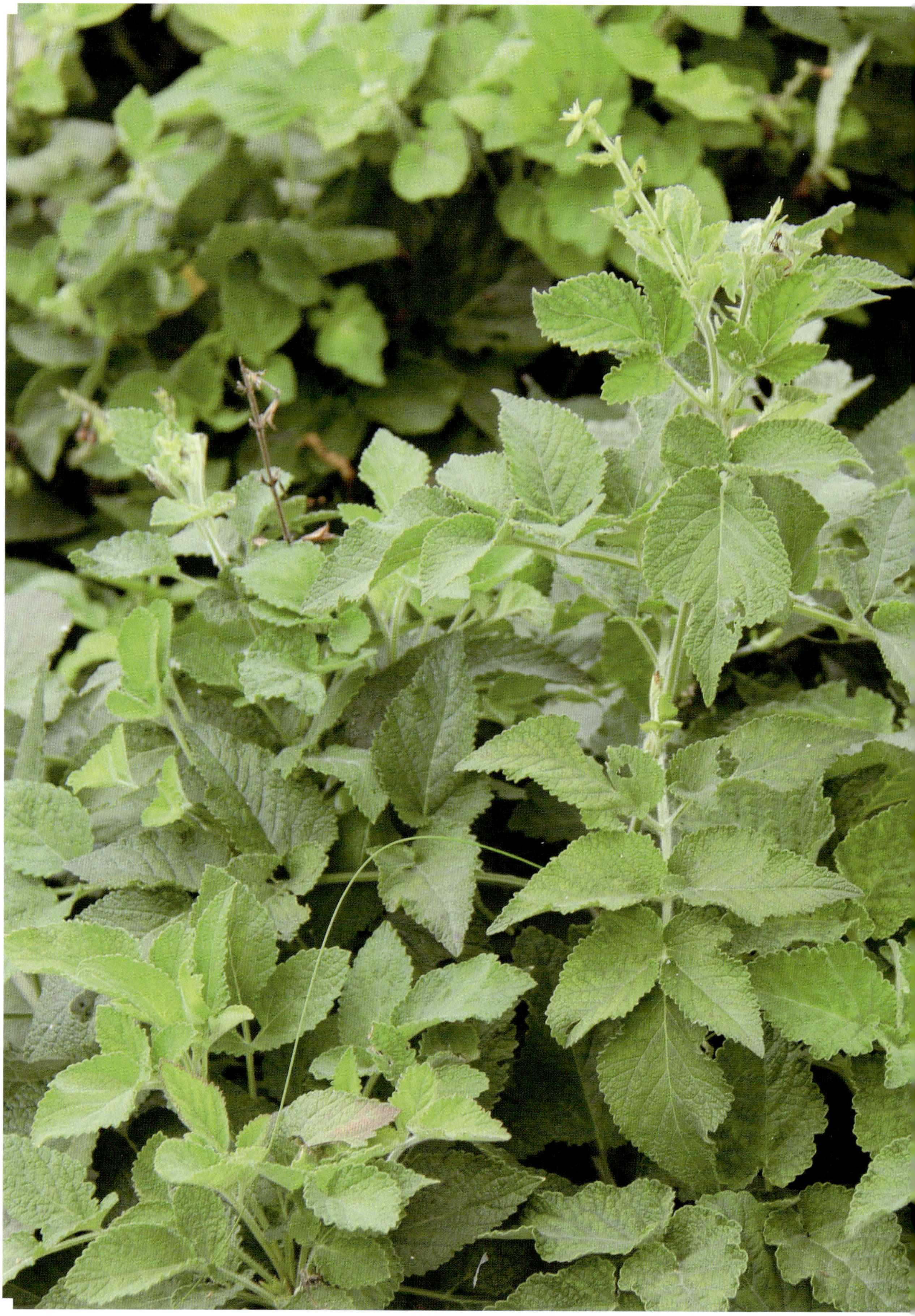

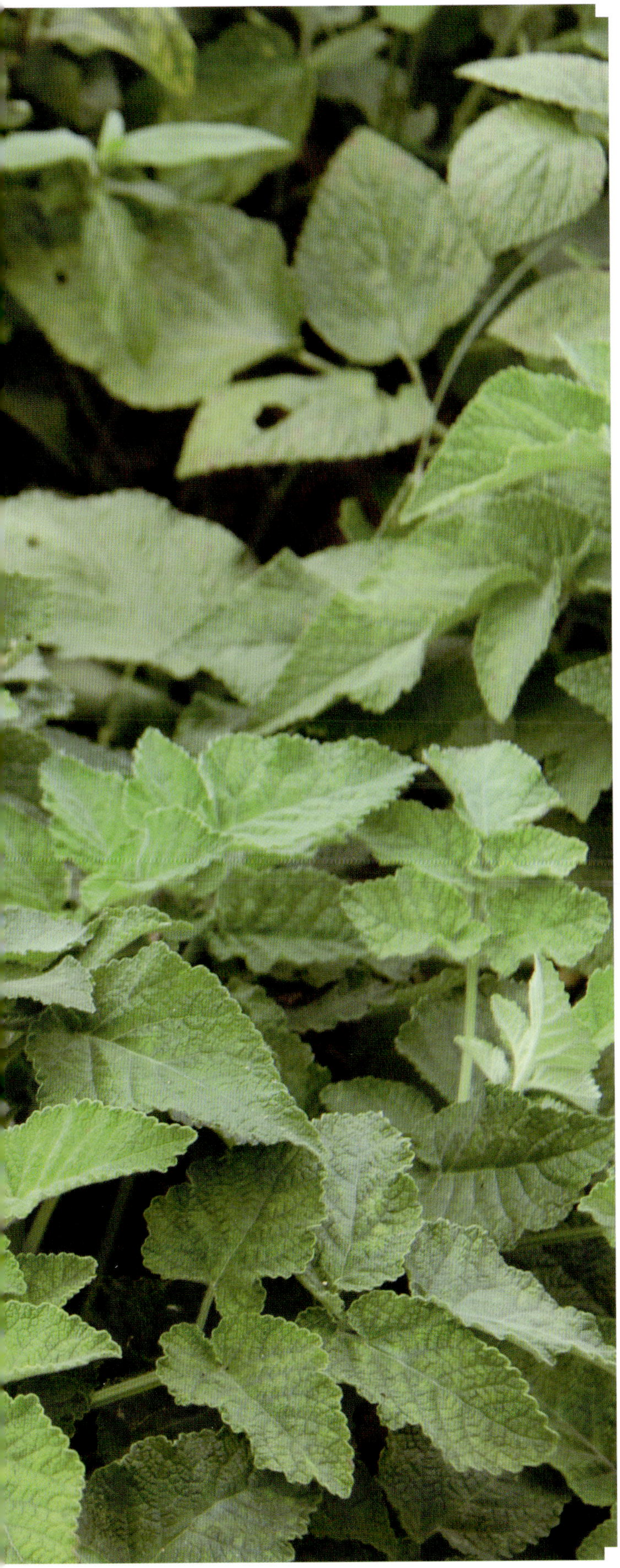

丹参

【水药名】顶早酣。

【别　名】赤参、山参、紫丹参、红根、红暖药、红参、血参、血参根、血丹参。

【来　源】本品为唇形科植物丹参 *Salvia miltiorrhiza* Bge. 的根茎。

【性味归经】味苦，性微寒。归心、肝经。

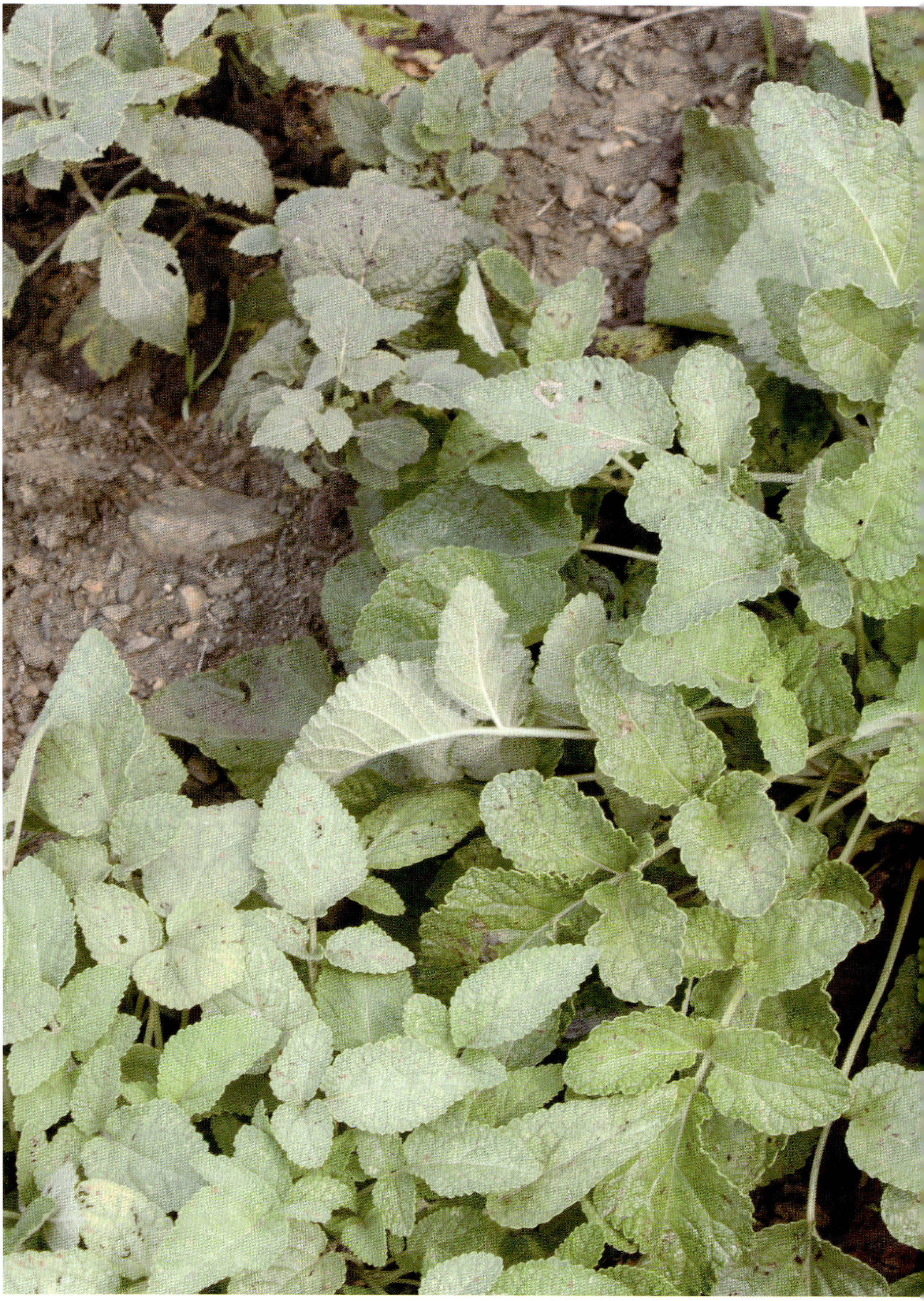

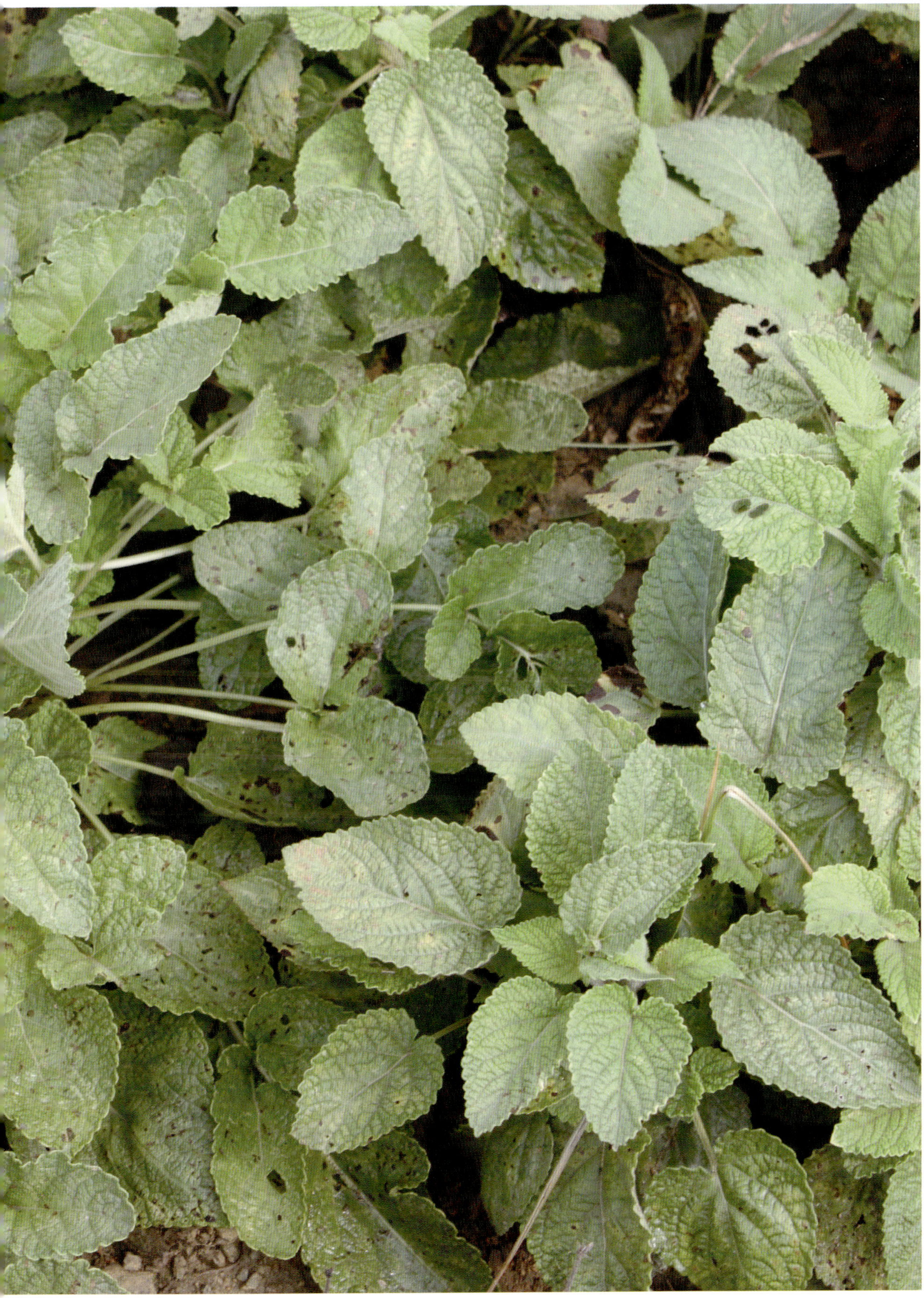

丹参

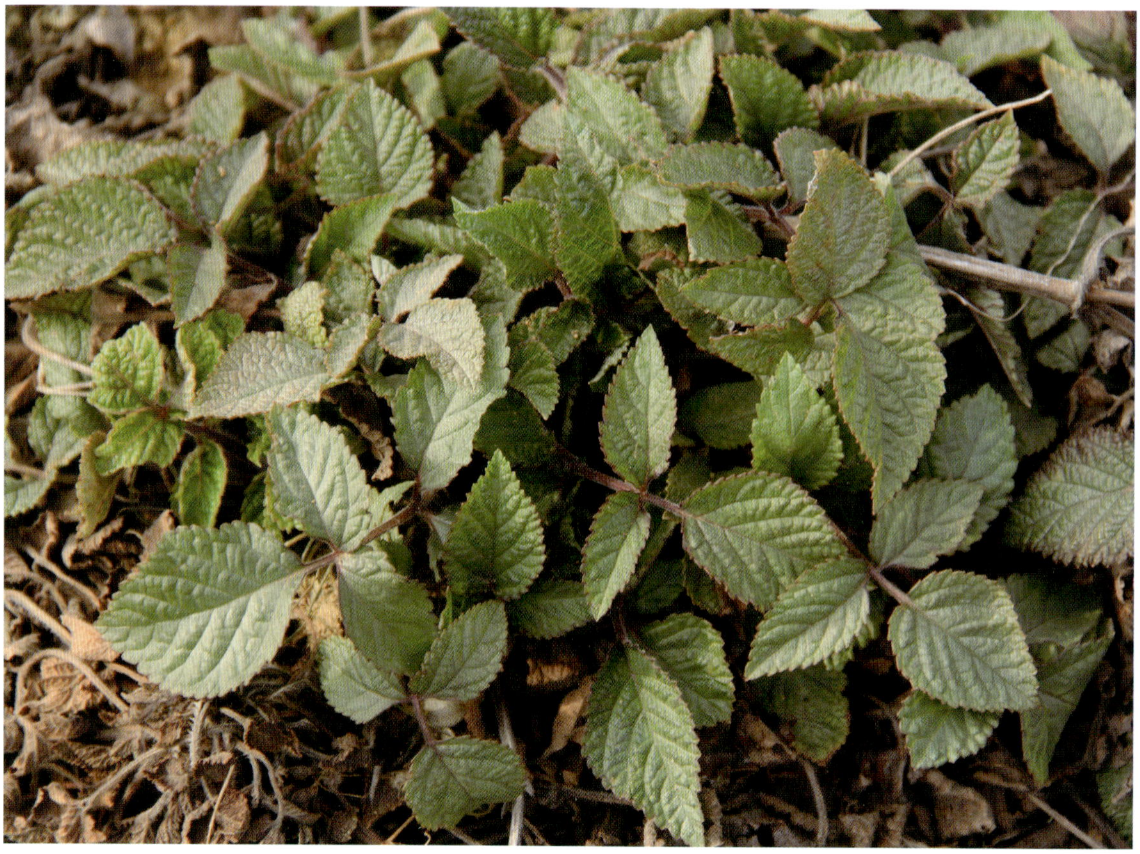

丹参

识别特征

多年生草本，高 30 ~ 80 cm，全株密被黄白色柔毛及腺毛。根细长圆柱形，外皮朱红色。茎直立，方形，表面有浅槽。单数羽状复叶，对生，有柄；小叶 3 ~ 5 片，罕 7 片，顶端小叶最大，小叶柄亦最长，侧生小叶具短柄或无柄；小叶片卵形、广披针形，长 2 ~ 7.5 cm，宽 0.8 ~ 5 cm，先端急尖或渐尖，基部斜圆形、阔楔形或近心形，边缘具圆锯齿，上面深绿色，疏被白柔毛，下面灰绿色，密被白色长柔毛，脉上尤密。总状花序，顶生或腋生，长 10 ~ 20 cm；小花轮生，每轮有花 3 ~ 10 朵，小苞片披针形，长约 4 mm；花萼带紫色，长钟状，长 1 ~ 1.3 cm，先端二唇形，上唇阔三角形，先端急尖，下唇三角形，先端二尖齿裂，萼筒喉部密被白色长毛；花冠蓝紫色，二唇形，长约 2.5 cm，上唇直升略呈镰刀形，下唇较短，圆形，先端 3 裂，中央裂片较长且大，先端又作 2 浅裂；发育雄蕊 2，花丝柱状，药隔细长横展，丁字着生，花药单室，线形，伸出花冠以外，退化雄蕊 2，花药退化成花瓣状；子房上位，4 深裂，花柱伸出花冠外，柱头 2 裂，带紫色。小坚果。花期 5—8 月，果期 8—9 月。

生境分布

生长于海拔 120 ~ 1 300 m 的山坡、林下草地或沟边。分布于辽宁、河北、山西、陕西、宁夏、甘肃、山东、江苏、安徽、浙江、河南、湖北、湖南、四川、贵州等省区。

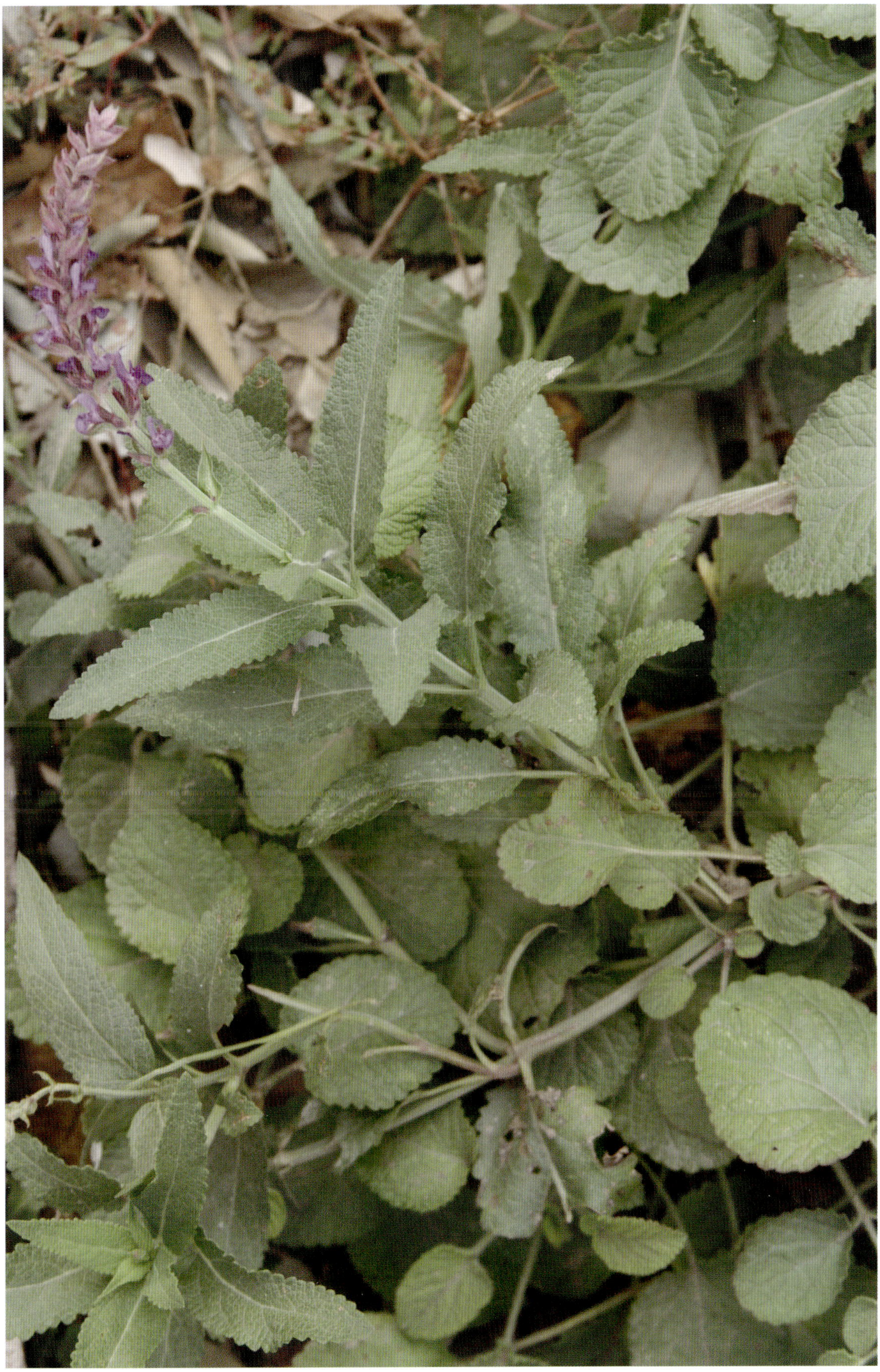

丹参

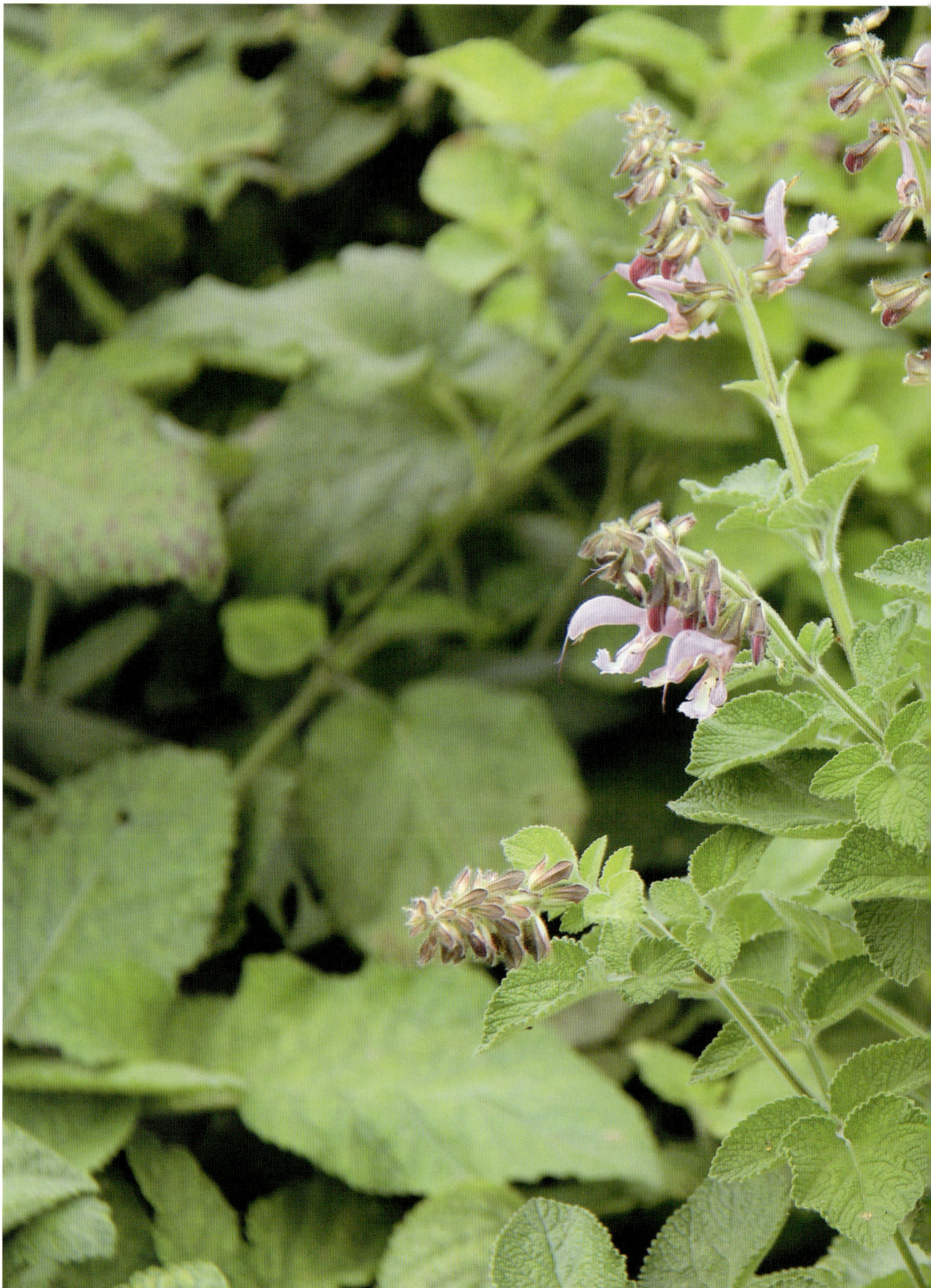

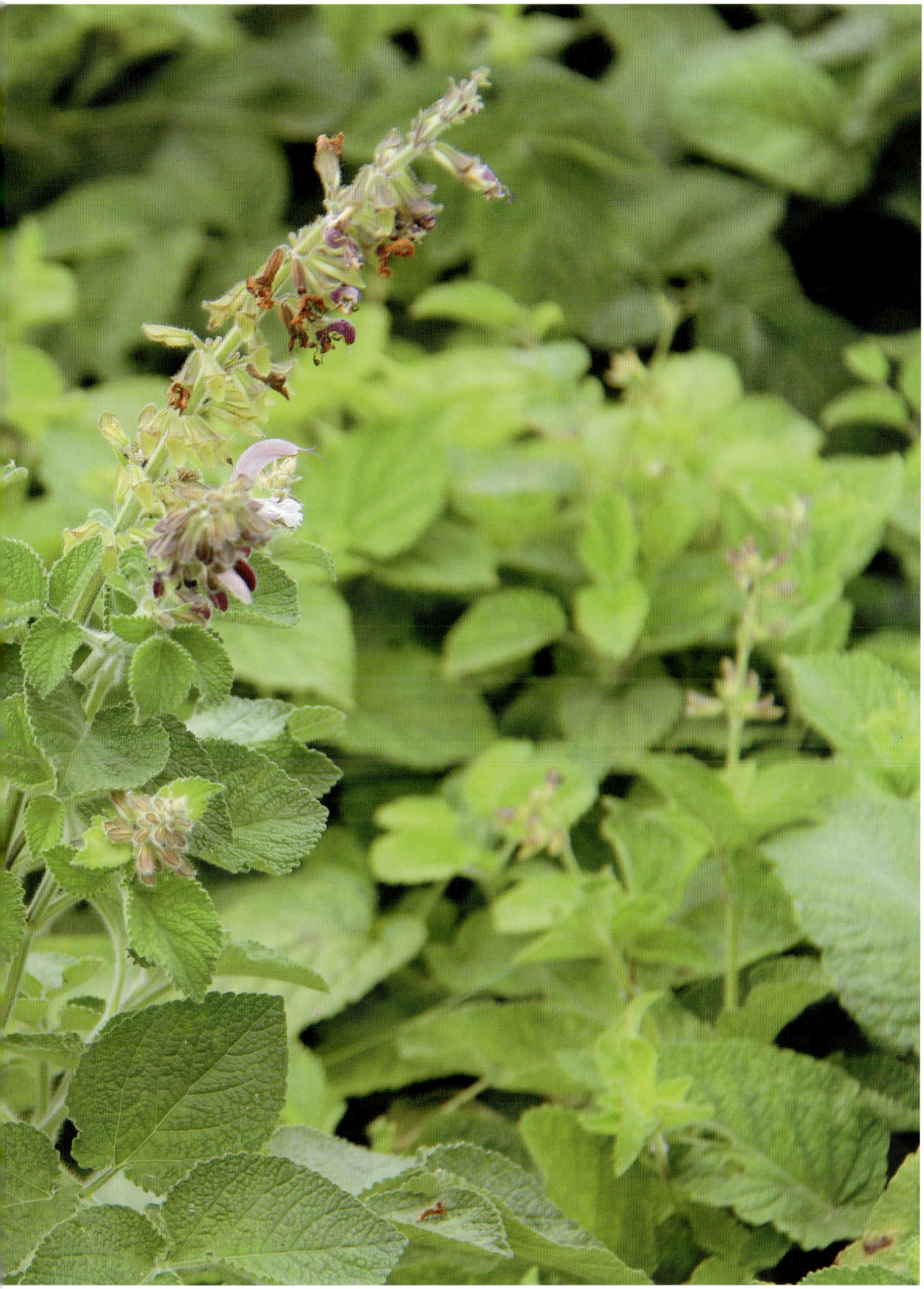

丹参

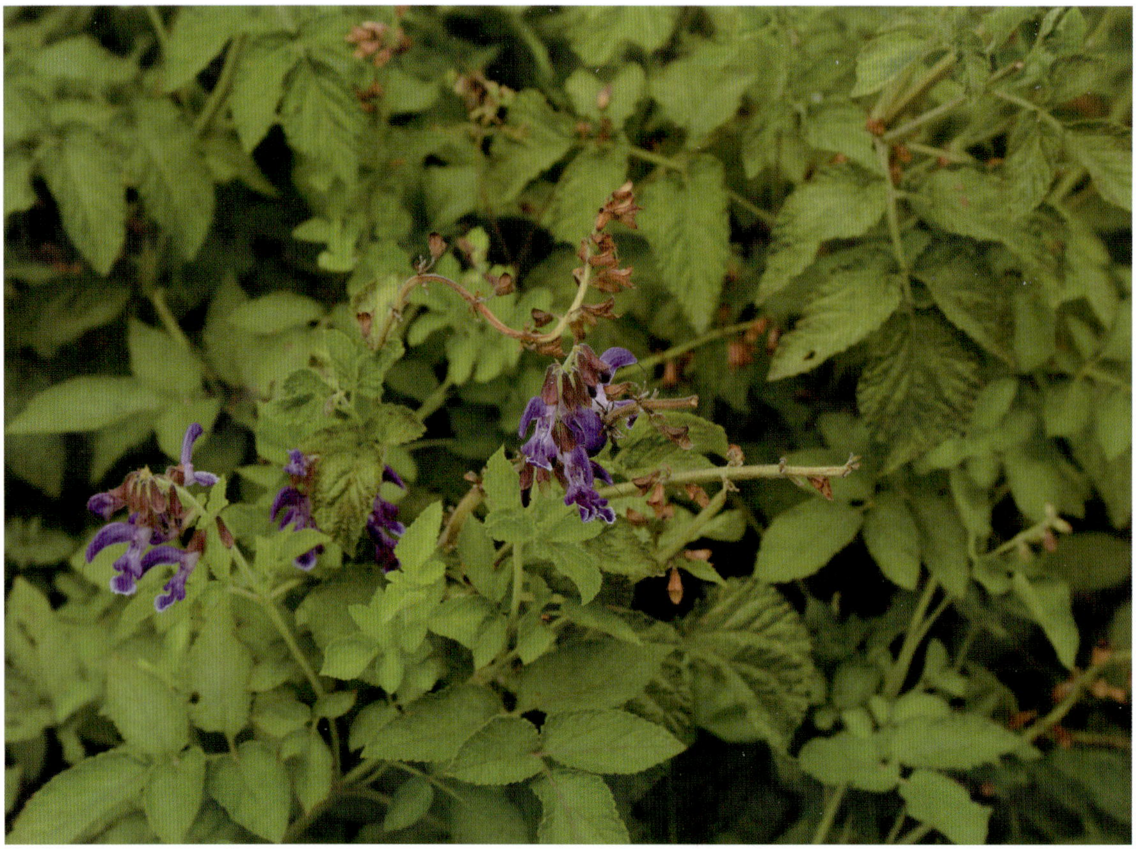

丹参

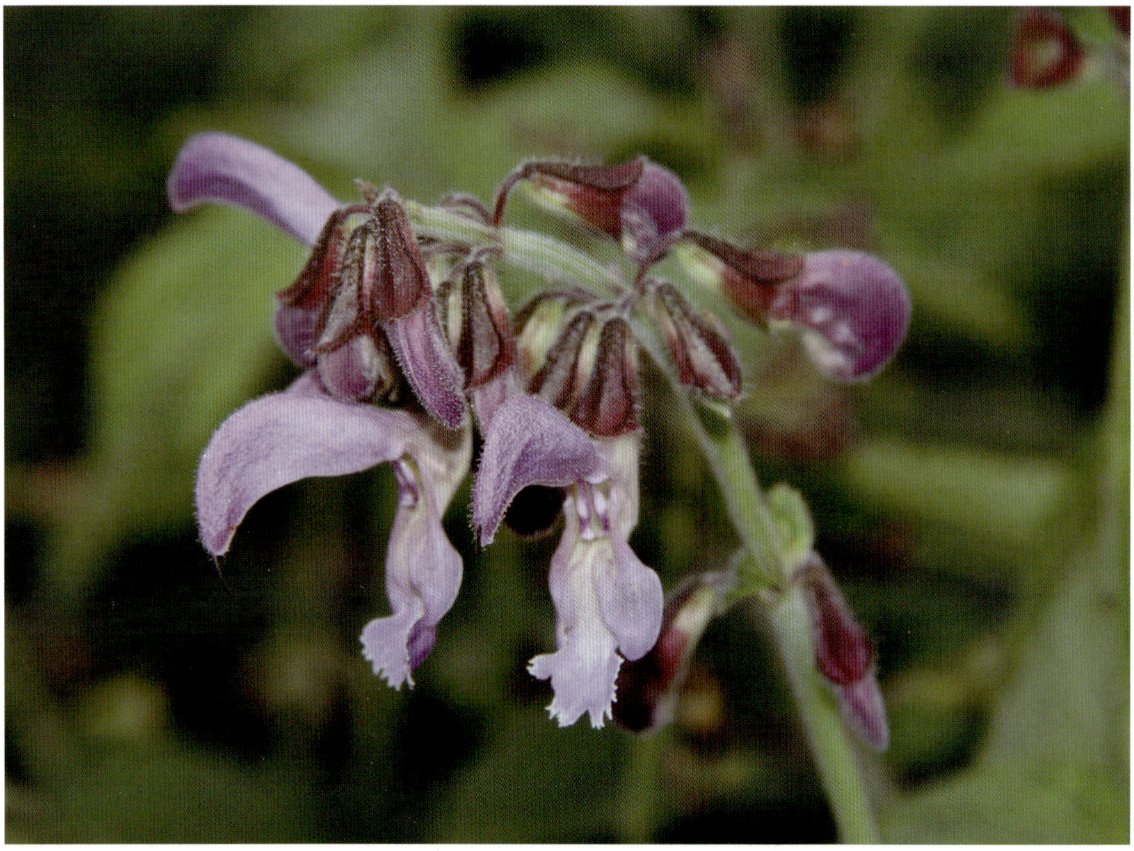

丹参

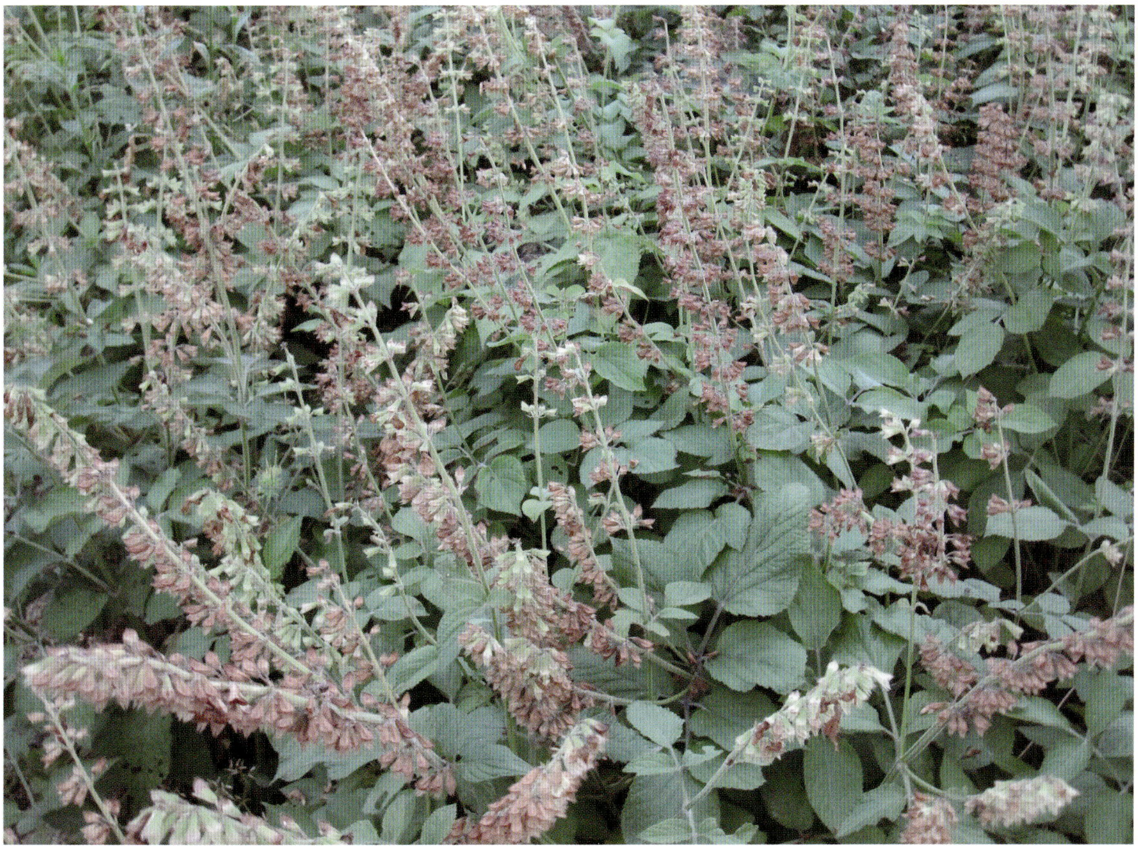

丹参

采收加工

春栽春播于当年采收；秋栽秋播于第 2 年 10—11 月地上部枯萎或翌年春季萌发前将全株挖出，除去残茎叶，摊晒，使其软化，抖去泥沙（忌用水洗），运回晒至五六成干。把根扞拔，再晒八九成干，又扞一次，把须根全部扞断晒干。

药材鉴别

本品干燥根茎顶部常有茎基残余，根略呈长圆柱形，微弯曲，有时分支，其上生多数细须根，根长 10 ~ 25 cm，直径 0.8 ~ 1.5 cm，支根长 5 ~ 8 cm，直径 2 ~ 5 mm，表面棕红色至砖红色，粗糙，具不规则的纵皱或栓皮，多呈鳞片状剥落，质坚脆，易折断，断面不平坦，带角质或纤维性，皮部色较深，呈紫黑色或砖红色，木部维管束灰黄色或黄白色，放射状排列。气弱，味甘微苦。以条粗、内紫黑色，有菊花状白点者为佳。

功效主治

活血祛瘀，安神宁心，排脓，止痛。主治心绞痛，月经不调，痛经，经闭，血崩带下，癥瘕，积聚，瘀血腹痛，骨节疼痛，惊悸不眠，恶疮肿毒。

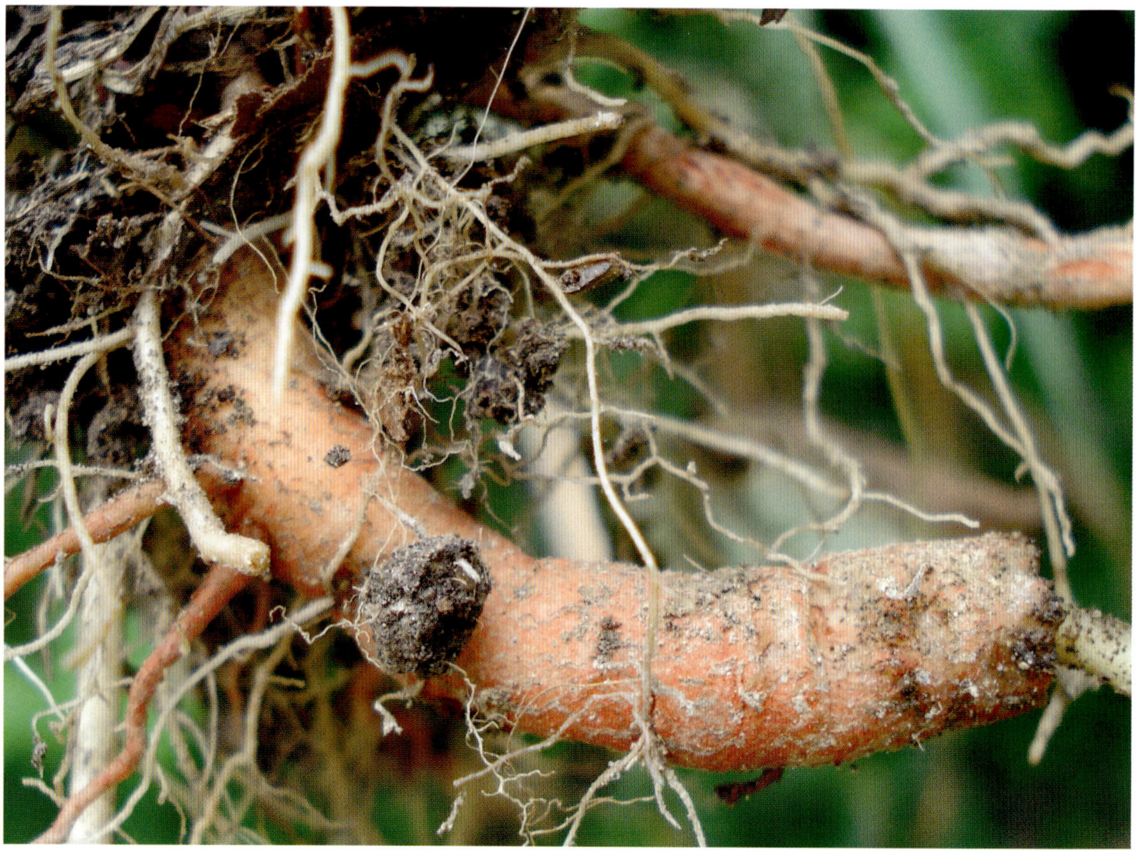

丹参

用法用量

内服：10 ~ 15 g，煎汤；或研末，入丸、散服。活血化瘀宜酒制。

民族药方

1．冠心病心绞痛 丹参 15 g，三七 100 g。水煎取浓汁，加白糖适量，干燥成颗粒，每次 20 g，温水溶化饮。亦可将二药研为细末，每次 10 g，加糖适量，泡茶饮。

2．血瘀气滞，脘腹疼痛，冠心病心绞痛 丹参 15 g，檀香、砂仁各 5 g。以水先煎丹参，后下檀香、砂仁煎沸饮，可加适量红糖调味。

3．血瘀经闭，月经不调，痛经 丹参 60 g，红花、月季花各 15 g。以白酒 500 mL 浸渍，每次饮 25 ~ 45 mL。

4．冠心病心绞痛，动脉粥样硬化，高脂血症 丹参、玉竹、山楂各 15 g。水煎服。

使用注意

孕妇、月经过多者、无瘀血者、脾胃虚弱者禁用。

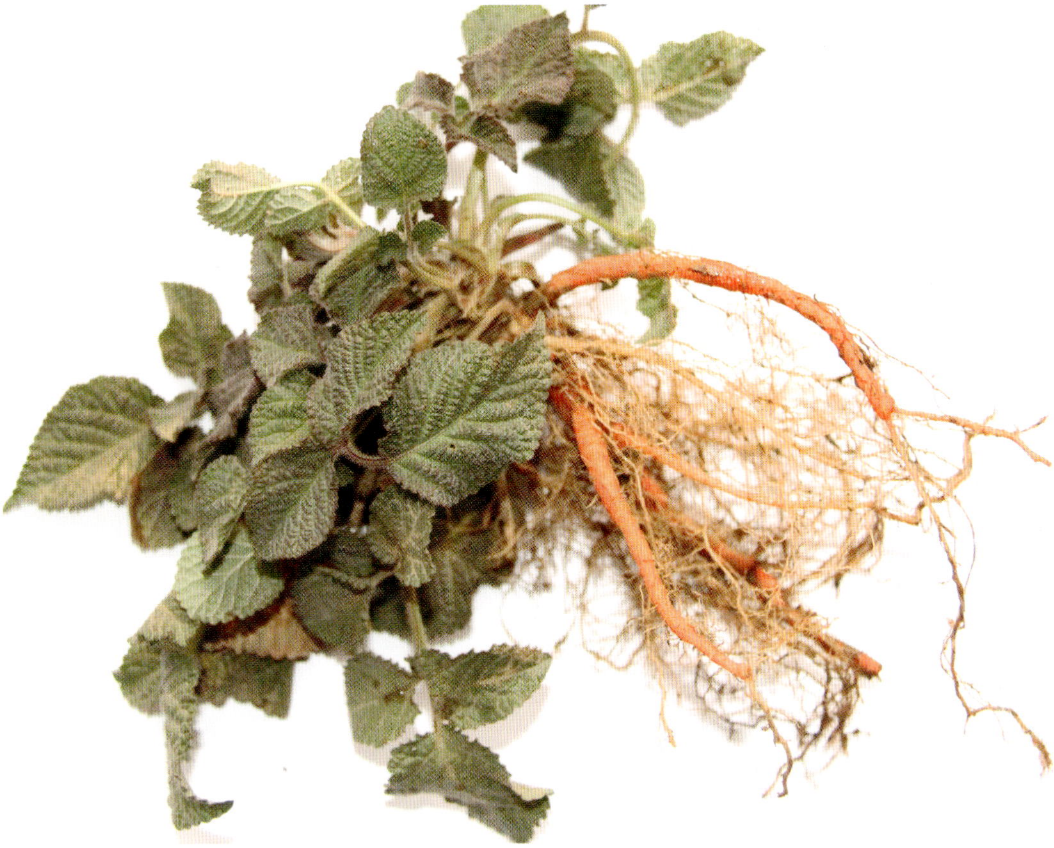

丹参药材

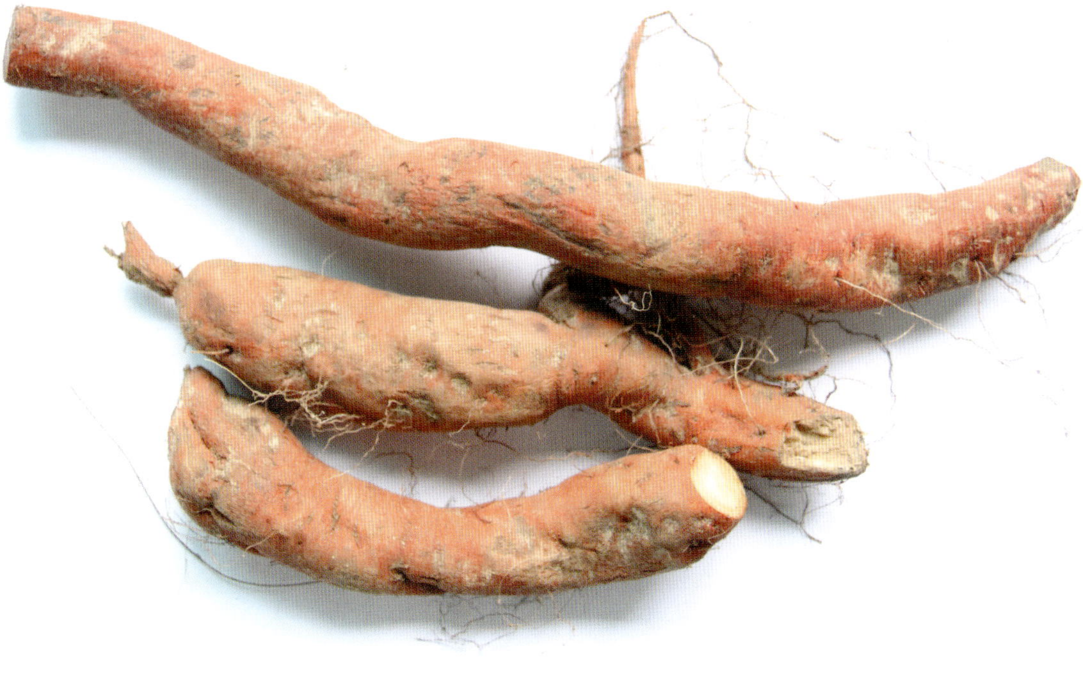

丹参药材

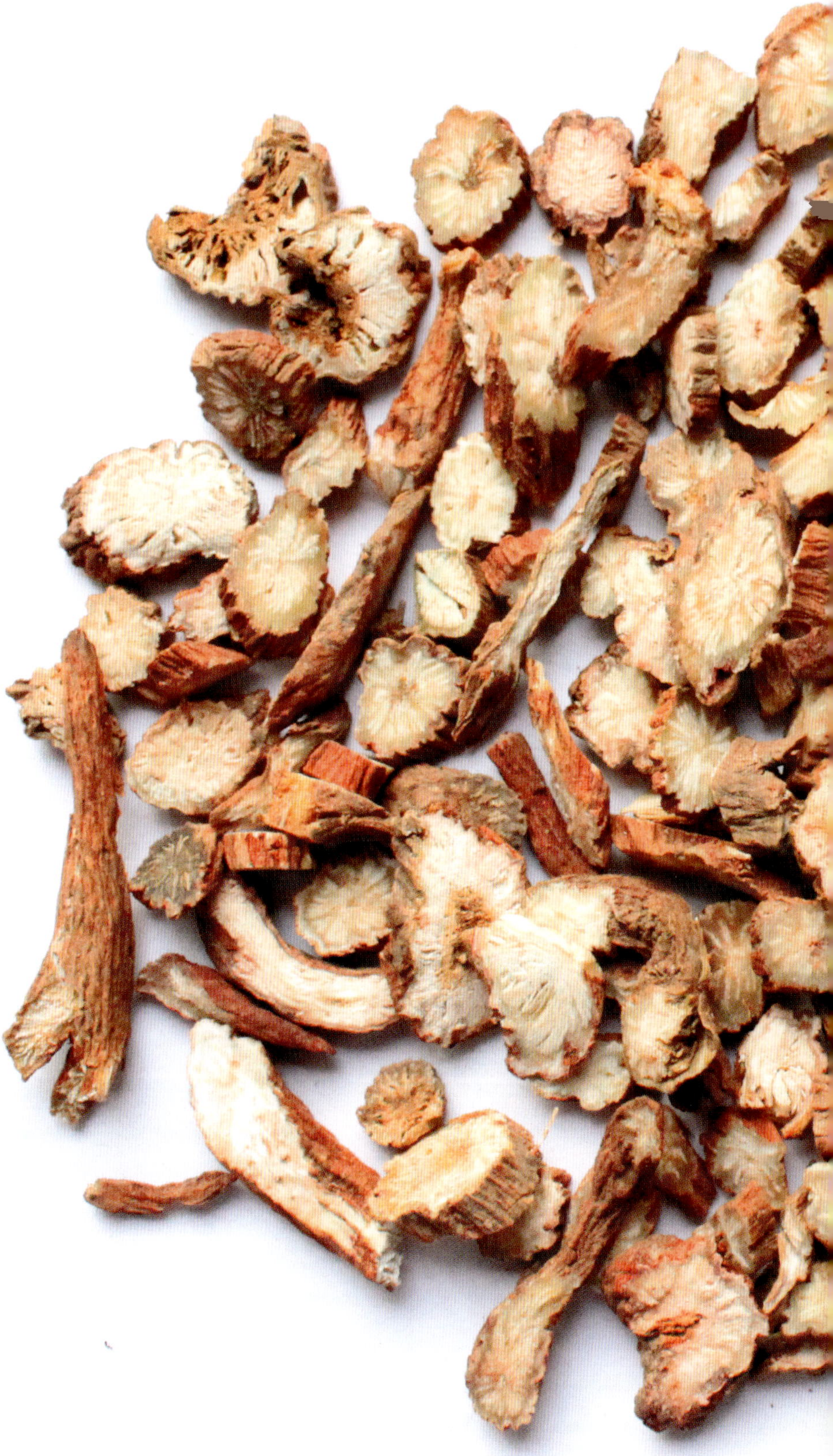

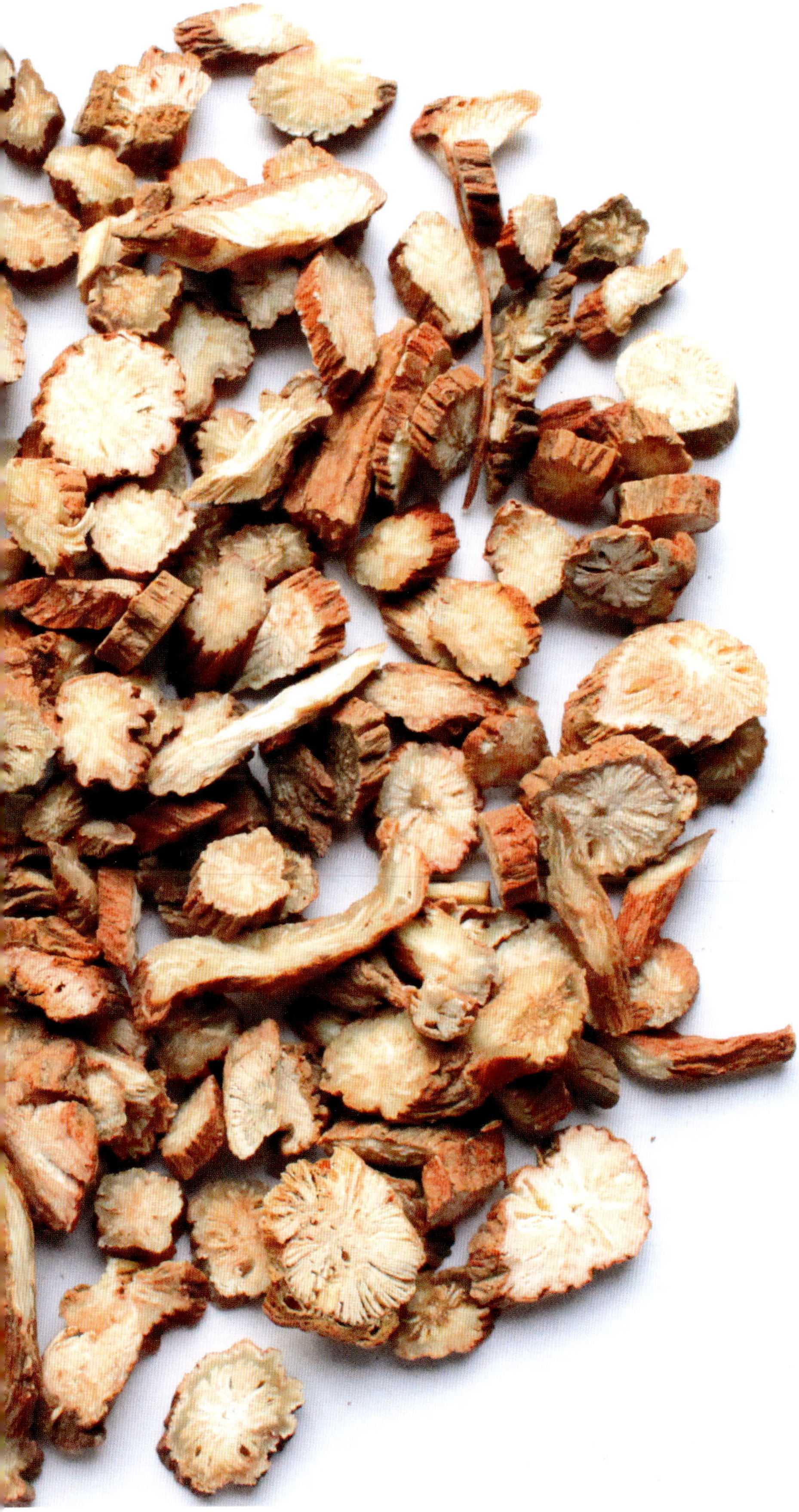

丹参饮片

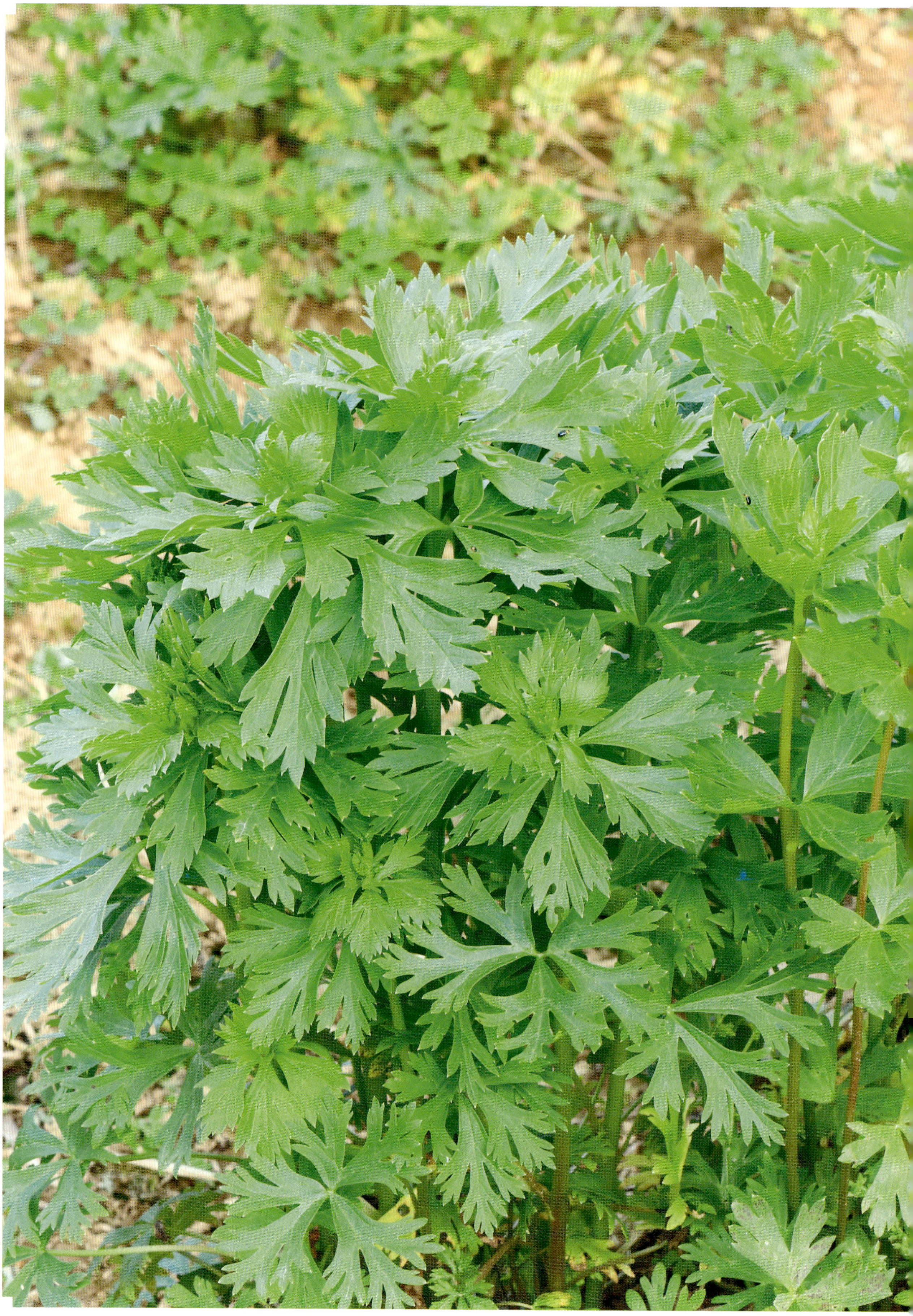

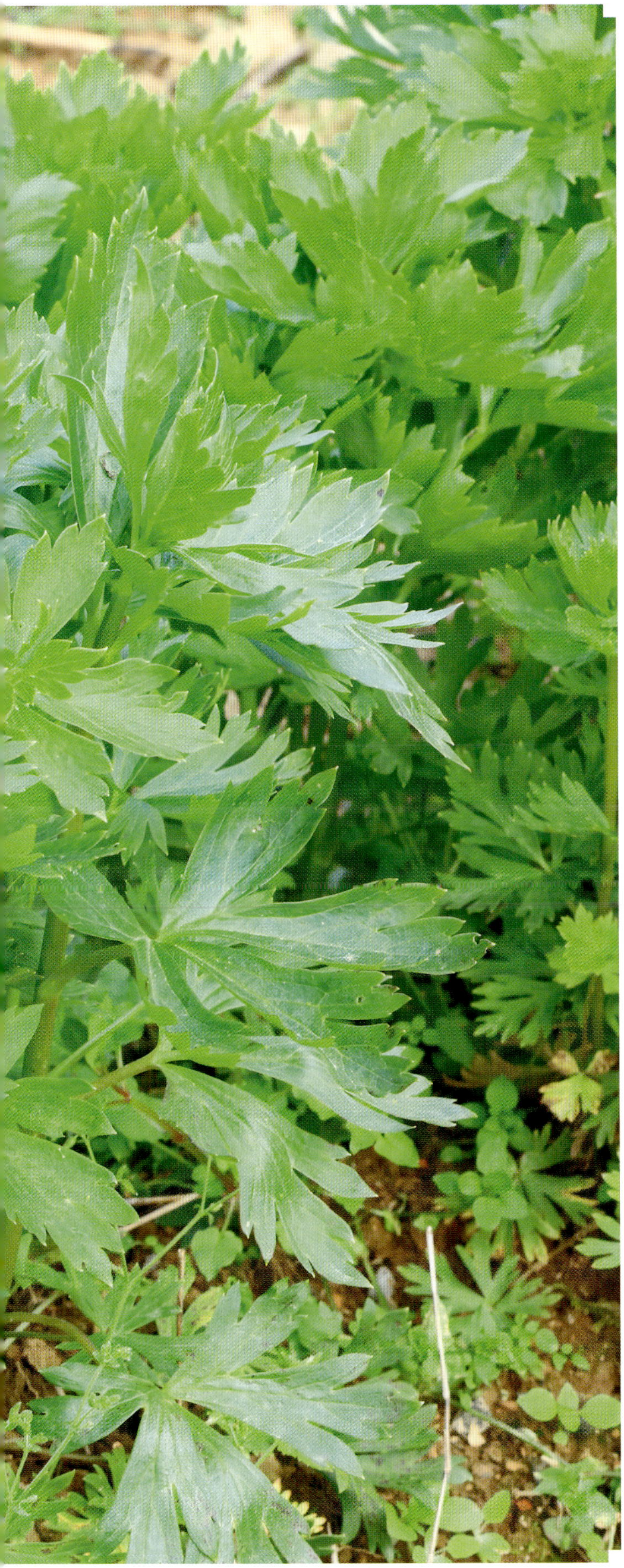

川乌

【水药名】骂故落。
【别　名】老鼠头、草乌、耗子头。
【来　源】本品为毛茛科植物乌头 *Aconitum carmichaelii* Debx. 的块根。
【性味归经】味辛、苦，性热，有大毒。归心、肝、脾、肾经。

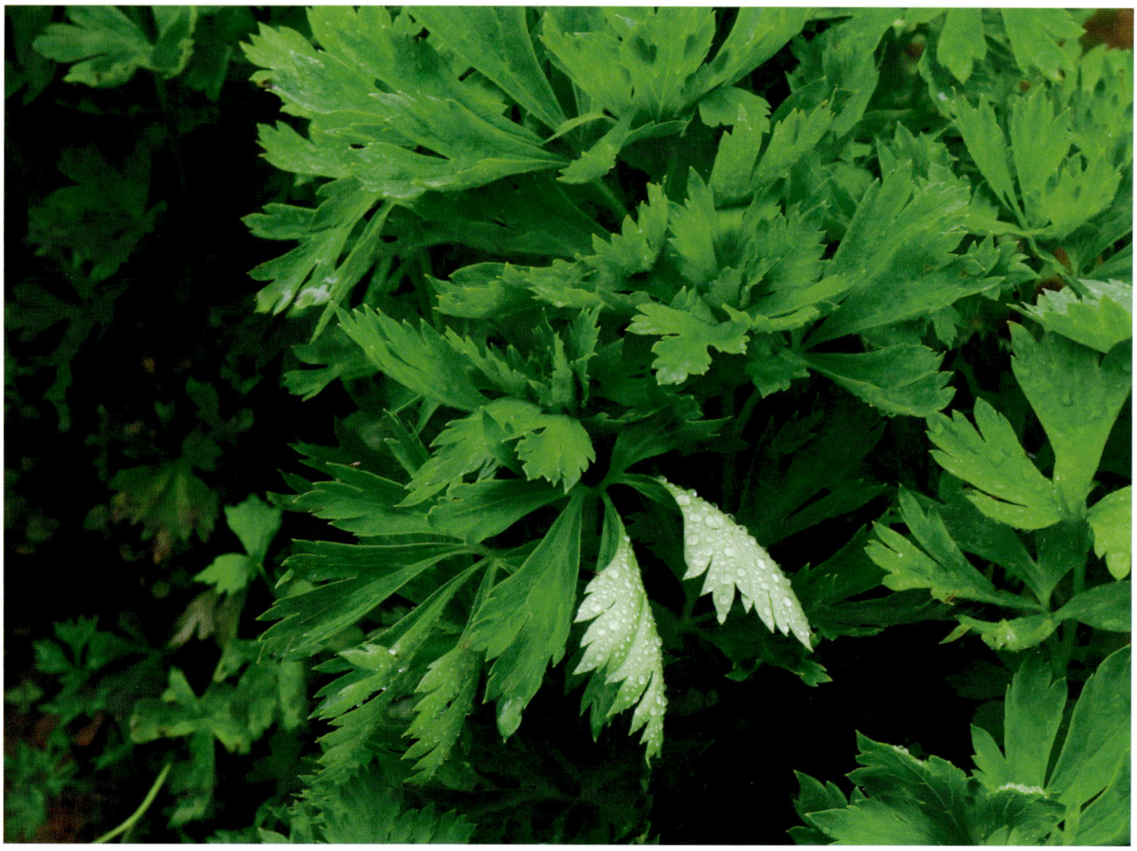

乌头

识别特征

多年生草本。块根通常 2 个连生，纺锤形至倒卵形，外皮黑褐色。茎直立或稍倾斜，下部光滑无毛，上部散生贴伏柔毛。叶互生，革质，有柄；叶片卵圆形，3 裂几达基部，两侧裂片再 2 裂，中央裂片菱状楔形，先端再 3 浅裂，裂片边缘有粗齿或缺刻。总状圆锥花序；萼片 5，蓝紫色；花瓣 2，无毛。蓇葖果长圆形，具横脉。花期 6—7 月，果期 7—8 月。

生境分布

生长于岩山草坡、灌丛。分布于辽宁、陕西、甘肃、山东、江苏、安徽、浙江、江西、河南、湖北、湖南、广东、广西、四川、贵州、云南等省区。

采收加工

秋季茎叶枯萎时采挖，除去须根及泥沙，干燥。

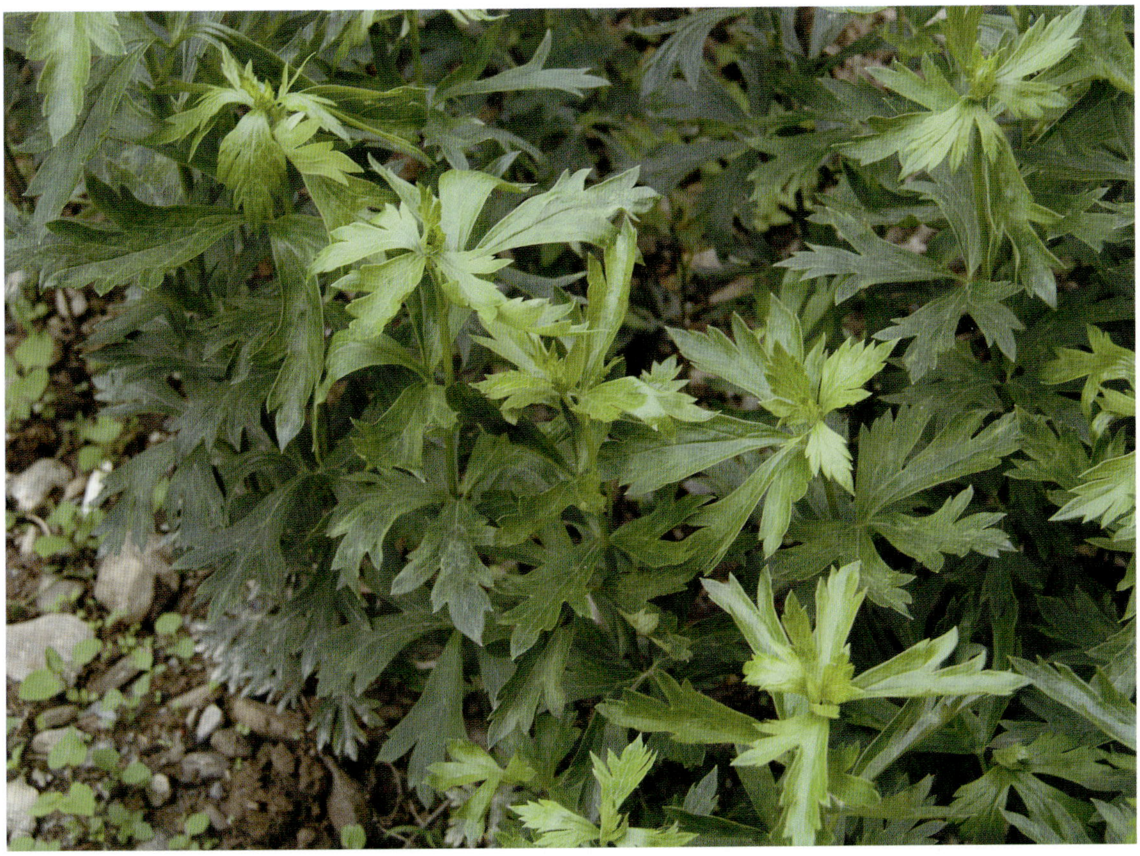
乌头

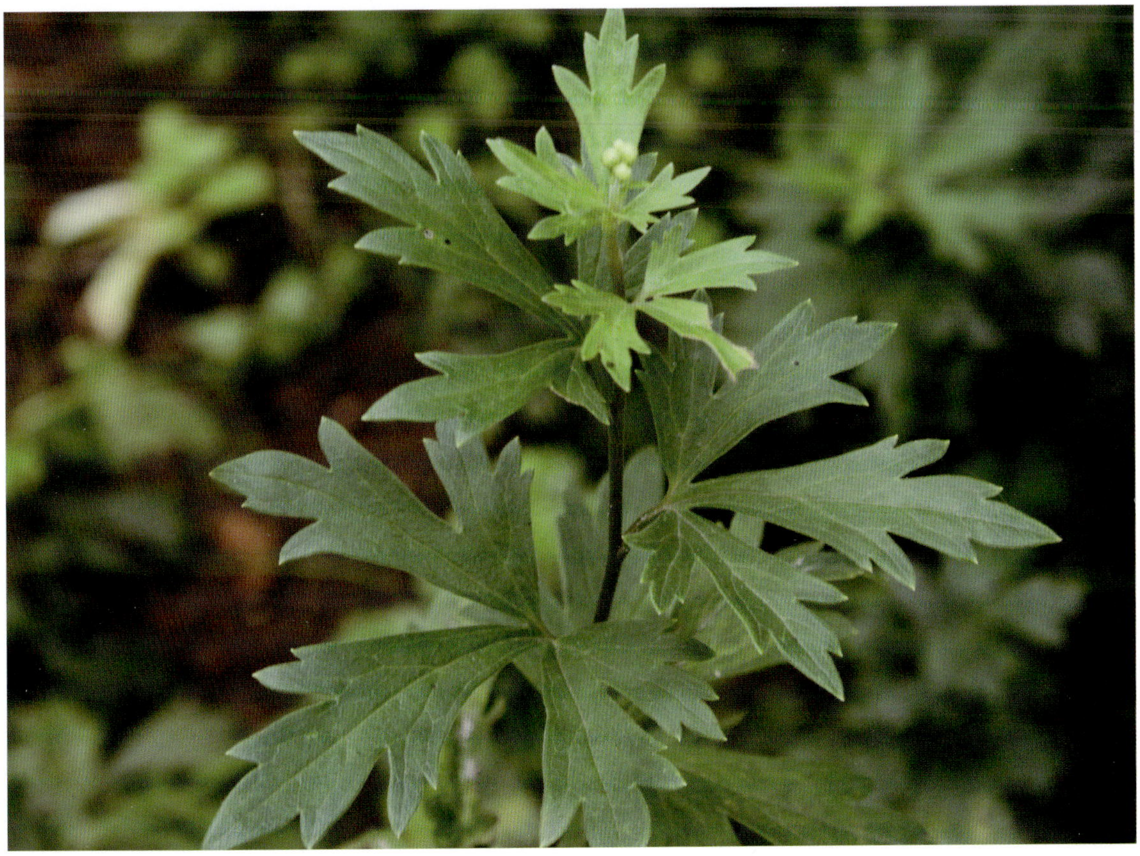
乌头

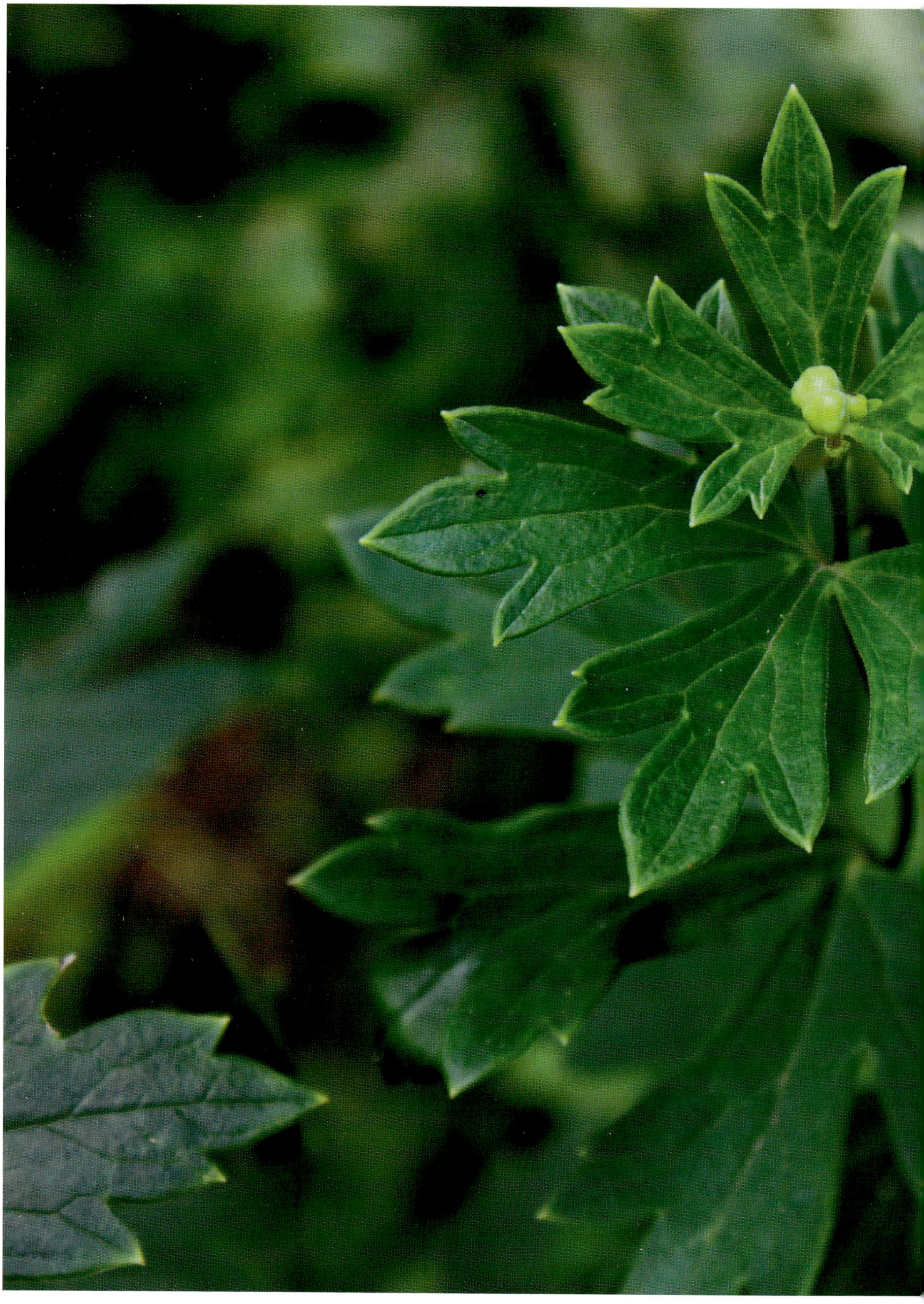

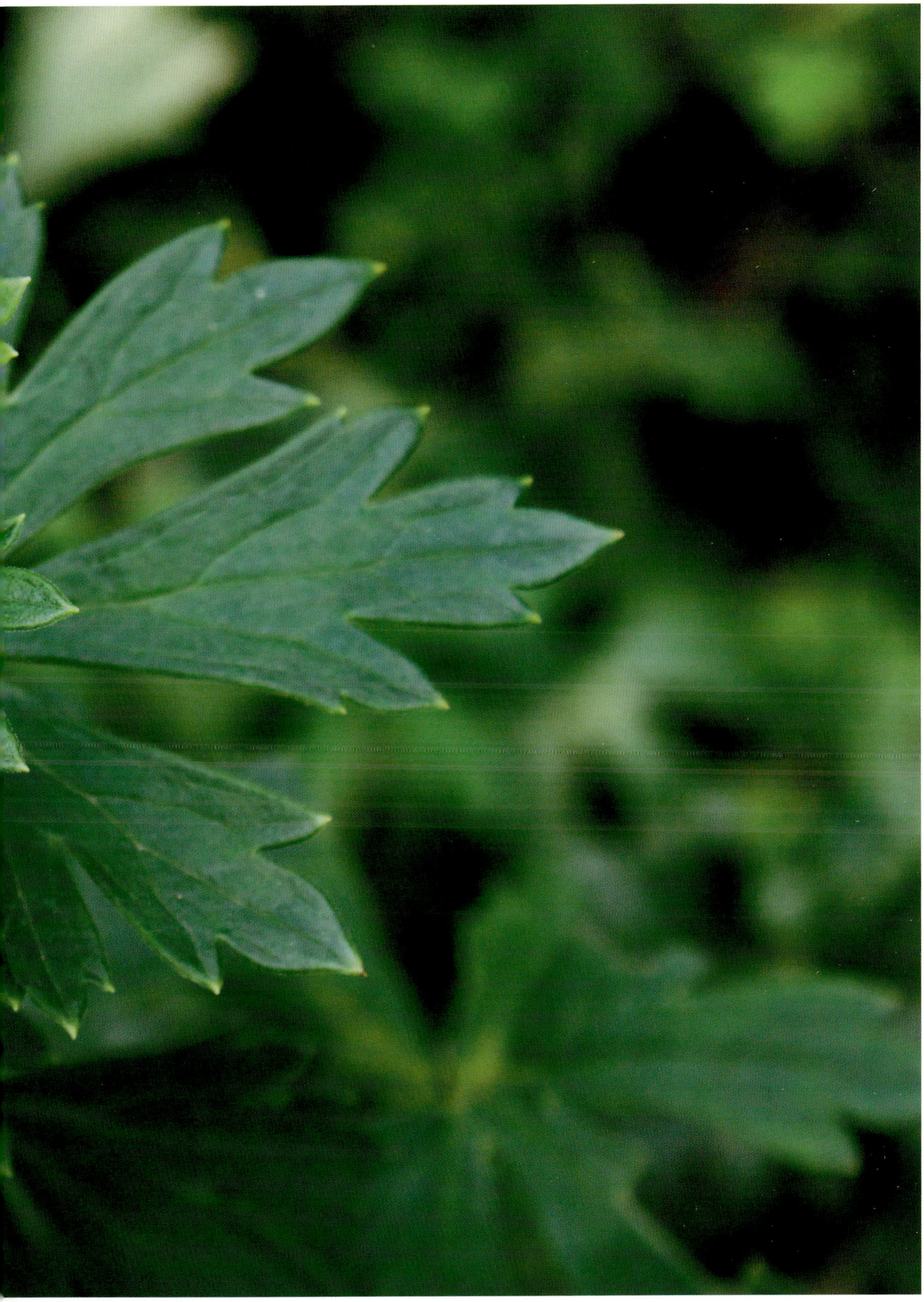

乌头

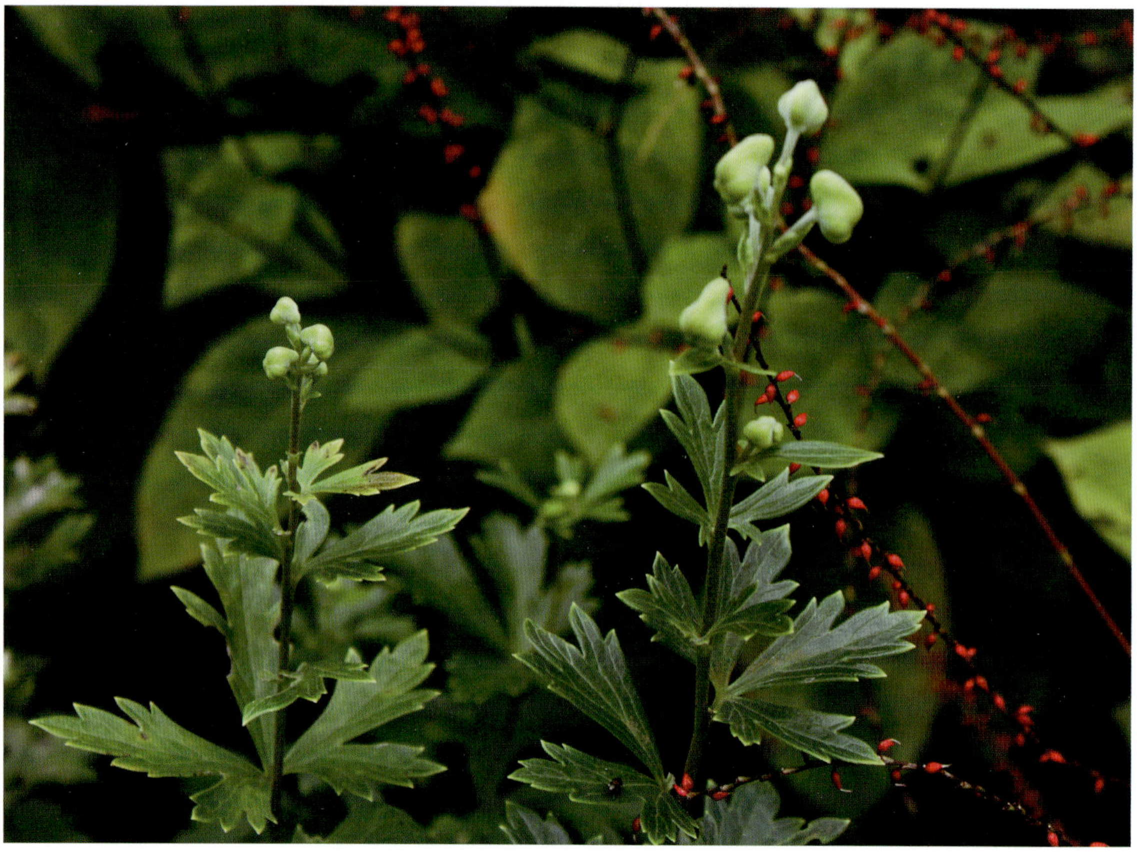

乌头

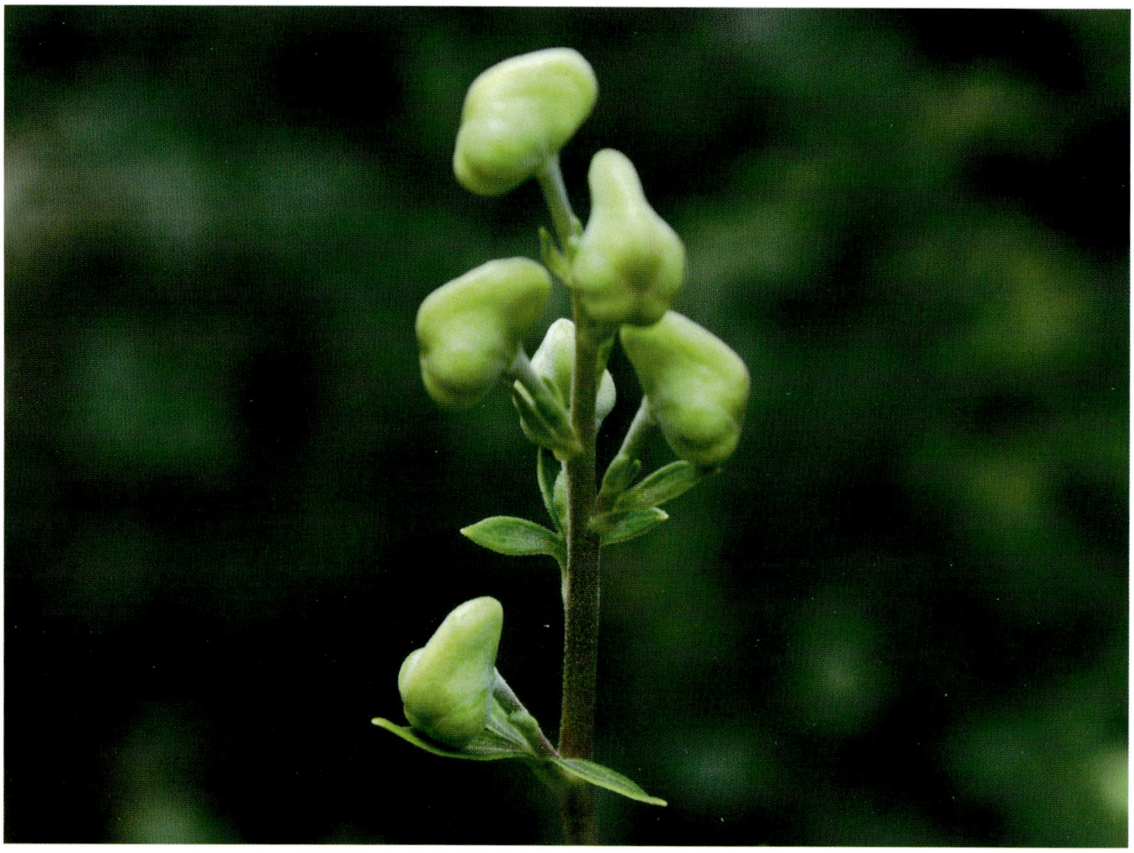

乌头

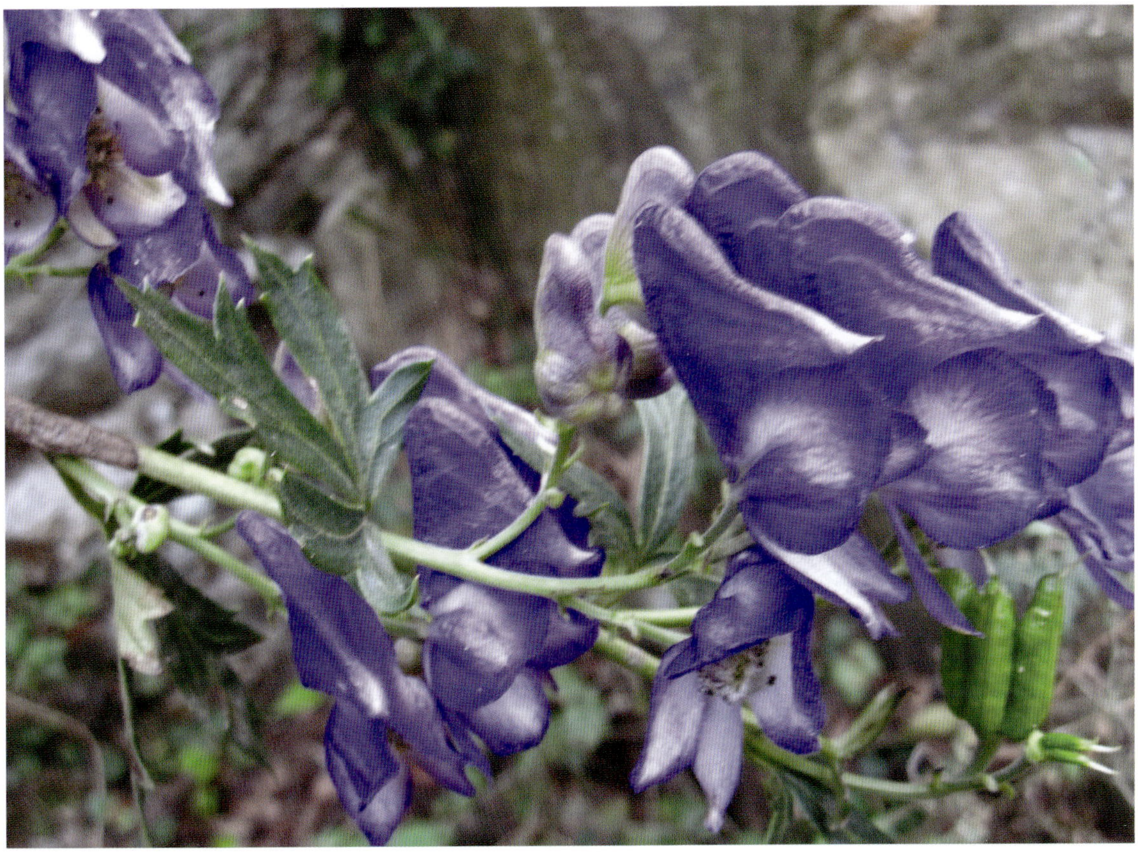

乌头

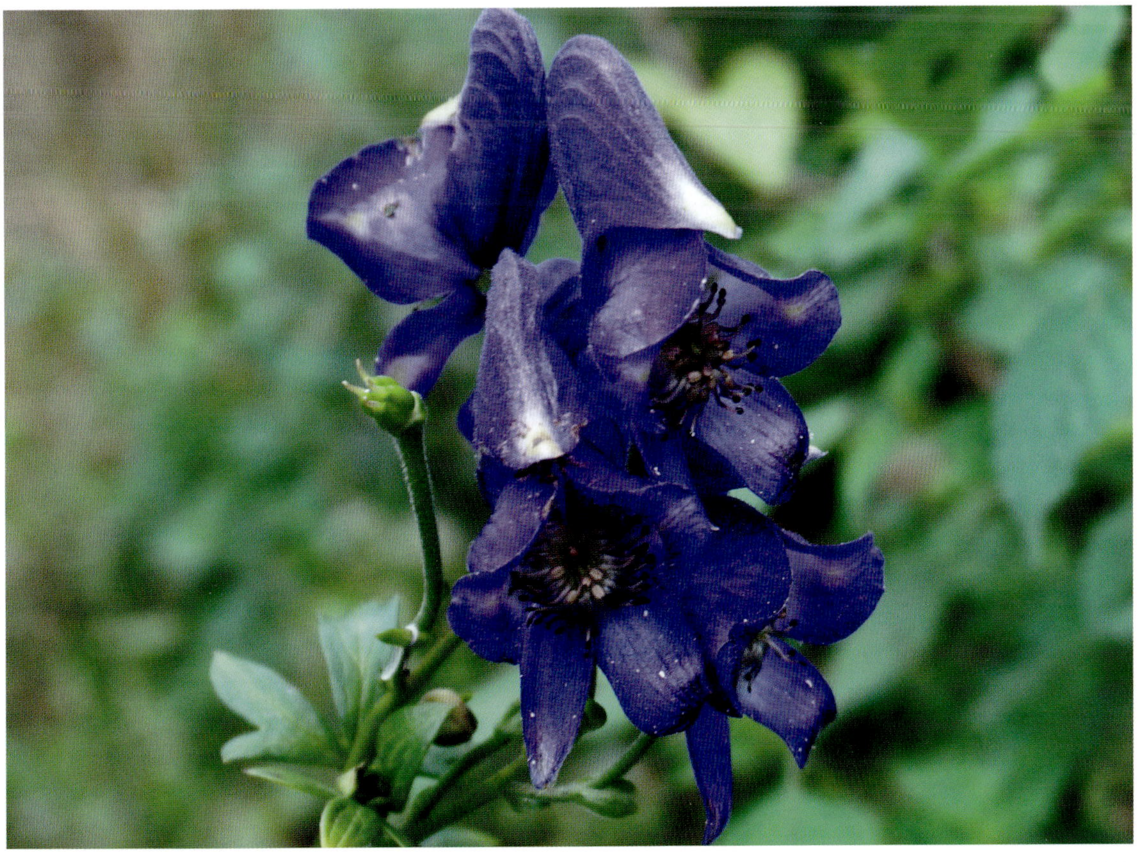

乌头

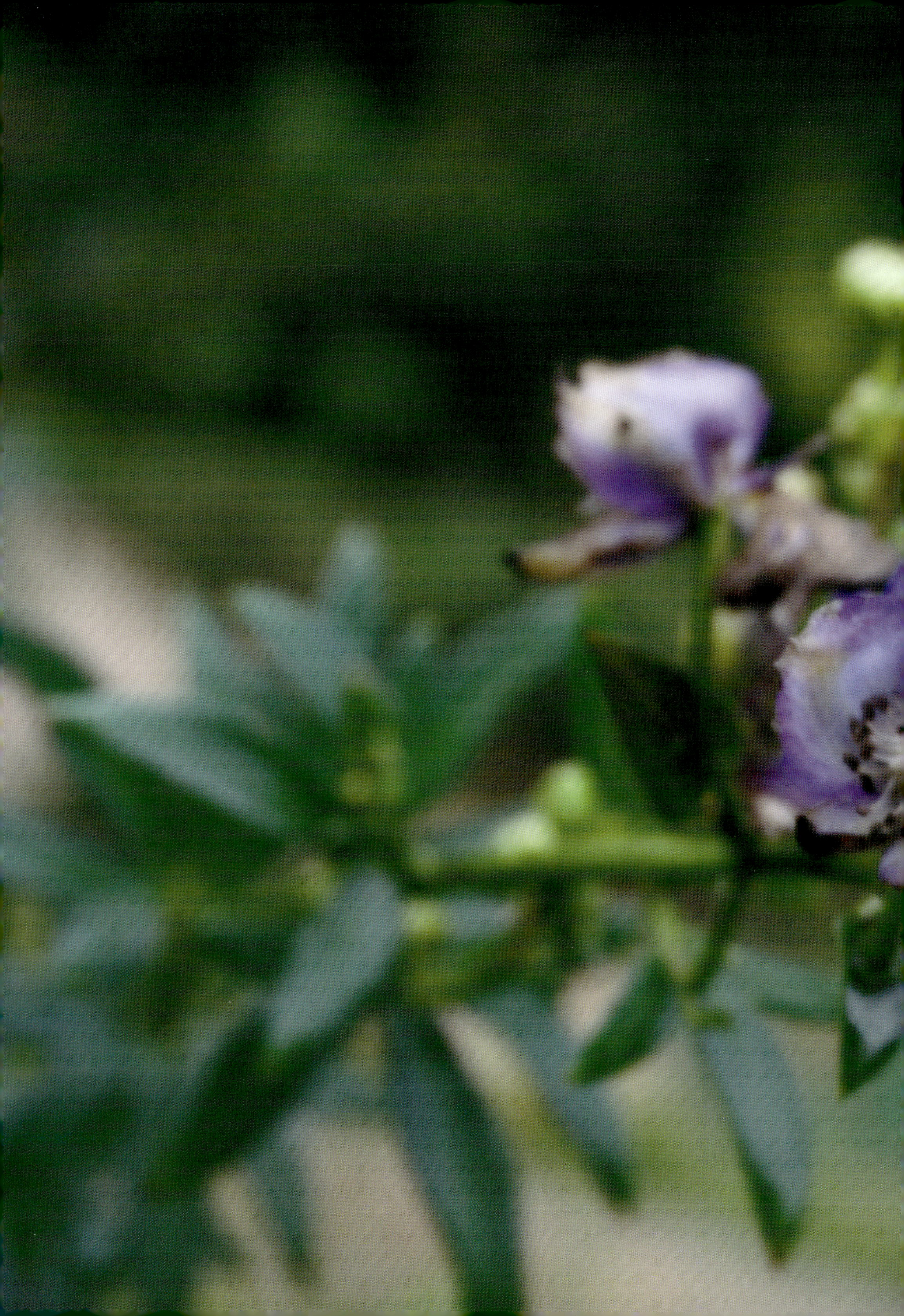

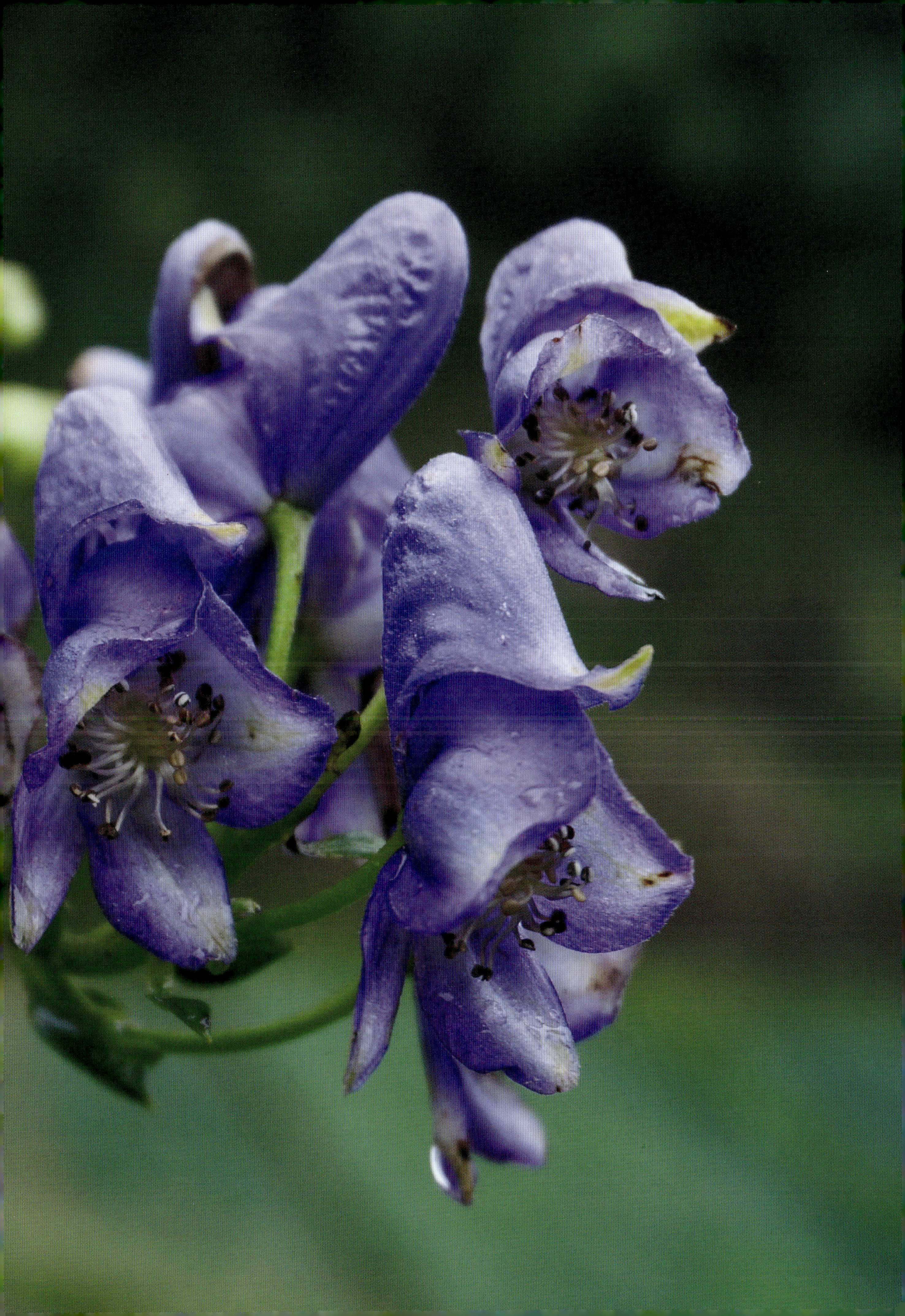

药材鉴别

本品呈不规则长圆锥形，略弯曲，长 2 ~ 7 cm，直径 0.6 ~ 1.8 cm。顶端常有残茎和少数不定根残基，有的顶端一侧有一枯萎的芽，另一侧有一圆形或扁圆形不定根残基。表面灰褐色或黑棕褐色，皱缩，有纵皱纹、点状须根痕和数个瘤状侧根。质硬，断面灰白色或暗灰色，有裂隙，形成层环纹多角形或类圆形，髓部较大或 中空。无臭，味辛辣、麻舌。

功效主治

祛寒湿，散风邪，温经，止痛。主治风寒湿痹，历节风痛，四肢拘挛，头风头痛，心腹冷痛，阴疽肿毒。

用法用量

内服：1.5 ~ 6 g，煎汤；或入丸、散服。外用：研末调敷。

民族药方

1. 寒痹症，关节疼痛较剧，屈伸不利，遇热痛减，遇寒痛增 川乌 1.5 g，麻黄、木瓜、松节巴、羌活、独活、川芎、白术、苍术、石南藤、威灵仙、黄芪各 15 g，桂枝、当归各 10 g。水煎服。

2. 胃痛 川乌、草乌、花椒、香附、小茴香、吴茱萸各 10 g，川芎、延胡索、公丁香、川楝子各 15 g。共研粉，白酒适量拌匀，放锅中炒至微黄，布包，趁热外熨胃脘部疼痛处，药凉后加白酒少许继续炒热重复热熨，每日 3 ~ 4 次，每剂药用 2 日，10 日为 1 个疗程，连续 2 个疗程。

3. 腰腿痛 生川乌、生草乌各 30 g，生半夏、生南星各 15 g，樟脑 0.5 g。共研粉，用白酒调拌成糊状，贴于穴位。塑料覆盖，胶布固定，每 2 日更换 1 次，选用穴位：肾俞、环跳、阳陵泉、天应。

4. 肩周炎 制川乌、制草乌、樟脑各 90 g，白芷 50 g。共研粉，使用时根据疼痛部位大小取适量药粉，用食醋与蜂蜜调成糊状，外敷于肩周炎疼痛点，厚度约为 0.5 mm，外用胶布，固定，用热水袋外敷 30 min，每日 1 次，连用 15 日。

5. 膝骨性关节炎 制川乌、制草乌、肉桂、威灵仙、地龙、穿山甲、木瓜、桃仁、三棱、莪术、透骨草各等份，麝香少许。共研粉，用黄酒适量调为糊状，外敷膝关节疼痛处，胶布固定。每日换药 1 次，连续 7 ~ 10 日。

6. 血栓闭塞性脉管炎 川乌、草乌、苍术、独活、桂枝、防风、艾叶、花椒、刘寄奴、红花、透骨草、伸筋草各 9 g。水煎足浴。

7. 颈椎痛 制川乌、制草乌各 100 g，丹参 250 g，川芎、白芷各 50 g，威灵仙 500 g。研碎调匀，装入布袋作枕用。

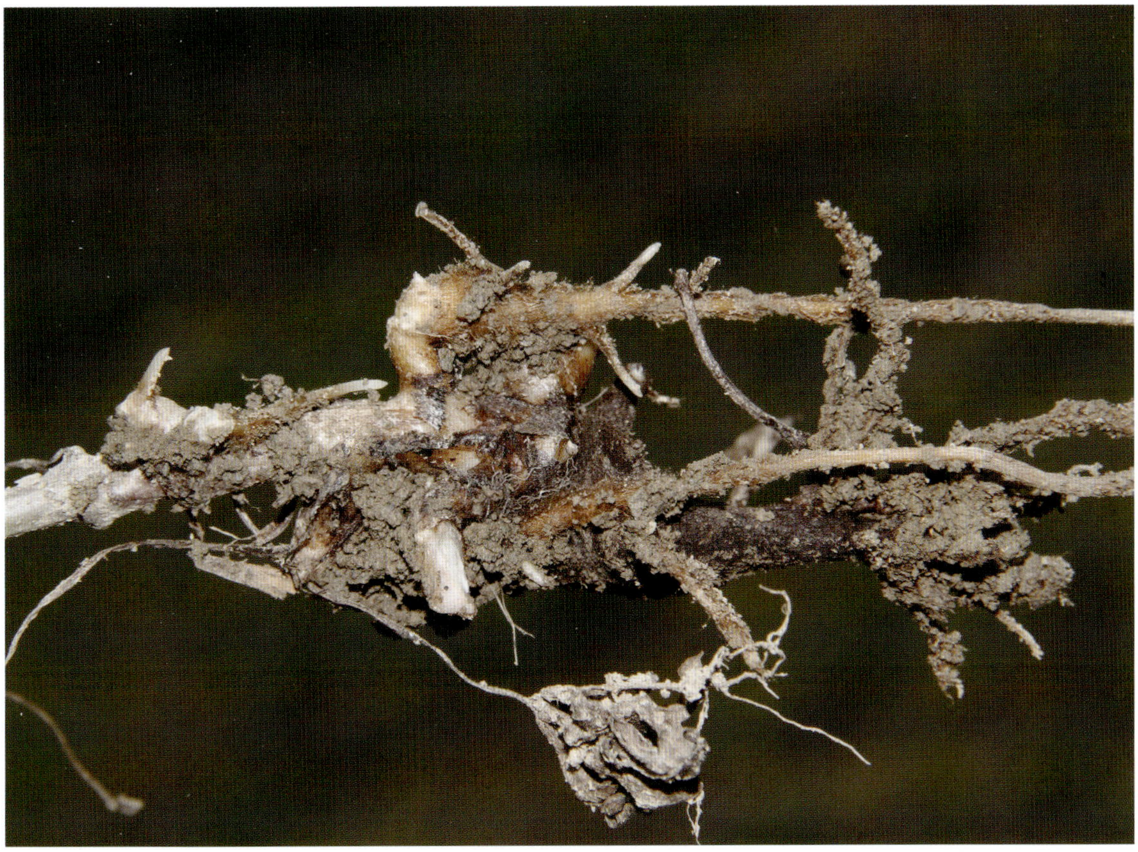

乌头

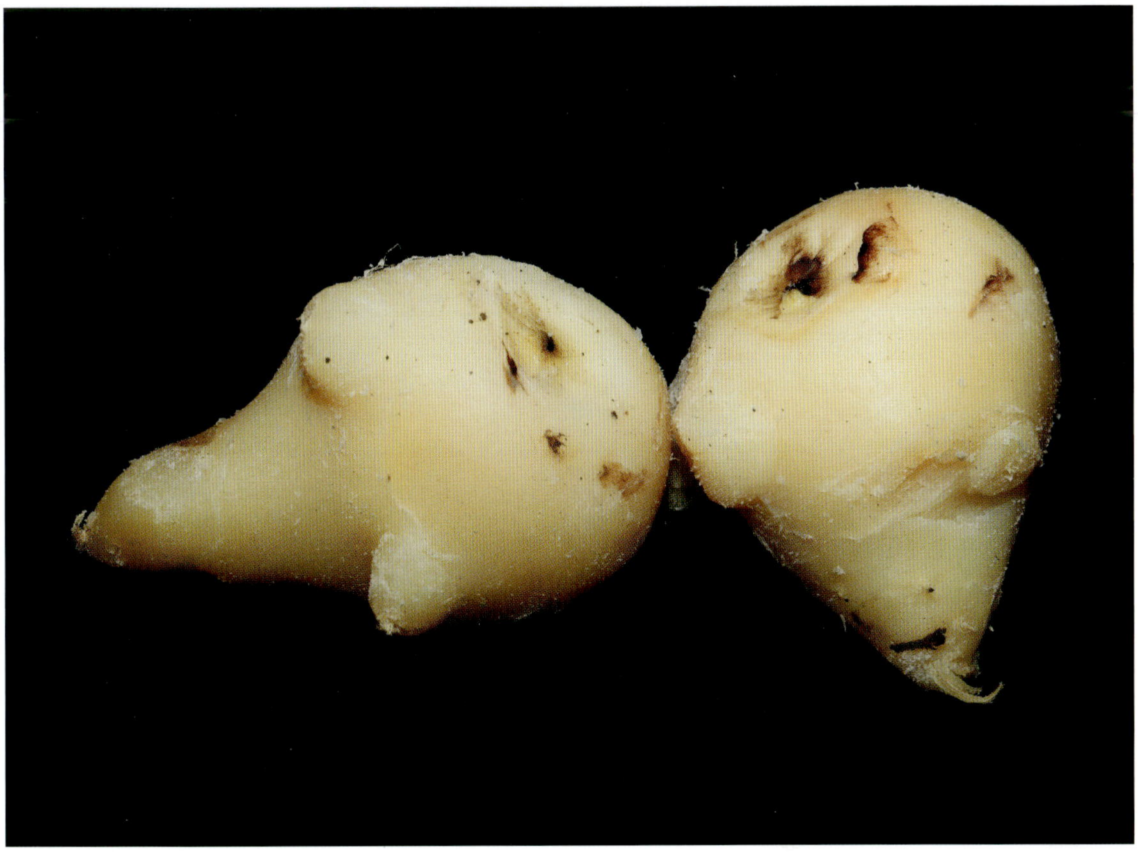

川乌药材

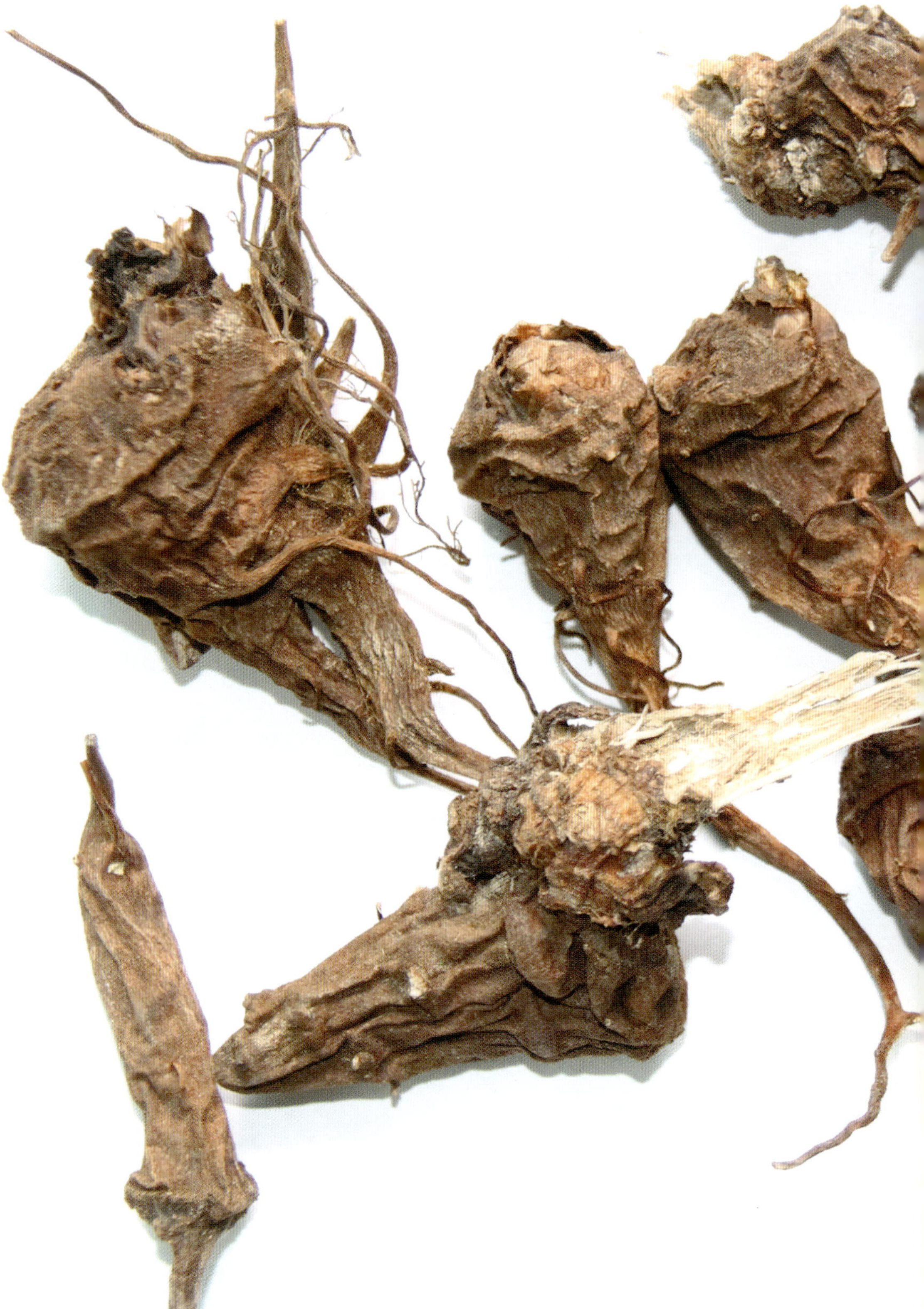

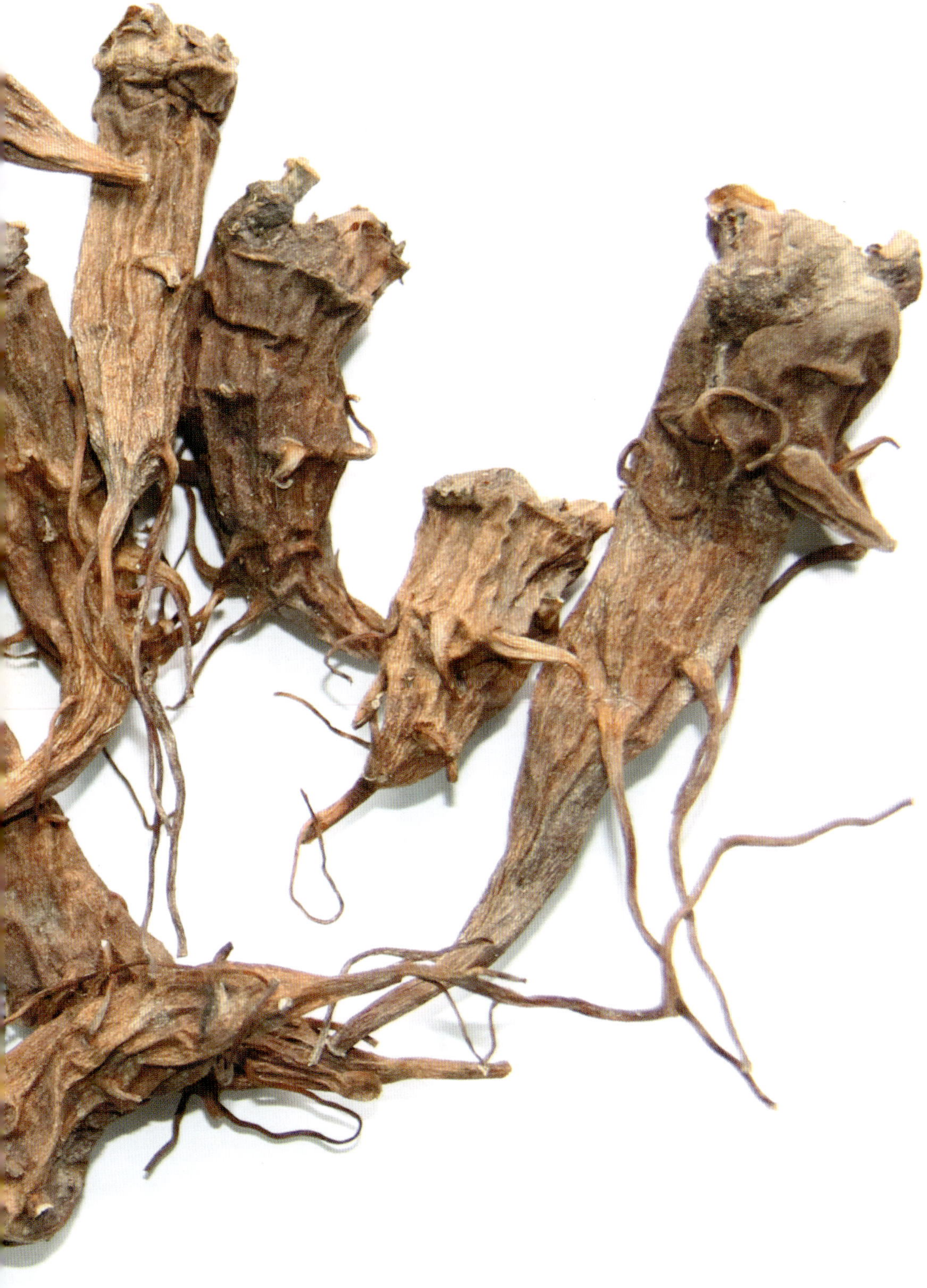

川乌药材

川乌药材

8. 坐骨神经痛 生川乌、生草乌各 30 g，桂枝 15 g。共研粉加入食盐 125 g，炒至盐变成深黄色时，加入少量白酒，立即用布包熨压痛点，或沿患侧坐骨神经分布区熨治。每日 3 次，每次 15 min，10 日为 1 个疗程。

9. 跌打损伤 生川乌、生草乌、羌活、独活、泽兰、艾叶各 15 g，伸筋草、透骨草、五灵脂、苏木各 30 g，老葱连根 50 g。加水适量煎煮，后加入陈醋 250 mL，温洗局部，每日 2 次。

10. 冻疮 川乌、制草乌、当归各 10 g，透骨草 15 g，红花 6 g。加水 6 碗，煎至 3 碗，洗患处，每日 1 次。

11. 跌打肿痛 生川乌、生草乌、生南星、生附子各20 g。水煎洗伤处，每日3次。或川乌、草乌各 15 g，麻黄 20 g，炙马钱子、土鳖虫、制乳香各 10 g。共研粉以白酒调药散适量敷患处。

12. 痛经 川乌、草乌、香附各 2 g。共研粉，绢包塞入两侧鼻腔 10 ~ 20 min 可止痛，持续 10 ~ 20 min 后将药取出。

使用注意

孕妇、阴虚火旺及热证疼痛者忌服。

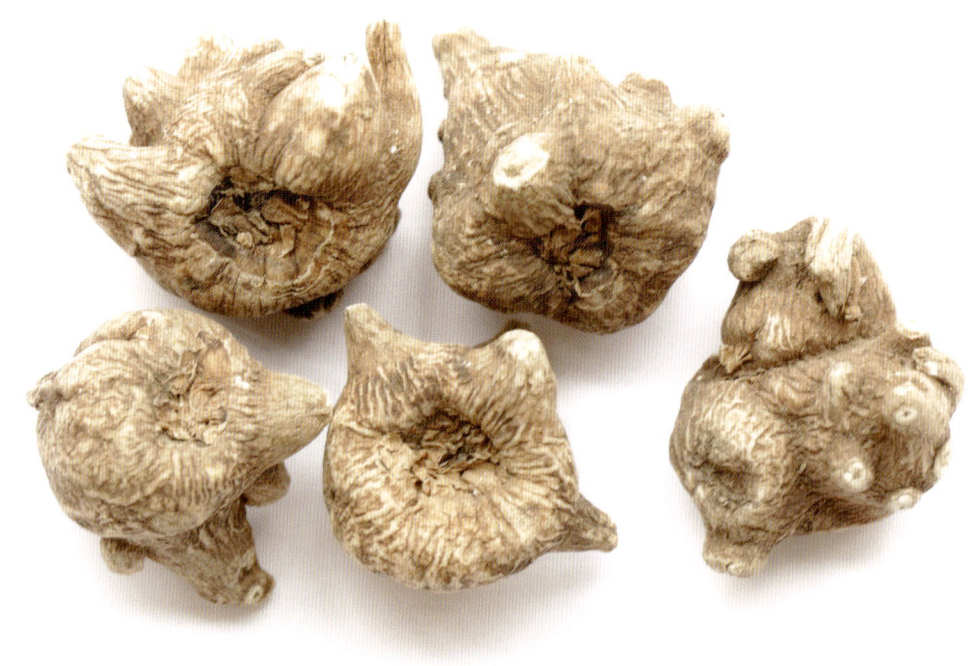

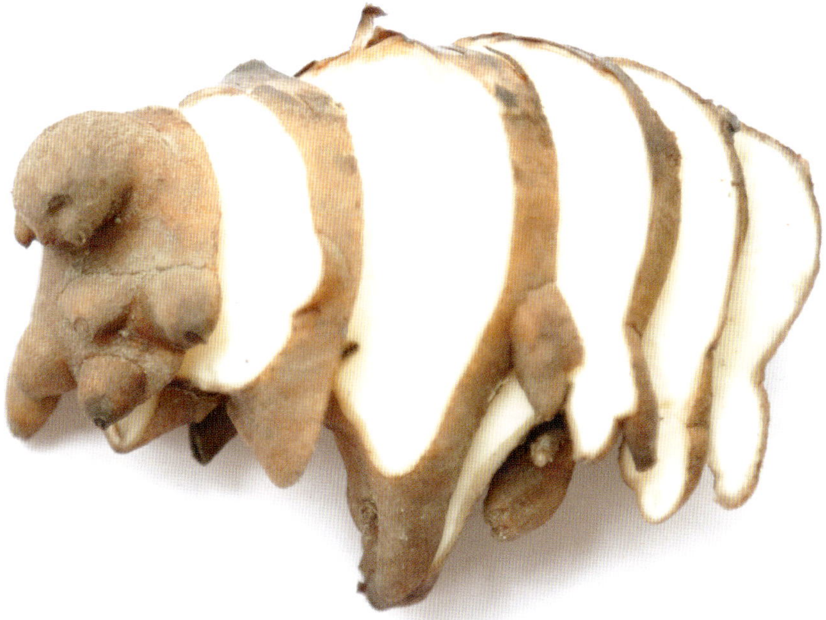

川乌药材

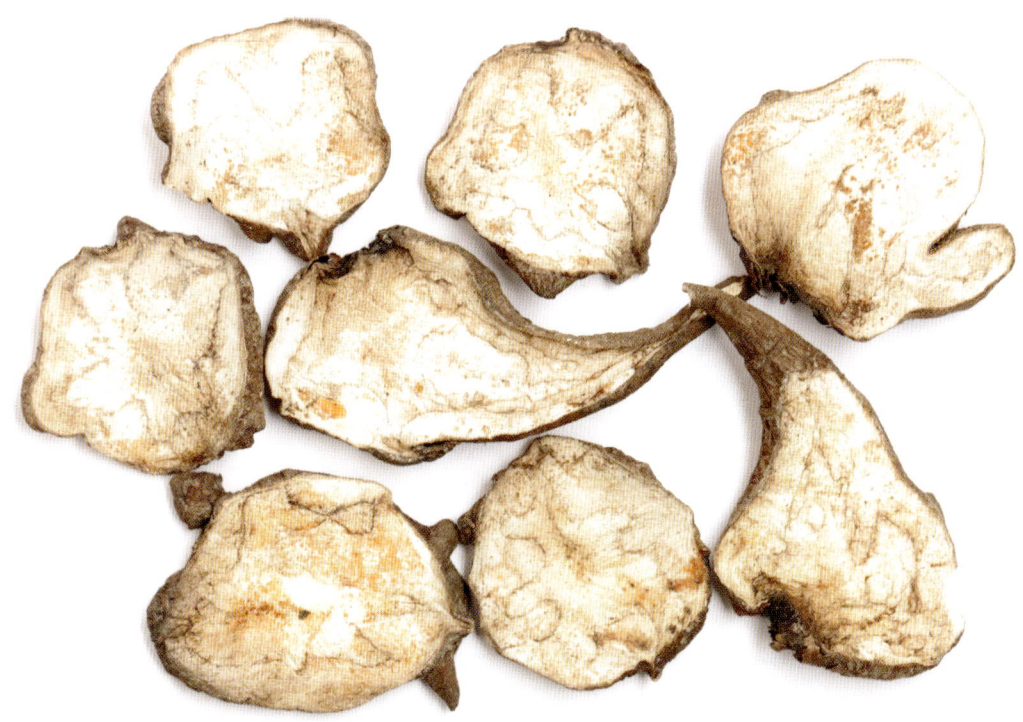

川乌饮片

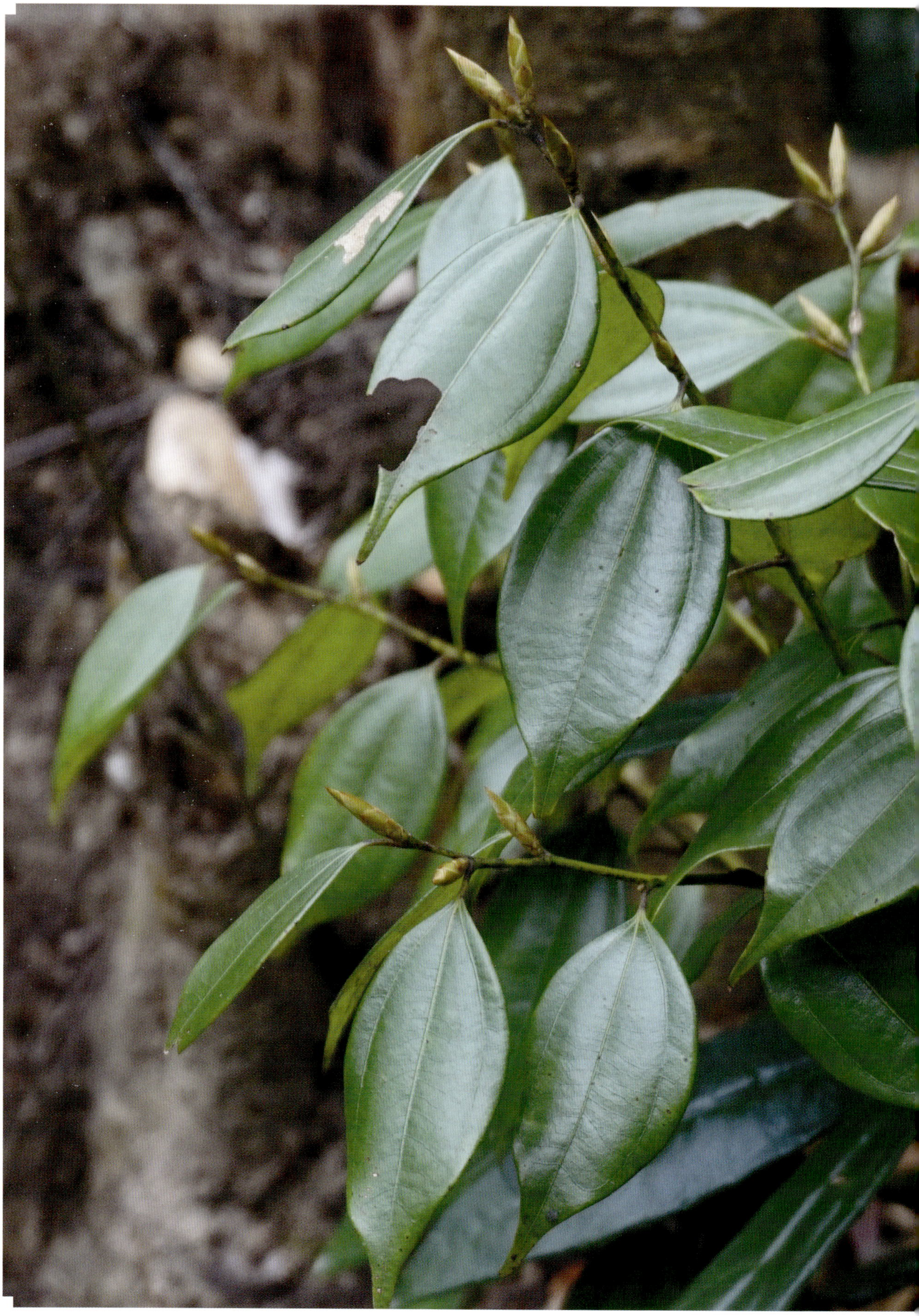

乌药

【水 药 名】糯叶娃劳。

【别　　名】旁其、矮樟、香叶树、白叶柴、青竹香。

【来　　源】本品为樟科植物乌药 *Lindera aggregata*（Sims）Kosterm. 的块根。

【性味归经】味辛，性温。归肺、脾、肾、膀胱经。

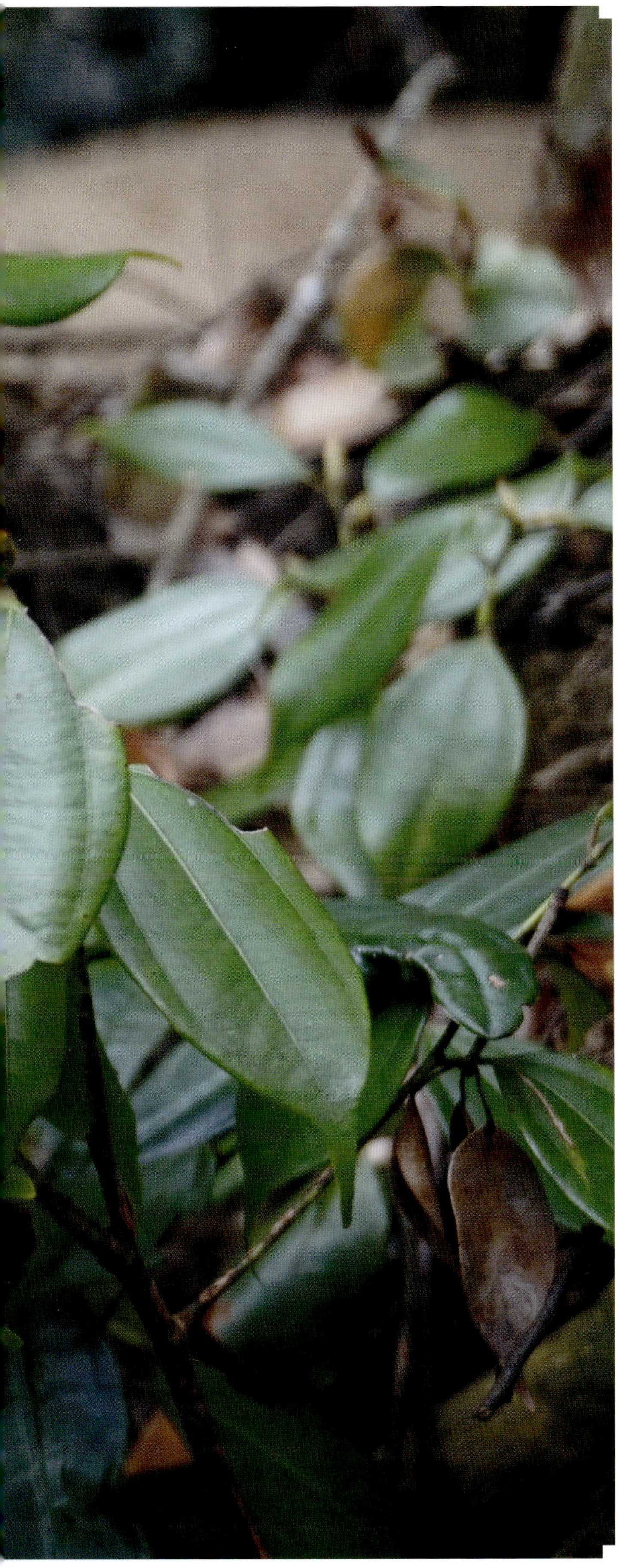

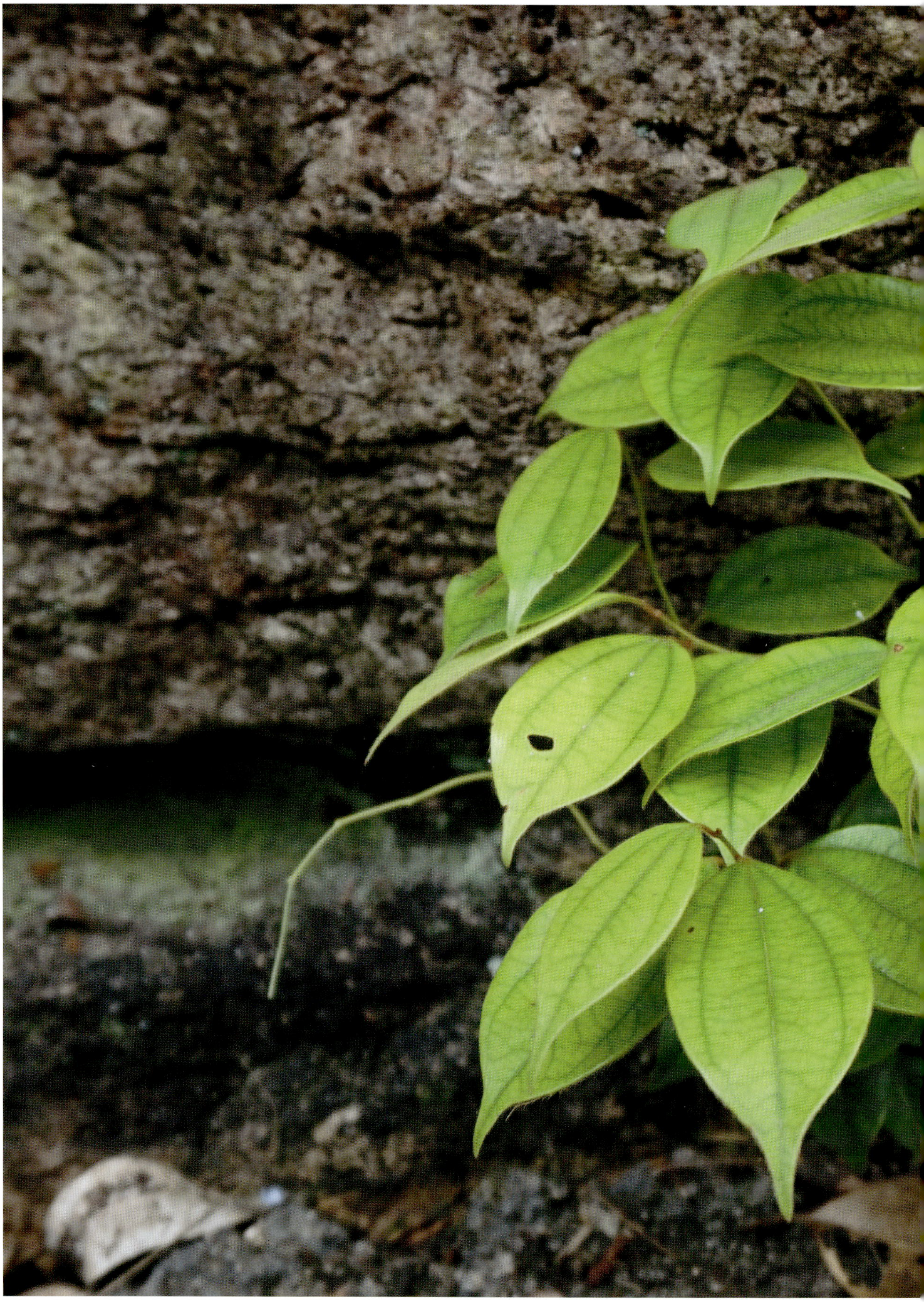

乌药

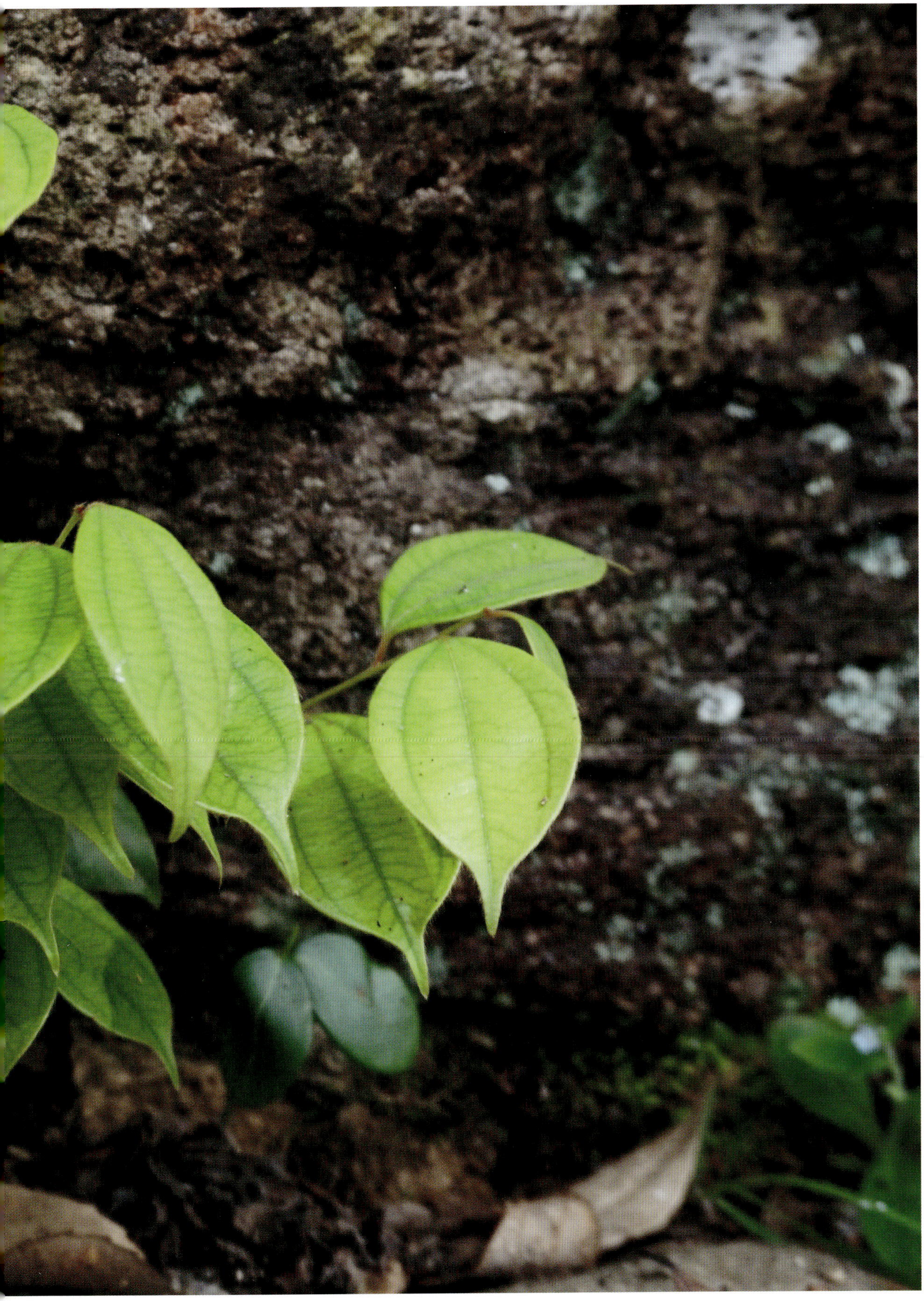

乌药

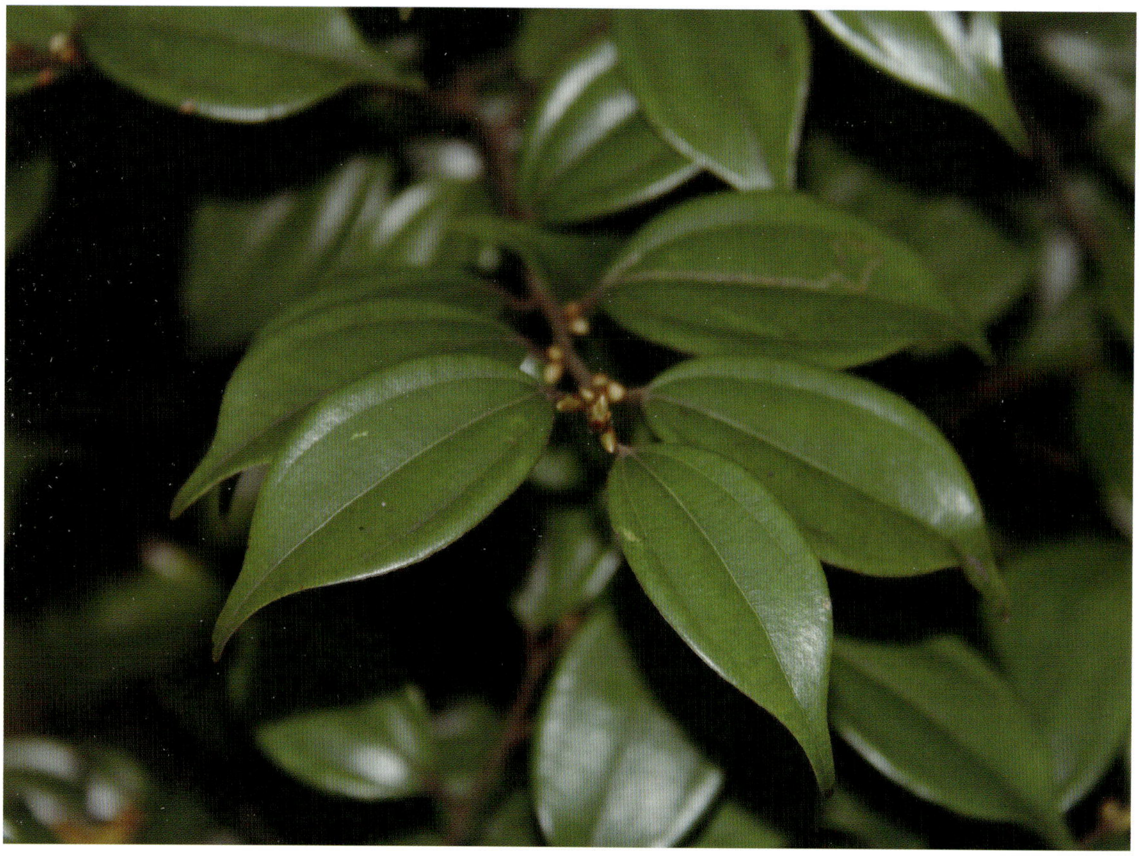

乌药

识别特征

常绿灌木或小乔木。根木质，膨大粗壮，略呈念珠状。树皮灰绿色。小枝幼时密被锈色短柔毛，老时平滑无毛，茎枝坚韧，不易断。叶互生，革质，椭圆形至广倒卵形，先端渐尖或尾状渐尖，基部圆形或广楔形，全缘，上面绿色，有光泽，除中脉外，均光滑无毛，下面灰白色，被淡褐色长柔毛，后变光滑，叶脉 3 条，基出，极明显；叶柄短，有短柔毛。伞形花序腋生，几无总梗；小花梗被毛，簇生多数小花；花单性，雌雄异株，黄绿色。核果近球形，初绿色，成熟后变黑色。花期 3—4 月，果期 10—11 月。

生境分布

生长于高山林中。分布于安徽、江苏、浙江、福建、台湾、广东、广西、江西、湖北、湖南、陕西、四川、贵州等省区。

采收加工

冬、春二季采挖根，除去细根，洗净晒干，称“乌药个”。趁鲜刮去棕色外皮，切片干燥，称“乌药片”。

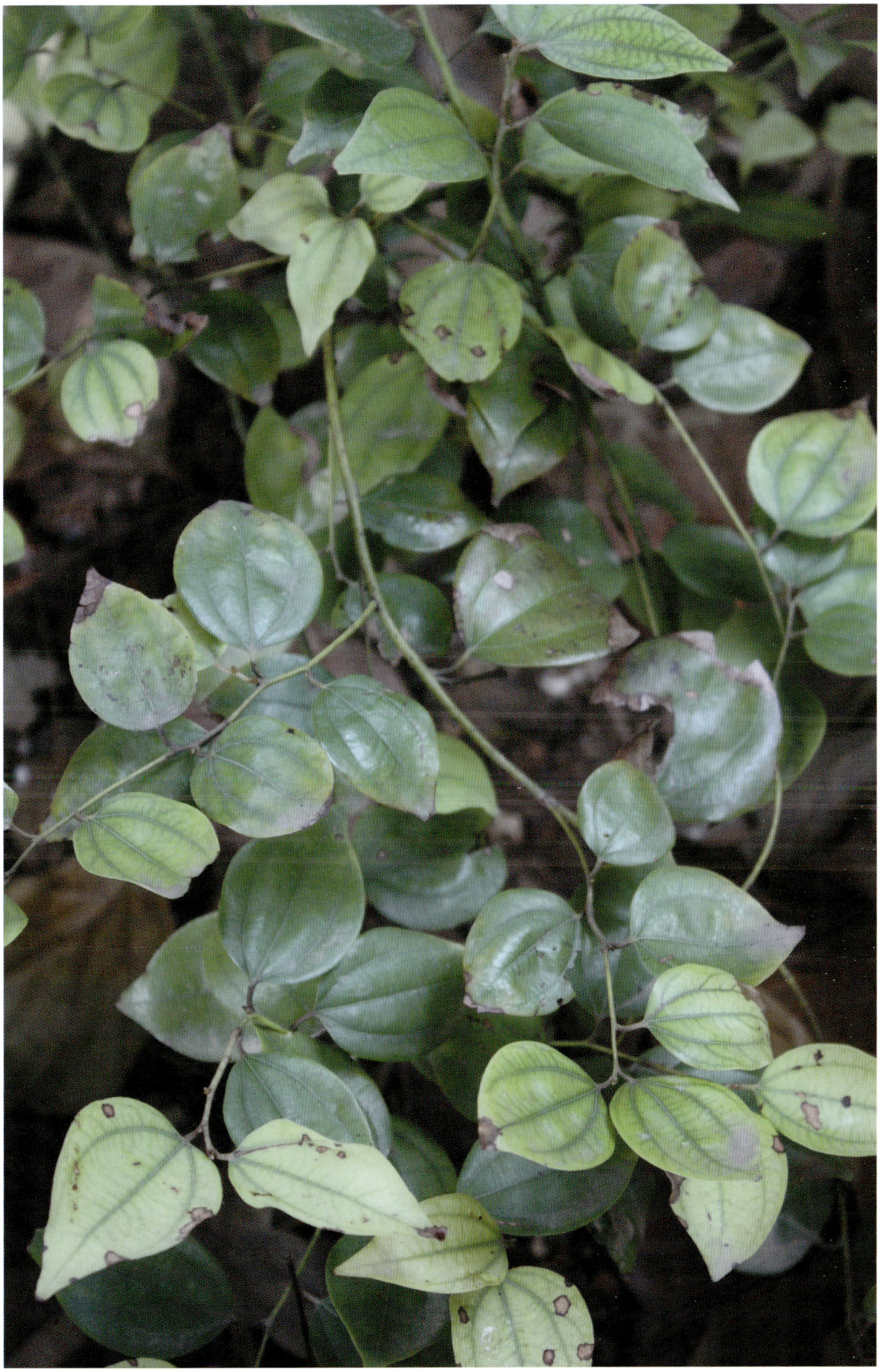

乌药

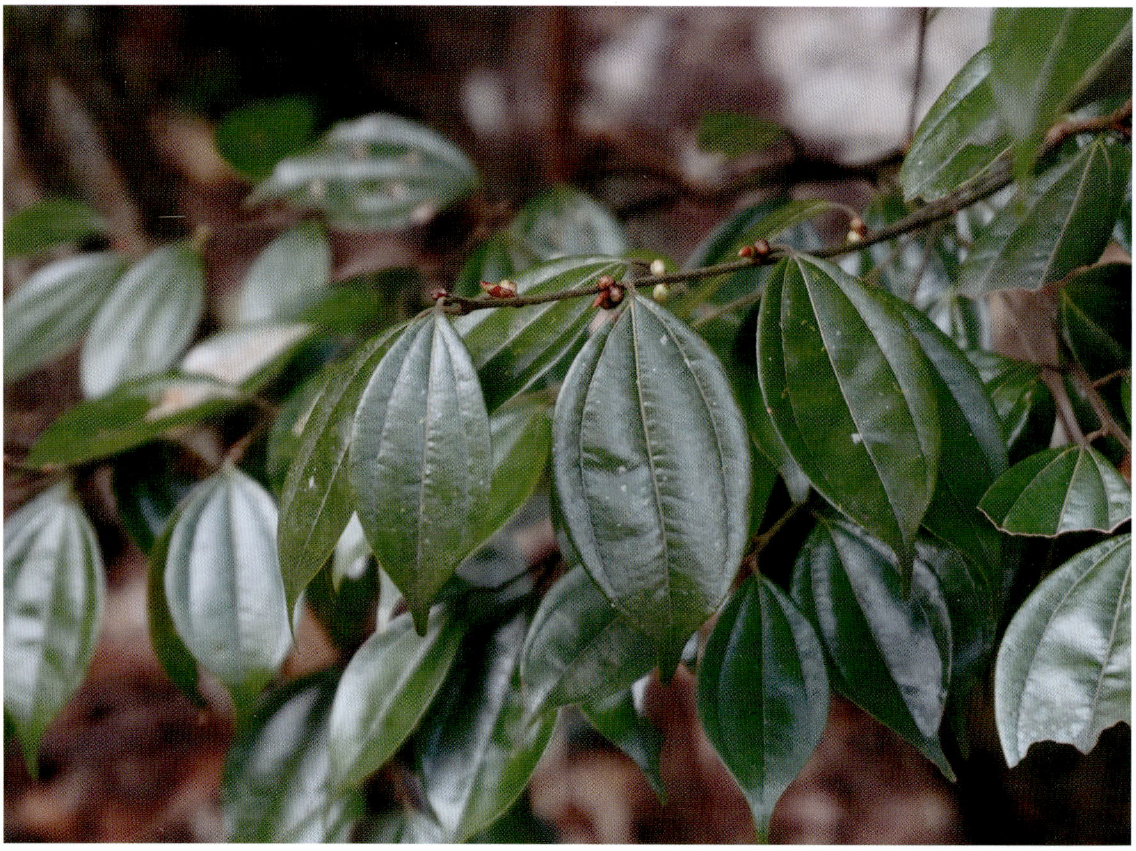

乌药

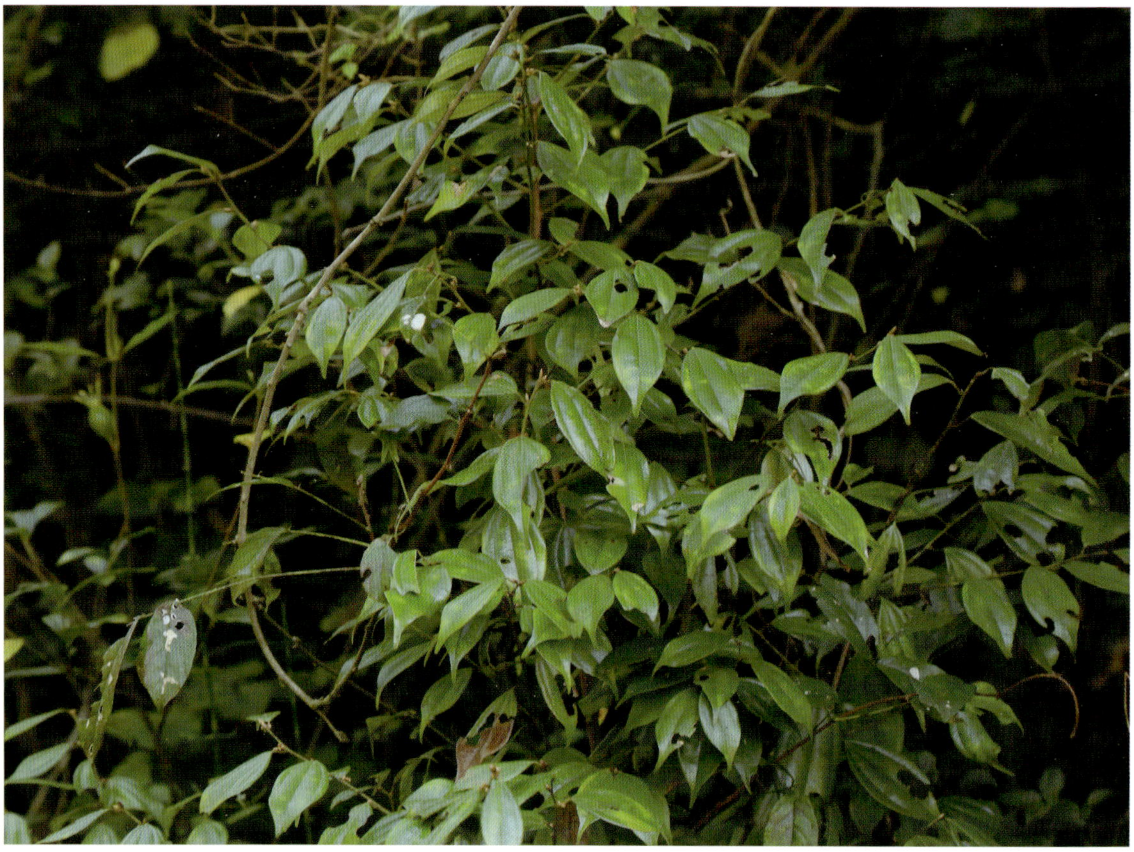

乌药

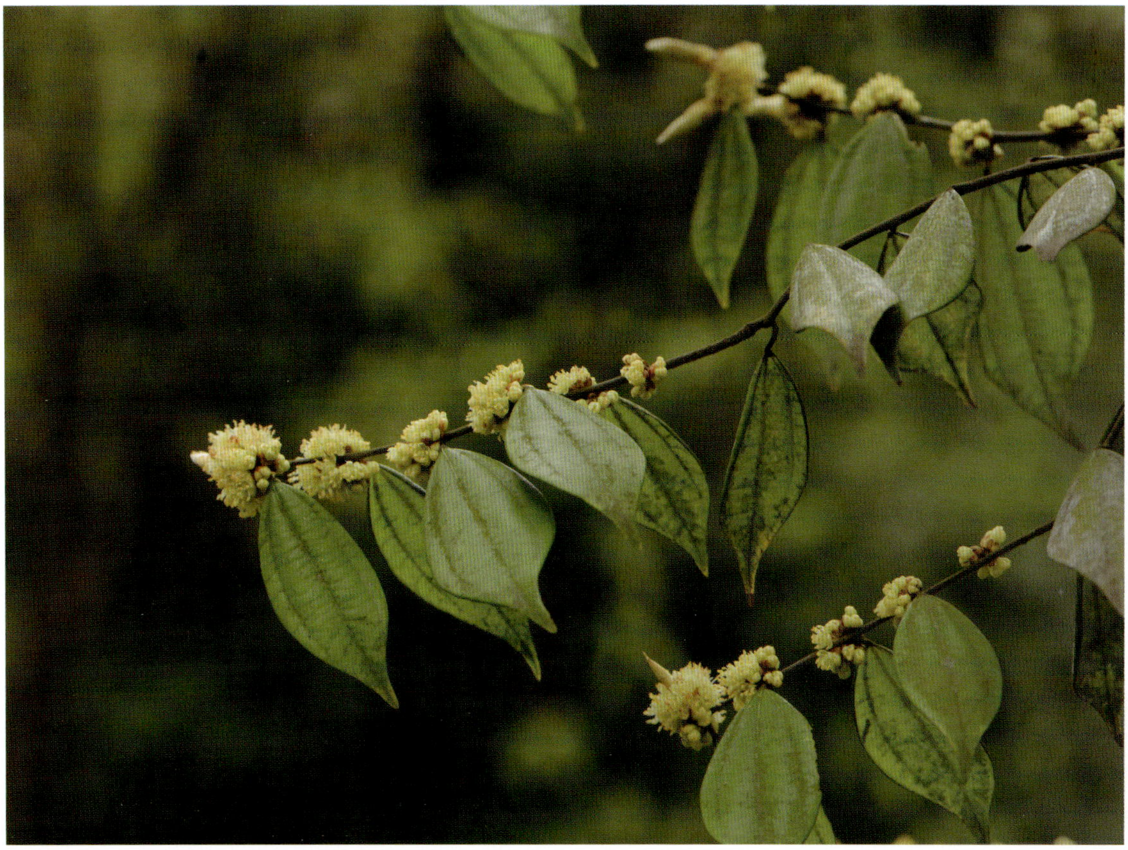

乌药

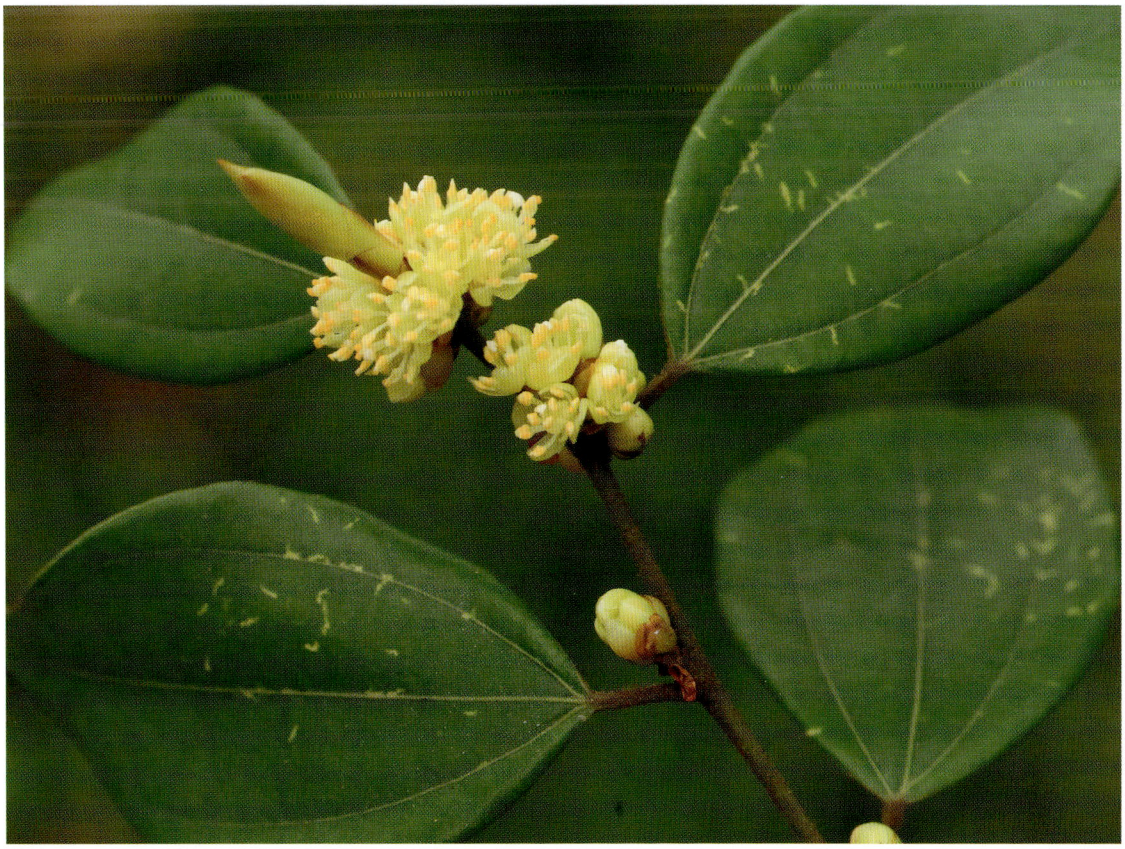

乌药

药材鉴别

本品呈纺锤形，略弯曲，两头稍尖，中部膨大，或成连珠状，长 10 ~ 15 cm；膨大部直径 1 ~ 2 cm。表面黄棕色或黄褐色，有须根残痕，具纵皱及横裂纹，质坚硬，不易折断，横切面类圆形，浅棕色而微红，稍显粉性，中心色较深，外层皮部棕色，甚薄；木质部有放射状纹理及环纹。气微香，味微辛苦，以连珠状、质嫩、粉性大、横断面浅棕色者为佳。

功效主治

顺气，开郁，散寒，止痛。主治气逆胸腹胀痛，宿食不消，反胃吐食，寒疝，脚气，小便频数。

用法用量

内服：10 ~ 30 g，煎汤；磨汁或入丸、散服。

民族药方

1. 气厥头痛，妇女气盛、产后头痛 乌药、川芎各等份。共研为末，每服 6 g，葱、茶煎汤送下。

2. 胀满痞塞，七情忧思所致 乌药、香附、沉香、砂仁、化橘红、半夏各等份。共研为末，每服 6 g，灯心汤送下。

3. 疝痛 乌药 6 g，小茴香 10 g，黄皮果核 15 g。水煎服。

4. 气滞胃痛，胸腹胀痛 乌药、香附各 10 g，木香 5 g。水煎服。

5. 跌打损伤 乌药 30 g，威灵仙茎叶 15 g。水煎，分 2 次服，每日 1 剂。

6. 妇女痛经 鲜乌药 25 g，鲜马鞭草 30 g。水煎服。

7. 消化不良 乌药、石榴皮各 10 g，香附 3 g。水煎服。

8. 疳积 乌药、五谷虫、鸡内金各 30 g，青黛 1.5 g。将前三味药烘干，研细末，加青黛和匀，瓶装备用。每日清晨空腹服 3 ~ 5 g，温开水送服。

9. 风湿痛 乌药、钩藤、海风藤各 10 g，两面针 5 g。同猪骨适量煲服。

10. 痧气腹痛 乌药 15 g，樟木根、辣蓼各 10 g。水煎服。

使用注意

血虚内热者忌用，气虚者慎用。

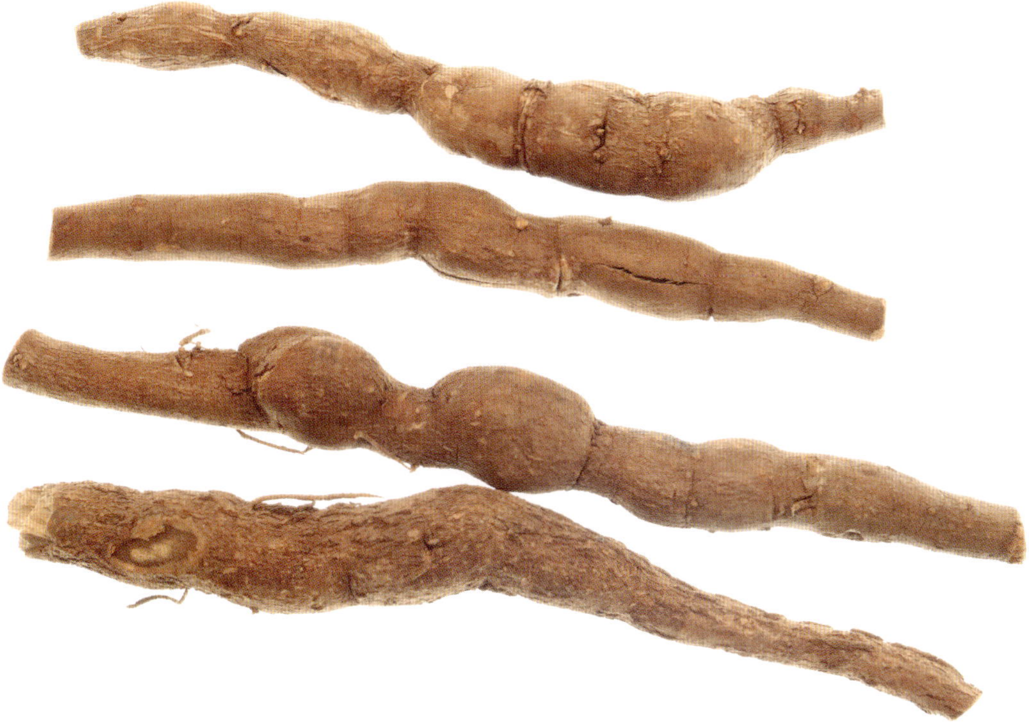

乌药药材

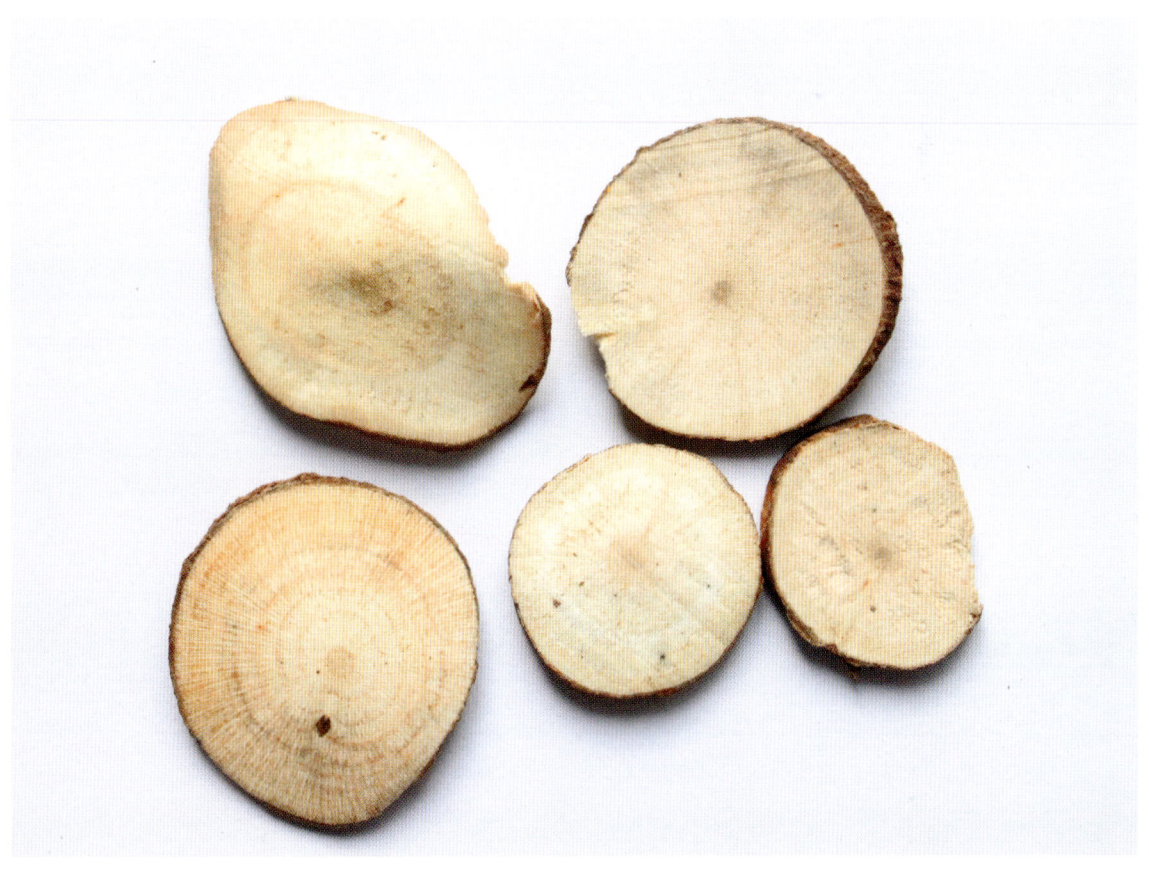

乌药药材

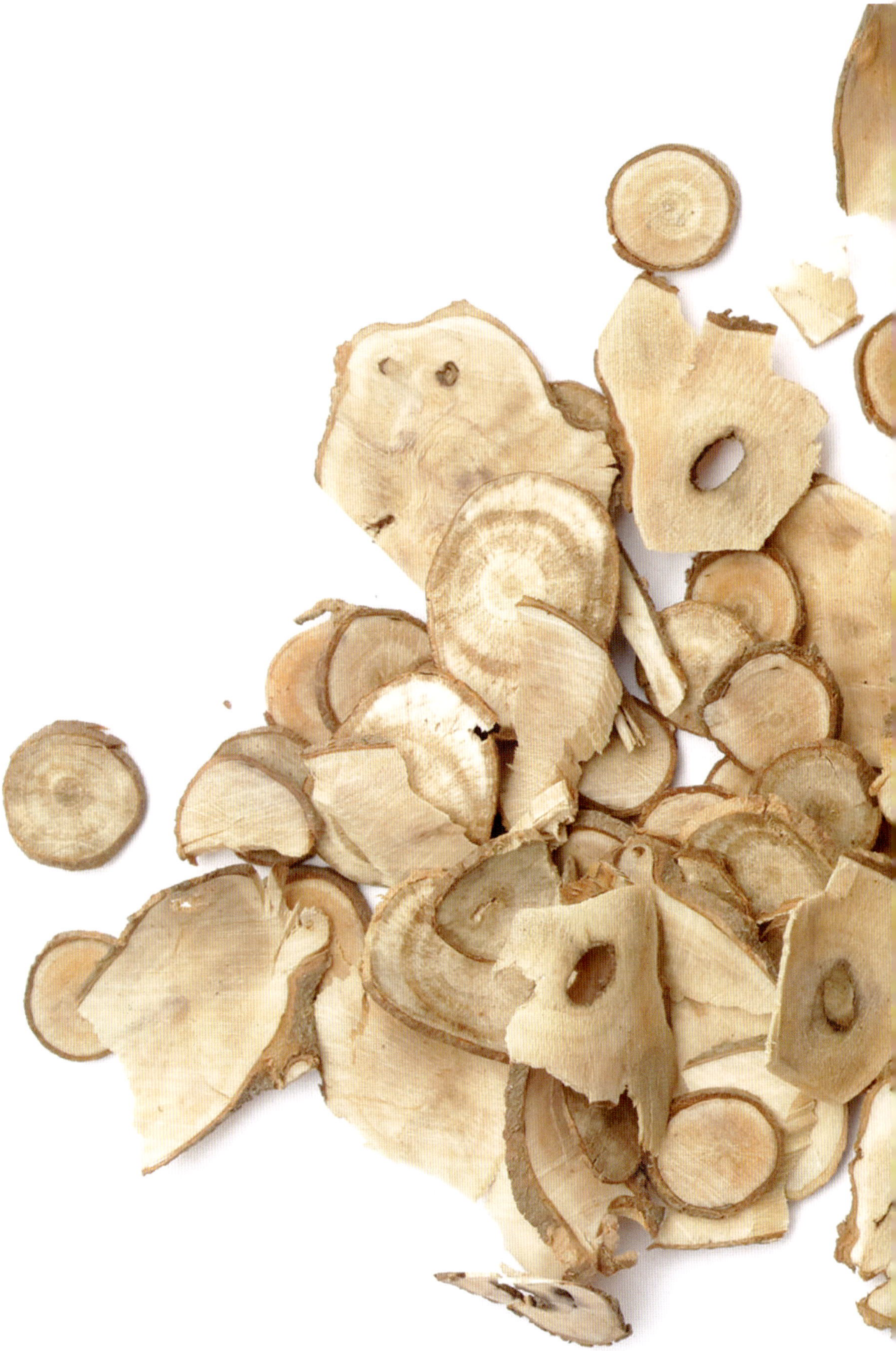

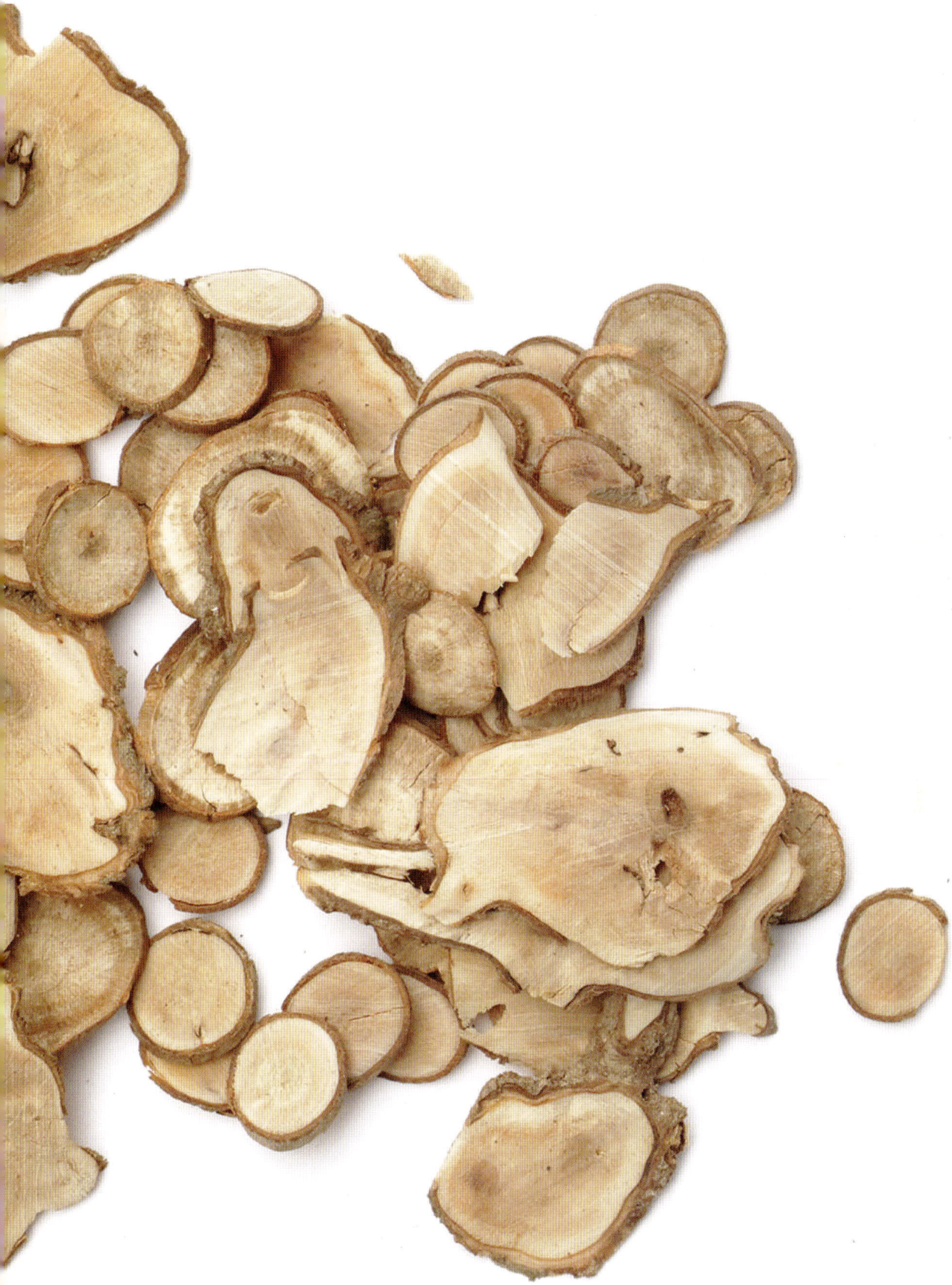

乌药饮片

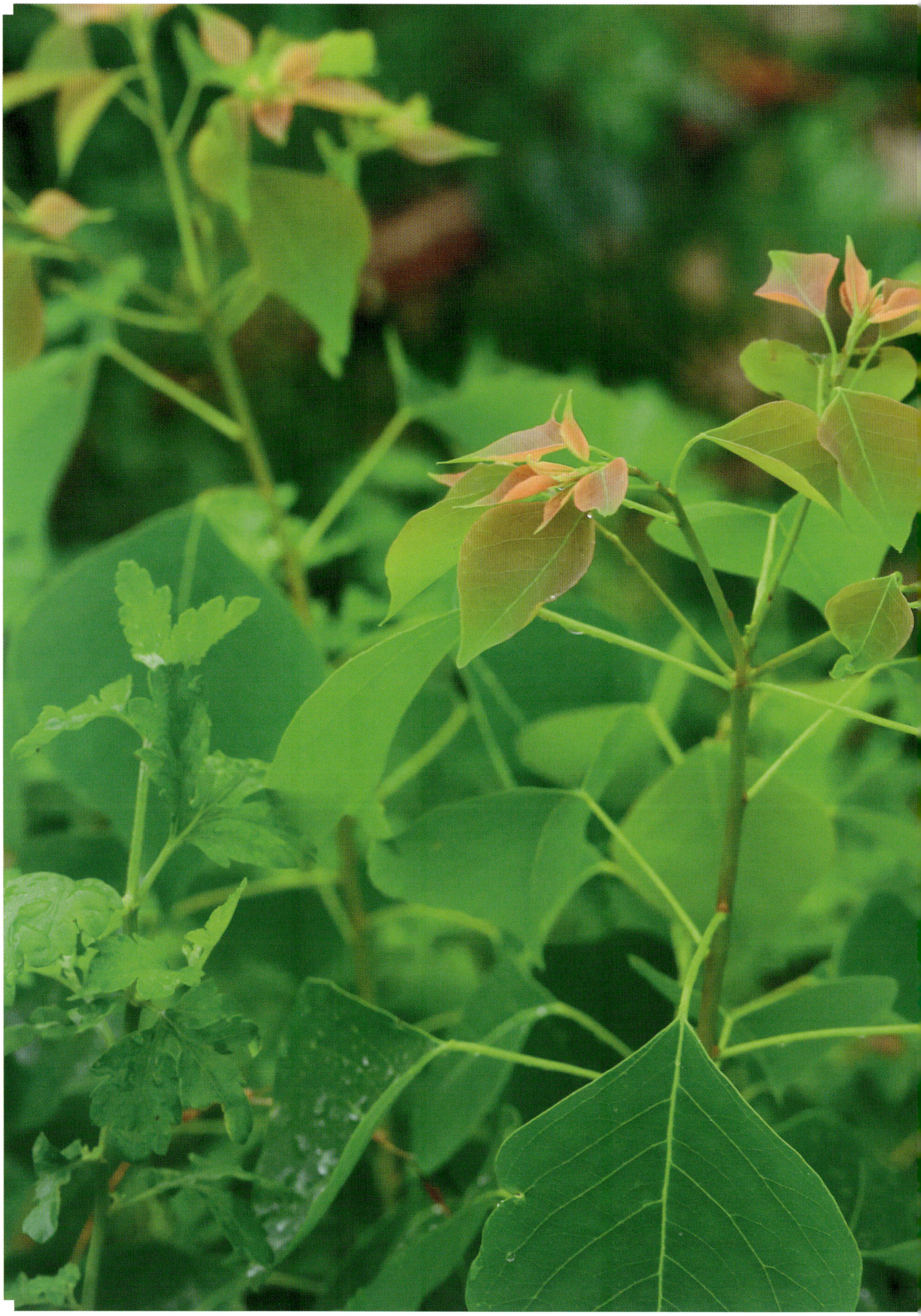

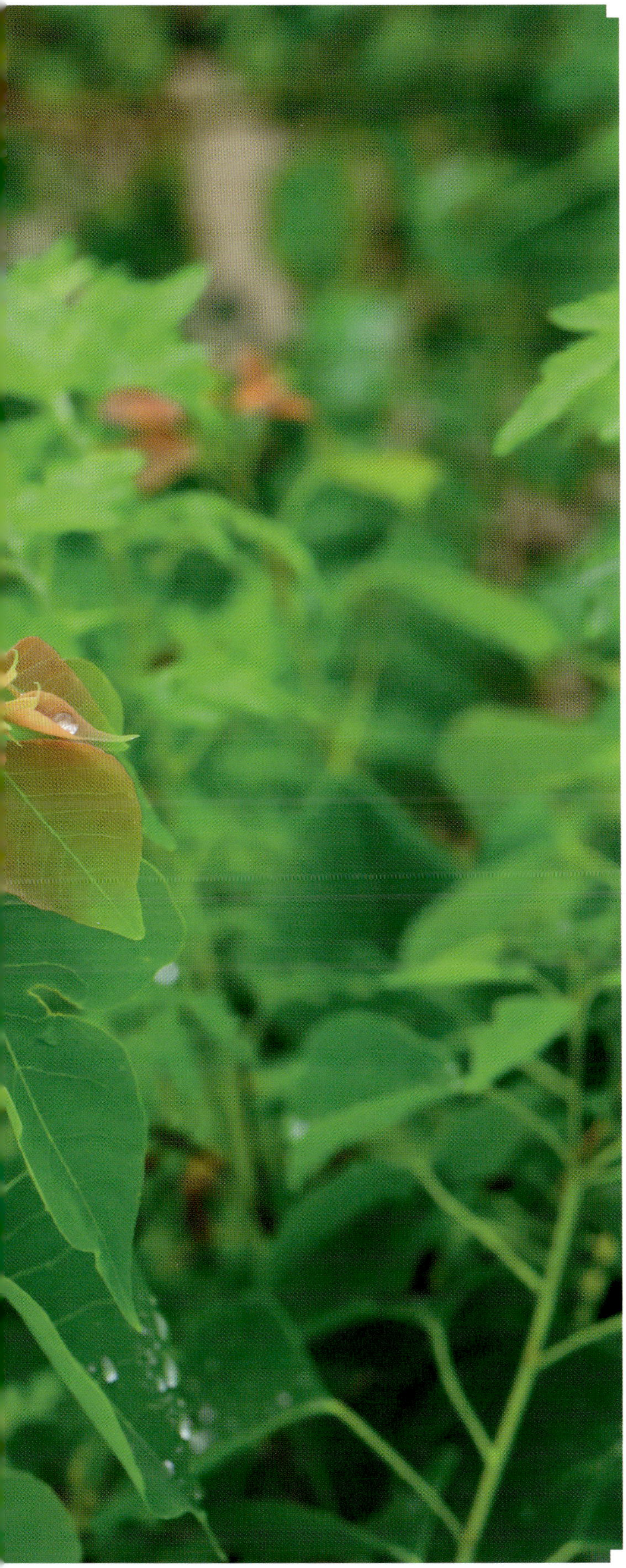

乌桕

【水药名】动育满。

【别　名】鸦臼、木子树、琼树、蜡子树、白蜡树、木油树。

【来　源】本品为大戟科植物乌桕 *Sapium sebiferum*(L.) Roxb. 的根皮和树皮。

【性味归经】味苦，性微温，有毒。归肺、脾、肾、大肠经。

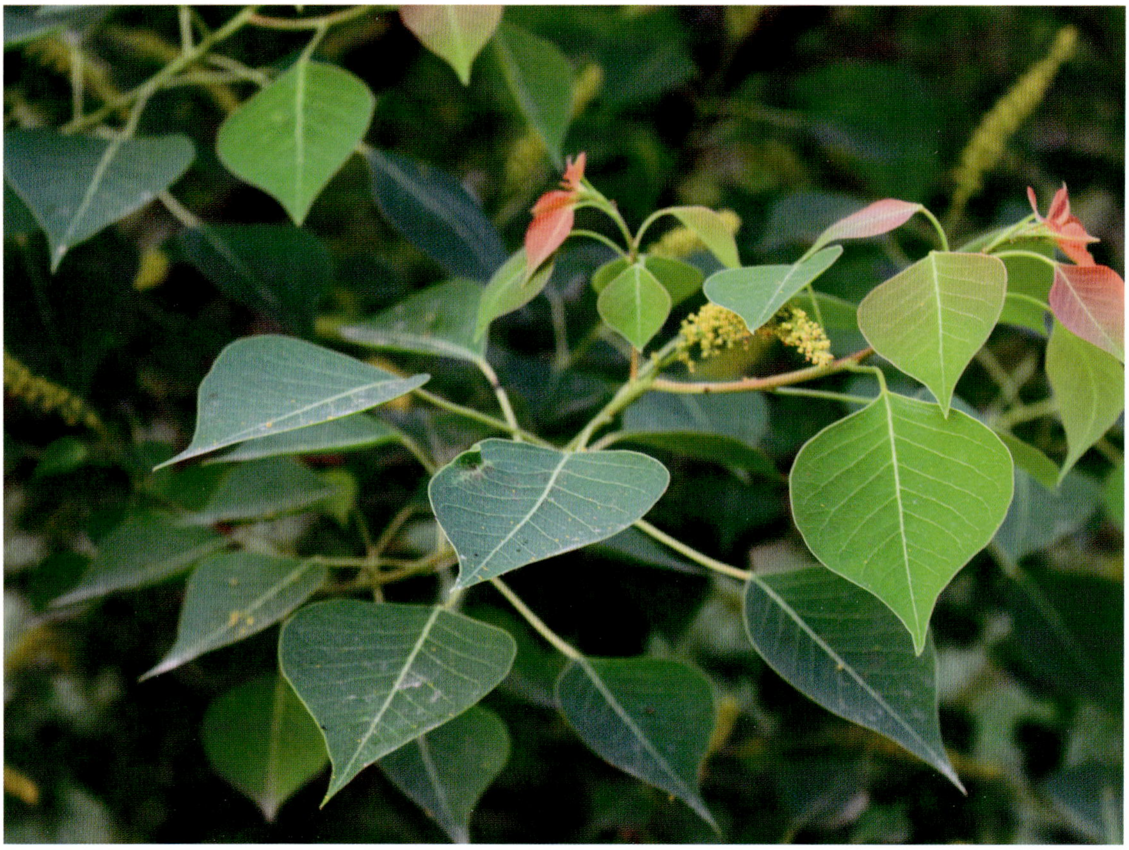

乌桕

识别特征

落叶乔木，具乳液。树皮灰色而有浅纵裂。单叶互生，纸质，菱形至阔菱状卵形，先端长渐尖，基部阔楔形至钝形，全缘。花单性，雌雄同株；总状花序顶生，花小，绿黄色。蒴果椭圆状球形，成熟时褐色，室背开裂为 3 瓣，每瓣有种子 1 粒。种子近球形，黑色，外被白蜡。花期 6—7 月，果期 8—10 月。

生境分布

生长于山野、路边。分布于华东和广东、广西、云南、贵州、四川、湖南、湖北、陕西、河南、甘肃等地。

采收加工

根皮及树皮四季可采，切片晒干。

药材鉴别

树皮长槽状或筒状，根皮卷筒状或略卷曲的长片状，长 10 ~ 40 cm，厚约 1 mm，外表皮灰白色、淡褐色或浅棕色，粗糙，有细纵皱纹，有的具圆形或横长皮孔，栓皮薄，易呈片状脱落；内表面黄白色至浅黄棕色，具细密纵直纹理。质硬而韧，不易折断，断面纤维状。气微，味苦、微涩。以条大、皮厚、味苦者为佳。

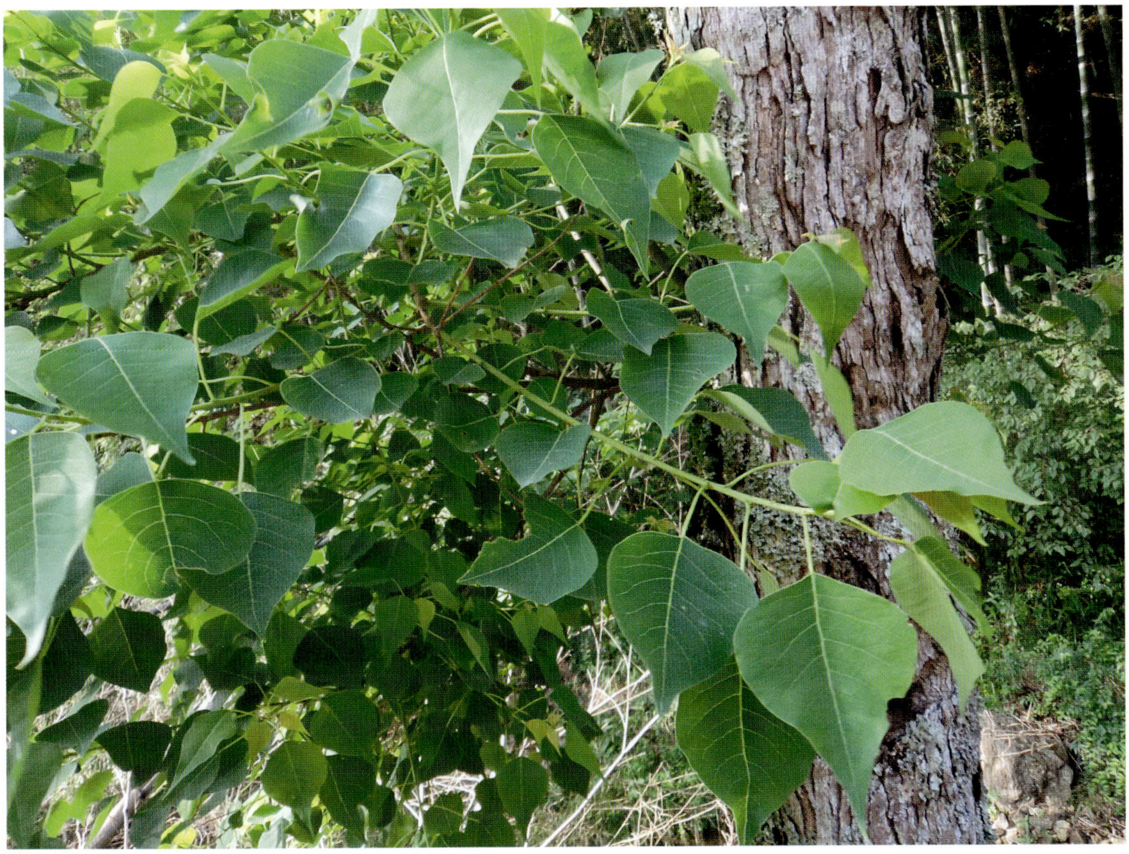

乌柏

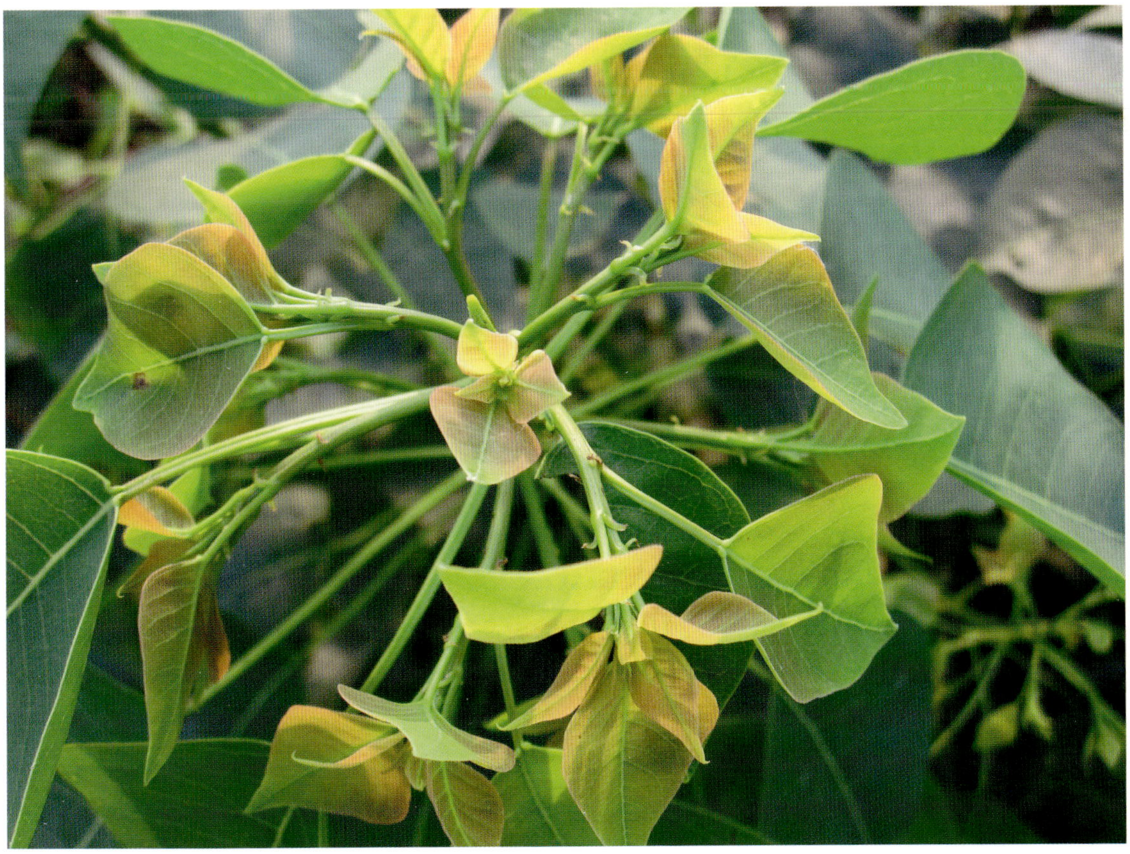

乌柏

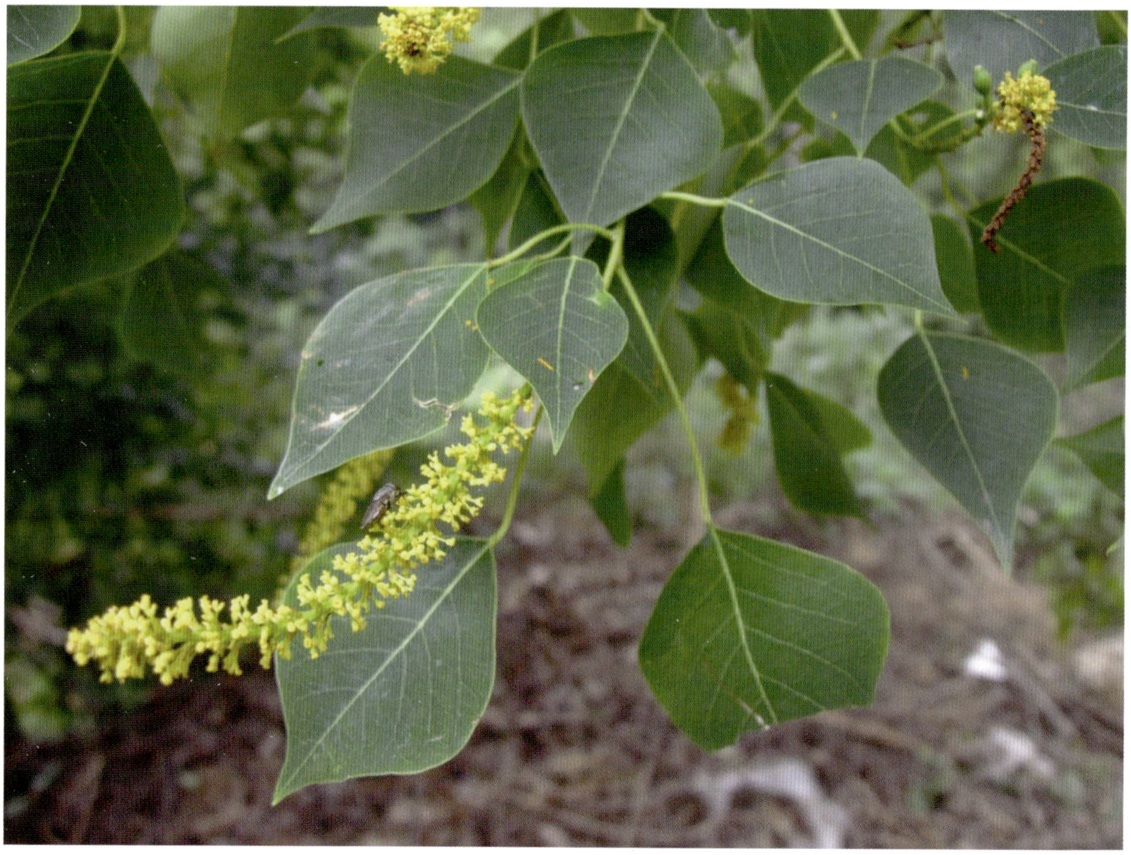

乌桕

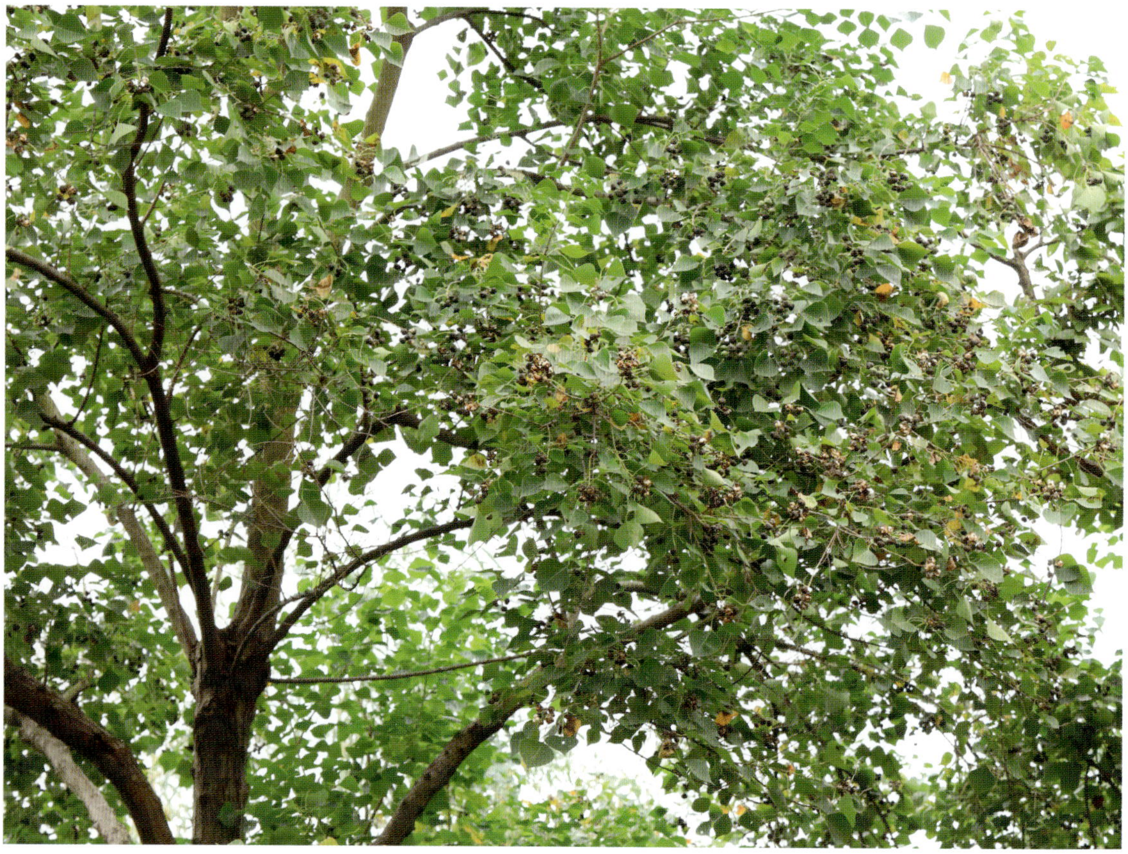

乌桕

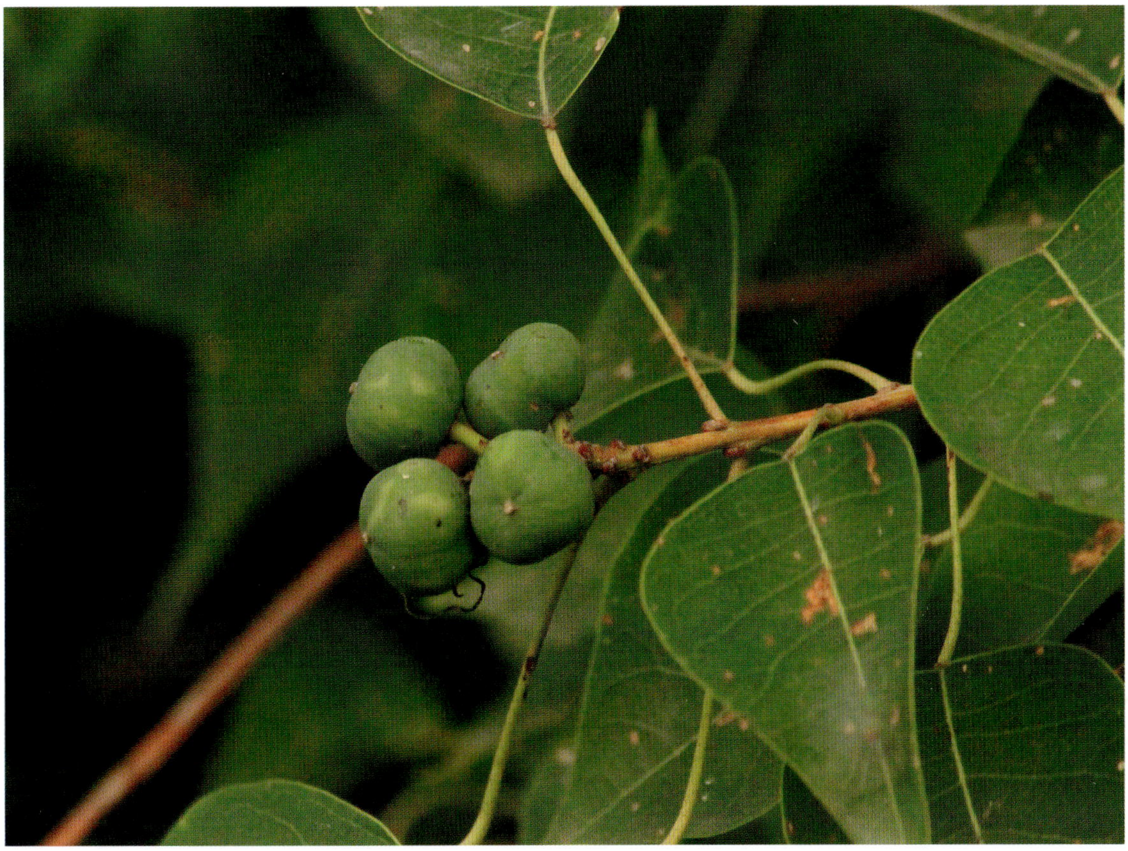

乌桕

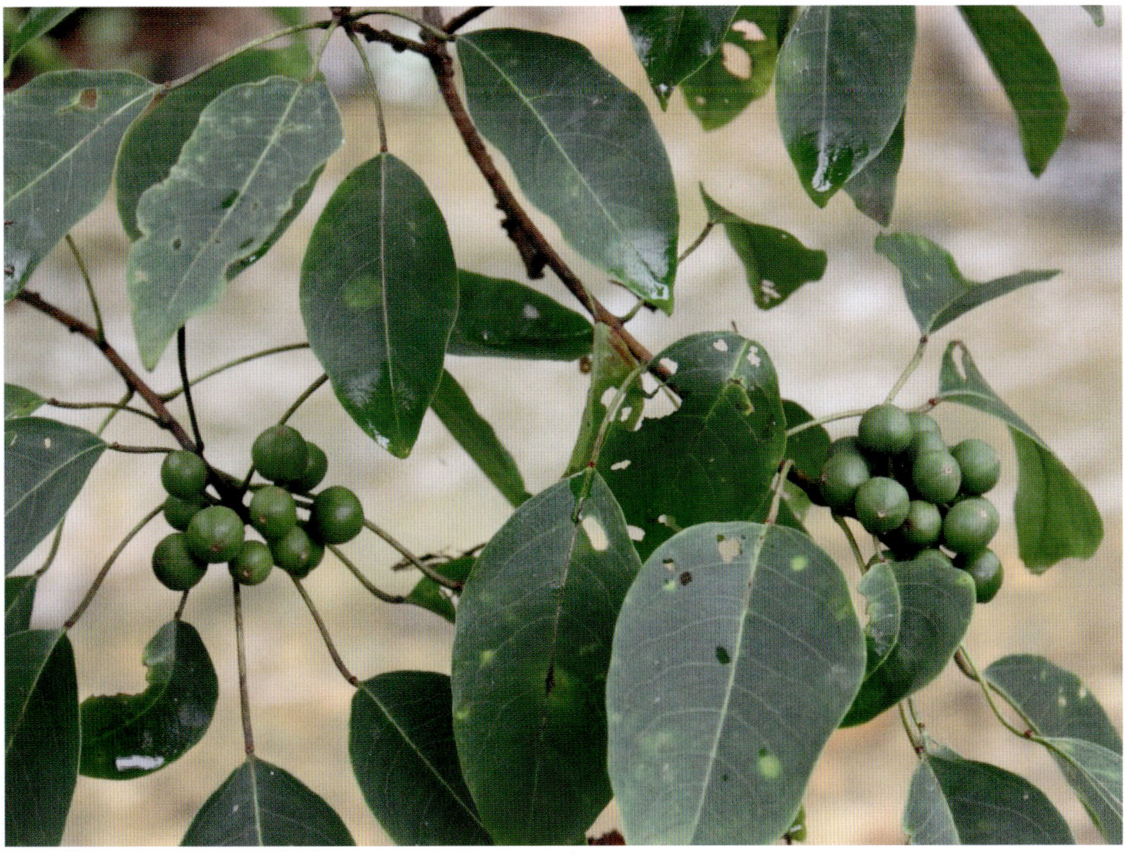

乌桕

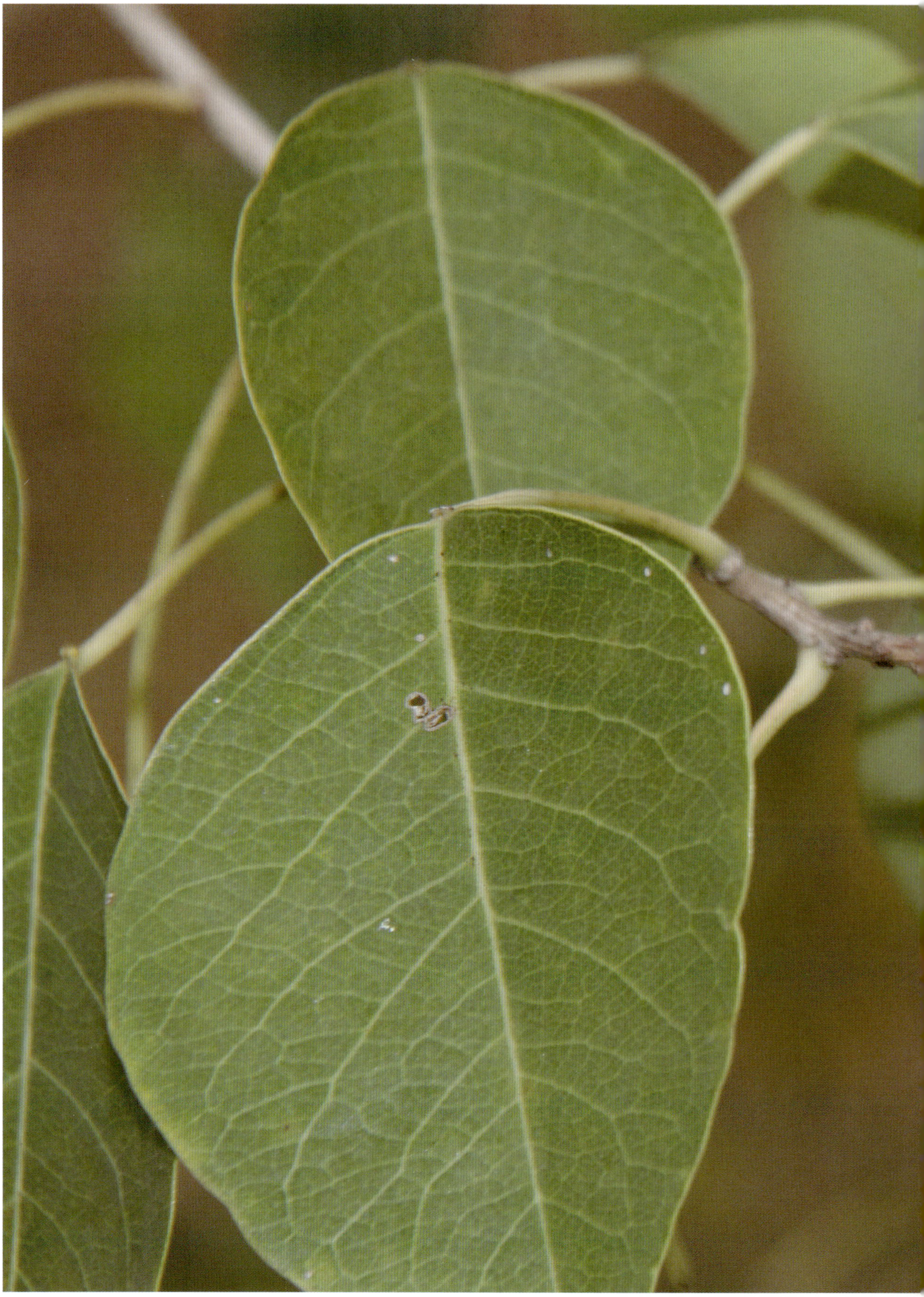

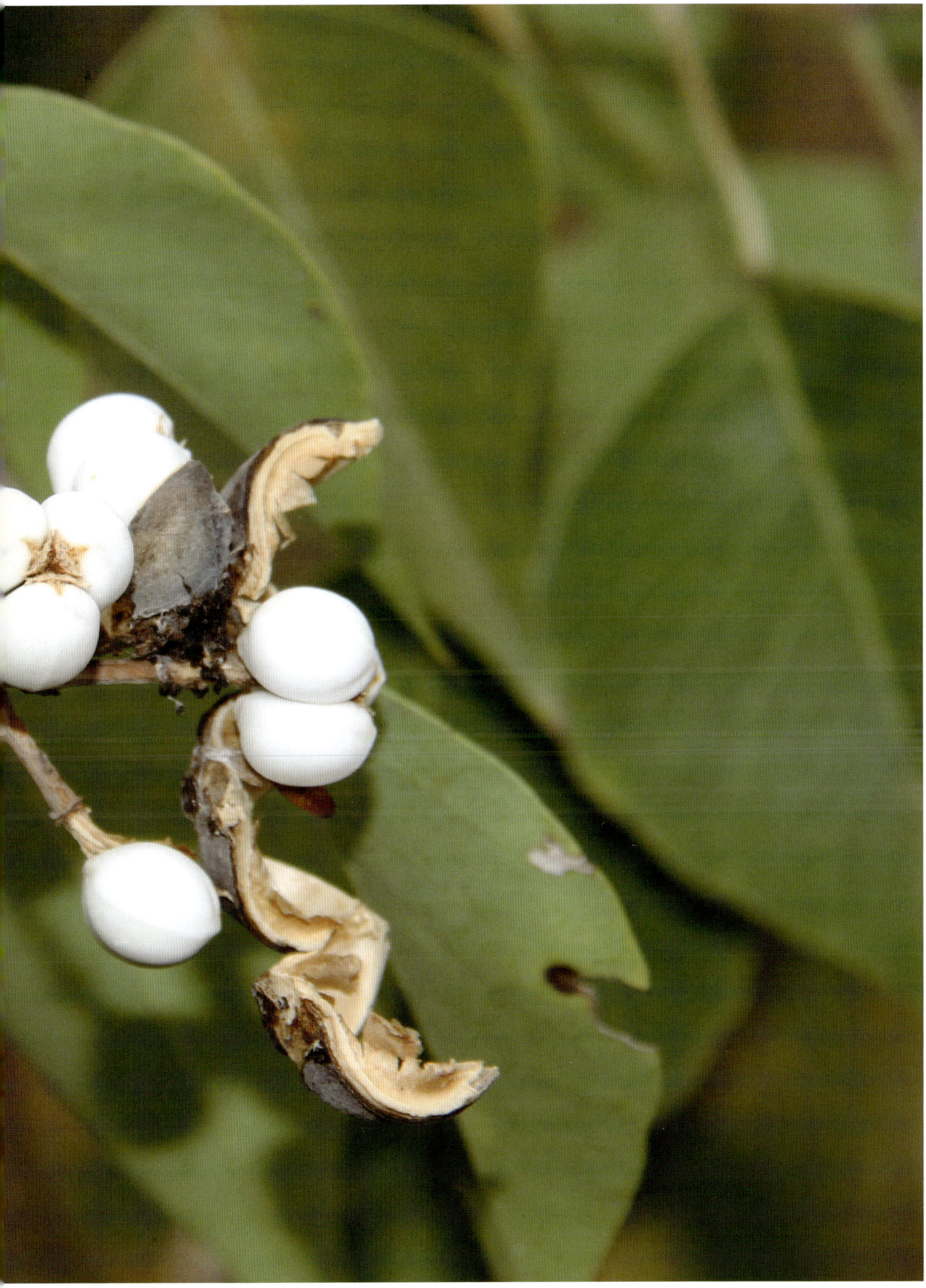

乌柏

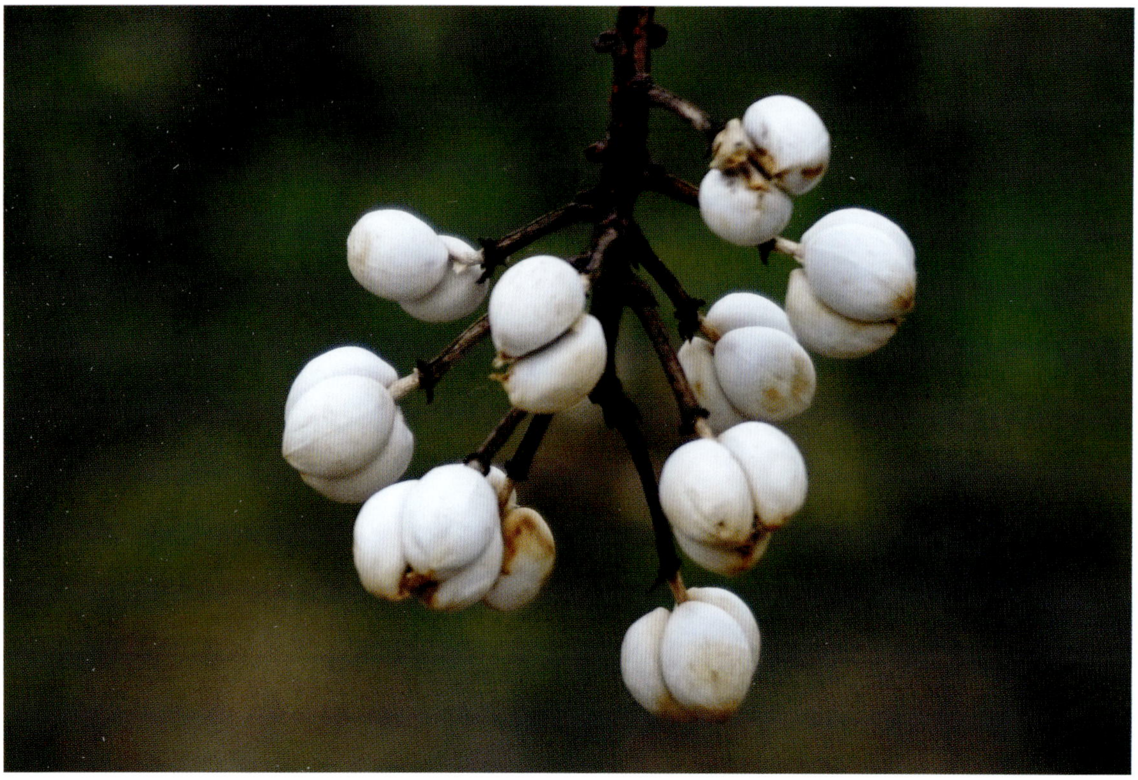

乌桕

功效主治

利水，消积，通便，杀虫，解毒。主治水肿，臌胀，二便不通，湿疮，疥癣，疔毒，毒蛇咬伤。

用法用量

内服：5 ~ 15 g，煎汤；或入丸、散服。外用：煎水洗或研末调敷。

民族药方

1．肝腹水　乌桕根皮 10 g，水刺楸、茯苓各 30 g，水高粱 15 g。水煎服。

2．便秘　乌桕 5 g，桃子树油、刺苋菜各 10 g。水煎服。

3．癥瘕积聚，黄肿　乌桕根皮 10 g。水煎服。

4．大、小便不通　乌桕根皮、黑白丑各等份。共研细粉，每次服 6 g，每日 3 次，开水送服。

5．水气臌胀　乌桕根皮 15 g，桑白皮 30 g。水煎服。

6．跌打损伤　乌桕根皮 15 g，酒适量。同炖服；另取鲜乌桕叶适量。捣烂敷患处。

使用注意

体虚、孕妇及溃疡患者忌服。

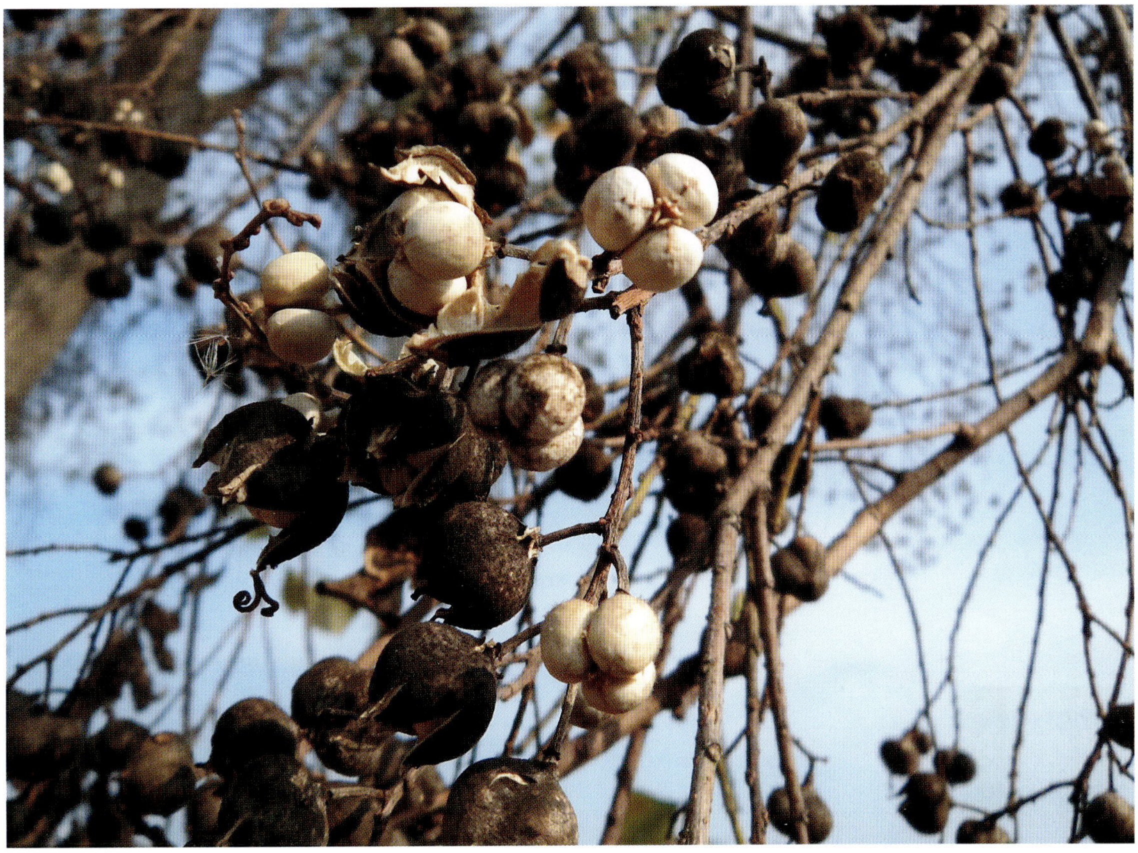

乌桕

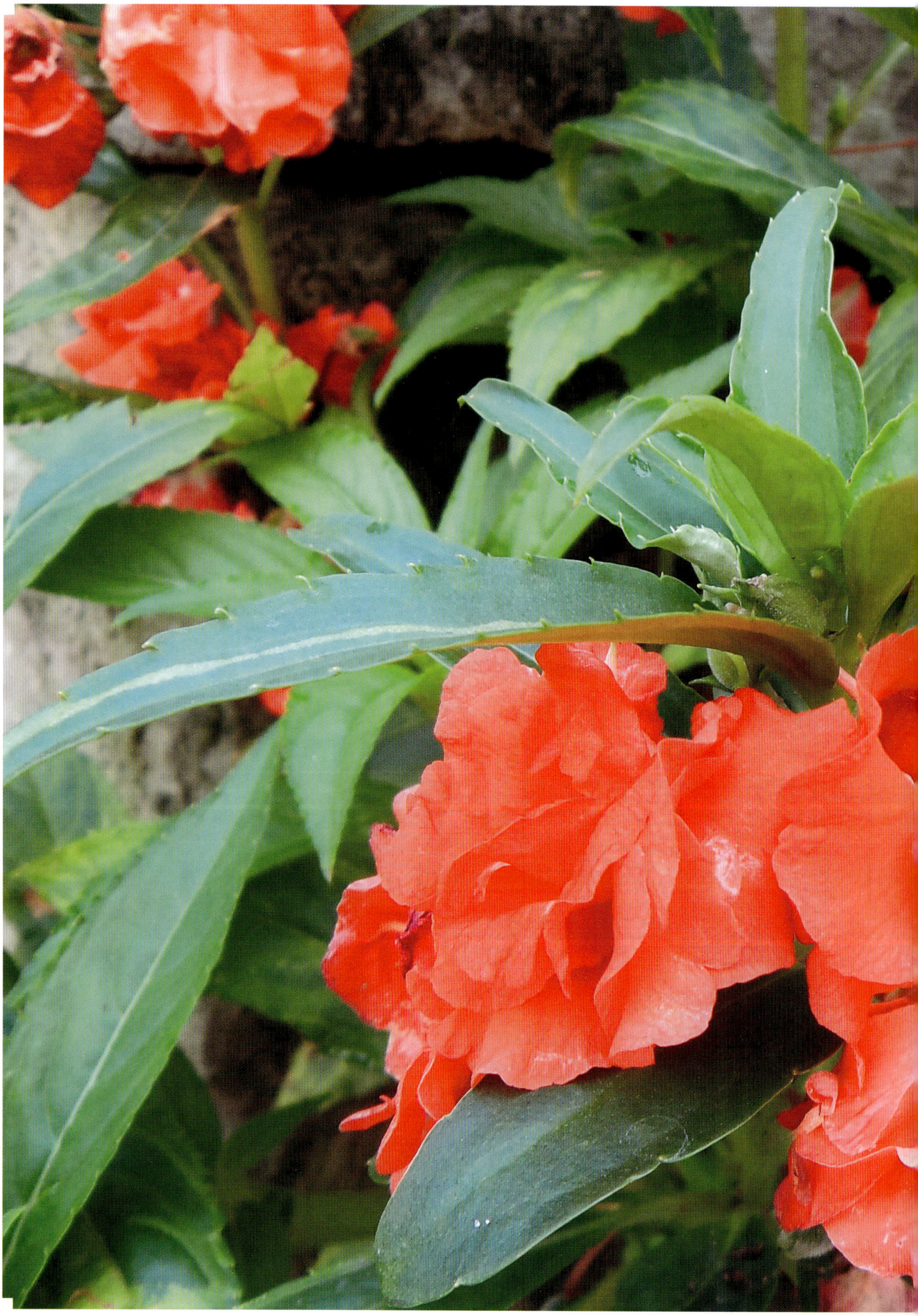

凤仙花

【水药名】 领骂线。

【别　名】 指甲草、指甲花、小桃红、旱珍珠、凤仙草、小粉团。

【来　源】 本品为凤仙花科植物凤仙花 *Impatiens balsamina L.* 的全草。种子（急性子）亦供药用。

【性味归经】 味甘、苦，性微温。归肺、肝经。

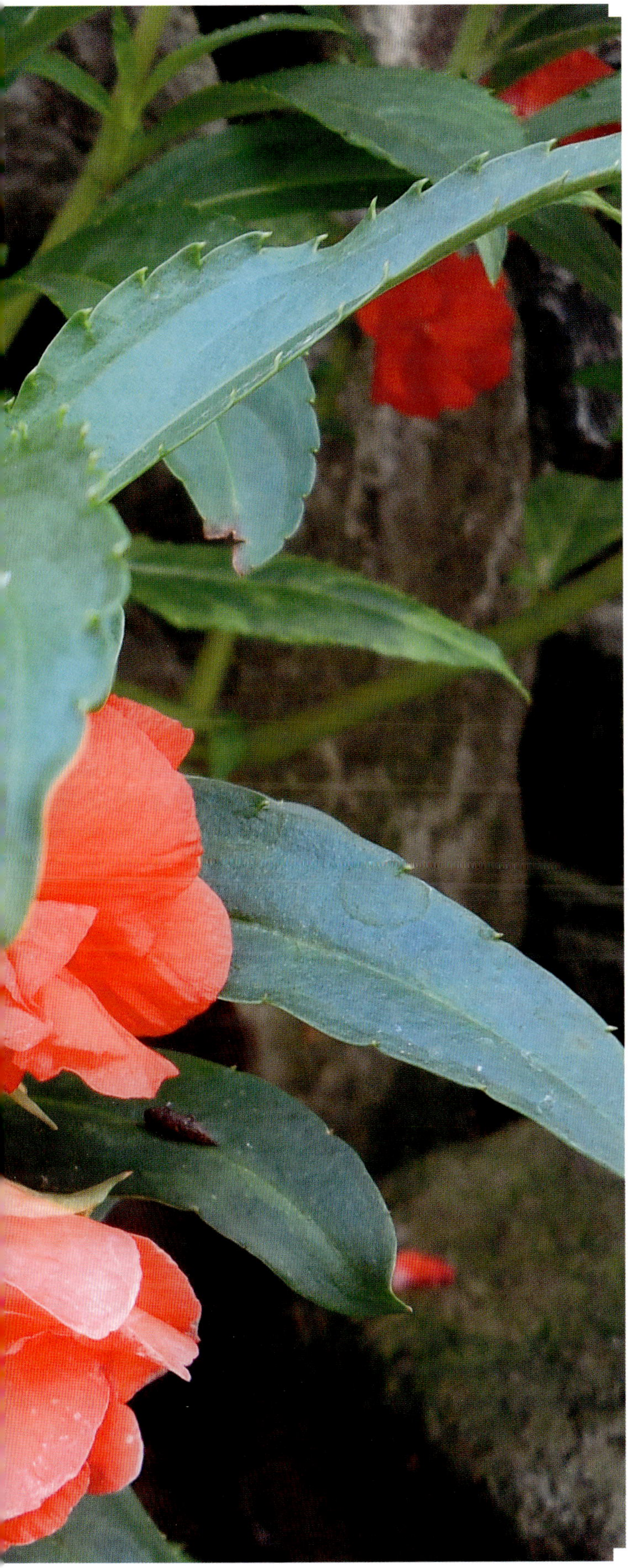

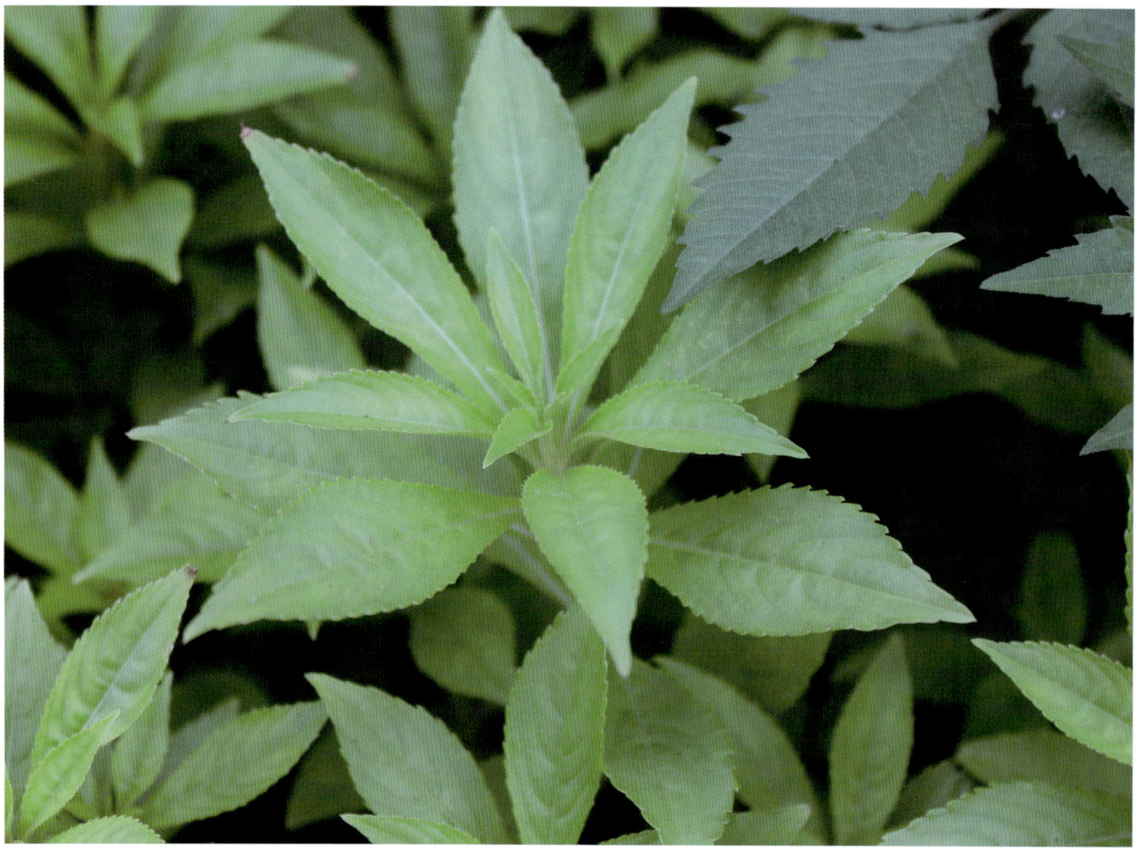

凤仙花

识别特征

一年生直立草本。茎粗状，肉质。叶互生，披针形，先端长尖，边缘有深锯齿，基部楔形，花两性，腋生，粉红色、红色、紫色、白色或杂色，单瓣和重瓣。蒴果被柔毛，熟后弹裂而成 5 枚旋转的果瓣。种子扁卵圆形，褐色。花期 6—8 月，果熟期 9 月。

生境分布

多栽培于庭院。分布于全国大部地区。

采收加工

夏、秋二季植株生长茂盛时割取地上部分，除去叶及花果，洗净，晒干。

药材鉴别

本品茎长柱形，有少数分枝，长 30 ~ 60 cm，直径 3 ~ 8 mm，下端直径可达 2 cm。表面黄棕色至红棕色，干瘪皱缩，具明显的纵沟，节部膨大，叶痕深棕色。体轻质脆，易折断，断面中空，或有白色、膜质髓部。气微，味微酸。以色红棕、不带叶者为佳。

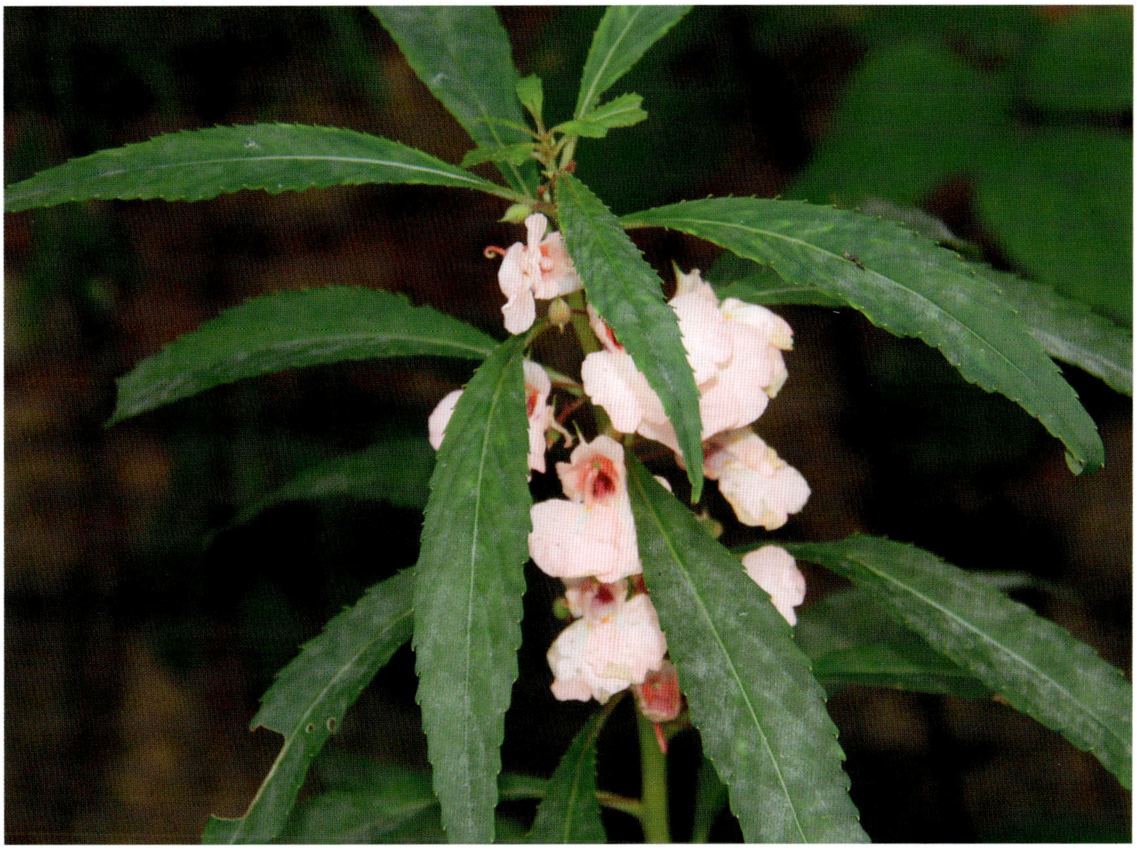

凤仙花

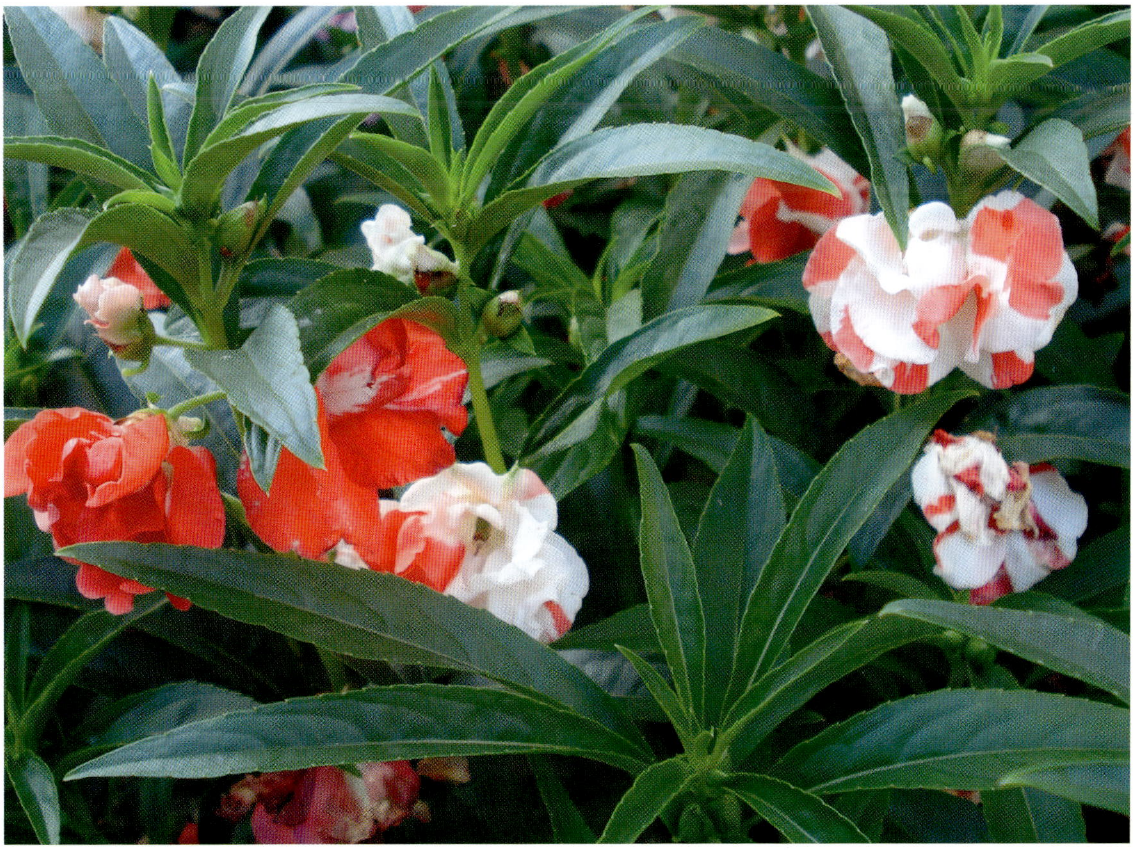

凤仙花

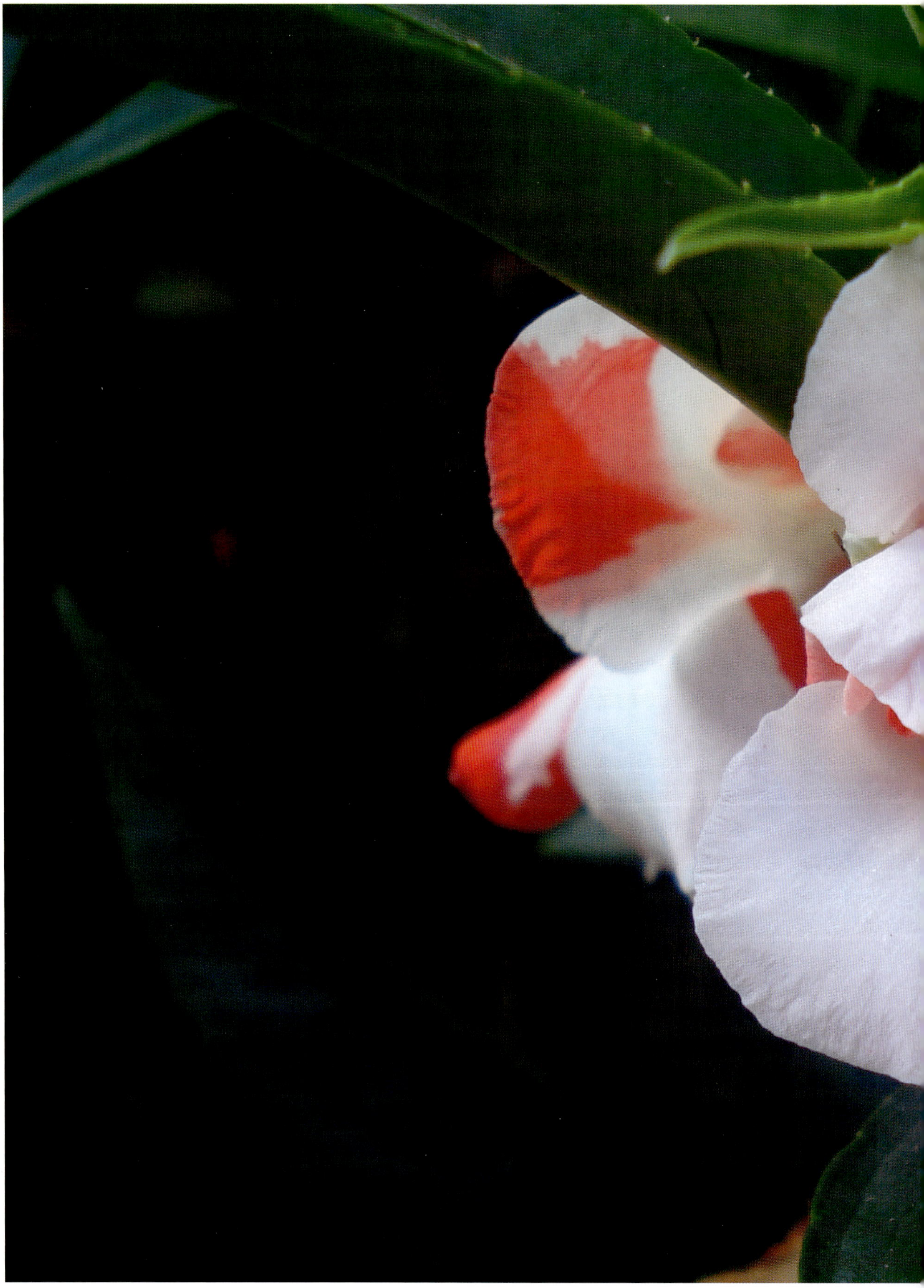

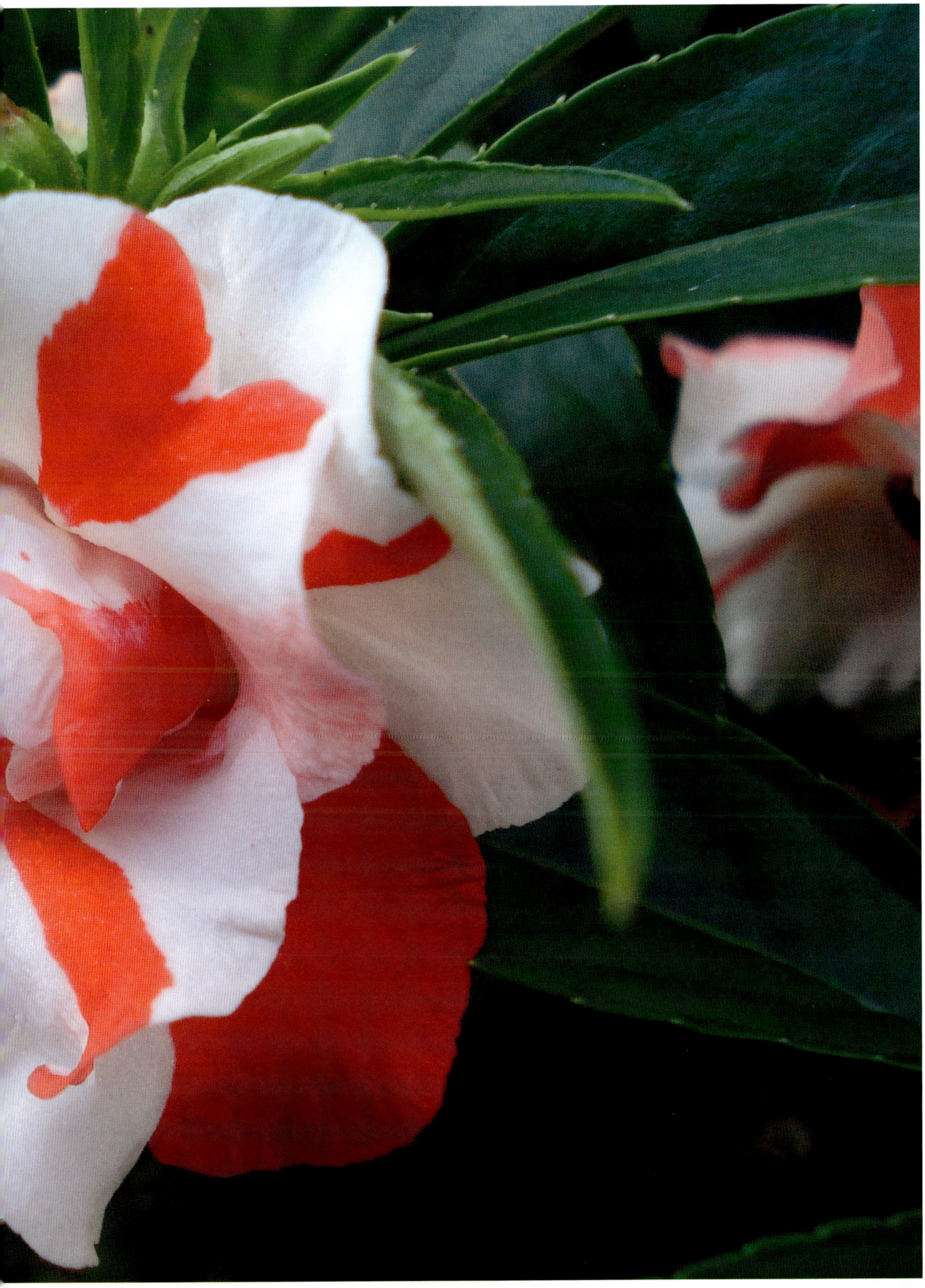

凤仙花

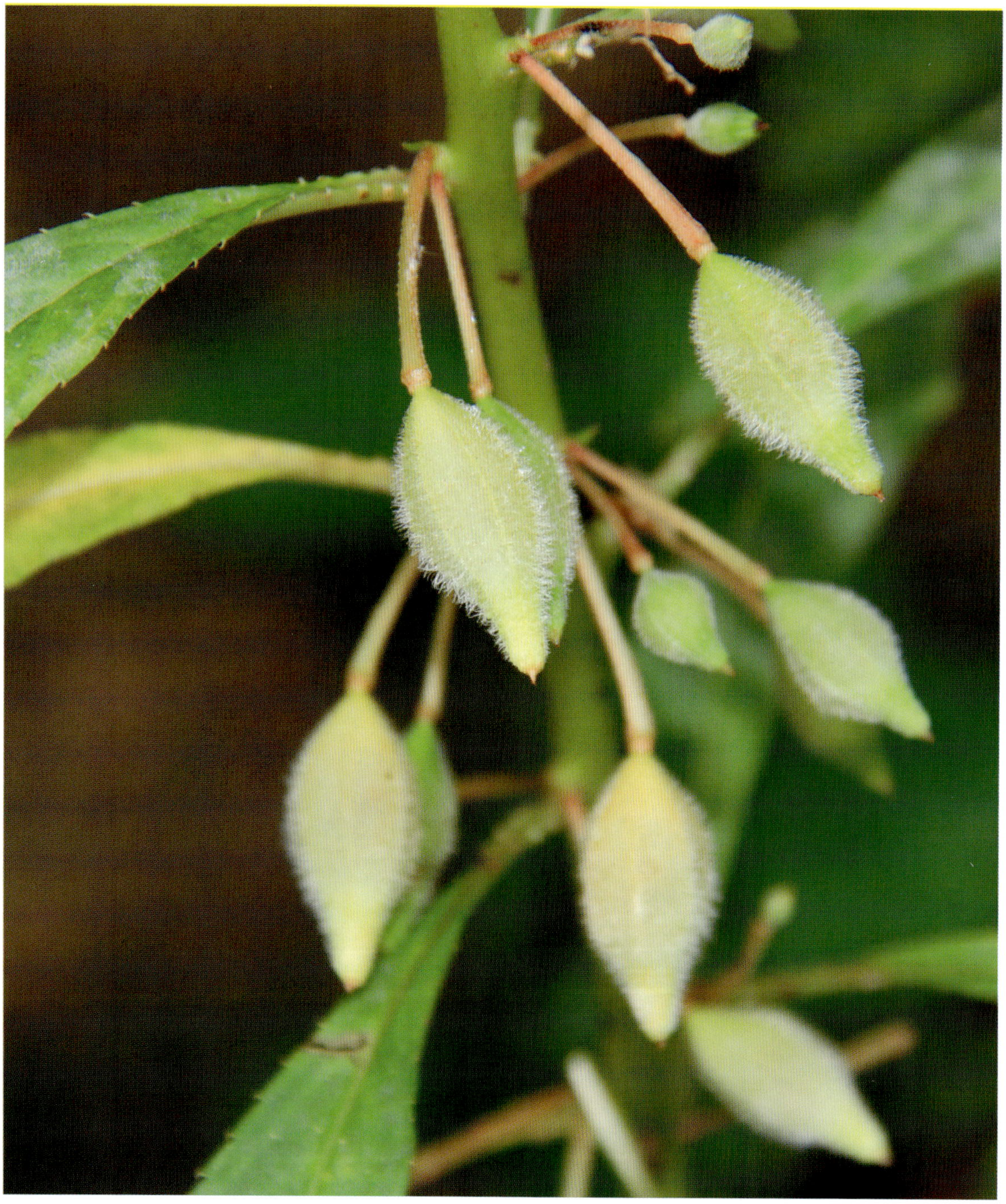

凤仙花

功效主治

祛风，活血，消肿，止痛。主治风湿性关节痛，跌打损伤，痈疽，疔疮，蛇咬伤，止红崩，净白带。

用法用量

内服：10 ~ 35 g，煎汤。外用：捣敷或煎水洗。

民族药方

1．跌打损伤，浑身痛楚　凤仙花 30 g。切碎，水、酒各半煎服。

2．风湿性关节痛　鲜凤仙花 30 g。水煎调酒服。

3．跌打损伤　凤仙花适量。捣汁 1 杯，黄酒冲服。

4．瘰疬，发背，一切痈肿　鲜凤仙花适量。捣烂敷患处；或用鲜凤仙全株连根洗净，捣烂，放铜锅内，加水煮汁 2 次，过滤，将 2 次之汁，合并再熬，浓缩成膏，涂纸上，贴患处，每日 1 换。

5．痈疽恶毒　凤仙花 9 ~ 15 g。水煎服。

6．蛇头疔　鲜凤仙花适量。捣烂敷肿处；或同甜酒酿糟捣烂敷。

7．指甲炎肿痛（俗称换指甲）　鲜凤仙花 1 握。洗净后加些红糖，共捣烂，敷患处，每日换 2 次。

8．溃疡日久　凤仙花、冰片各等份。研末干搽。

9．受湿后脚面肿　凤仙花连根带叶适量。共捣细，加砂糖和匀，敷肿处。

10．蛇咬伤　鲜凤仙花 150 g。捣烂绞汁服，渣外敷。

使用注意

瘀血者慎用，孕妇忌服。

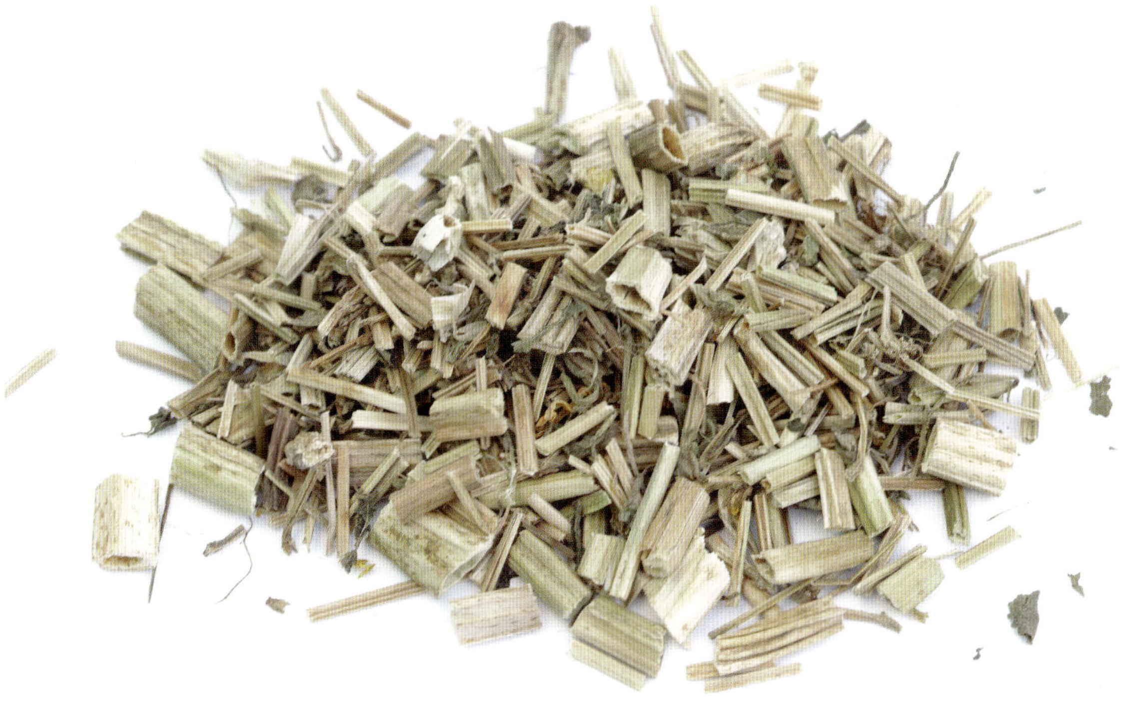

凤仙花饮片

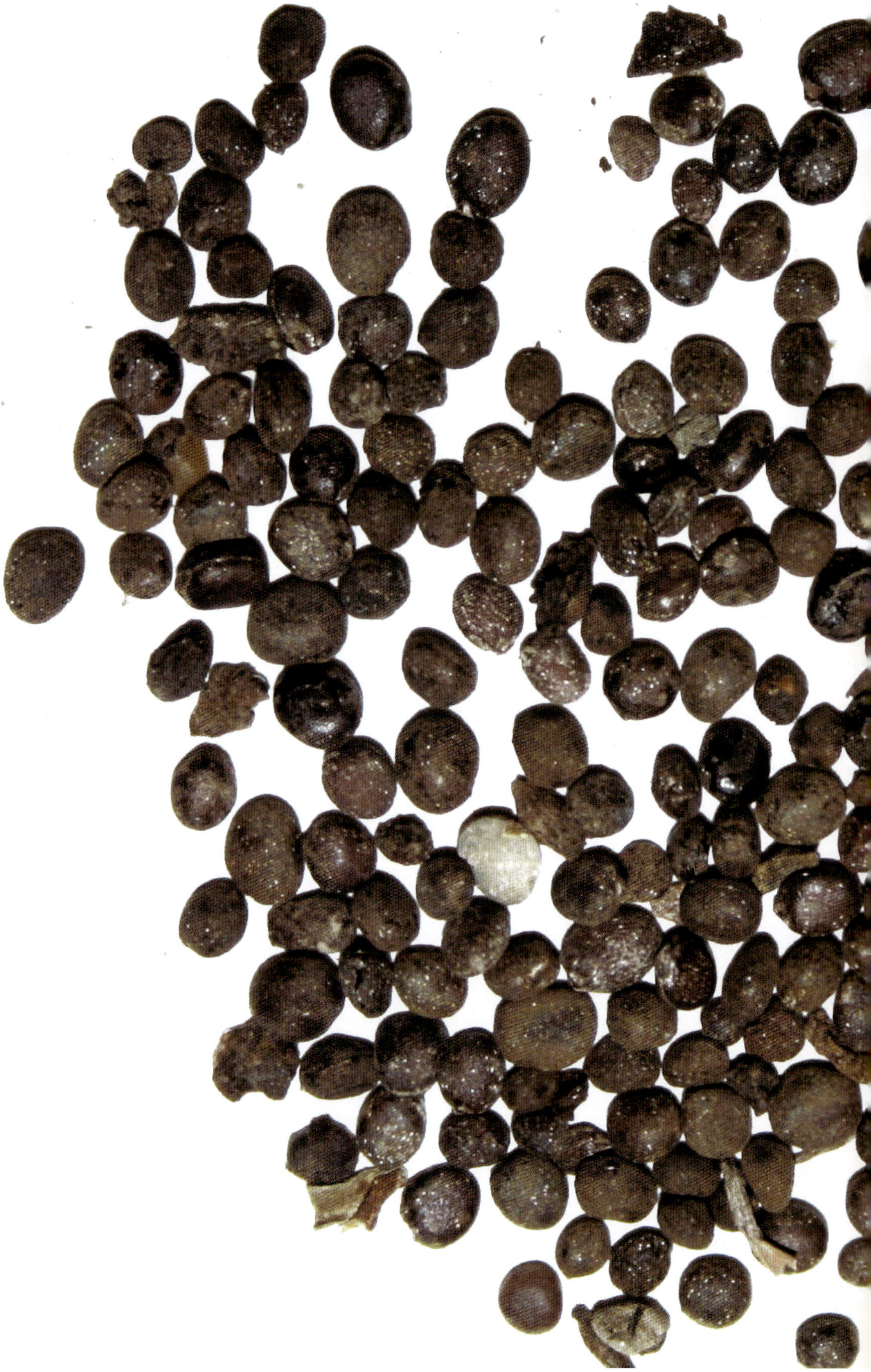

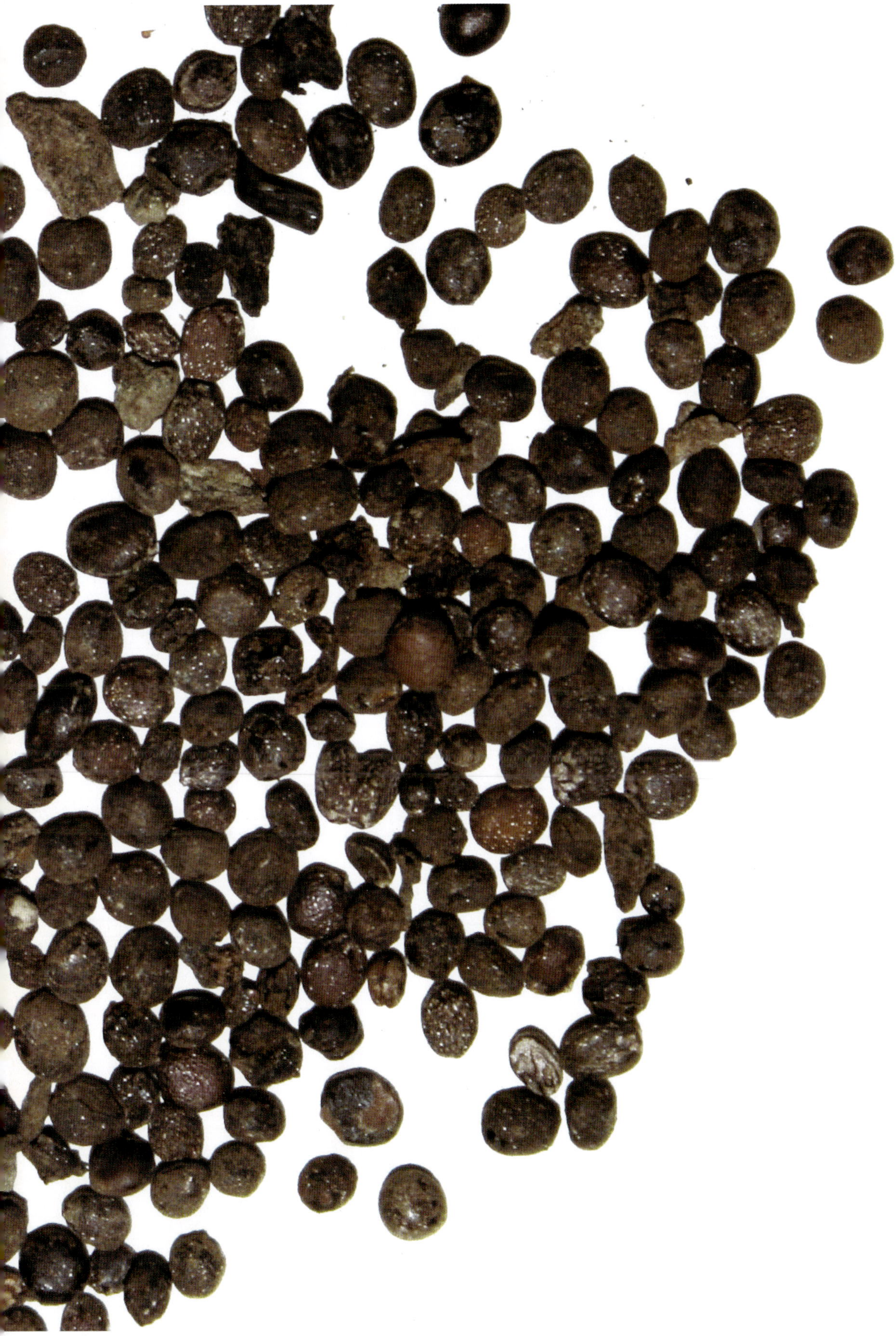

急性子饮片

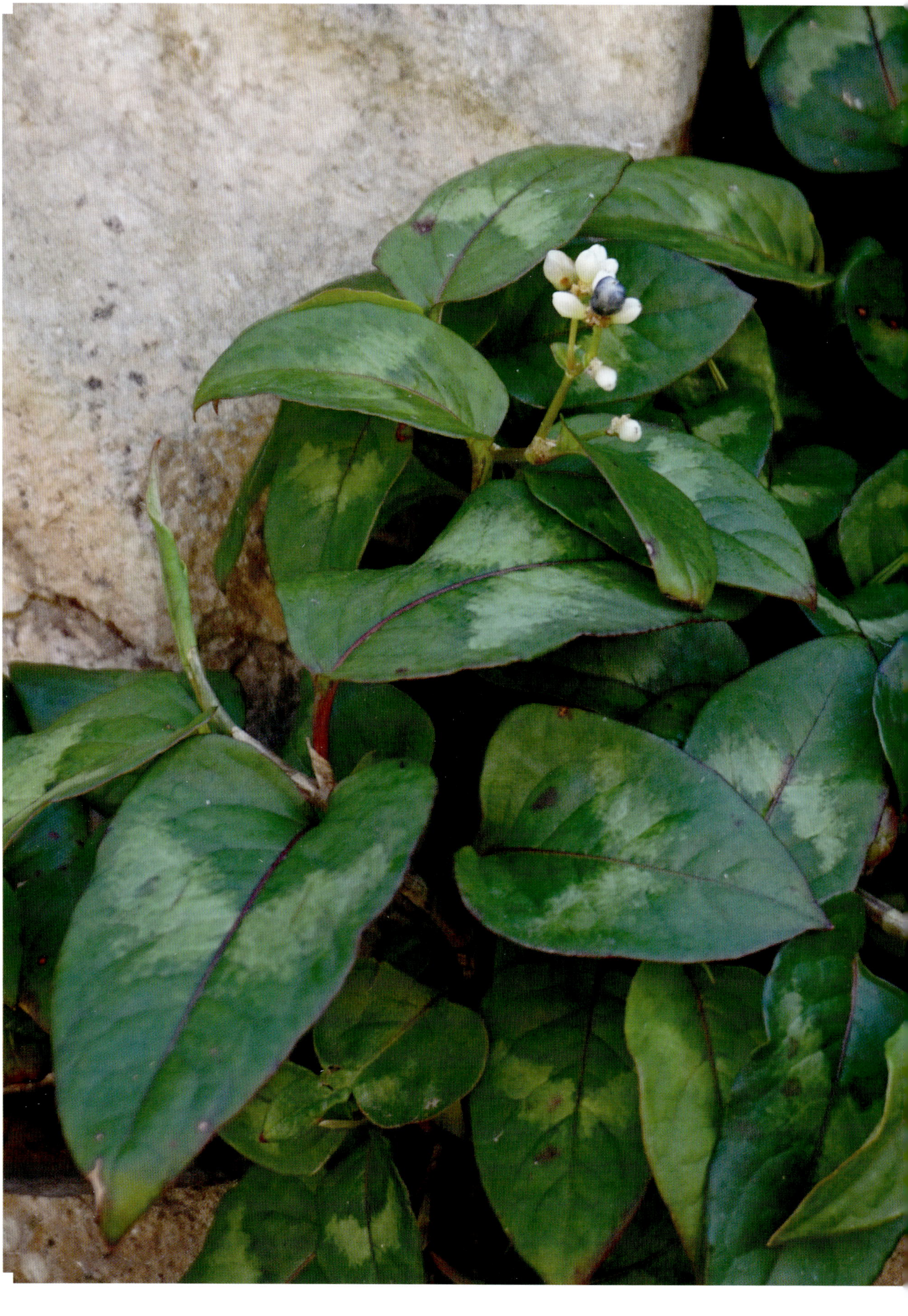

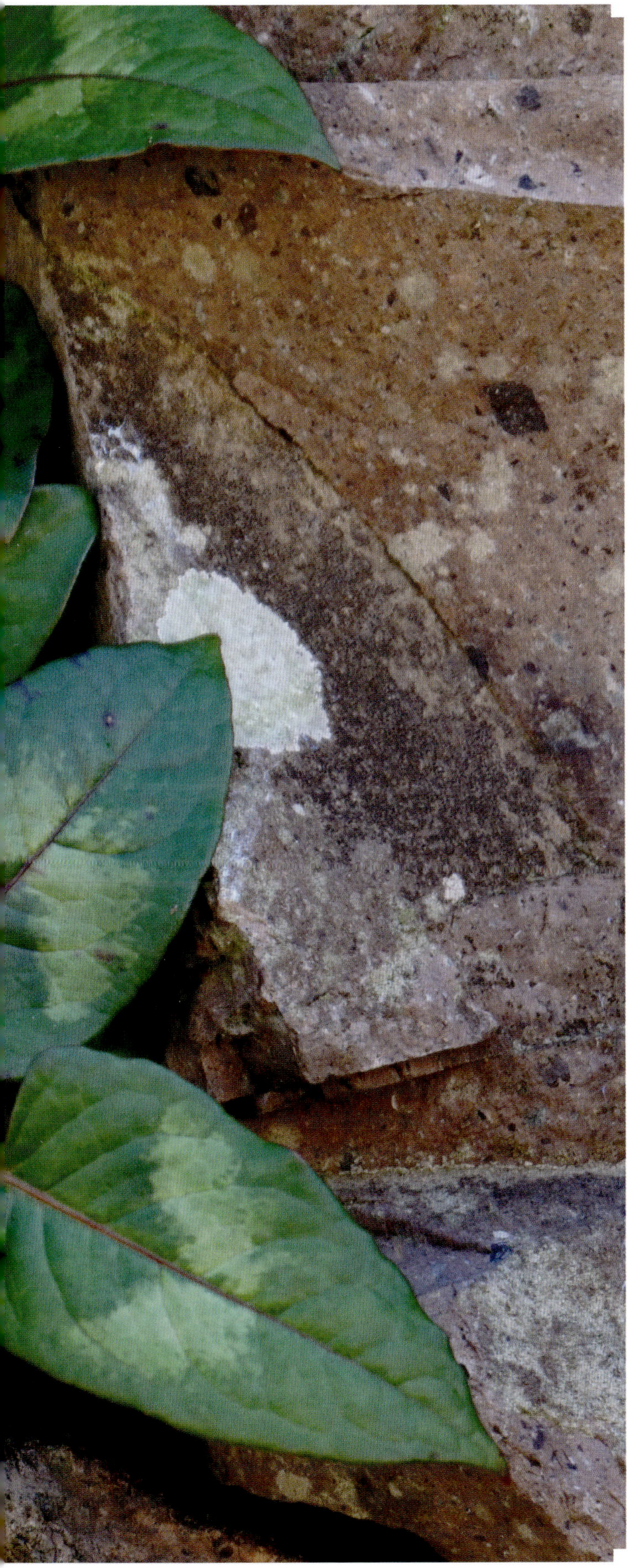

火炭母

【水药名】熬猛嘎慢。

【别　名】赤地利、火炭星、火炭藤、白饭草、倍饭藤。

【来　源】本品为蓼科植物火炭母 *Polygonum chinense* L. 的全草。

【性味归经】味酸、涩，性寒。归肺、肝、脾经。

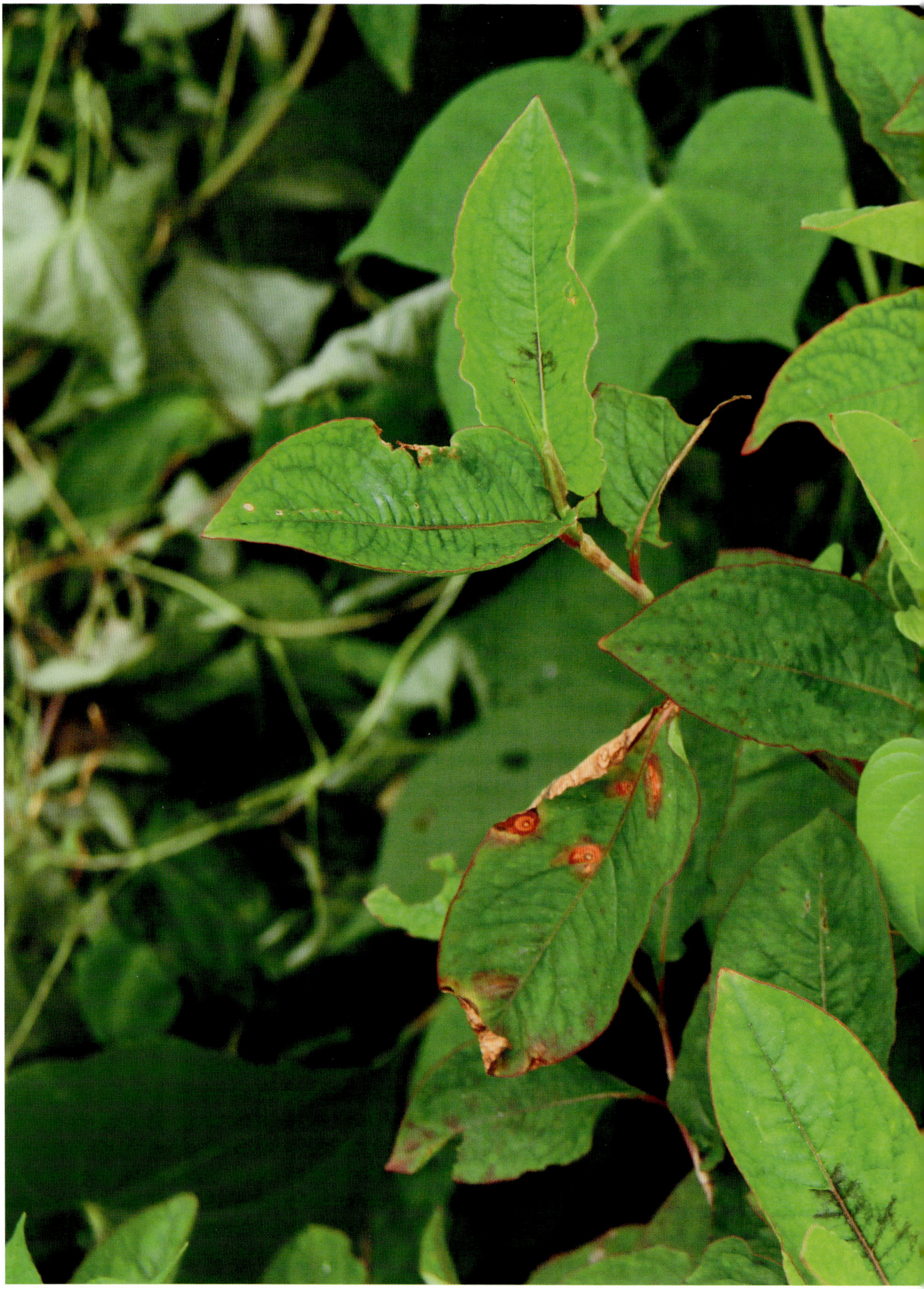

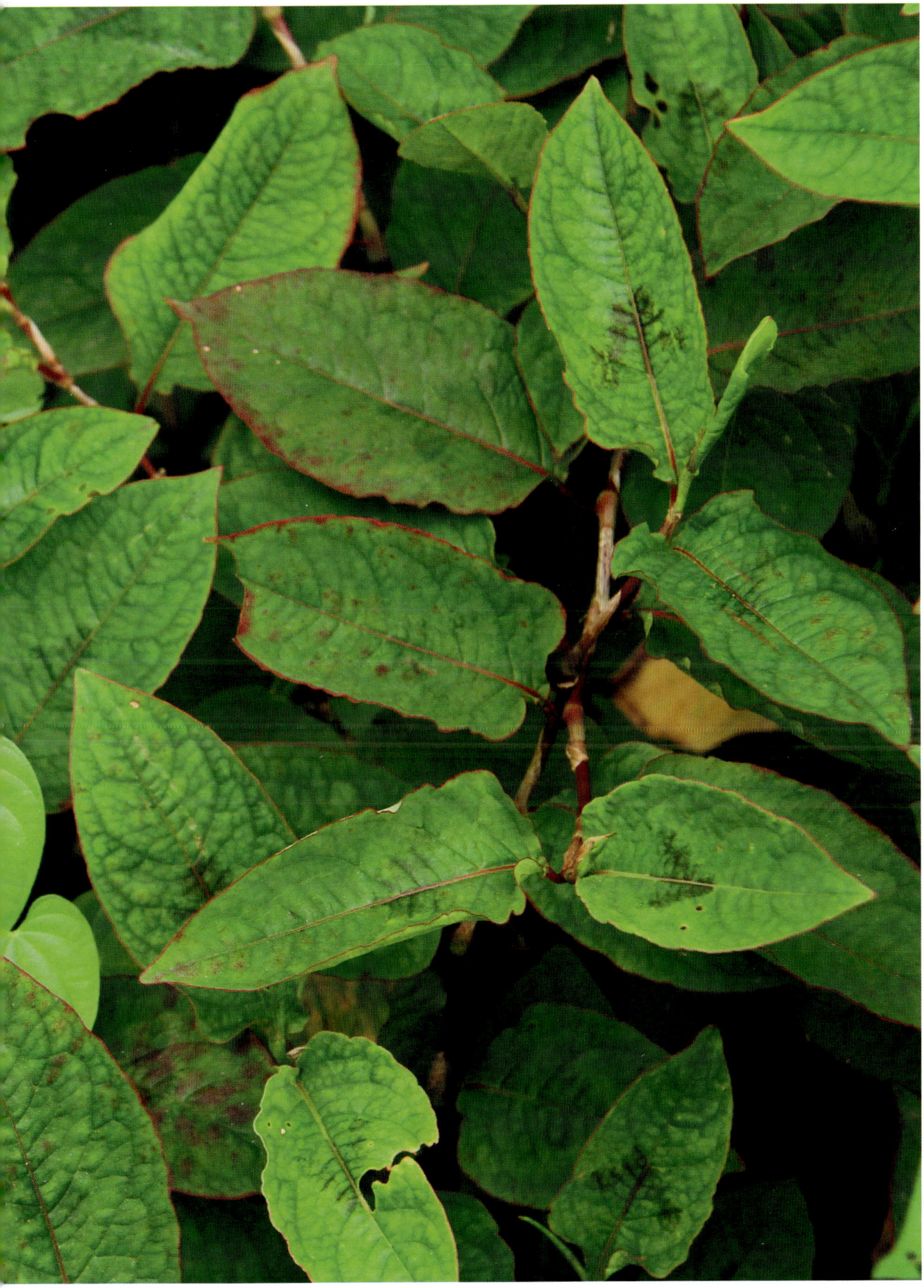

火炭母

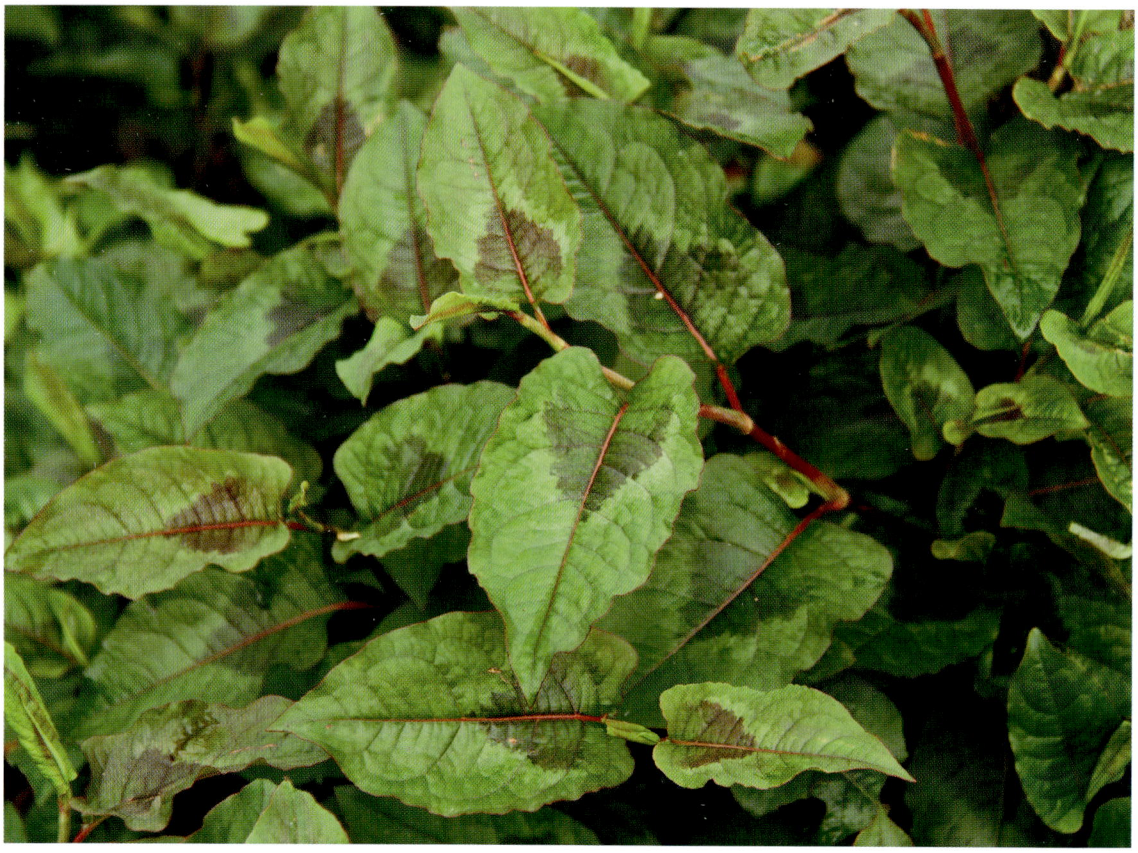

火炭母

识别特征

多年生蔓生草本，长可达 1.5 m。茎圆柱形，略具棱沟，无毛或稍被毛，直立或斜上，下部质坚实，多分枝，伏地者节处生根，嫩枝紫红色。单叶互生；叶柄短而有翅；叶片矩圆状卵形或卵状三角形，长 5 ~ 12 cm，宽 3 ~ 6 cm。先端短尖或渐尖，基部截形，浑圆或近心形，上面绿色，带有紫黑色“V”形斑影。秋季枝顶开白色或淡红色小花，头状花序再组成圆锥状或伞房状。瘦果卵形。

生境分布

生长于村旁、路边。分布于台湾、福建、湖南 、江西、广东、广西、云南、四川、贵州等省区。

采收加工

夏、秋二季采收，鲜用或晒干。

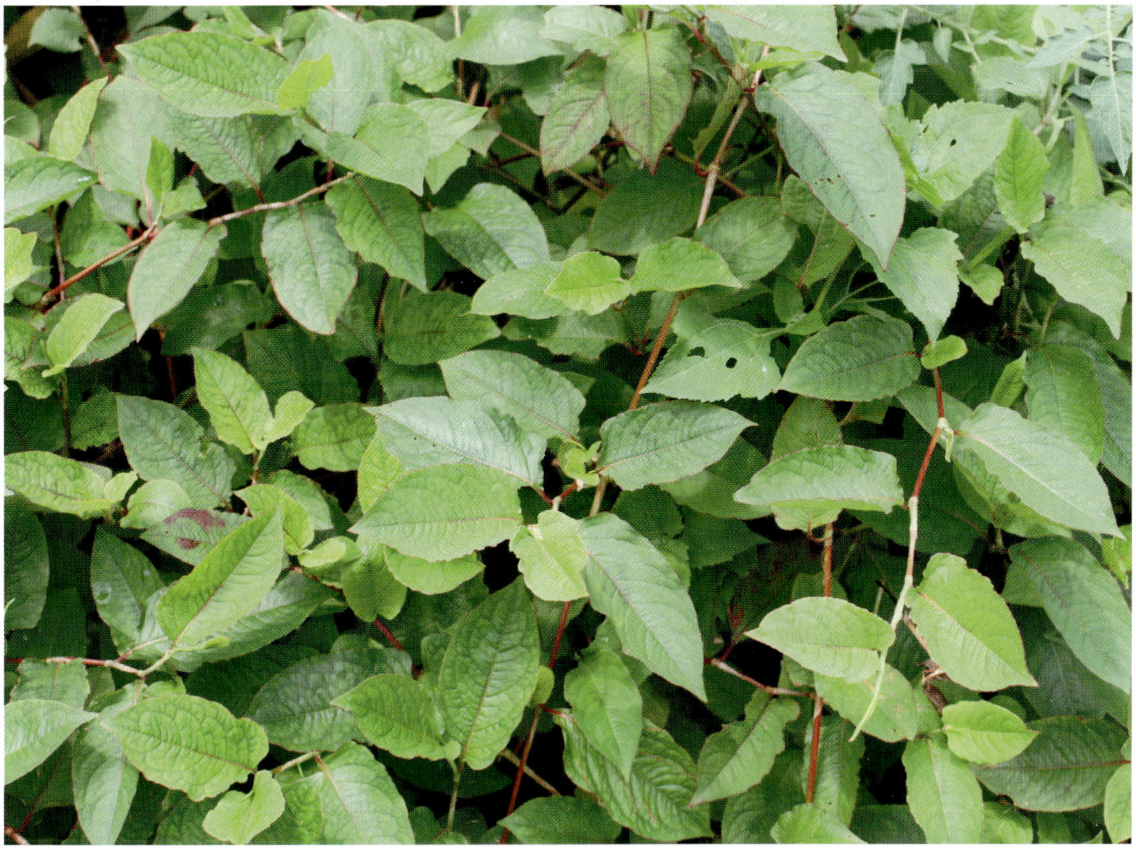

火炭母

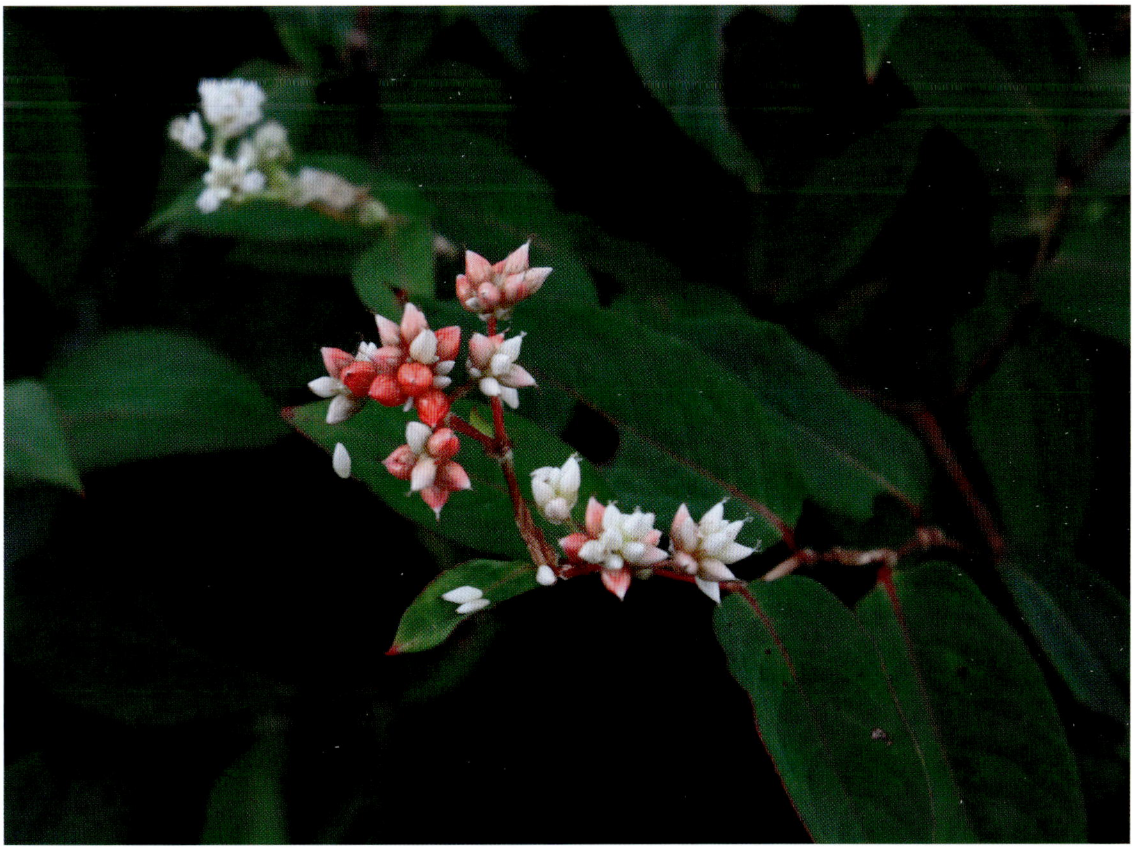

火炭母

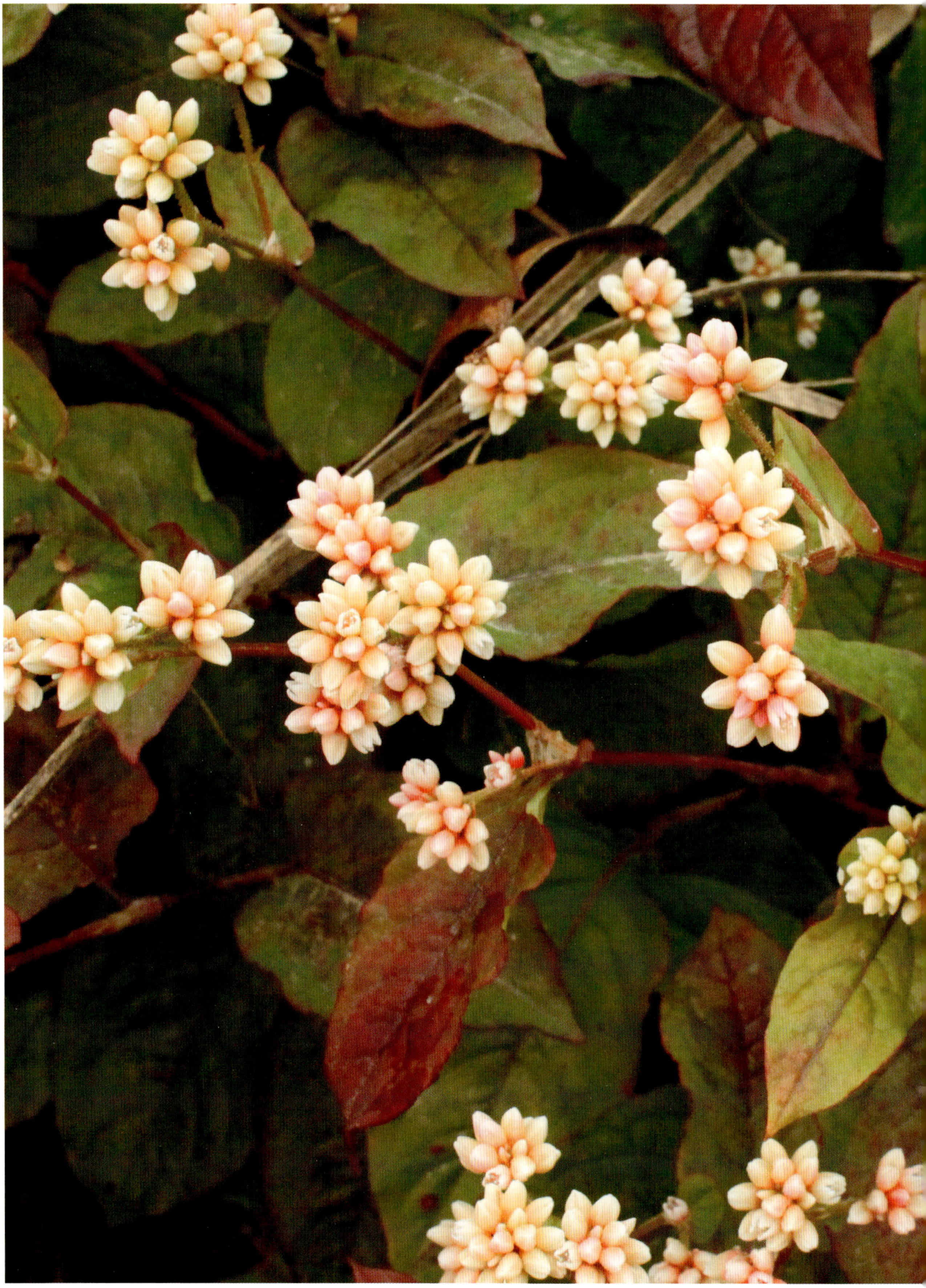

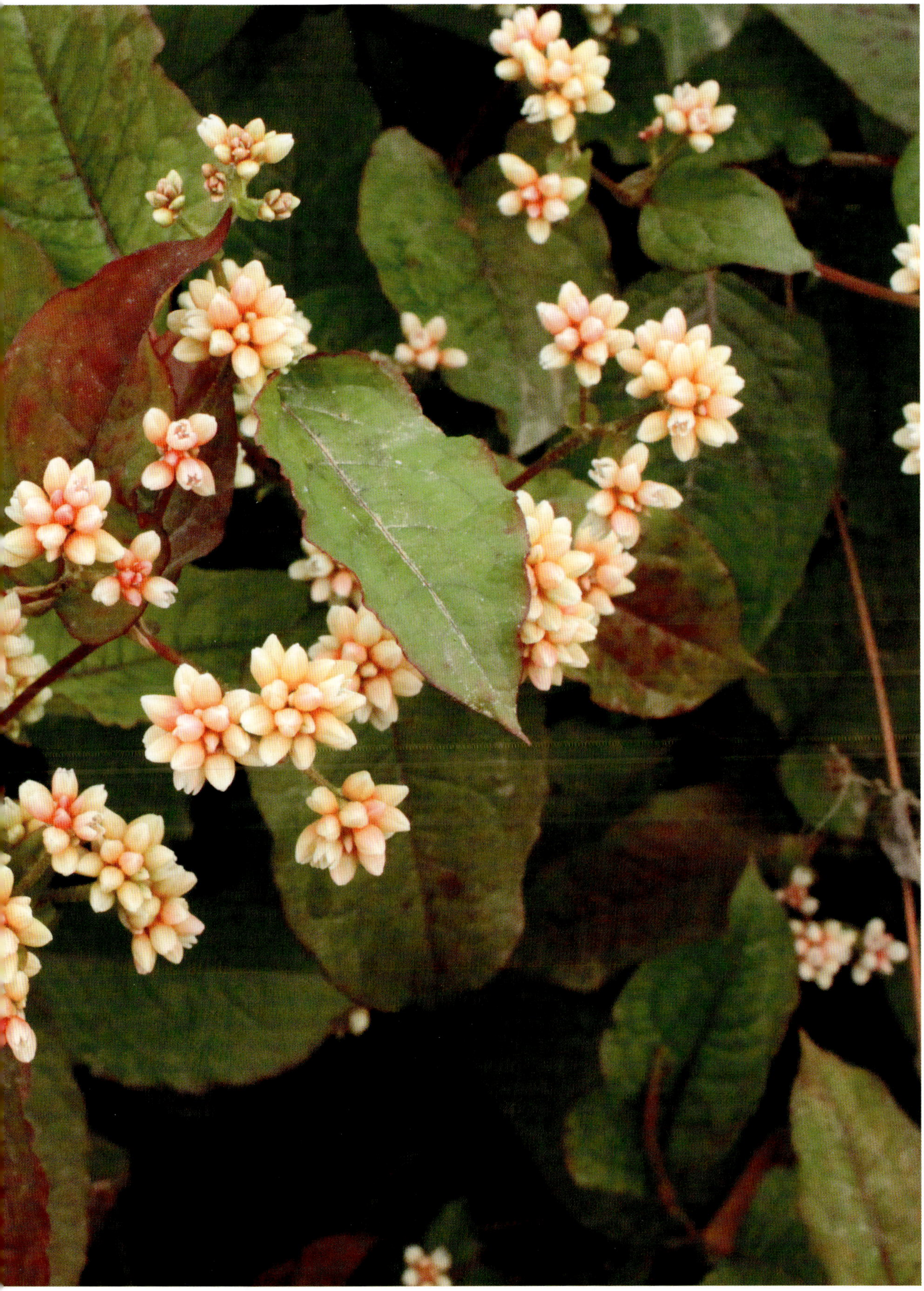

火炭母

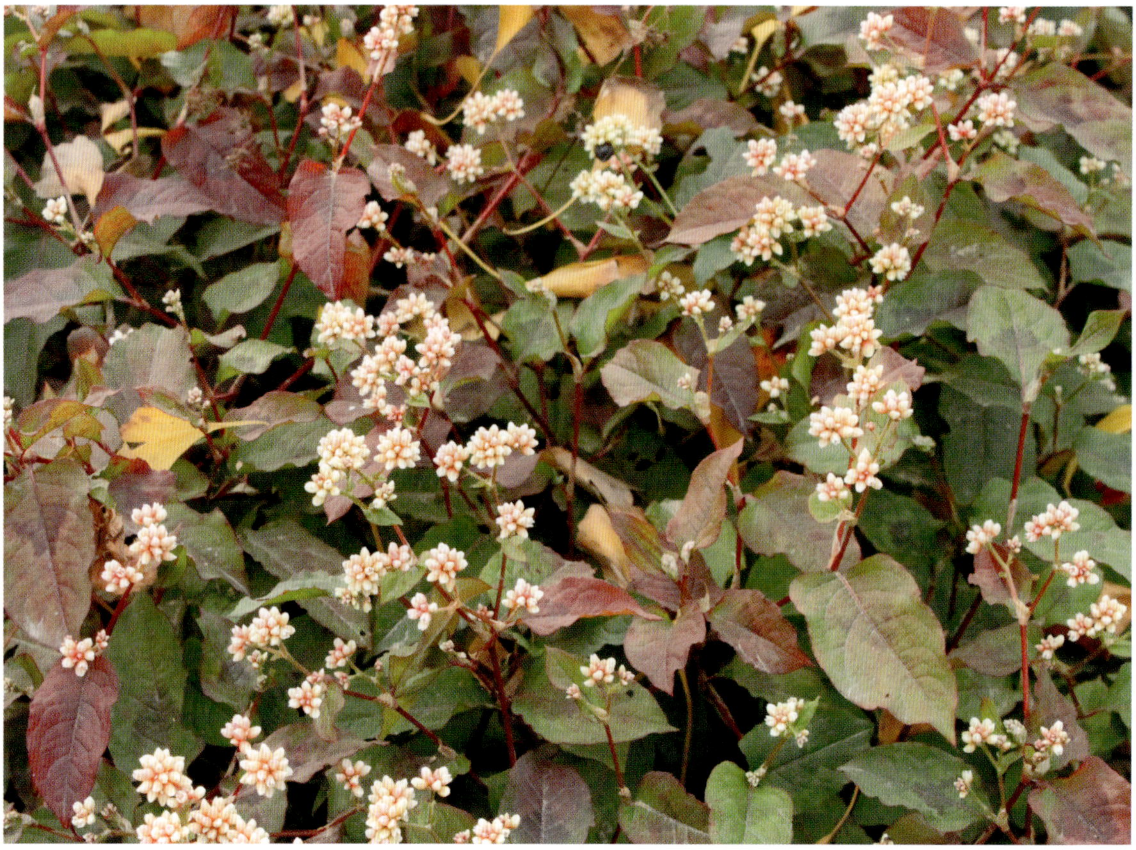

火炭母

药材鉴别

本品茎扁圆柱形，有分枝，节稍膨大，上有须根；表面淡绿色或紫褐色，无毛，有细棱；质脆，易折断，断面灰黄色，多中空。叶互生，多卷缩，破碎，完整叶片卵状矩圆形；先端短尖，基部截形或稍圆，全缘；上表面暗绿色，下表面色较浅，两面近无毛；托叶鞘筒状，膜质，先端偏斜。无臭，味酸、微涩。

功效主治

清热解毒，利湿消滞，凉血止痒，明目退翳。主治痢疾，肠炎，消化不良，肝炎，咽喉炎，白喉，百日咳，湿疹，毒蛇咬伤。

用法用量

内服：15 ~ 30 g，煎汤。外用：捣敷。

民族药方

1. 小儿肠炎，腹泻 火炭母 15 g，刺梨根 30 g，山莓根 10 g。水煎服。

2. 急、慢性细菌性痢疾 火炭母、野牡丹各 60 g。水煎服，每日 1 剂，分 3 次服。对慢性细菌性痢疾，可以同样剂量做保留灌肠，每日 2 次，7 ~ 10 日为 1 个疗程。

3. 赤白痢 火炭母、海金沙各适量。捣烂取汁，冲沸水，加糖少许服之。

4. 痢疾，肠炎，消化不良 火炭母、小凤尾、布渣叶各 18 g。水煎服。

5. 湿热黄疸 火炭母、鸡骨草各 30 g。水煎服。

6. 妇女带下 鲜火炭母 60 ~ 90 g，白鸡冠花 3 ~ 5 朵。酌加水煎成半碗，饭后服，每日 2 次。

7. 皮肤风热，流注，骨节疼痛 火炭母适量。煎水洗。

8. 臌胀 火炭母适量。煎水熏洗及捣敷。

9. 痈肿 鲜火炭母 30 g。水煎，调酒服；渣调蜜或糯米饭捣烂，敷患处。

10. 湿疹 鲜火炭母 30 ~ 60 g。水煎服；另取鲜全草水煎洗。

使用注意

孕妇禁用。

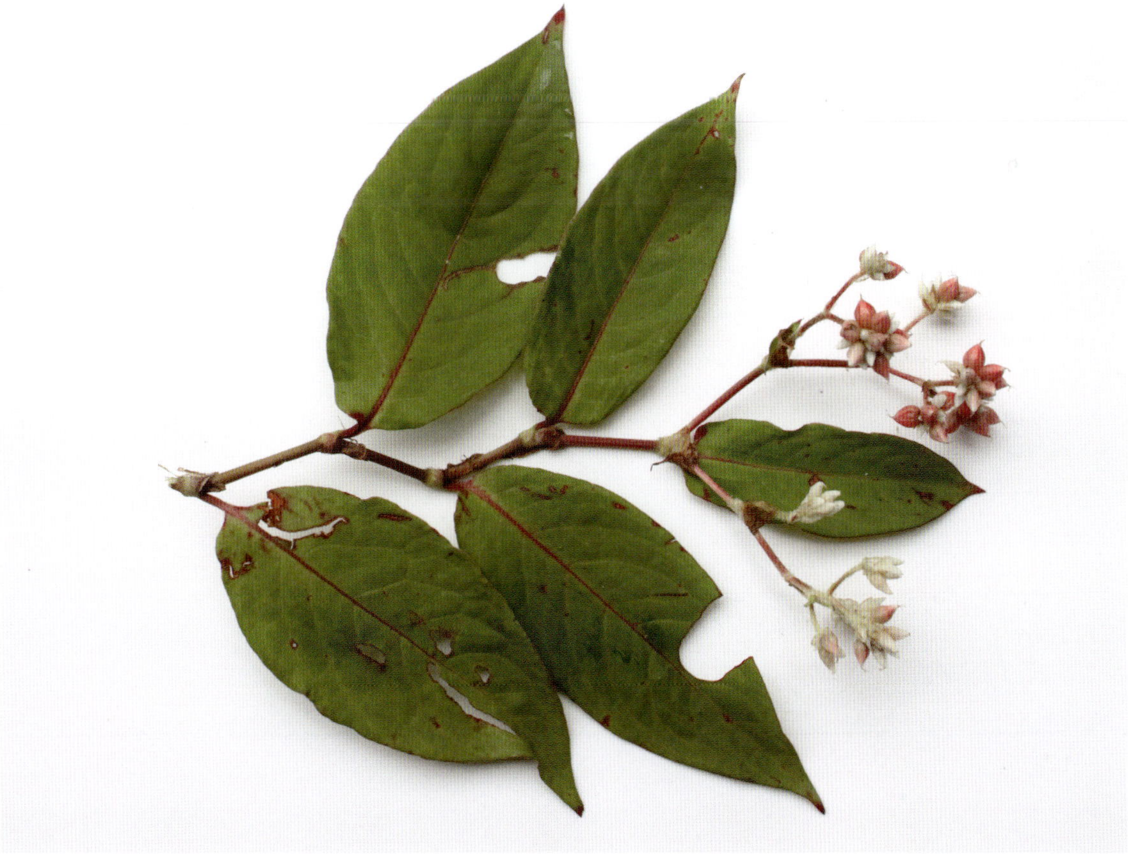

火炭母药材

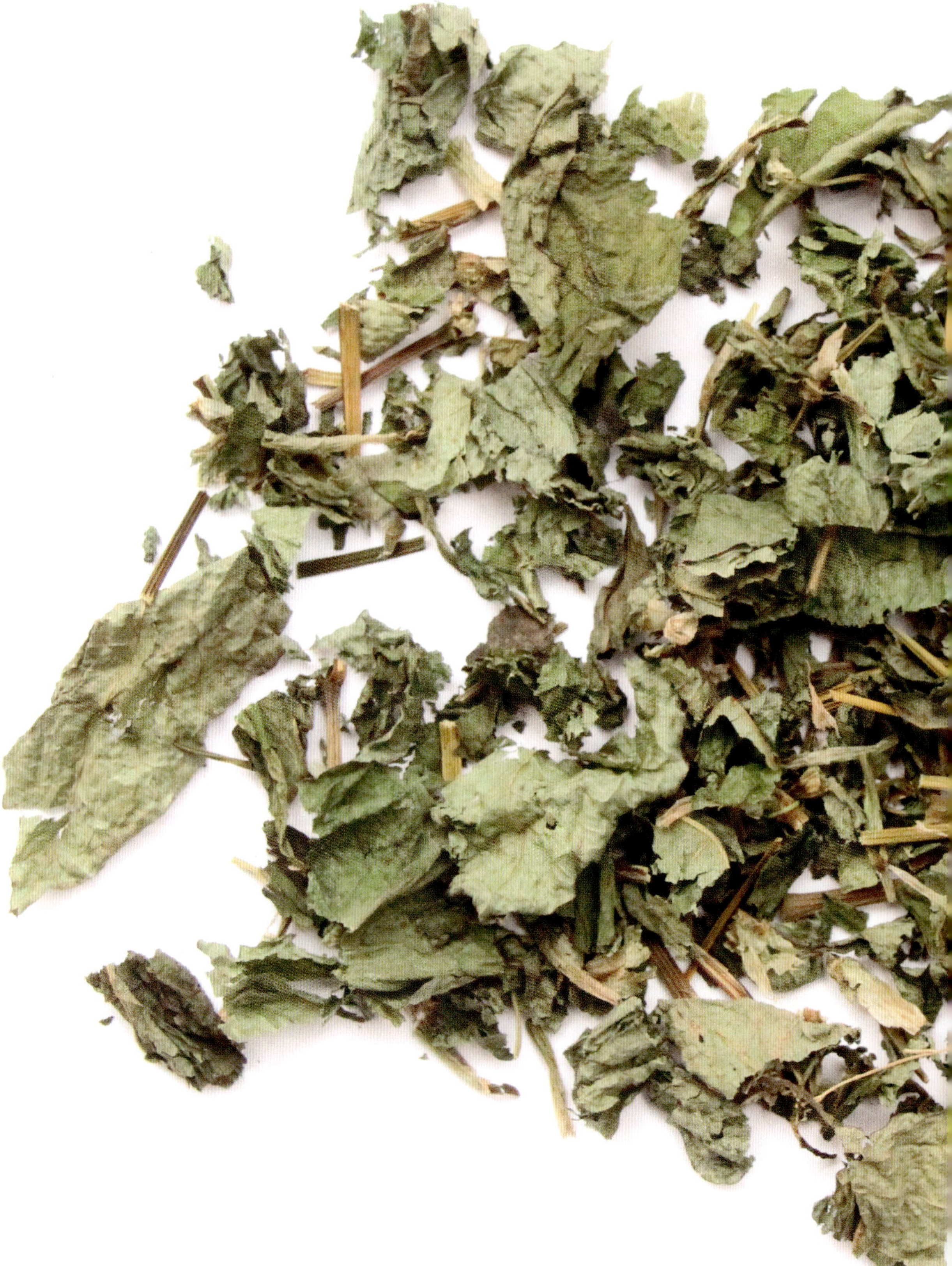

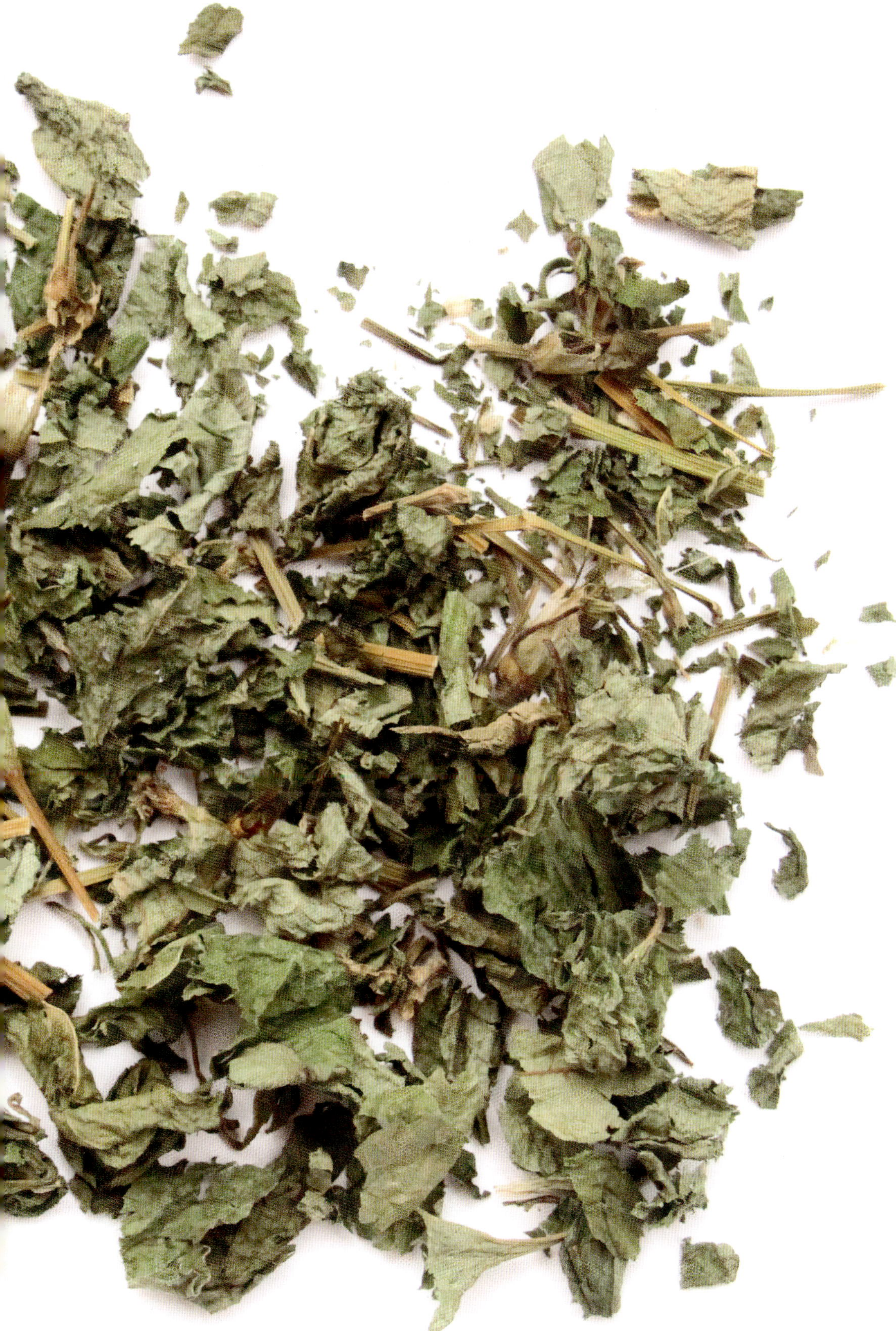

火炭母饮片

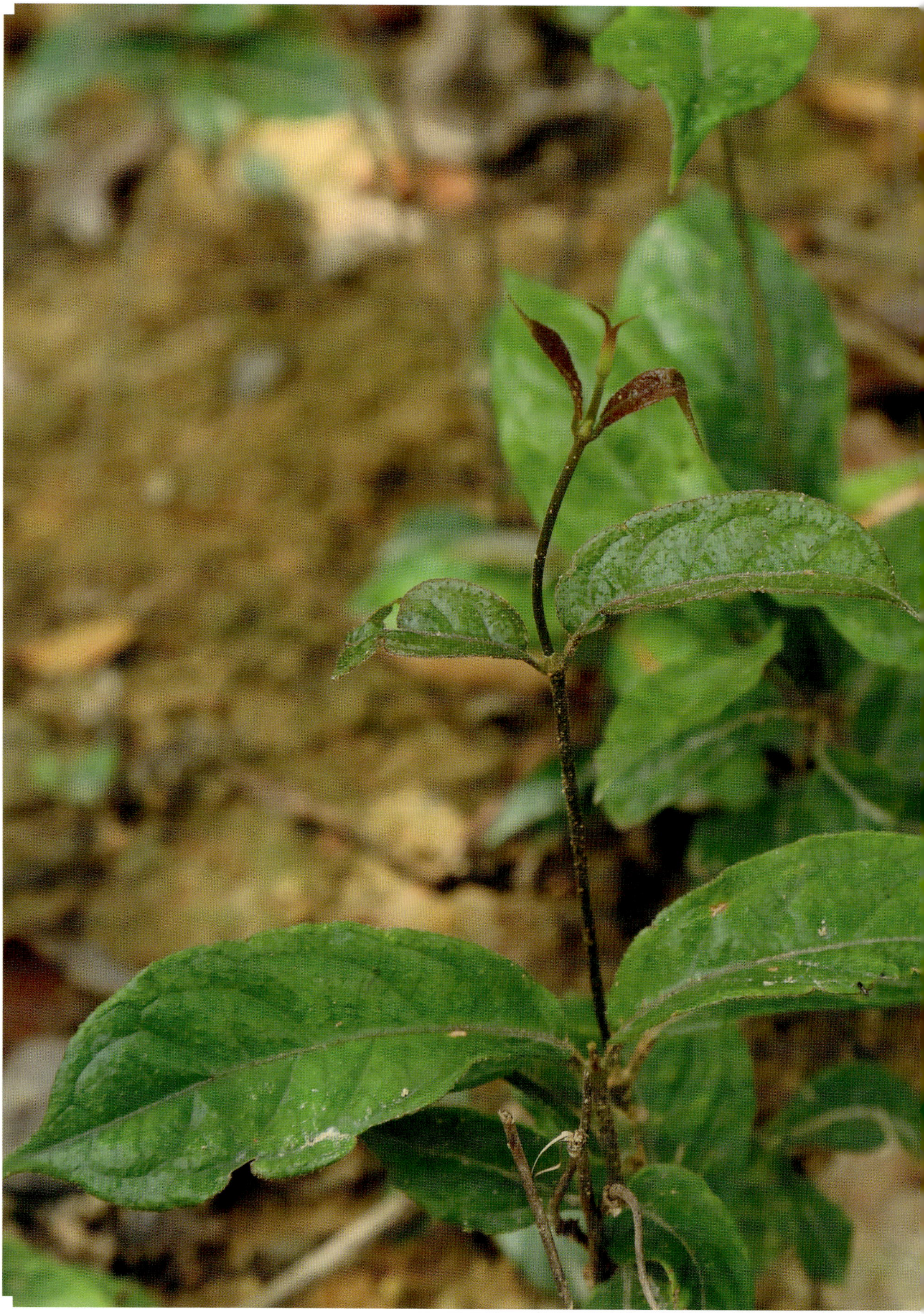

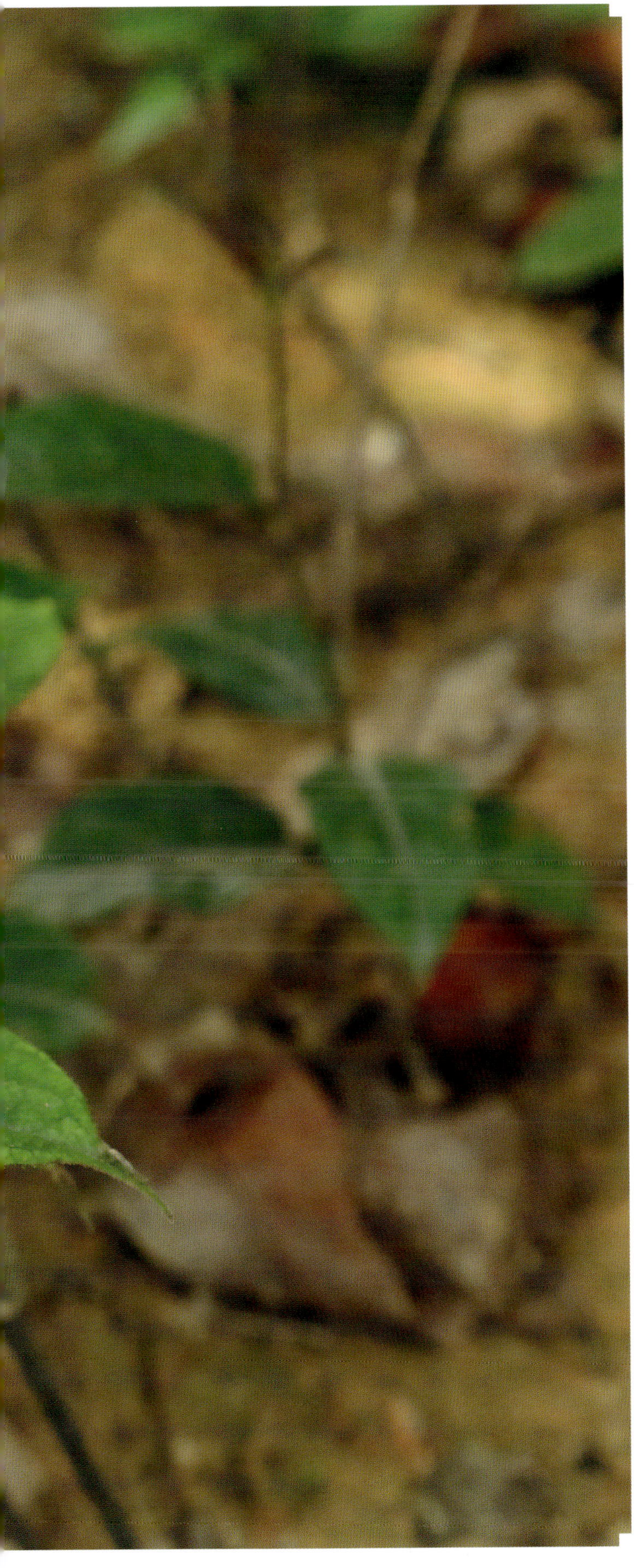

巴戟天

【水 药 名】要还赌。

【别　　名】巴戟、鸡肠风、兔子肠、三蔓草、不雕草、鸡眼藤。

【来　　源】本品为茜草科植物巴戟天 *Morinda officinalis* How 的根。

【性味归经】味辛、甘，性温。归肾、肝经。

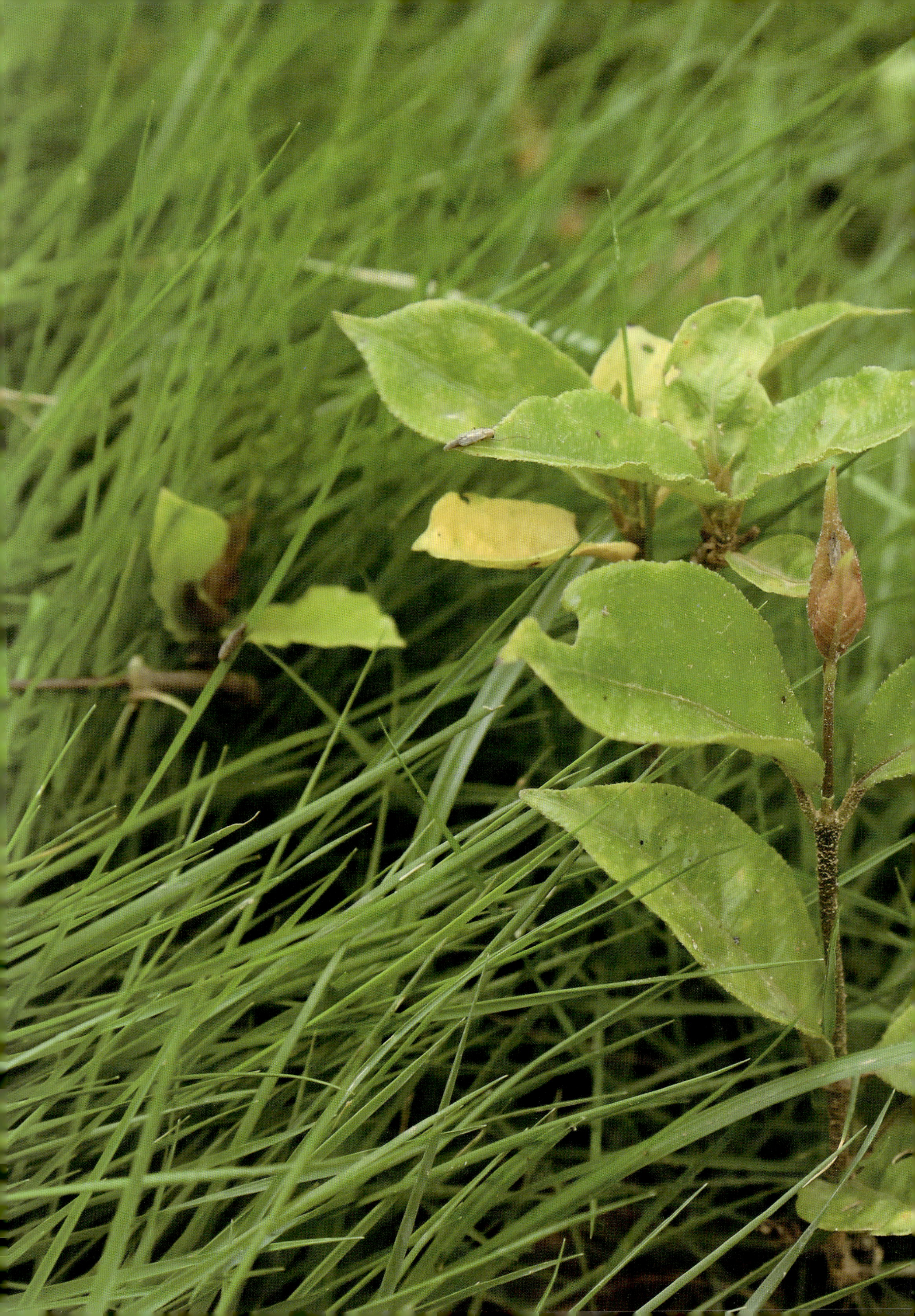

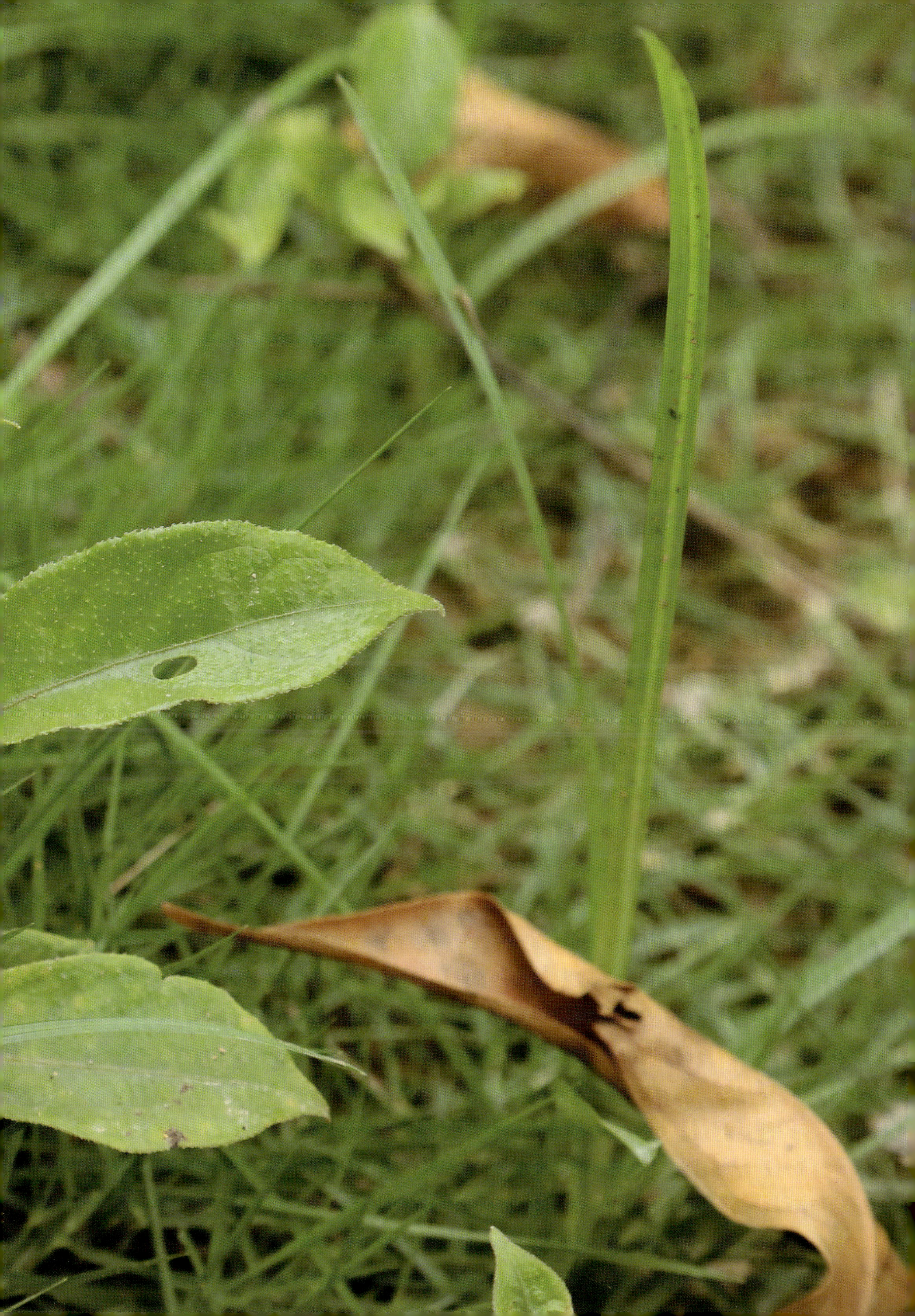

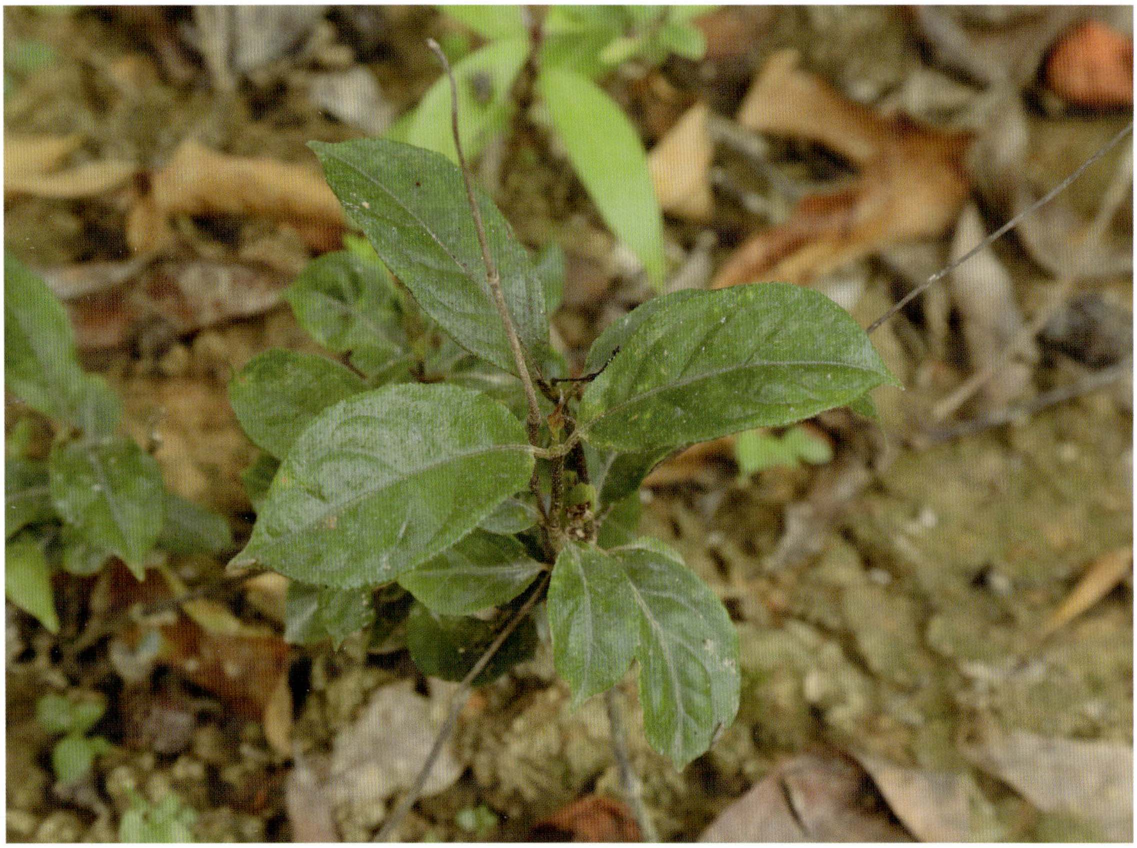

巴戟天

识别特征

缠绕或攀缘藤本。根茎肉质肥厚，支根多呈念珠状。茎圆柱状，小枝幼时有褐色粗毛，老时毛脱落后表面粗糙。叶对生，长椭圆形，先端短渐尖，基部楔形或阔楔形，全缘，下面沿中脉上被短粗毛。花序头状，生长于小枝顶端；花肉质白色。浆果近球形，成熟后红色，顶端有宿存的筒状萼管。花期 4—5 月，果期 9—10 月。

生境分布

生长于高山林下，亦有栽培。分布于福建、贵州、广东、海南、广西等省区。

采收加工

全年均可采挖，洗净，除去须根，晒至六七成干，轻轻捶扁，晒干。

药材鉴别

本品为扁圆柱形，略弯曲，长短不等，直径 0.5 ~ 2 cm。表面灰黄色或暗灰色，具纵纹和横裂纹，有的皮部横向断离露出木部；质韧，断面皮部厚，紫色或淡紫色，易与木部剥离；木部坚硬，黄棕色或黄白色，直径 1 ~ 5 mm。气微，味甘而微涩。

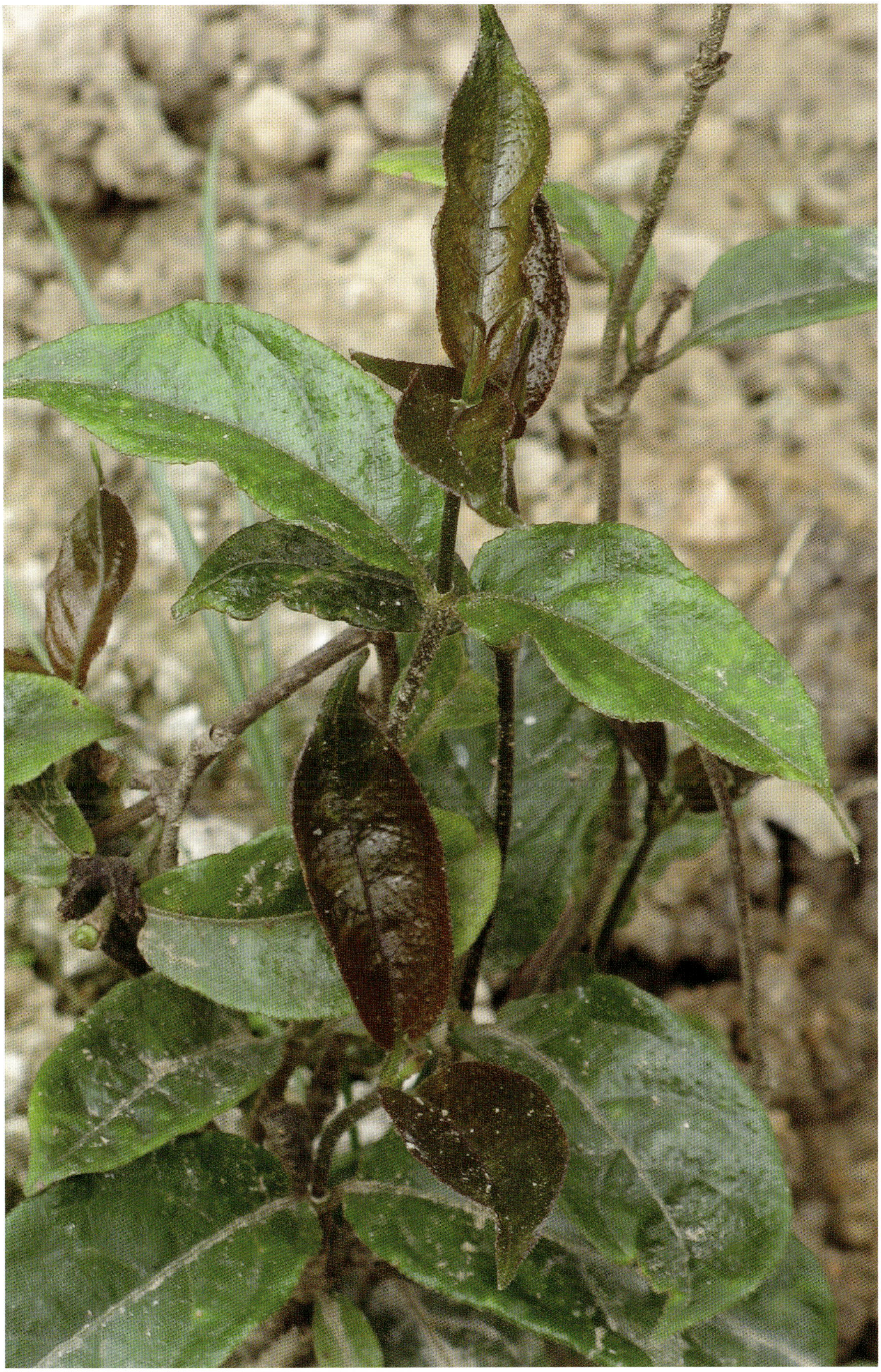

巴戟天

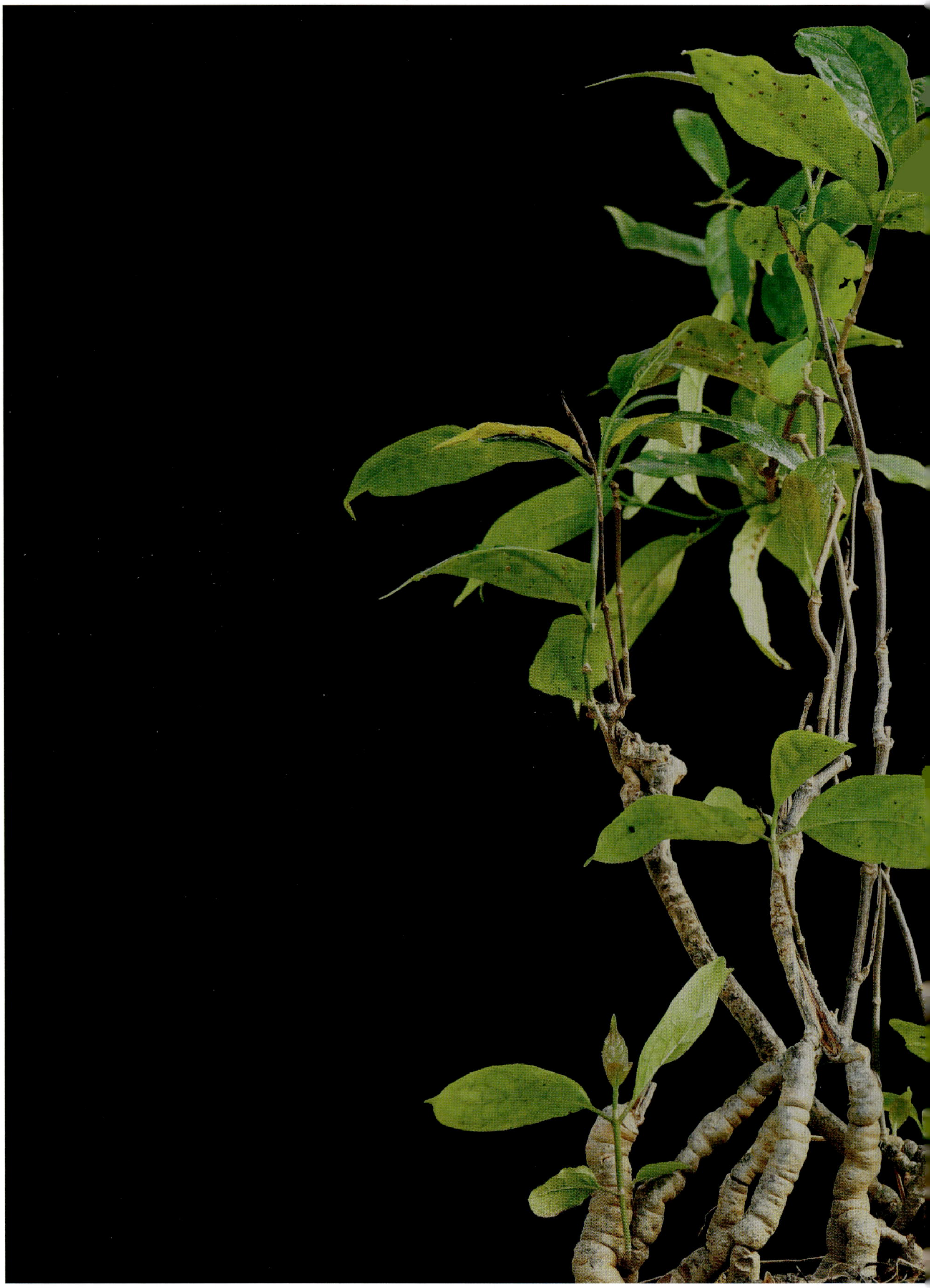

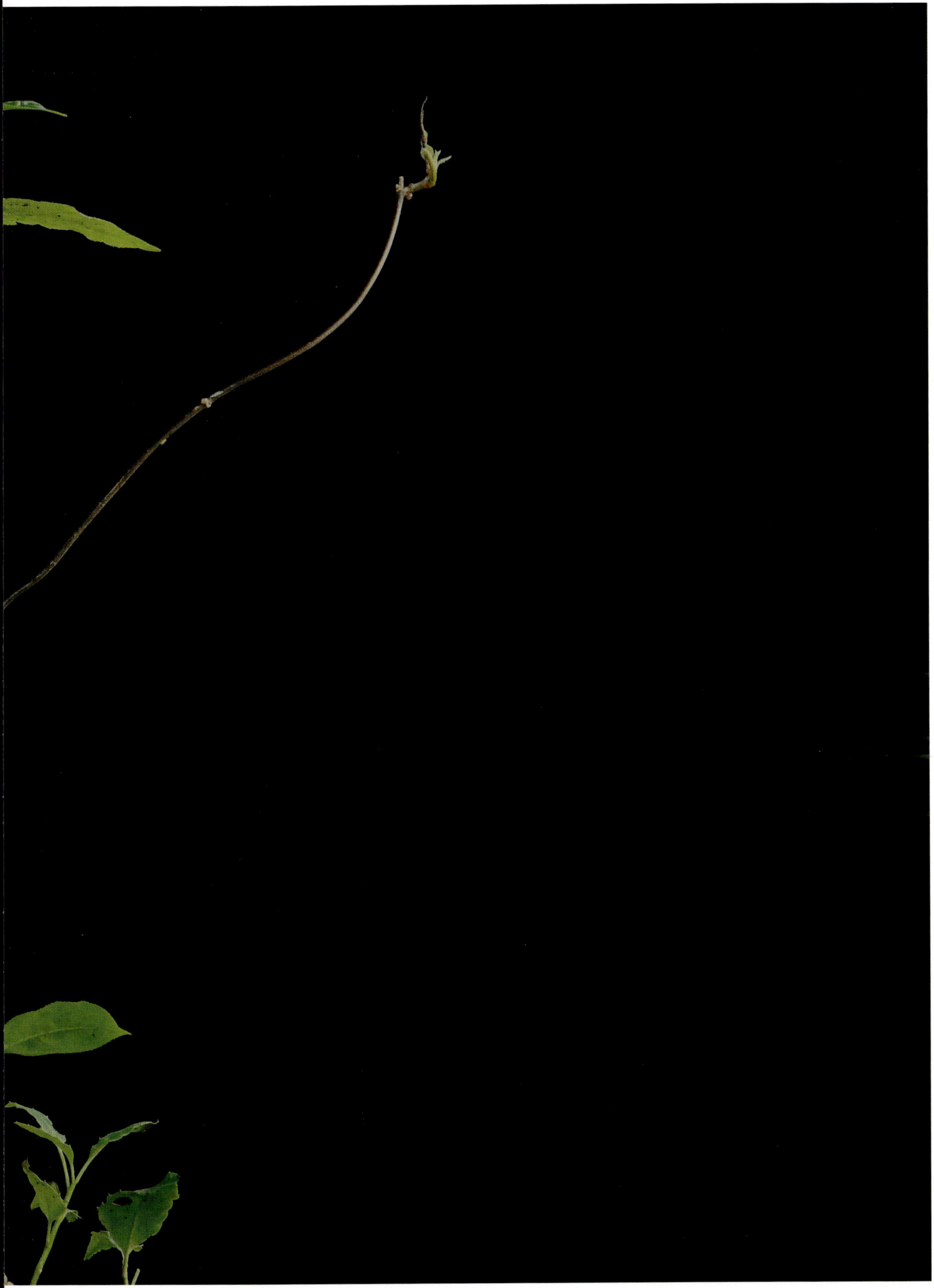

巴戟天

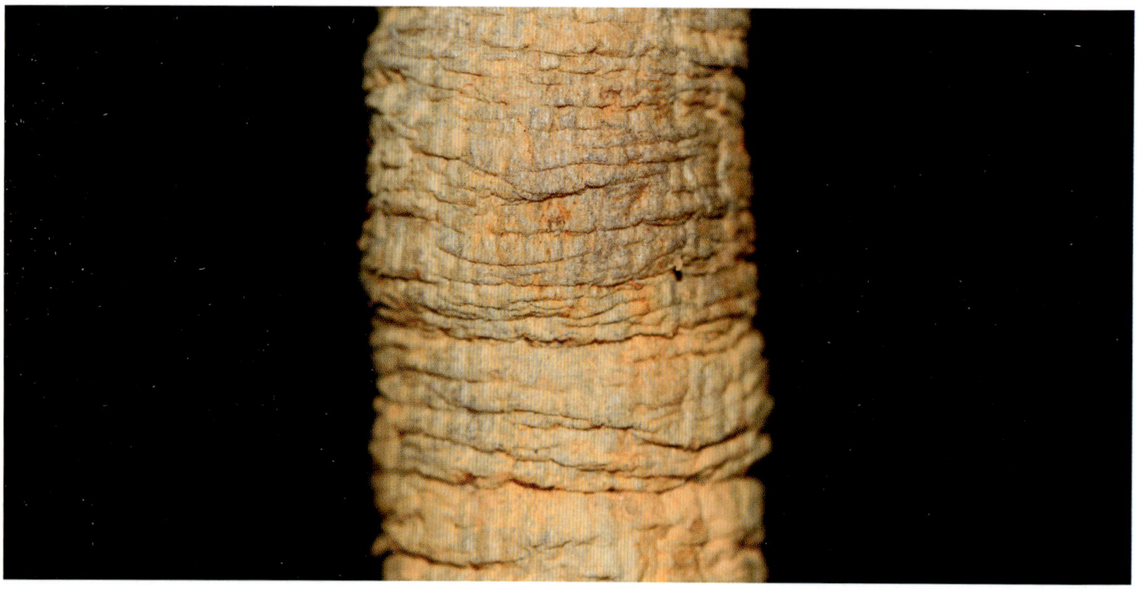

巴戟天

功效主治

补肾阳，壮筋骨，祛风湿。主治阳痿，少腹冷痛，小便不禁，子宫虚冷，风寒湿痹，腰膝酸痛。

用法用量

内服：10 ~ 15 g，煎汤；或入丸、散服。

民族药方

1．肾虚，尿频，尿多，阳痿 巴戟 10 g，仙茅 15 g，金樱根 25 g，猪蹄 1 只。同炖服，每日 3 次，连服 10 日。

2．老人衰弱，足膝痿软，步履困难 巴戟天、熟地黄各 10 g，人参 4 g（或党参 10 g），菟丝子、补骨脂各 6 g，小茴香 2 g。水煎服，每日 1 剂。

3．男子阳痿早泄，女子宫寒不孕 巴戟天、党参、覆盆子、菟丝子、神曲各 9 g，山药 18 g。水煎服，每日 1 剂。

4．遗尿、小便不禁 巴戟天、覆盆子各 12 g，益智仁 10 g。水煎服，每日 1 剂；或用巴戟天 30 g，核桃仁 20 g。装入猪膀胱内，隔水炖熟后食服。

5．妇女围绝经期综合征 巴戟天、当归各 9 g，淫羊藿、仙茅各 9 ~ 15 g，黄柏、知母各 5 ~ 9 g。水煎服，每日 2 剂。

6．肾病综合征 巴戟天、山茱萸各 30 g。水煎服，每日 1 剂。

使用注意

阴虚火旺者忌服。

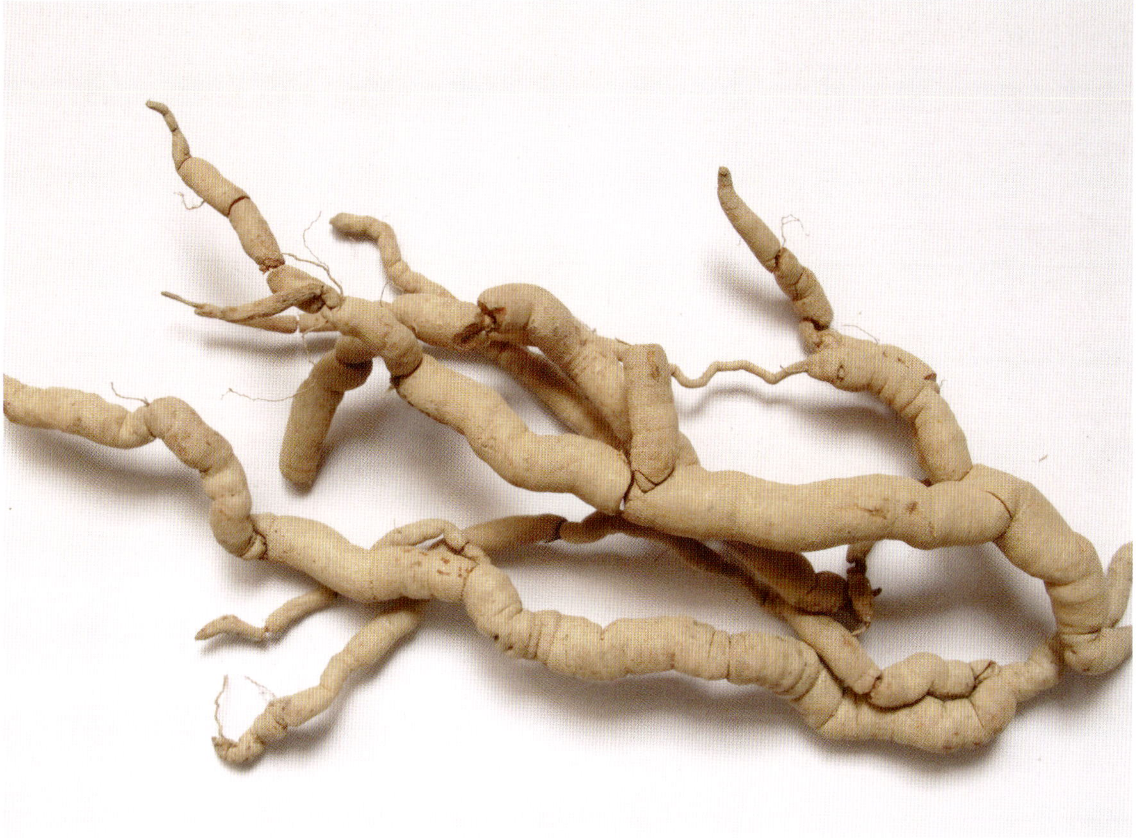

巴戟天药材

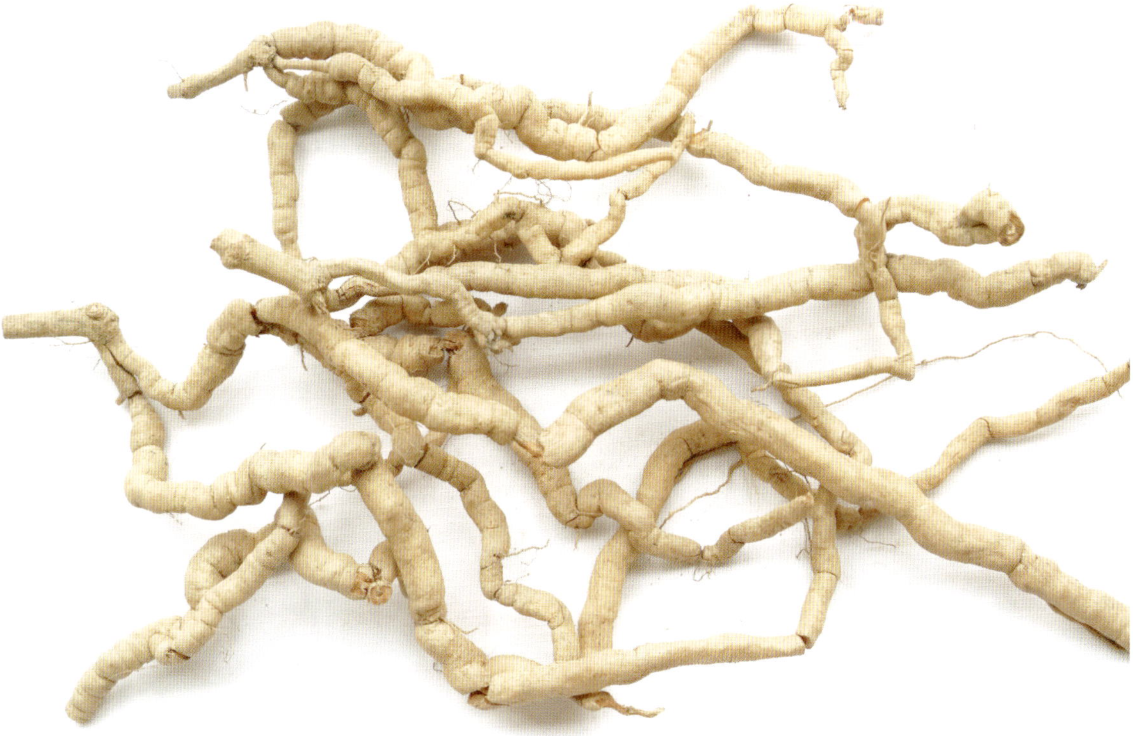

巴戟天药材

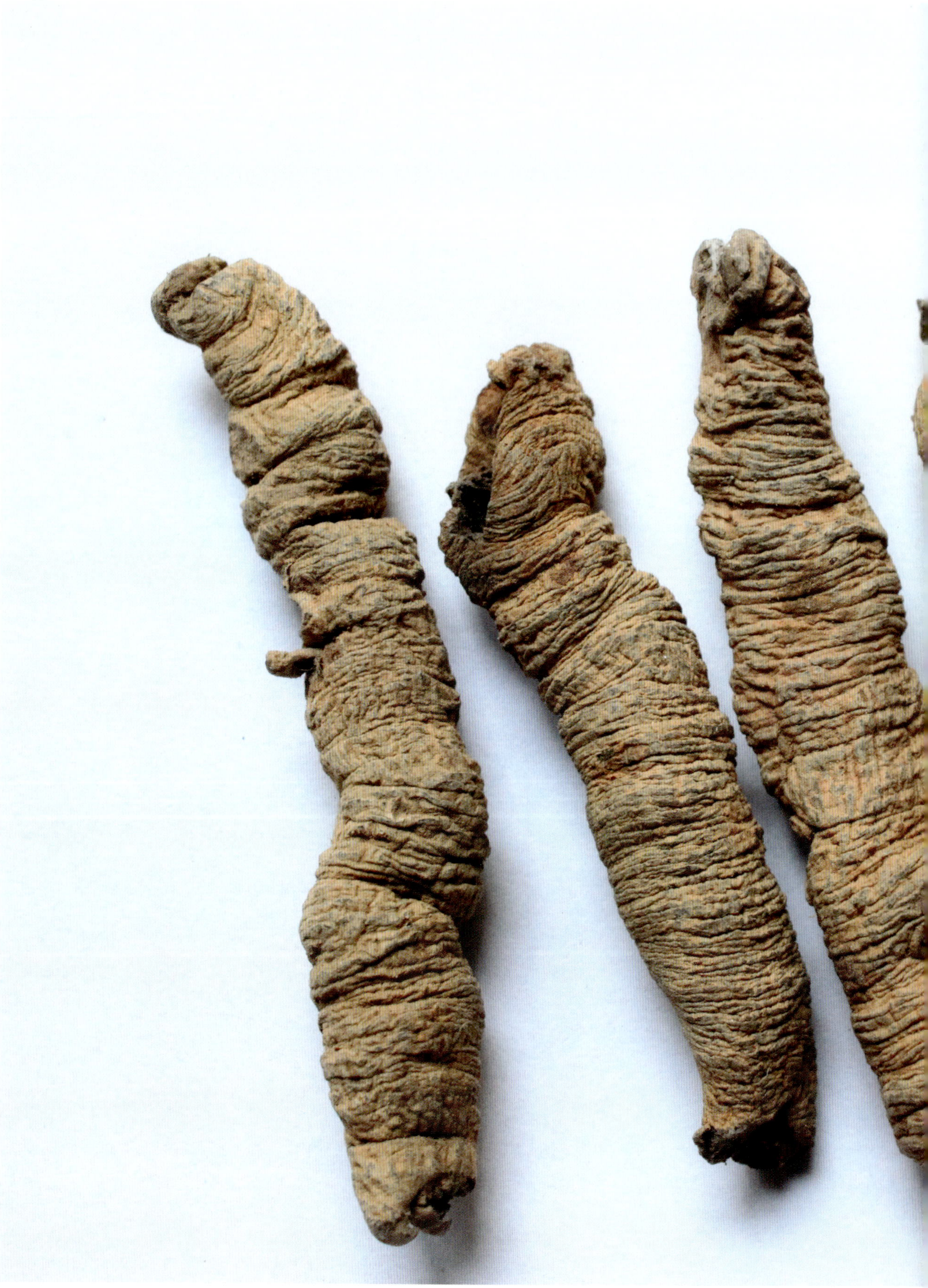

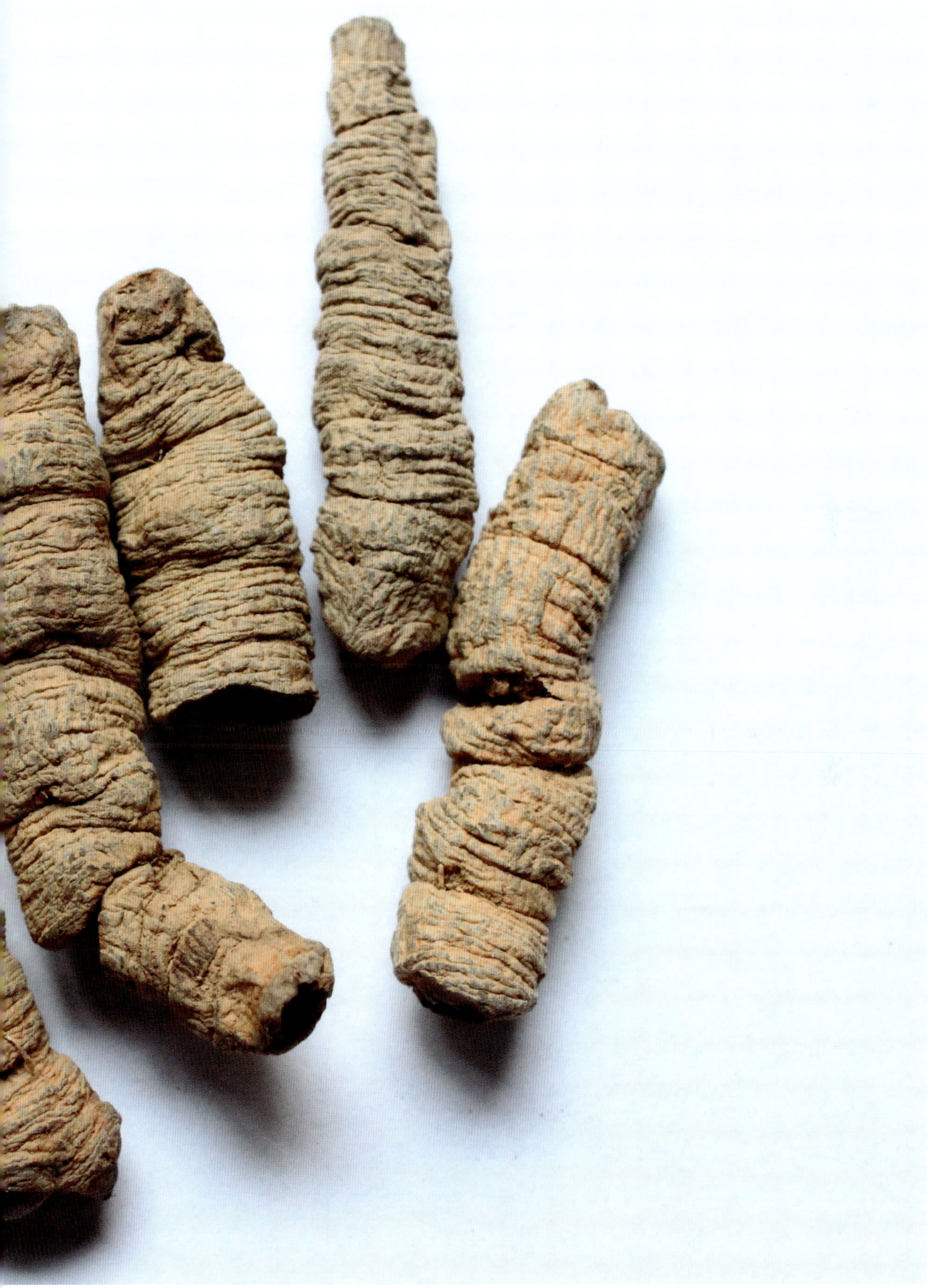

巴戟天药材

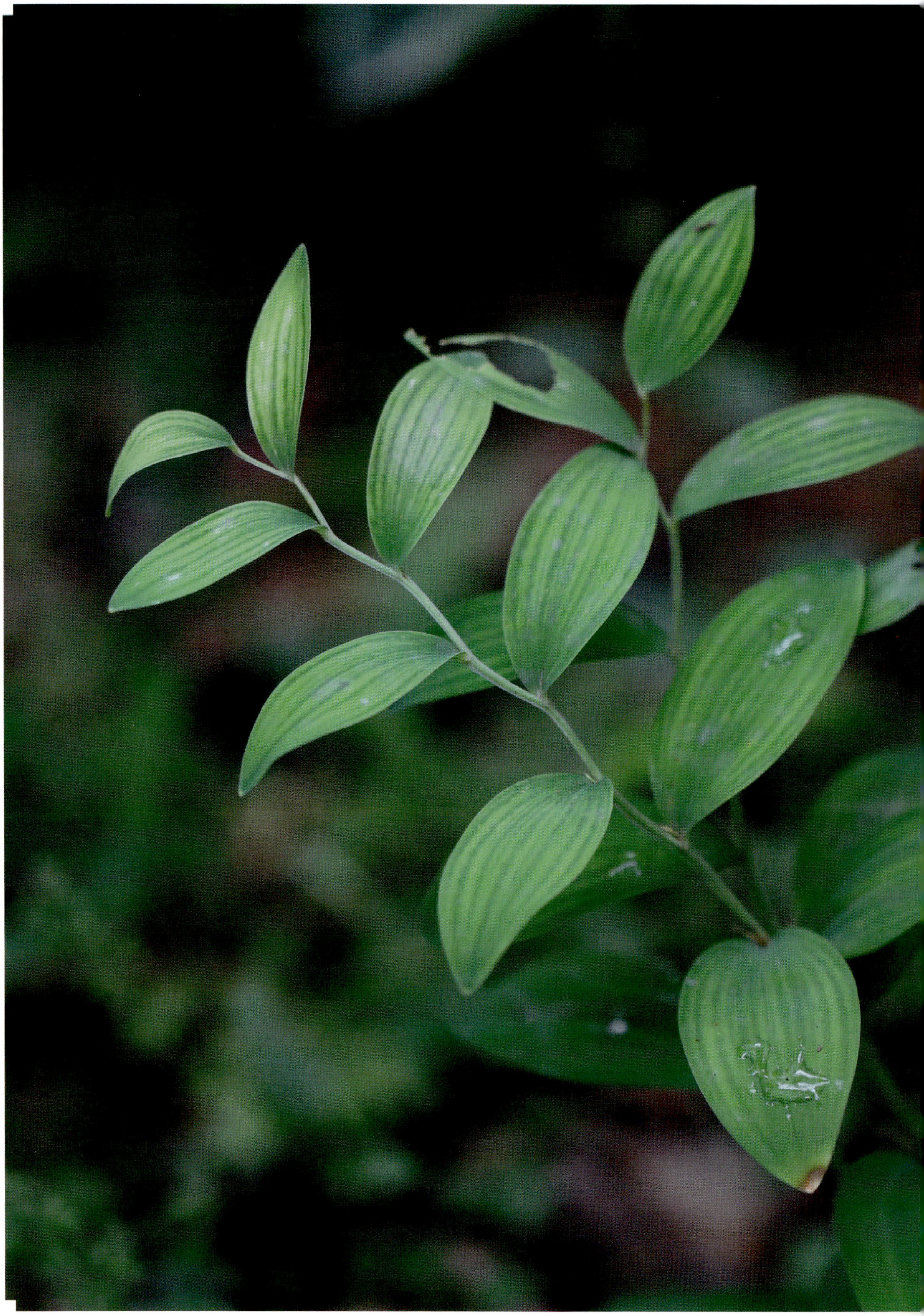

玉竹

【水药名】 骂定漫。

【别　名】 十样错、竹七根、竹节黄、黄脚鸡、百解药、女萎、葳蕤、萎香、山玉竹。

【来　源】 本品为百合科植物玉竹 *Polygonatum odoratum* (Mill.) Druce 的根茎。

【性味归经】 味甘，性微寒。归肺、胃经。

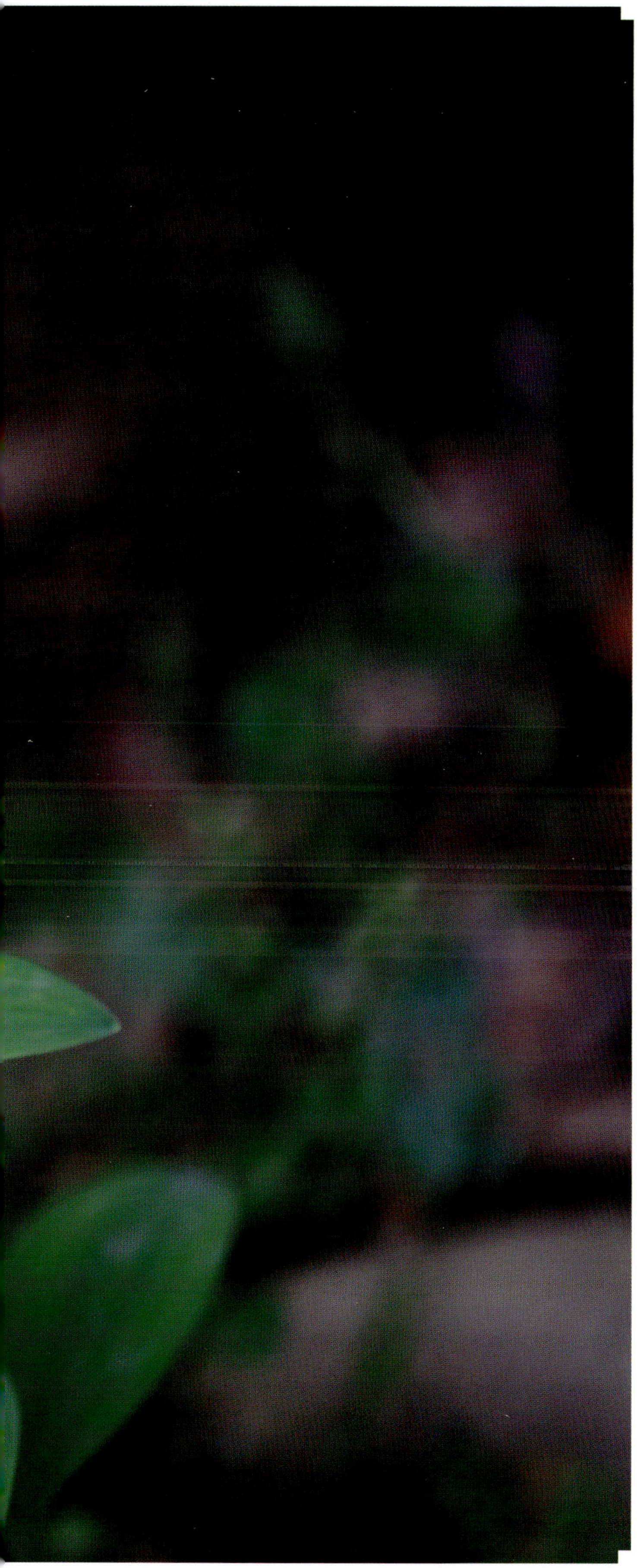

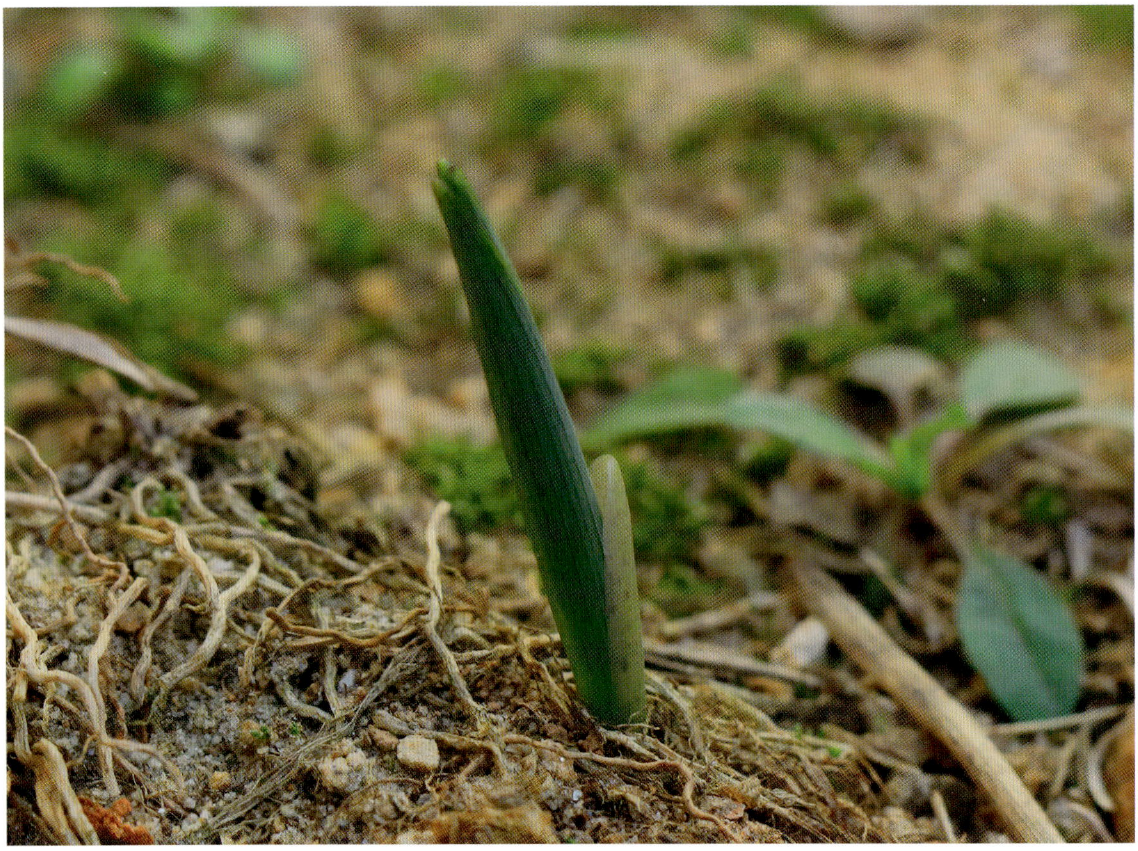

玉竹

识别特征

多年生草本。地下根茎横走，黄白色，密生多数细小的须根，茎单一，自一边倾斜，光滑无毛，具棱。叶互生长于茎的中部以上，无柄；叶片略带革质，椭圆形或狭椭圆形，先端钝尖或急尖，基部楔形，全缘。花腋生，绿白色。浆果球形，成熟后紫黑色。花期4—5月，果期8—9月。

生境分布

生长于山野林下或沟溪间，喜阴湿处。亦有栽培。分布于河南、江苏、辽宁、湖南、浙江、安徽、江西、山东、陕西、贵州、广西、广东等省区。

采收加工

栽种3～4年后于8—9月收获，割去茎叶，挖取根茎，抖去泥沙，晒或炕到发软时，边搓揉边晒，反复数次，至柔软光滑、无硬心、色黄白时，晒干。有的产区则将鲜玉竹蒸透，边晒边搓，揉至软而透明时，晒干或鲜用。

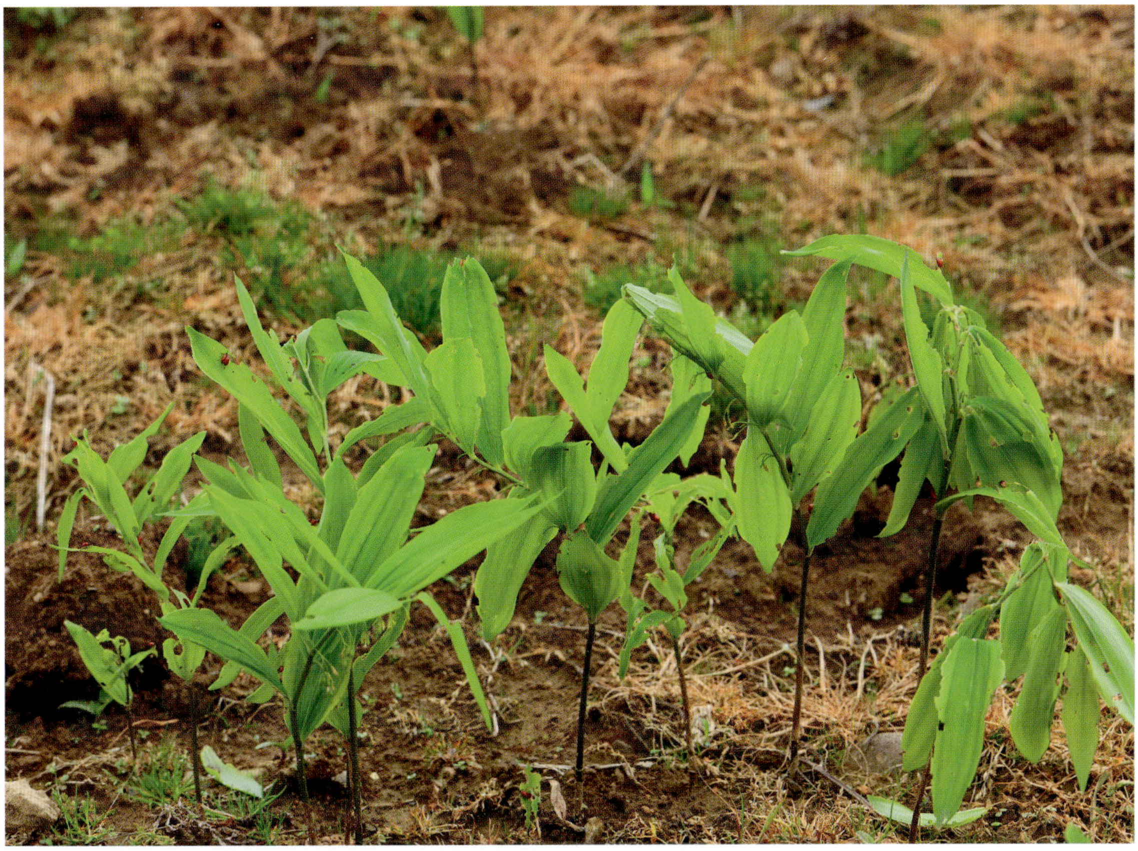

玉竹

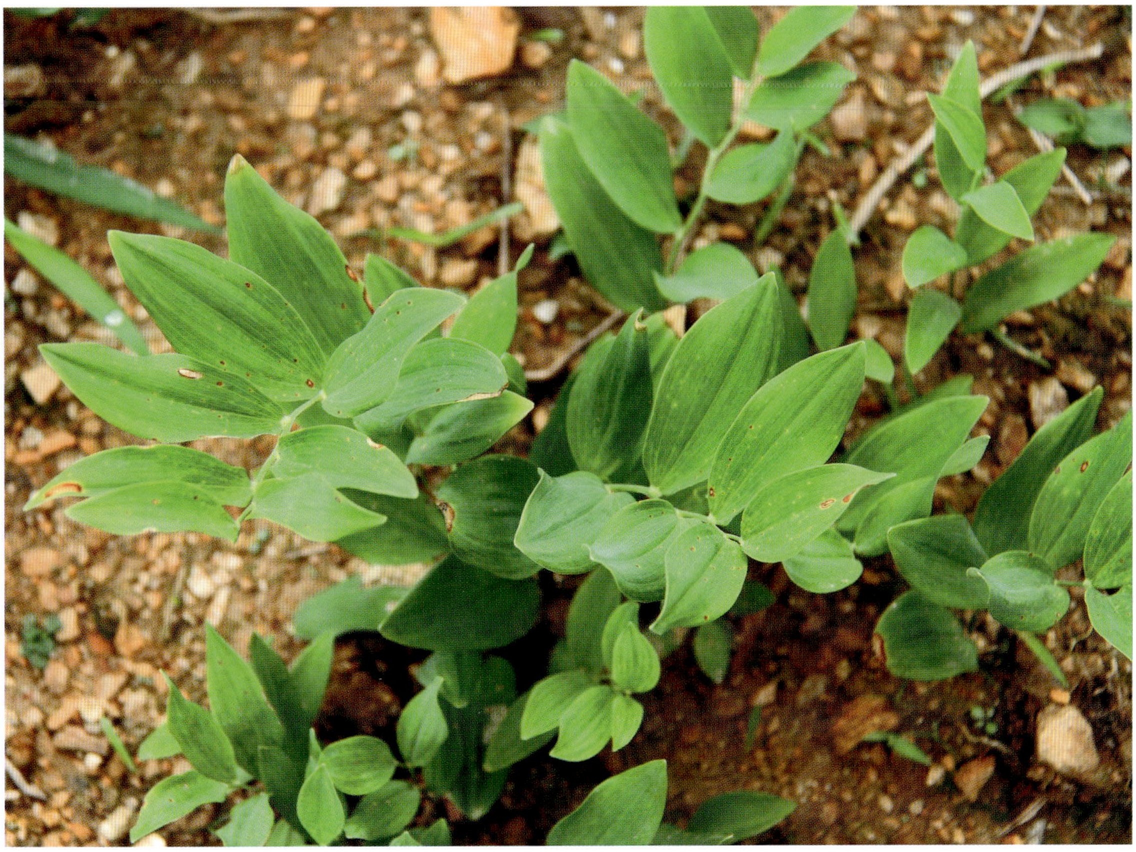

玉竹

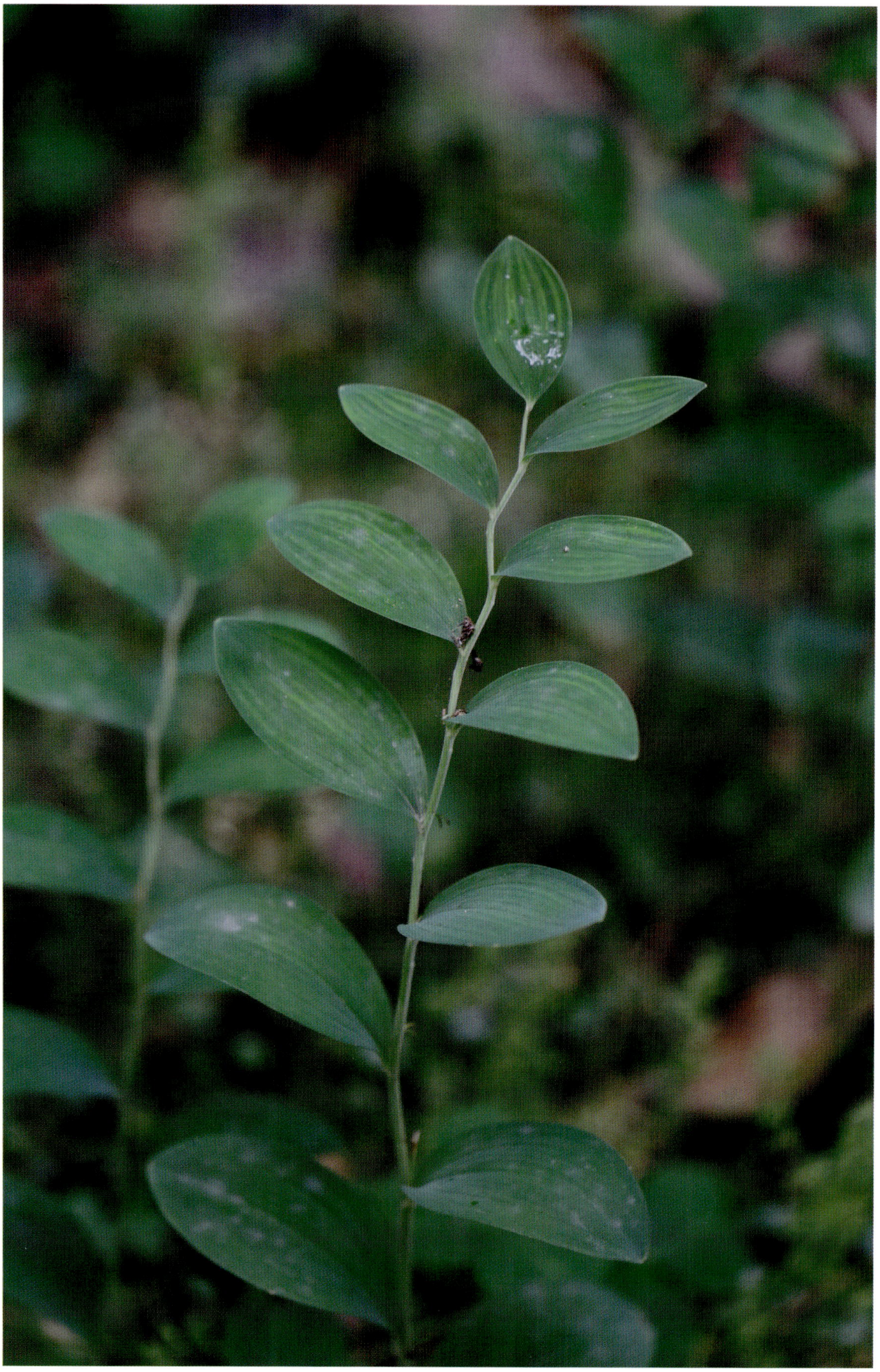

玉竹

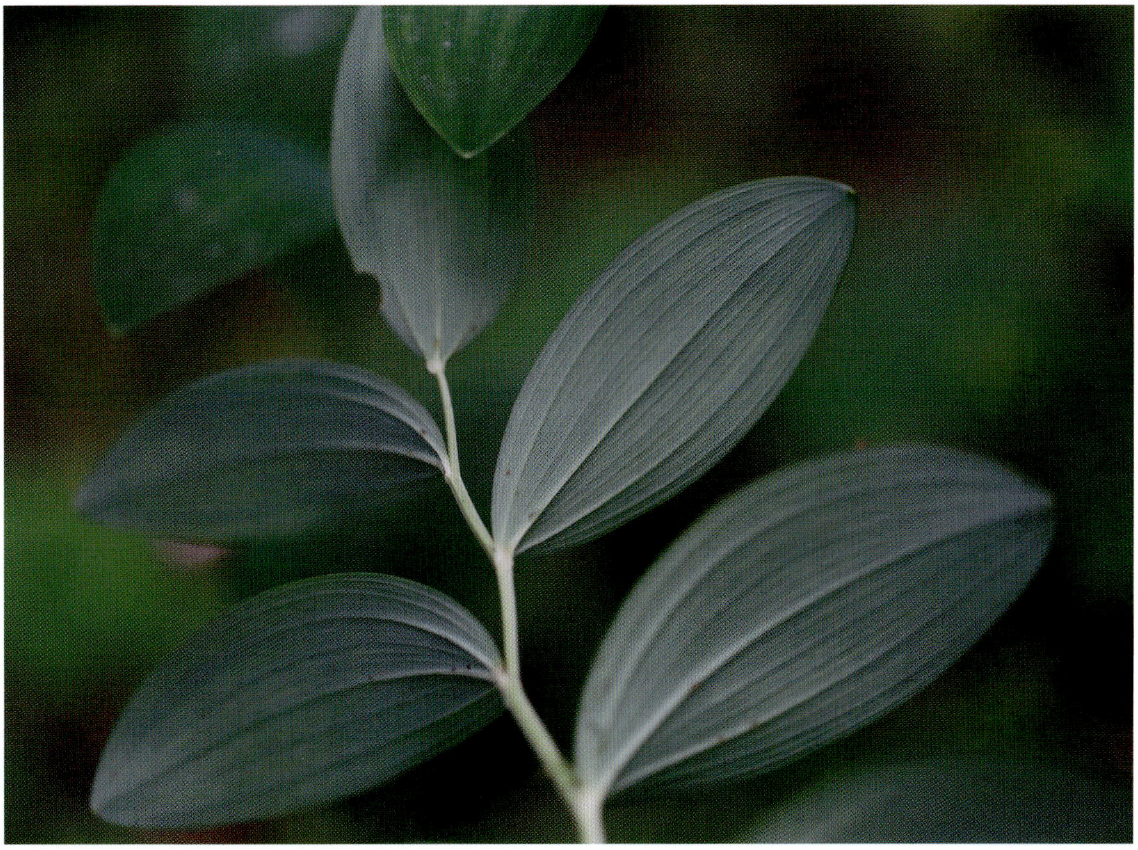

玉竹

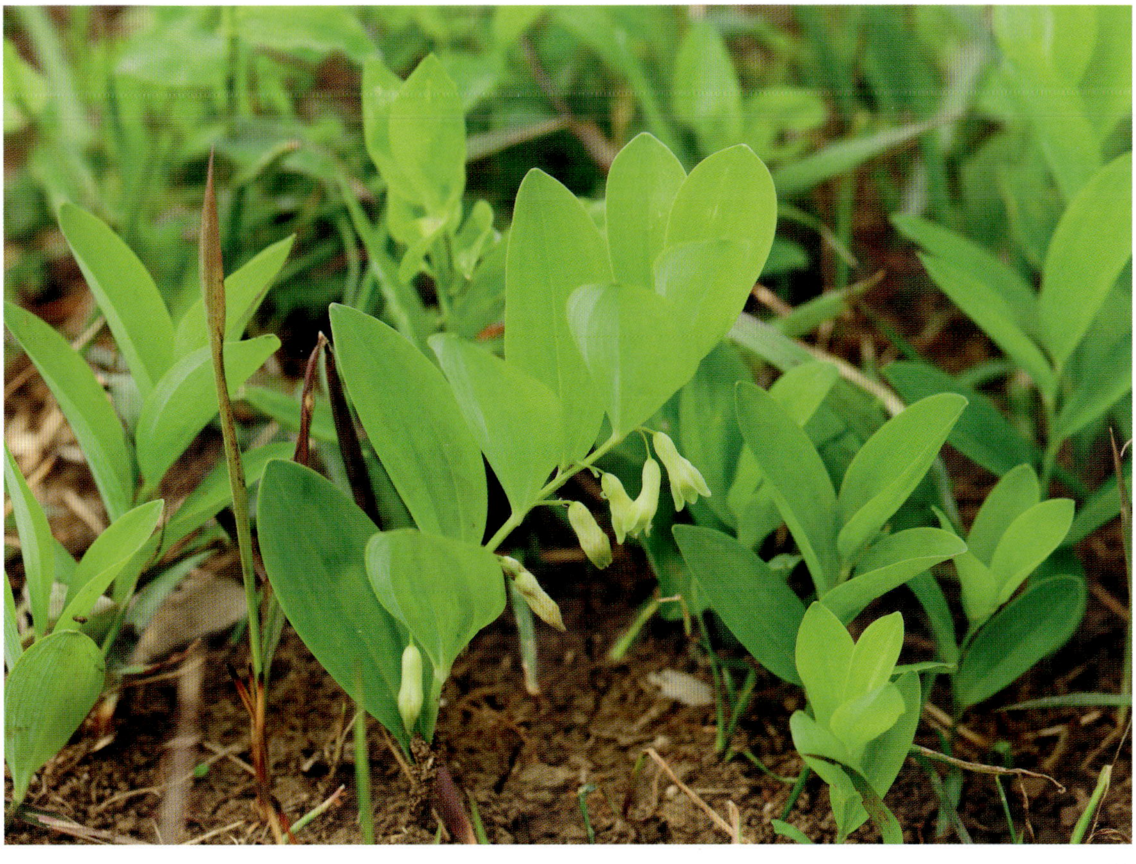

玉竹

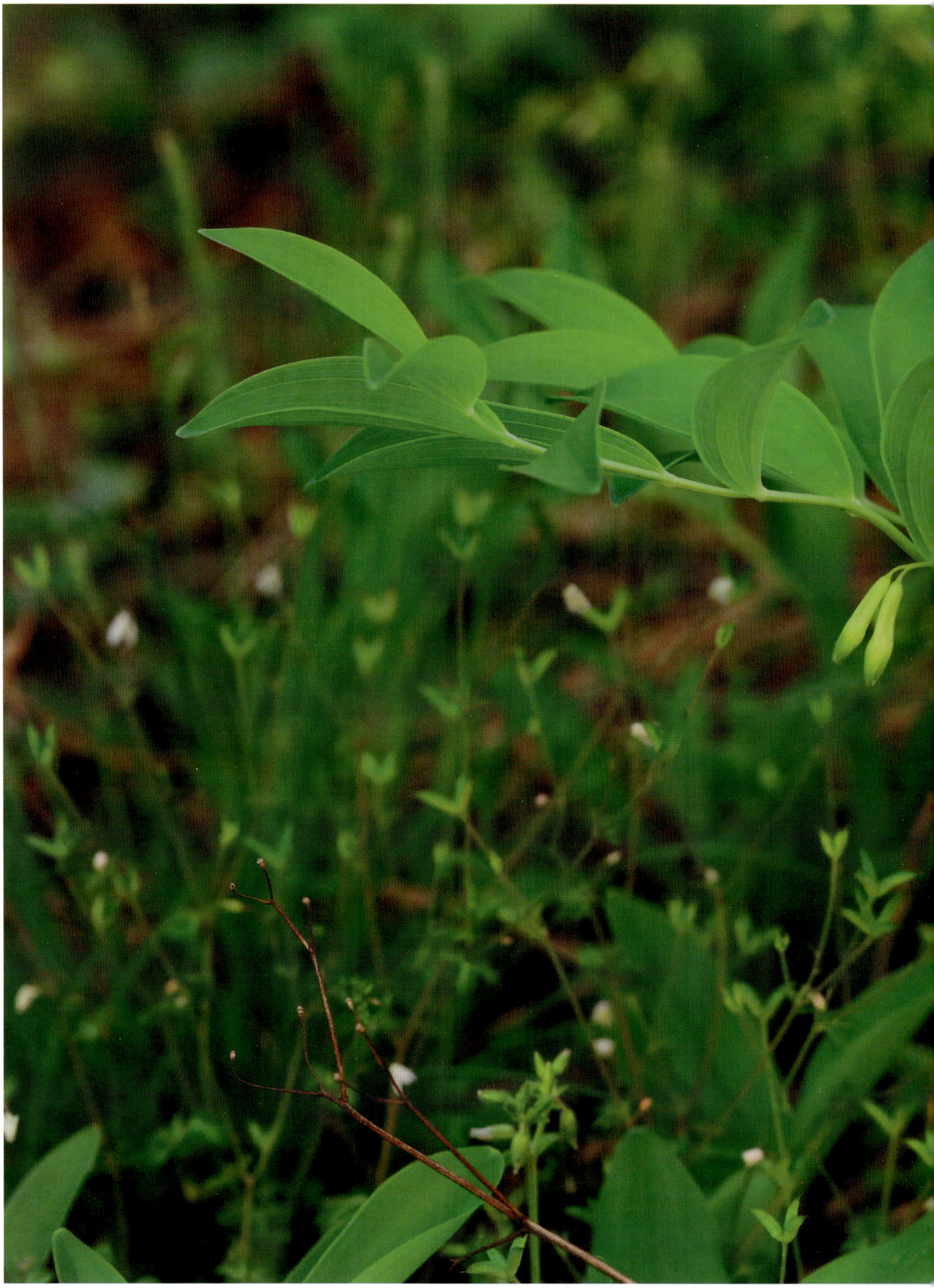

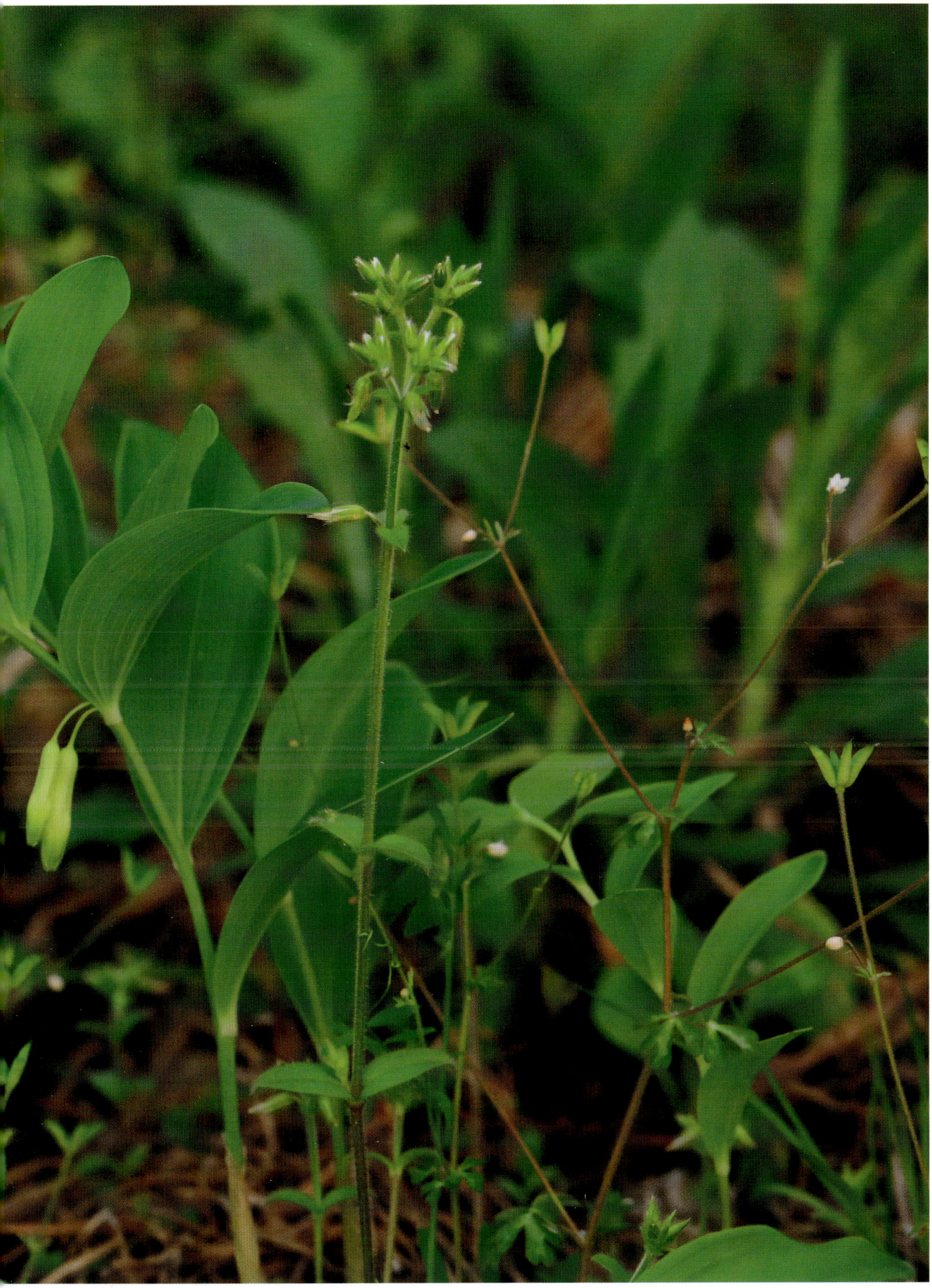

玉竹

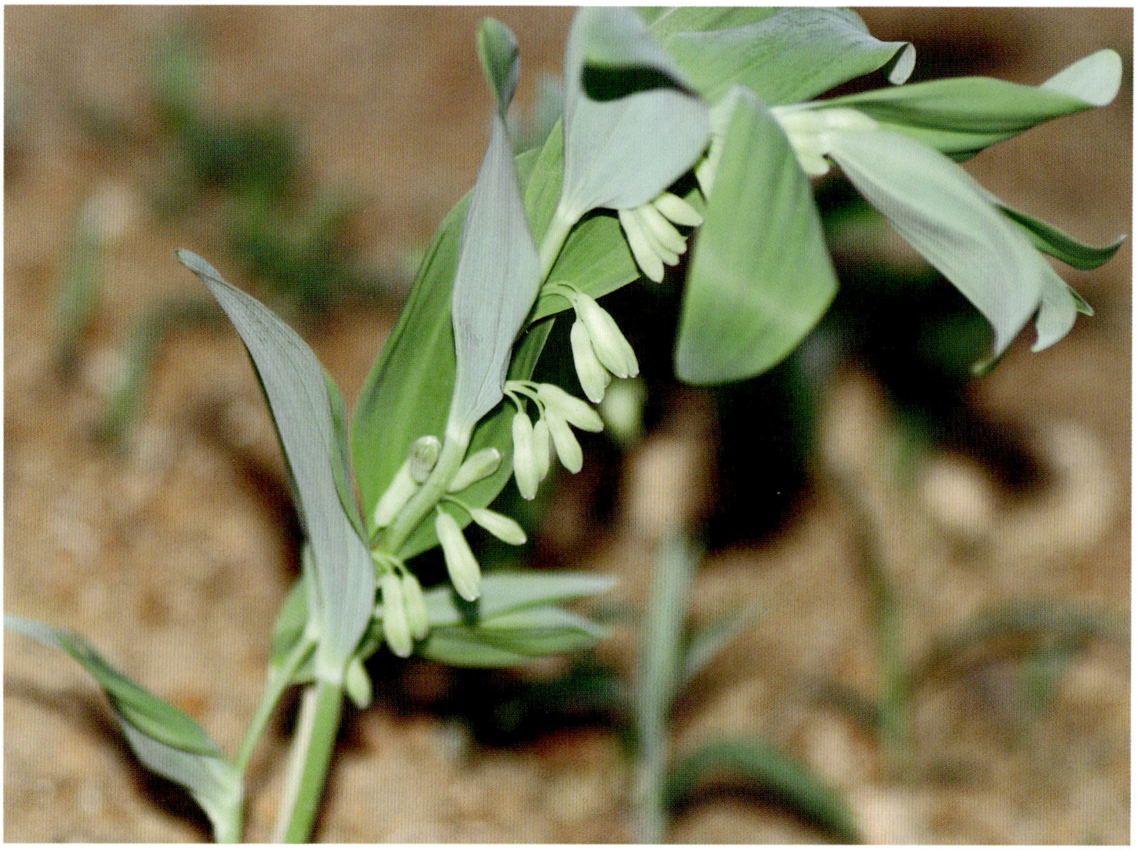

玉竹

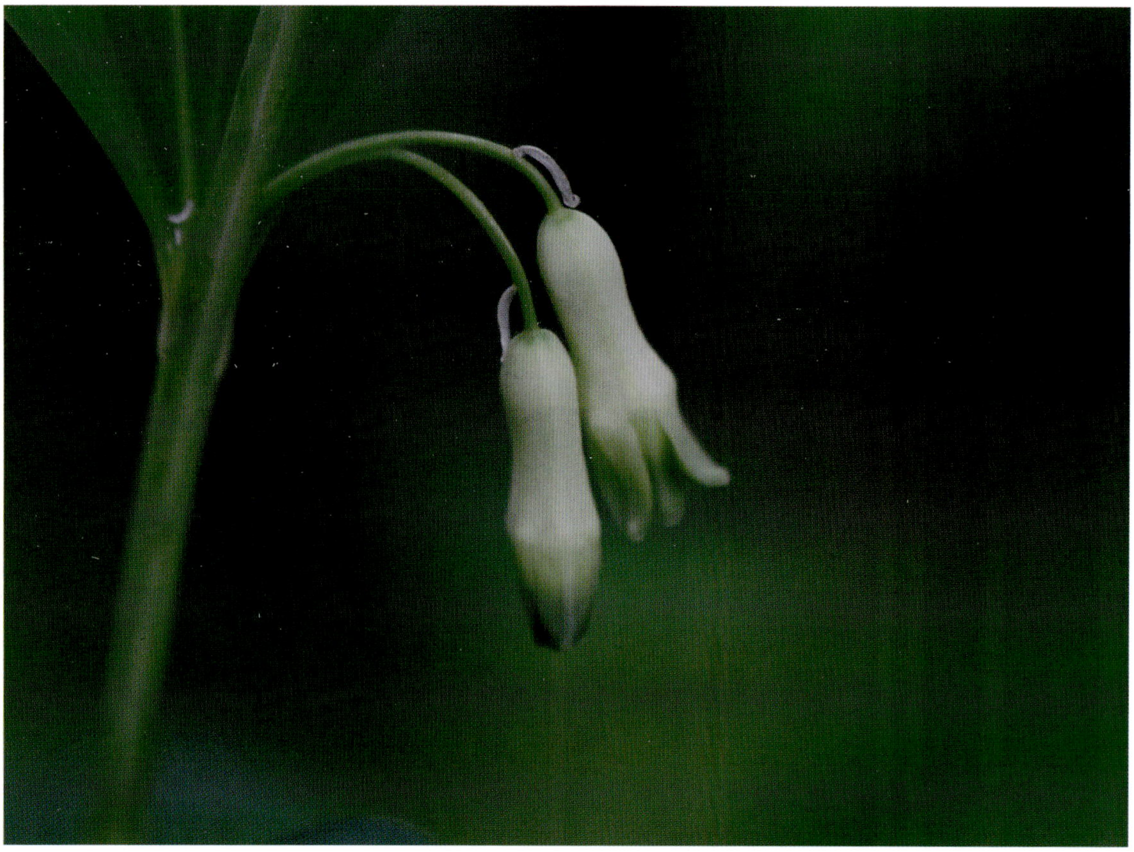

玉竹

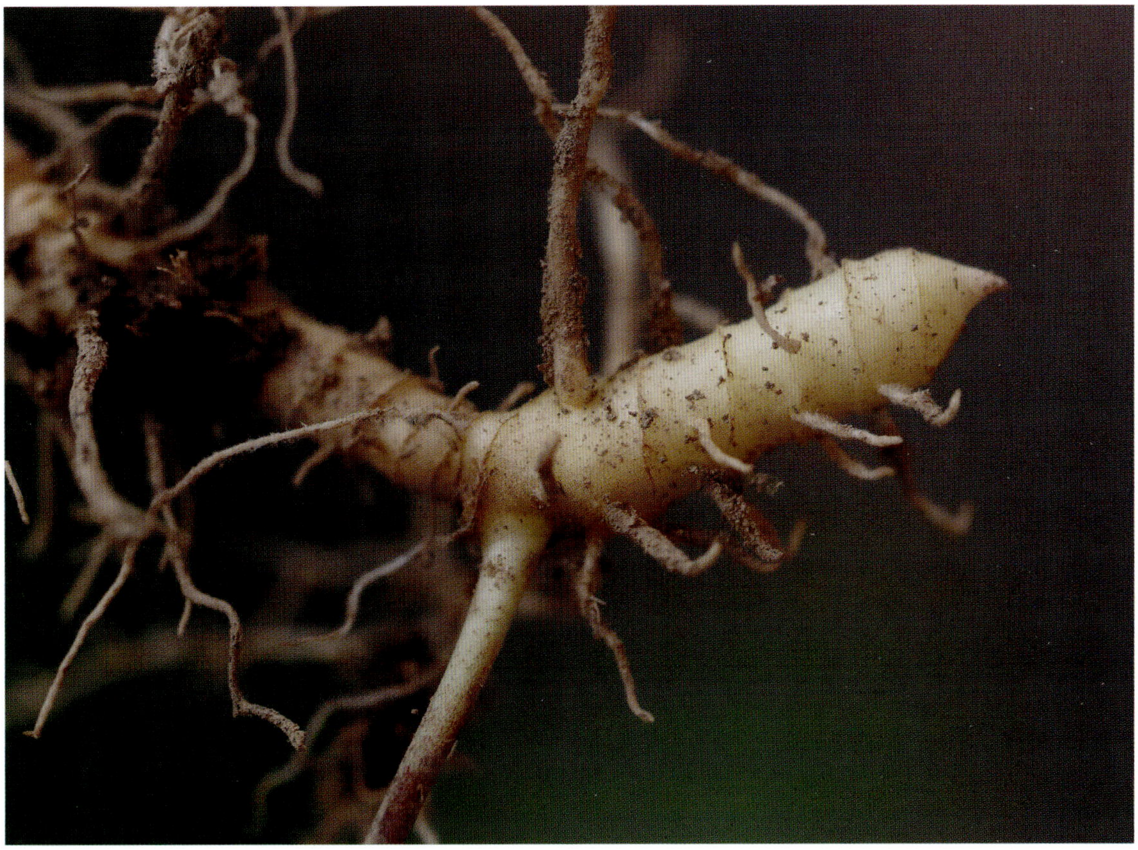

玉竹

药材鉴别

本品为干燥根茎，呈细长圆柱形残略扁，多不分枝，长 5 ~ 15 cm，直径 0.5 ~ 1 cm。表面淡黄色或淡黄棕色，半透明，稍粗糙，有细纵皱纹，节明显，呈稍隆起的波状环，节间长度多数在 1 cm 以下，节上有多数不规则散在的细根痕，较大的根痕呈疣状突起，有时可见圆盘状的地上茎痕迹。干燥者质坚硬，角质样而脆，受潮则变柔软。折断面带颗粒性，黄白色。气微弱，味略甜，有黏性。以条长、肉肥、黄白色，光泽柔润者为佳。

功效主治

养阴，润燥，除烦，止渴。主治热病阴伤，咳嗽烦渴，虚劳发热，消谷易饥，小便频数。

用法用量

内服：7 ~ 15 g，煎汤；敷膏或入丸、散服。

民族药方

1. 咳嗽，久咳不止 玉竹、栢树根皮各 15 g。水煎服。

2. 秋燥伤胃阴 玉竹、麦冬各 15 g，生甘草 5 g，沙参 10 g。水煎服。

3. 癃闭 玉竹 30 g，通草 20 g，车前子 15 g，穿山甲 12 g，滑石粉 10 g。水煎取汁，每日 1 剂。

4. 气虚乏力 玉竹、红参、山药、党参各 15 g，川芎 10 g。水煎服，每日 1 剂。

5. 久咳 玉竹、北沙参各 15 g，麦冬、北五味子各 10 g，川贝母 5 g。水煎服，每日 1 剂，连用 14 日。

6. 口干咽燥 玉竹、北沙参、石斛、天花粉各 15 g，乌梅 10 g。水煎取汁，加冰糖适量，代茶饮用，每日 1 剂。

7. 贫血 玉竹、何首乌、黄精、熟地黄、桑椹各 10 g。水煎服，每日 1 剂。

8. 冠心病 玉竹、桃仁、红花各 12 g，丹参 15 g。水煎，代茶频频饮服。

9. 心律失常 玉竹 30 g，红参 5 g，龙骨、牡蛎、炙甘草各 20 g。水煎服，每日 1 剂。

10. 半身不遂 玉竹 30 g，熟地黄、当归、天花粉、地龙各 10 g，丹参 15 g。水煎服，每日 1 剂。

11. 慢性支气管炎 玉竹 15 g，川贝母 10 g，知母、桔梗、枇杷叶各 9 g。水煎服，每日 1 剂。

12. 干咳无痰 玉竹 12 g，杏仁 9 g，石膏 15 g，麦冬 9 g，甘草 6 g。水煎服，每日 1 剂。

13. 肺结核咯血 玉竹 10 g，大黄炭 5 g，地骨皮炭、白及各 12 g。水煎服，每日 1 剂。

14. 胃热口渴 玉竹、生石膏各 15 g，连翘、芦根各 12 g，沙参 9 g。水煎服，每日 1 剂。

15. 梦遗，滑精 玉竹、莲须、金樱子各 12 g，五味子 6 g。水煎服，每日 1 剂。

16. 病毒性心肌炎 玉竹、金银花、麦冬、百合、石斛各 15 g。水煎服，每日 1 剂。

17. 跌打损伤 玉竹 20 g，红花、透骨草、泽兰叶各 15 g，冰片 3 g。研末混匀，醋调敷患处，每日 2 次，连用 3 ~ 5 日。

18. 盗汗 玉竹 15 g，防风 12 g，黄芪 18 g，五味子、麻黄根各 10 g。研末混匀，调成糊状敷于脐中，每日 1 次，连用 7 日。

使用注意

痰湿气滞人群慎用。

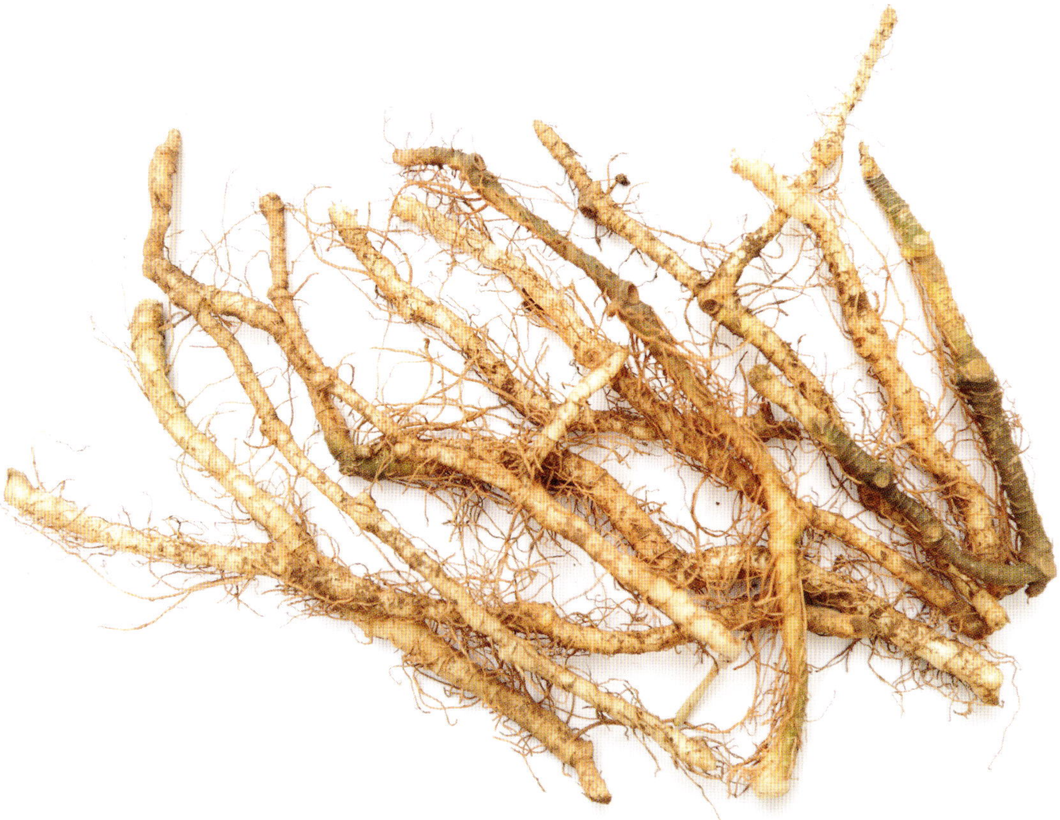

玉竹药材

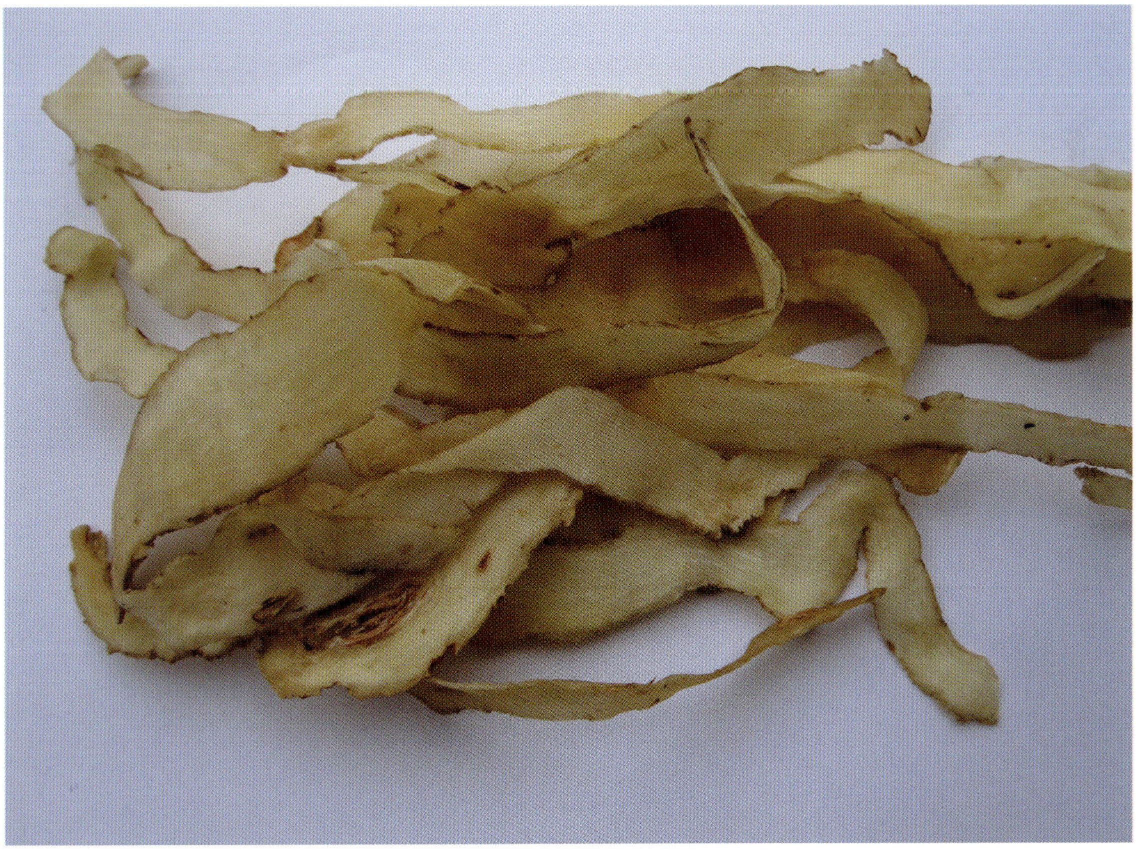

玉竹药材

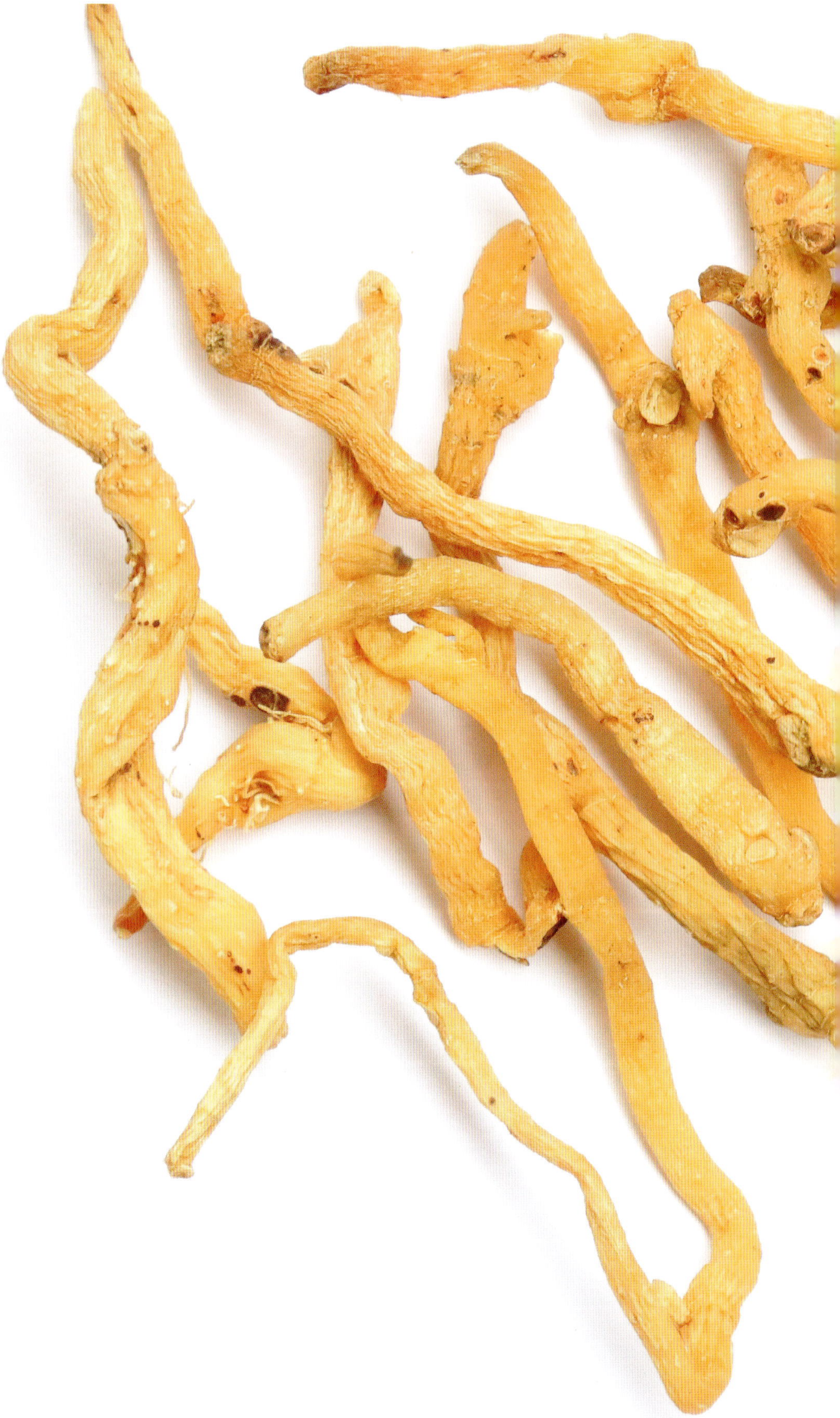

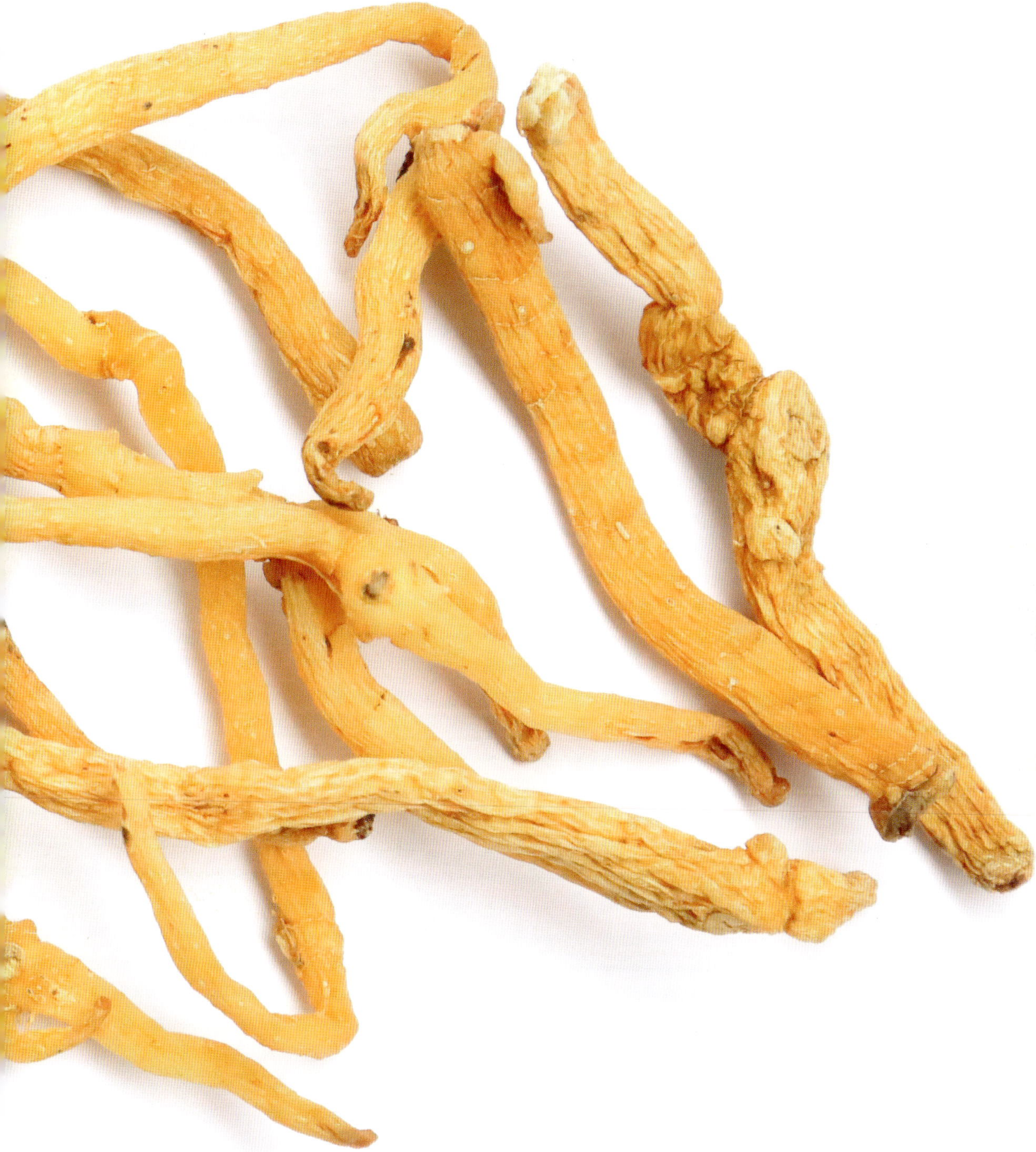

玉竹（洗净煮制）药材

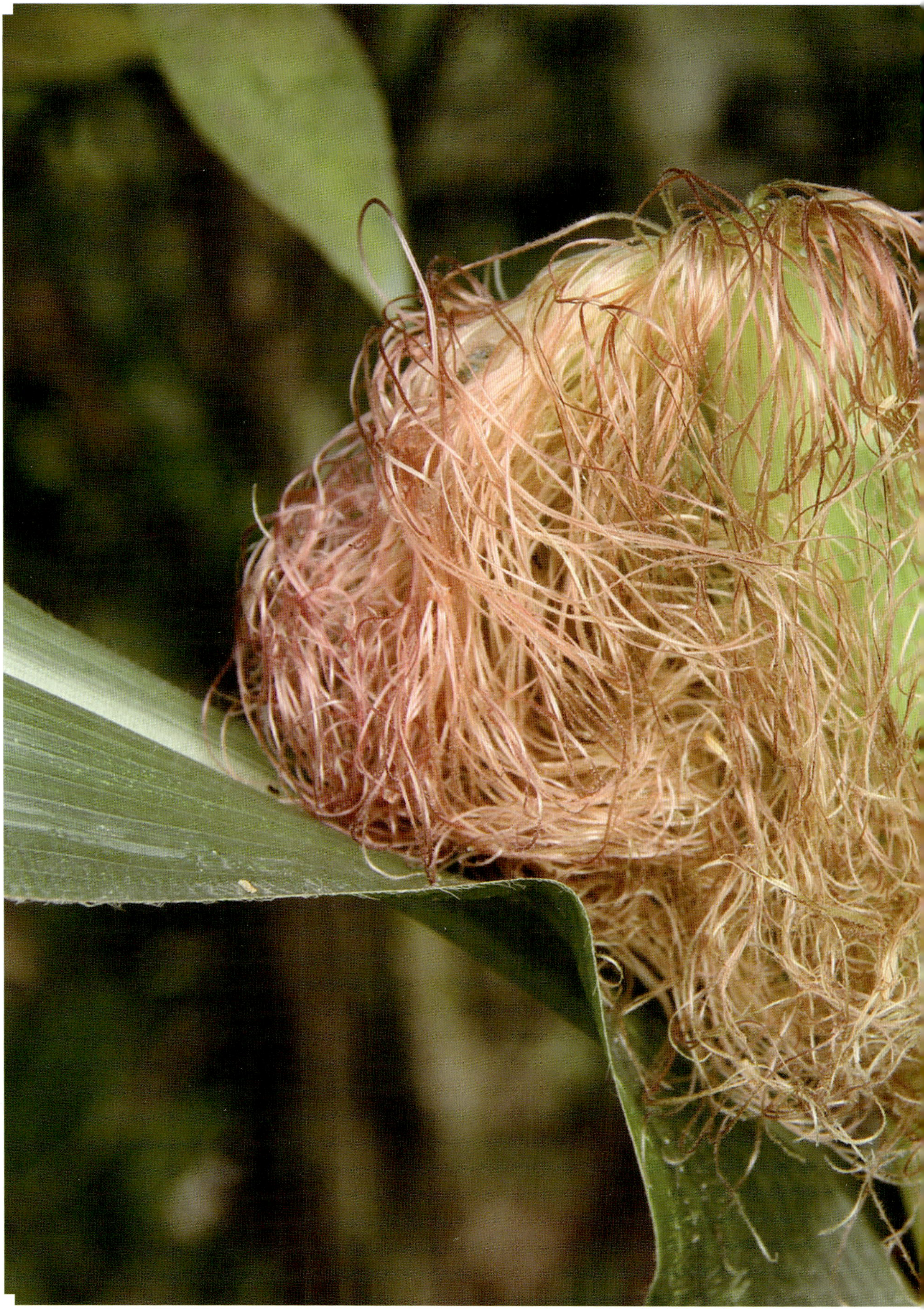

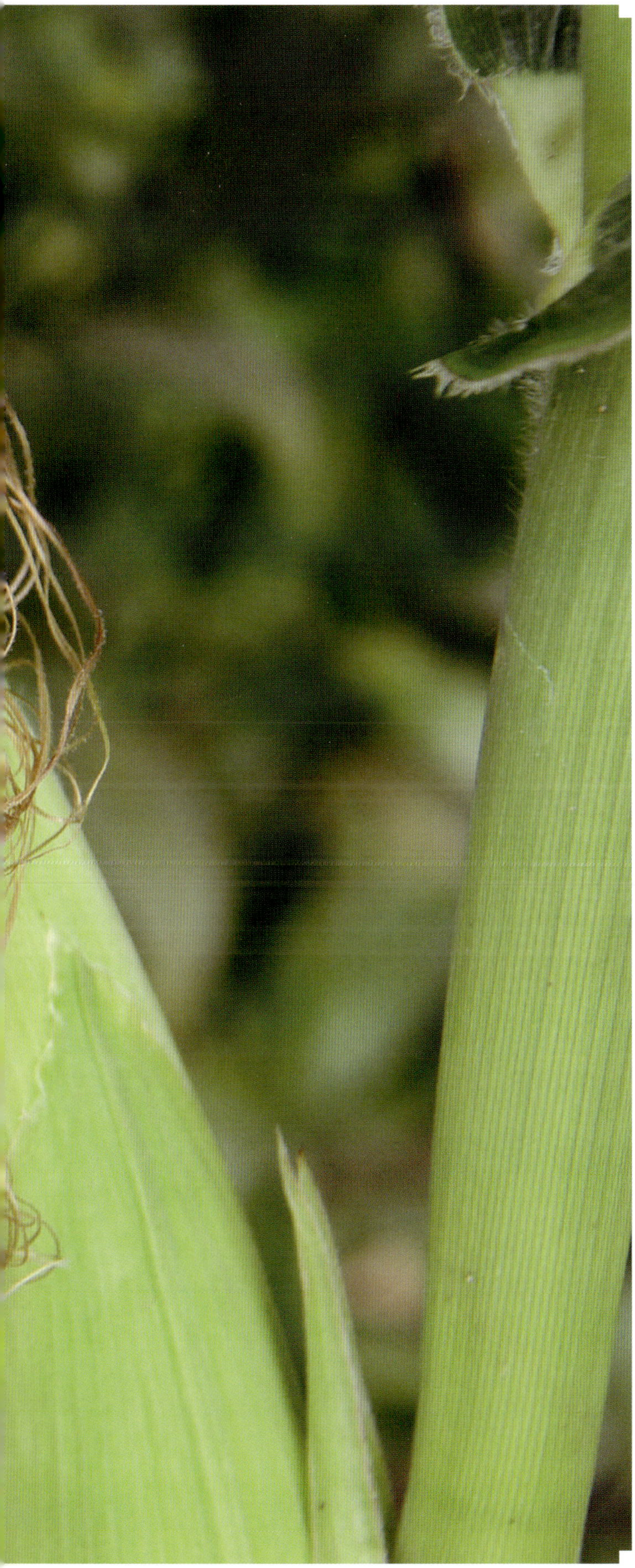

玉米须

【水药名】饭熬灭。

【别　名】玉蜀黍须、番麦须、玉麦须、戎菽须、包谷须。

【来　源】本品为禾本科植物玉蜀黍 *Zea mays* L. 的花柱、种子、根、叶和穗轴。

【性味归经】味甘，性平。归肾、胃、膀胱、肝、胆经。

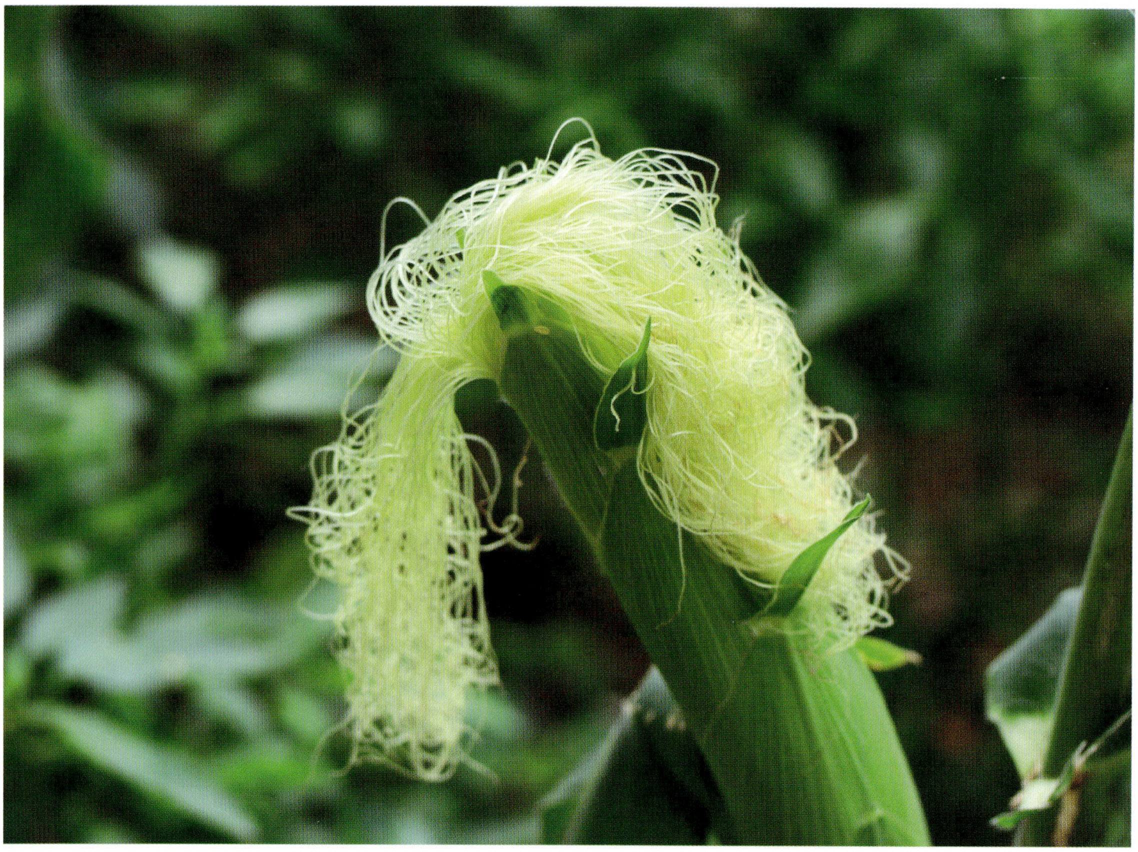

玉蜀黍

识别特征

一年生草本。秆粗壮，直立，节间有髓，基部各节具气生根。叶片长大，扁平，剑形或披针形，长达 90 cm，宽 5 ~ 8 cm，先端渐尖，边缘呈波状皱折，具强壮之中脉。雄性圆锥花序顶生，雄小穗孪生，含 2 小花；花药橙黄色；雌小穗孪生，成 18 ~ 30 行排列于粗壮而呈海绵状之穗轴上；雌蕊具极长而细弱之花柱。颖果略呈球形，成熟后超出颖片和稃片之外。花、果期 6—9 月。

生境分布

均为栽培。分布于全国各地。

采收加工

于玉米成熟时采收，摘取花柱，晒干。

药材鉴别

本品常集结成疏松团簇，花柱线状或须状，完整者长至 30 mm，直径约 0.5 mm，淡绿色、黄绿色至棕红色，有光泽，略透明，柱头 2 裂，叉开，长至 3 mm，质柔软。以柔软、有光泽者为佳。

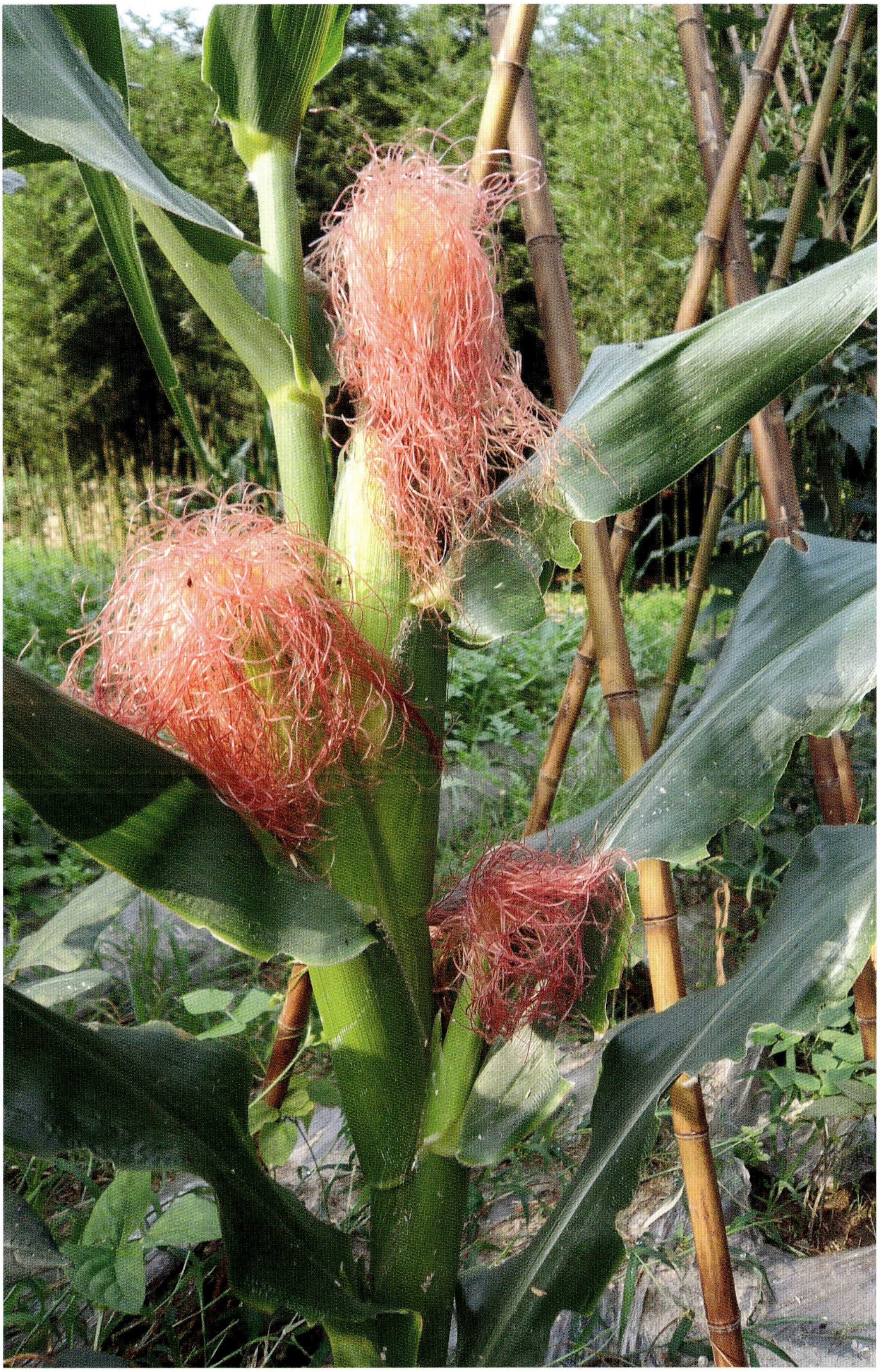

玉蜀黍

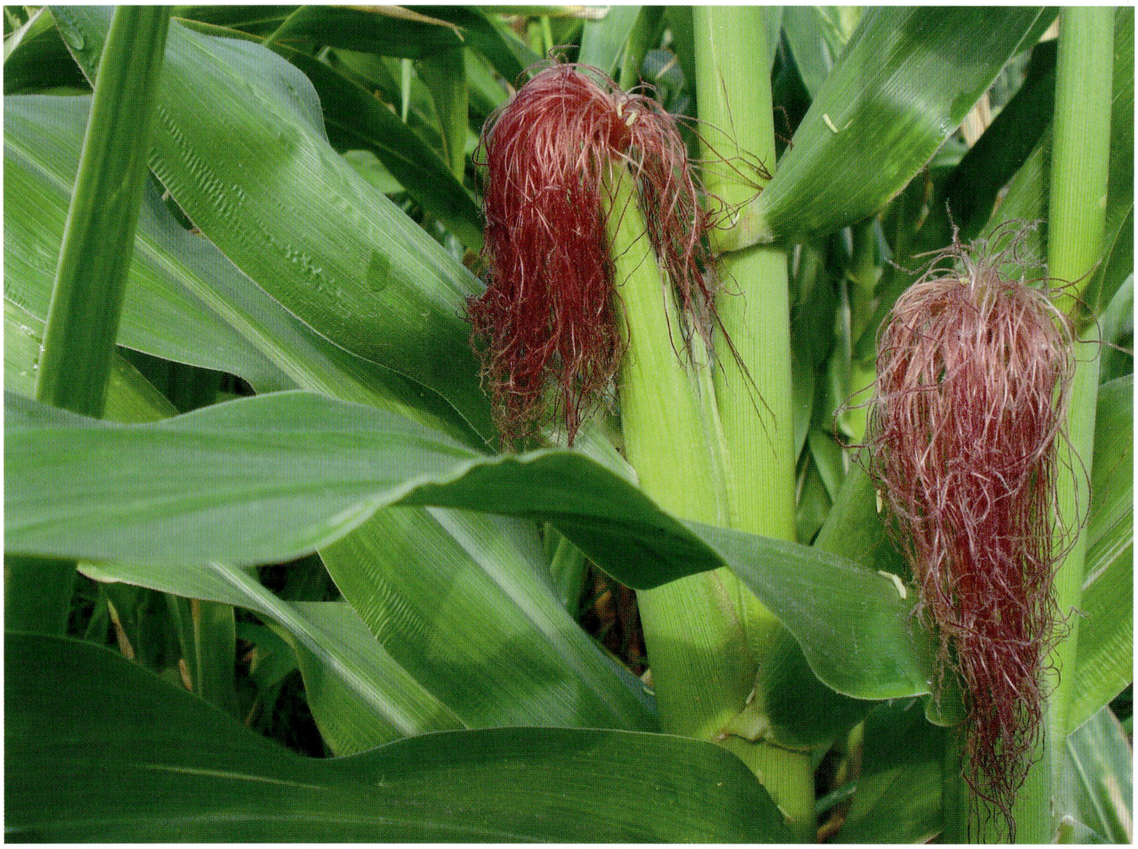

玉蜀黍

功效主治

利尿，泄热，平肝，利胆。主治肾炎性水肿，脚气，黄疸型肝炎，高血压，胆囊炎，胆结石，糖尿病，吐血衄血，鼻渊，乳痈。

用法用量

内服：30 ~ 60 g，煎汤；或烧存性研末。外用：烧烟吸入。

民族药方

1．急、慢性肾小球肾炎，小便不利　玉米须、金丝草、白茅根各 15 g。水煎服。

2．糖尿病　玉米须、山药各 30 g，枸杞子 20 g。开水冲泡，代茶饮，每日 1 剂。

3．慢性前列腺炎　玉米须 20 g，马齿苋 10 g。开水冲泡，代茶饮，每日 2 剂。

4．妇女妊娠水肿，特发性水肿　玉米须 30 g，冬瓜皮 60 g。加水煎取 300 mL，分 2 次温服；或玉米须 50 g，大枣 5 枚。开水冲泡，代茶饮，每日 1 剂。

5．黄疸型肝炎　玉米须 50 g，茵陈 30 g，栀子 20 g。开水冲泡，代茶饮，每日 1 剂，7 日为 1 个疗程。

6. 鼻衄，齿衄，尿血 玉米须 50 g，生地黄 20 g，白茅根 10 g。开水冲泡，代茶饮，每日 1 剂。

7. 肾炎，急性膀胱炎 玉米须 30 ~ 50 g，车前草 20 ~ 30 g。加水煎取 300 mL，分 2 次温服，每日 2 剂。

8. 胆囊炎 玉米须 30 g，茵陈 20 g，蒲公英 10 g。加水煎取 300 mL，分 2 次温服，连用 5 日为 1 个疗程。

9. 胆结石 玉米须 100 g，大枣 50 g，茵陈 60 g。加水煎取 300 mL，食枣，分 2 次温服药汤，每日 1 剂，连用 7 日。

10. 小儿尿频 玉米须 15 g，金樱子 5 g。加水煎取 200 mL，调入适量红糖，代茶饮，每日 1 剂，连用 3 ~ 5 日。

11. 妇女产后腹痛 玉米须 50 g。水煎 20 min，取汁 300 mL，调入红糖 20 g，顿服，每日 2 次。

使用注意

低血糖患者禁止食用。

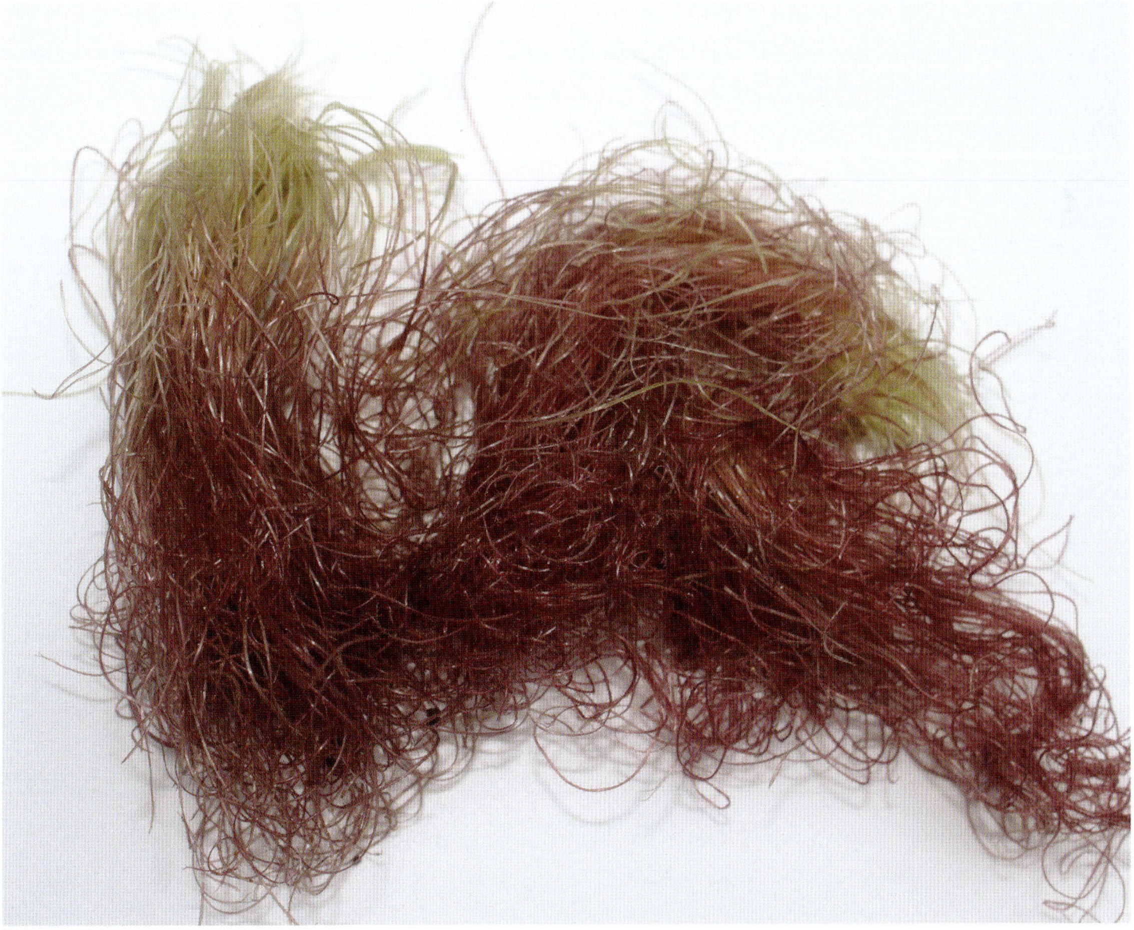

玉米须药材

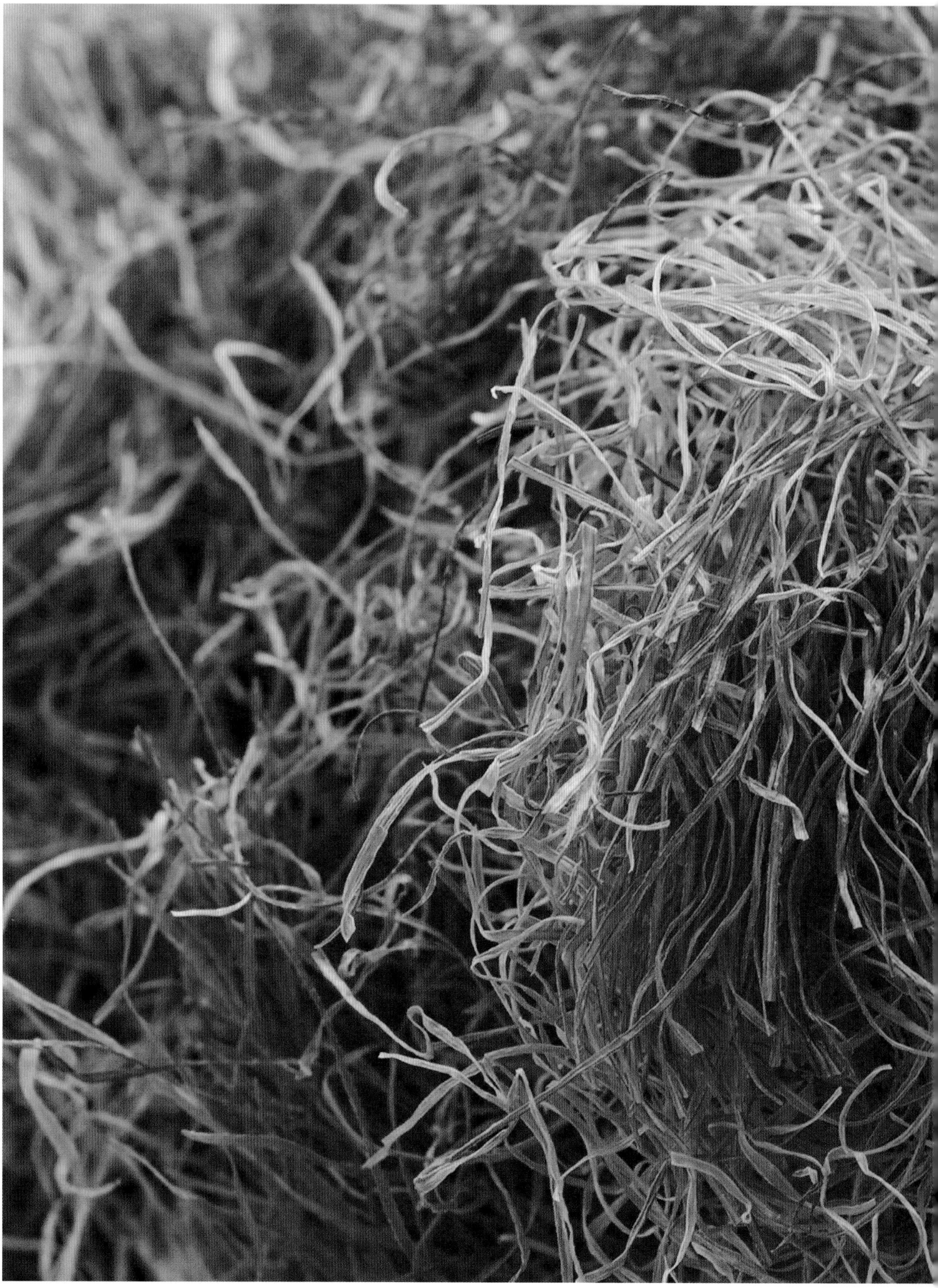

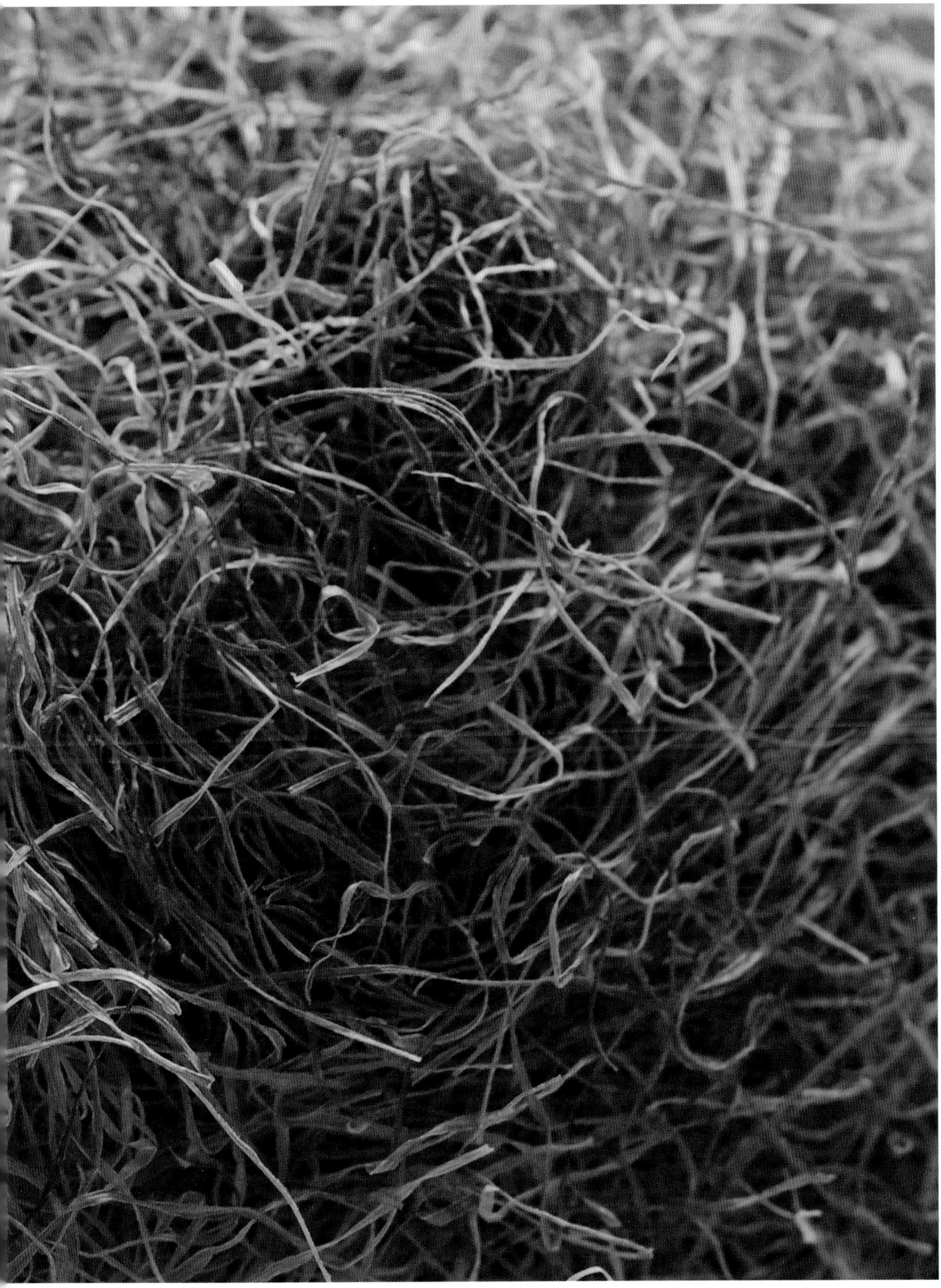

玉米须饮片

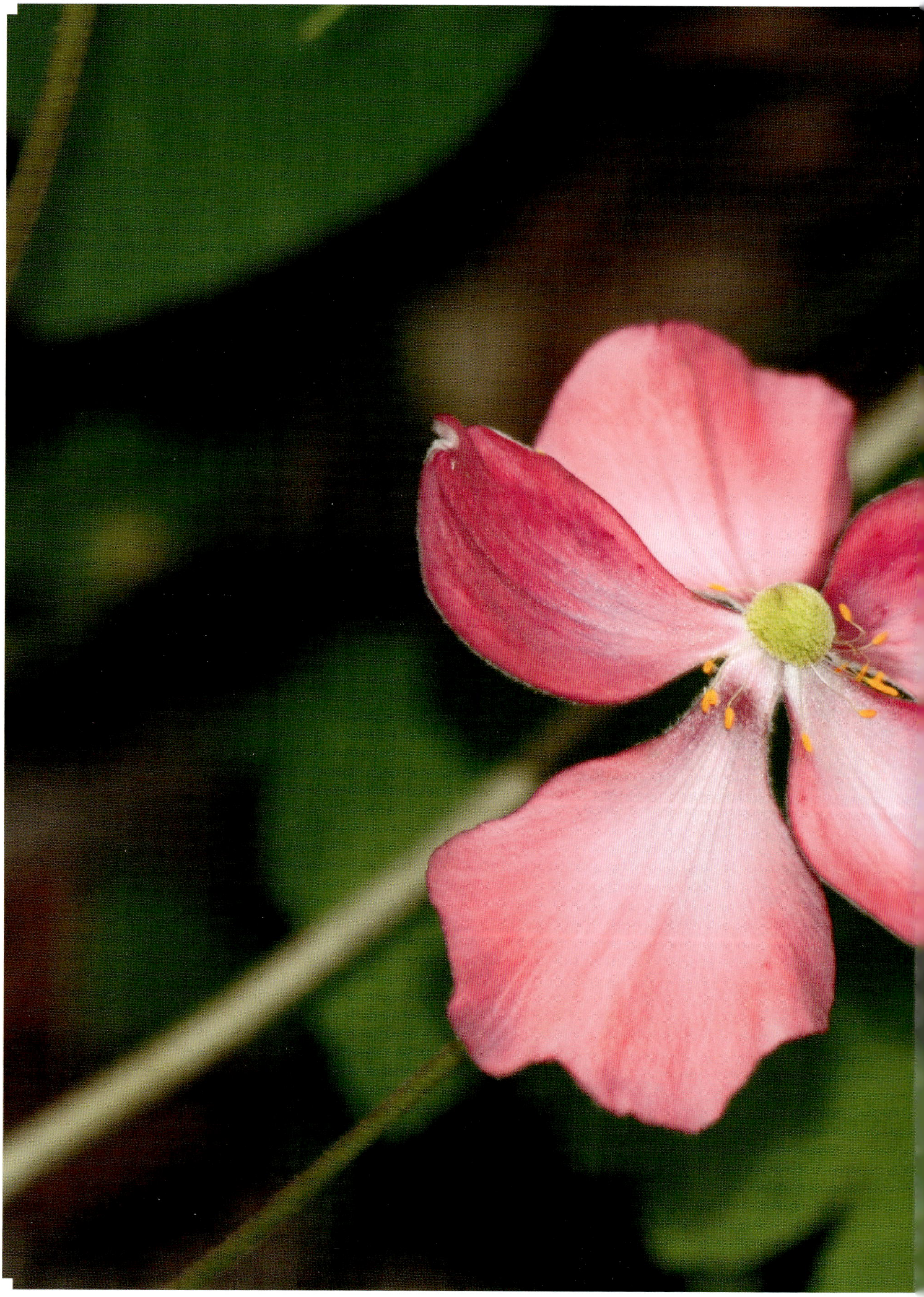

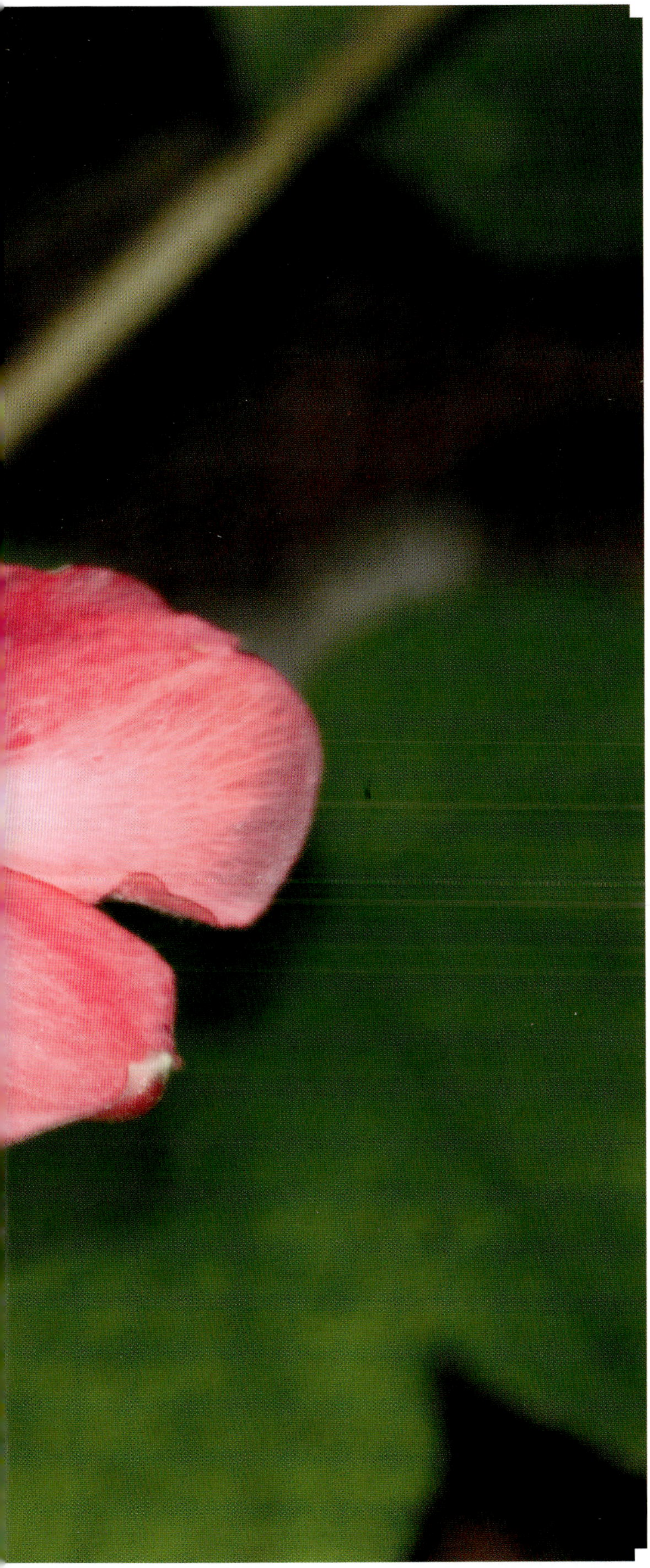

打破碗花花

【水 药 名】骂怀芒。

【别　　名】满天星、清水胆、铁蒿、土白头翁。

【来　　源】本品为毛茛科植物野棉花 *Anemone vitifolia* Buch.-Ham. 的根。

【性味归经】味苦、辛；性温，有毒。归肺、脾经。

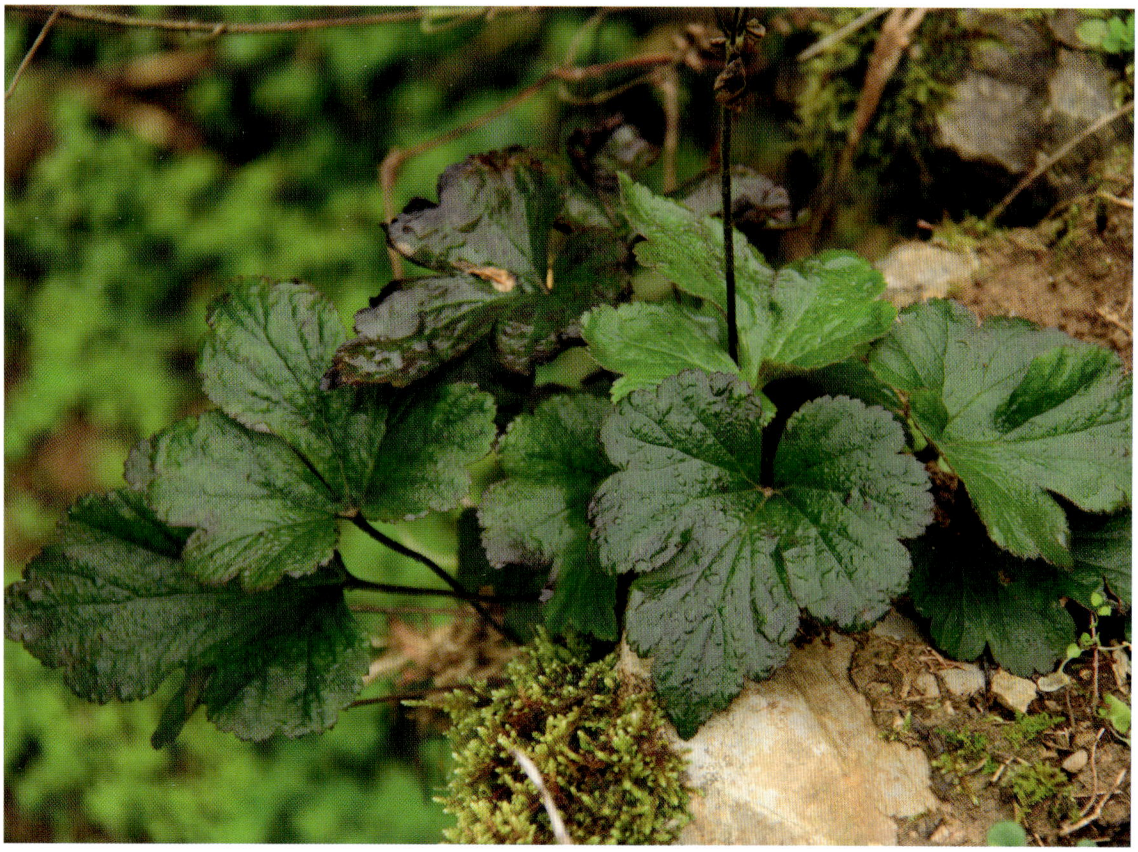

野棉花

识别特征

多年生草本，根直生或斜生，高达 110 cm。茎、叶柄、花柄均带白色，上生多数刚毛。茎直立，叉状分枝。基生叶簇生，有长柄；叶片圆或略呈不整五角形，4 ~ 5 裂，边缘再浅分裂，并具圆齿，叶基部心脏形或耳形，上面绿色，有稀毛，下面灰白色，沿脉布毛较密，主脉掌状；茎生叶对生，叶柄短，叶片较基生叶小。花单生长于花枝分叉处，枝顶的花常 2 ~ 4 朵簇生；花柄下有叶状苞，苞叶形同茎生叶，但较小；花柄细长，花芽下垂，开时直立；花被 5，淡紫色或淡红色，外面密生丝状白毛，内面无毛；雄蕊多数；雌蕊圆锥形或卵形，除柱头外，遍生白细毛，柱头长方形，倾斜，无毛。瘦果多数，集成球状，密生白毛。花期 5—6 月。

生境分布

生长于山坡、沟坎、路边或灌丛中。分布河南、甘肃、陕西、湖南、四川、云南、贵州等省。

采收加工

栽培 2 ~ 3 年，6—8 月花未开放前挖取根部，除去茎叶、须根及泥土，晒干。

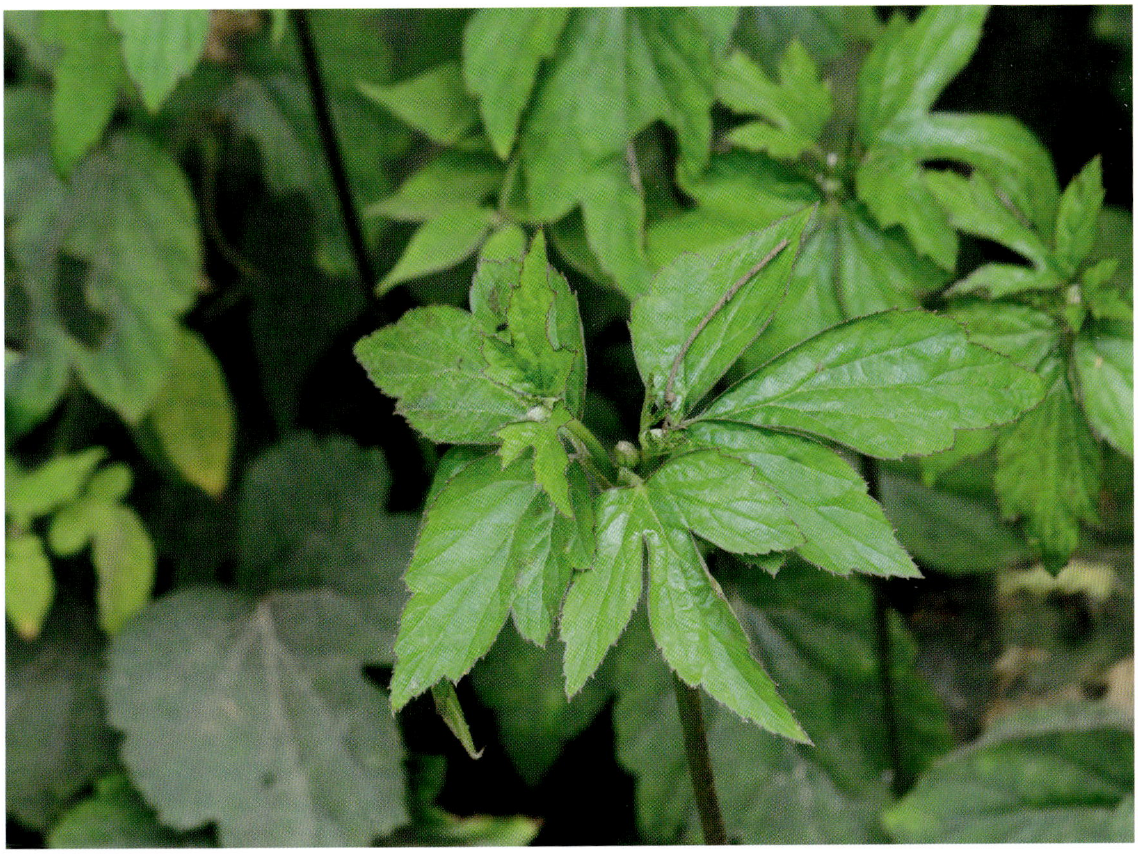

野棉花

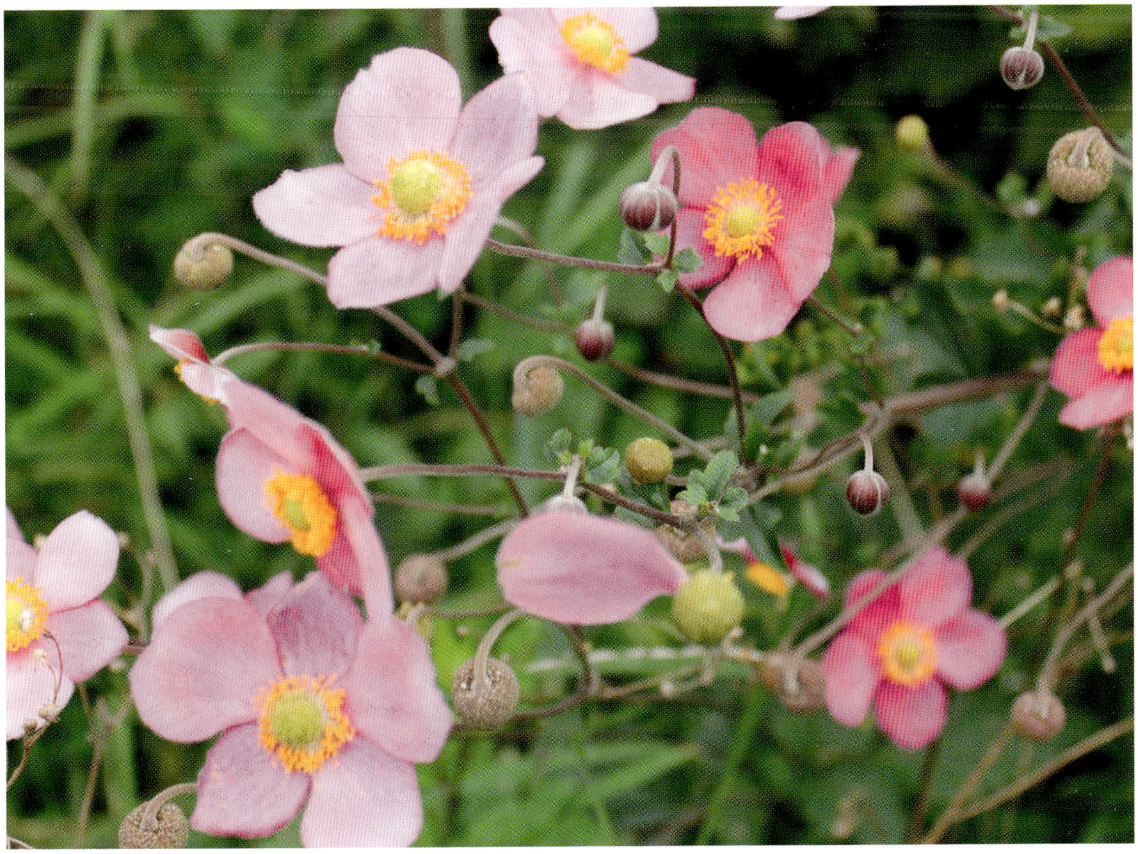

野棉花

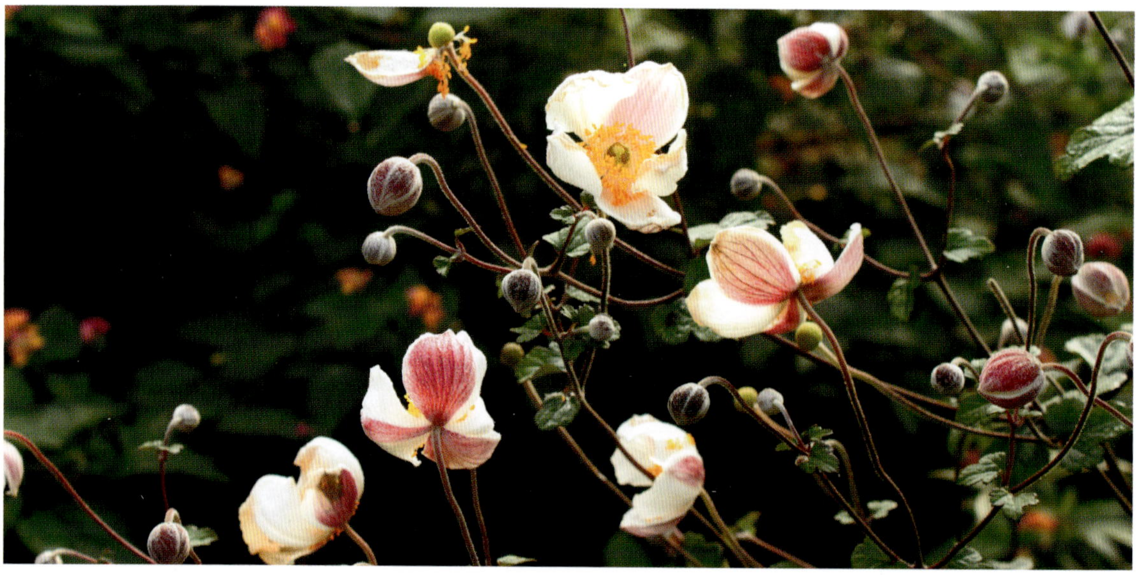

野棉花

药材鉴别

本品略呈圆柱状，常扭曲，全长 10 ~ 25 cm，直径 0.6 ~ 2 cm。多已断折，表面棕色至紫棕色，粗糙，具纵向凹裂，间或可见支根痕，外皮有时脱落，露出呈裂片状的黄色木质部。根头部略膨大，顶端附有残存的叶柄基部，密生白色棉毛。质脆，易折断，断面皮部淡棕色，木质部黄色，射线色较深，导管部分十数个群束，做放射状排列。根的中心部及射线部分常呈裂隙状。气微，味苦。

功效主治

燥湿，杀虫，理气，消坚，散瘀。主治疟疾，蛔虫病，蛲虫病，小儿虫积，脚气肿痛；风湿骨痛。

用法用量

内服：10 ~ 15 g，煎汤；或入丸、散服。外用：适量，捣敷。

民族药方

1．秃疮　打破碗花花（研细粉）30 g，青胡桃皮 120 g。共捣烂外敷。

2．疮疖痈肿，无名肿毒　打破碗花花适量。捣烂外敷。

3．跌打损伤　打破碗花花 30 g。童便泡 24 h，晒干研粉，黄酒冲服，每次 1.5 ~ 3 g，每日 2 次。

4．疟疾　打破碗花花 9 g。水煎服。

使用注意

孕妇忌服。

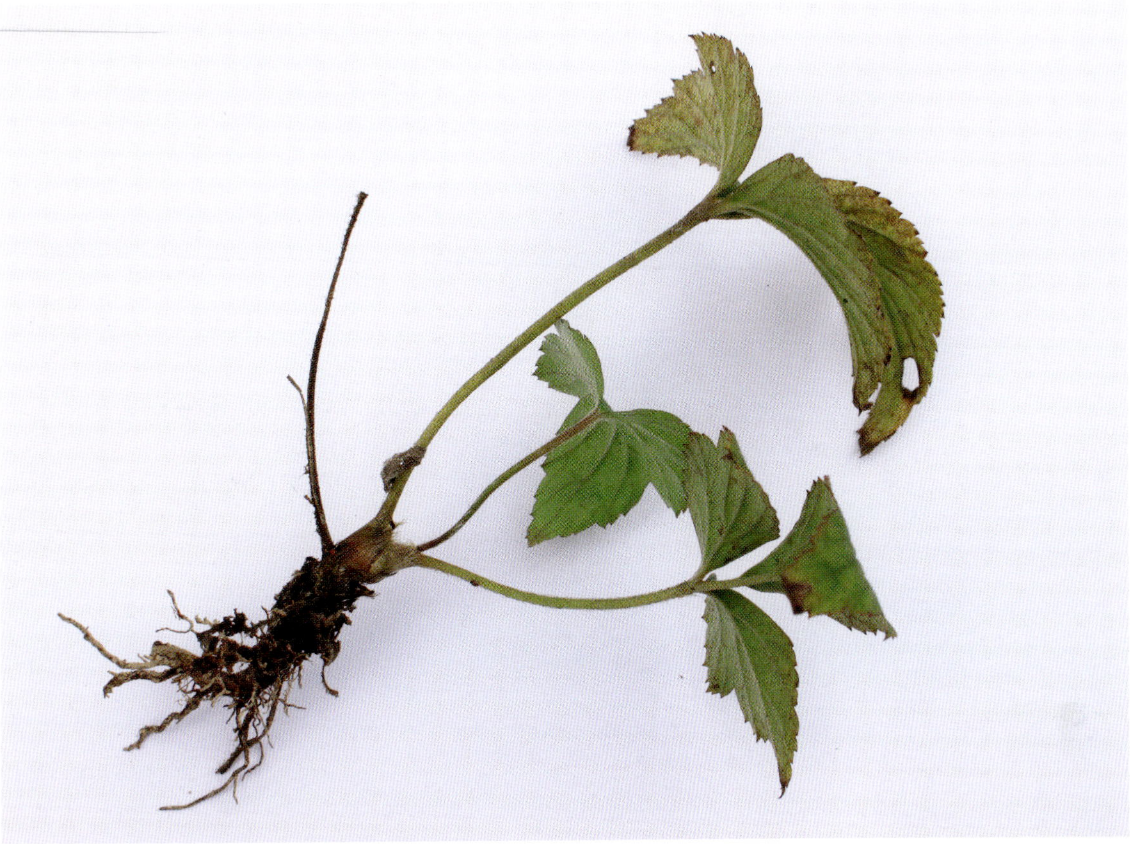

野棉花

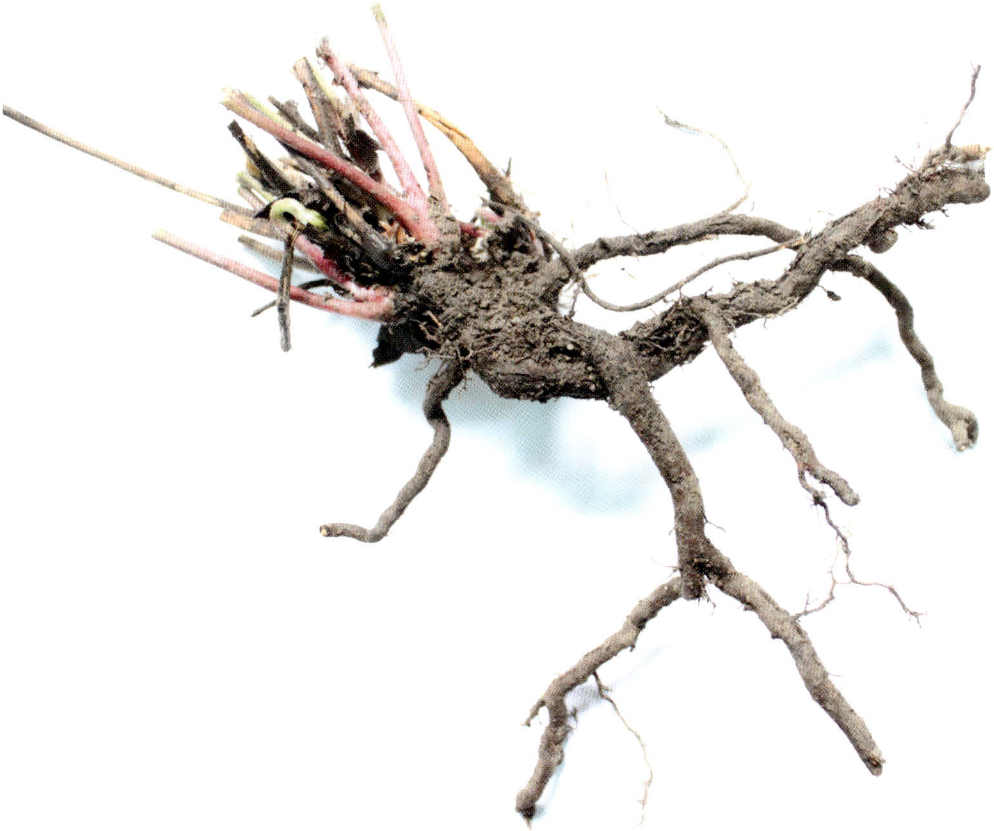

打破碗花花药材

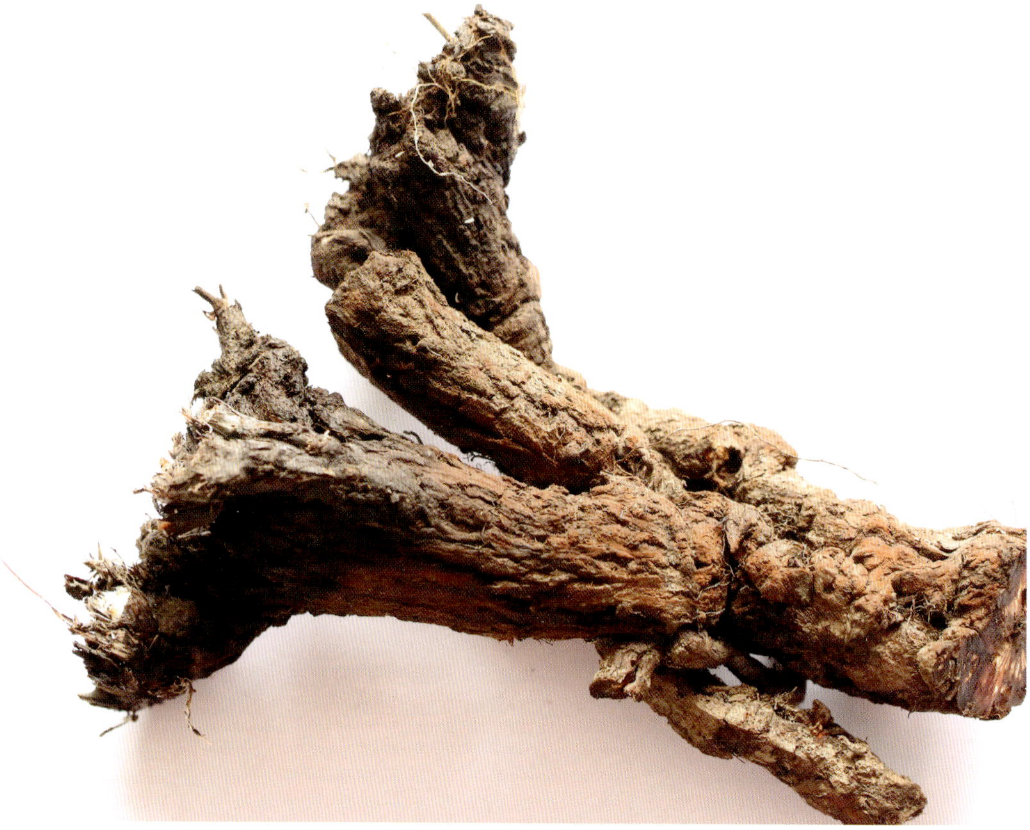

打破碗花花药材

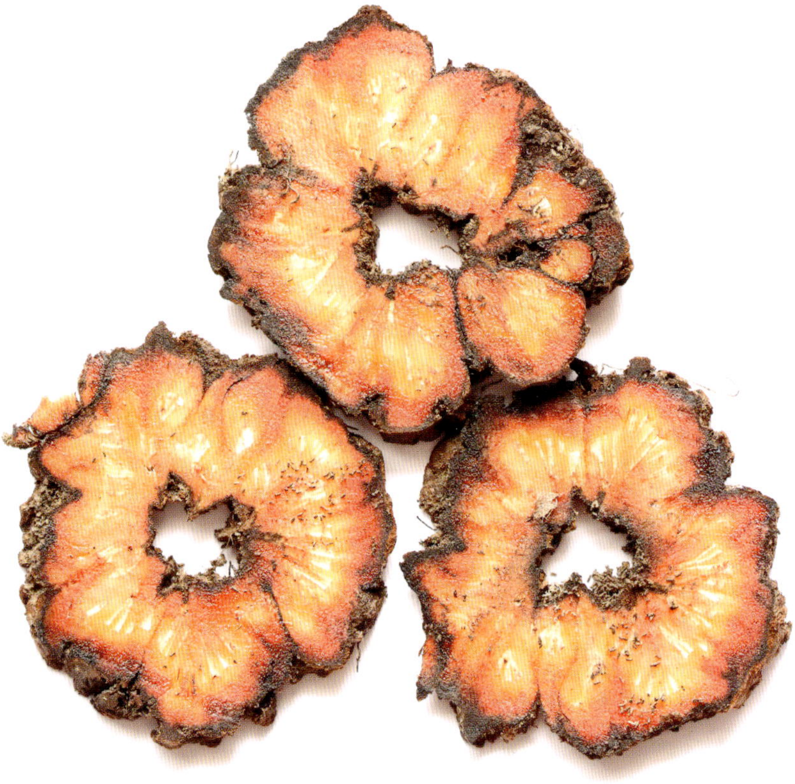

打破碗花花饮片

图书在版编目（CIP）数据

中国民族药用植物图典. 水族卷 / 肖培根，诸国本总主编. -- 长沙 : 湖南科学技术出版社，2023.12
ISBN 978-7-5710-2533-5

Ⅰ. ①中… Ⅱ. ①肖… ②诸… Ⅲ. ①民族地区－药用植物－中国－图集②水族－中草药－图集 Ⅳ. ①R282.71-64

中国国家版本馆CIP数据核字(2023)第196869号

"十四五"时期国家重点出版物出版专项规划项目
ZHONGGUO MINZU YAOYONG ZHIWU TUDIAN SHUIZUJUAN DI-SI CE
中国民族药用植物图典 水族卷 第四册

总 主 编：肖培根　诸国本
主　　编：司有奇
出 版 人：潘晓山
责任编辑：李　忠　杨　颖
出版发行：湖南科学技术出版社
社　　址：长沙市芙蓉中路一段416号泊富国际金融中心
网　　址：http://www.hnstp.com
湖南科学技术出版社天猫旗舰店网址：
http://hnkjcbs.tmall.com
邮购联系：0731-84375808
印　　刷：湖南天闻新华印务有限公司
（印装质量问题请直接与本厂联系）
厂　　址：长沙市望城区雷锋大道银星路8号湖南出版科技园
邮　　编：410219
版　　次：2023年12月第1版
印　　次：2023年12月第1次印刷
开　　本：889mm×1194mm　1/16
印　　张：20.25
字　　数：359千字
书　　号：ISBN 978-7-5710-2533-5
定　　价：2580.00元(共十册)